W0258592

DIURESIS AND DIURETICS
AN INTERNATIONAL SYMPOSIUM

HERRENCHIEMSEE, JUNE 17th-20th, 1959
SPONSORED BY CIBA

CHAIRMAN

H. SCHWIEGK
MUNICH

EDITED BY

E. BUCHBORN
MUNICH

K.-D. BOCK
BASLE

WITH 88 FIGURES

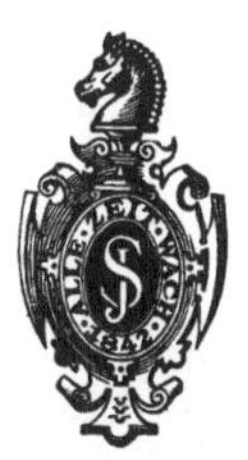

SPRINGER-VERLAG

BERLIN · GÖTTINGEN · HEIDELBERG

1959

DIURESE UND DIURETICA

EIN INTERNATIONALES SYMPOSION

HERRENCHIEMSEE, 17.-20. JUNI 1959
VERANSTALTET MIT UNTERSTÜTZUNG DER CIBA

LEITUNG

H. SCHWIEGK

MÜNCHEN

HERAUSGEGEBEN VON

E. BUCHBORN
MÜNCHEN

K. D. BOCK
BASEL

MIT 88 ABBILDUNGEN

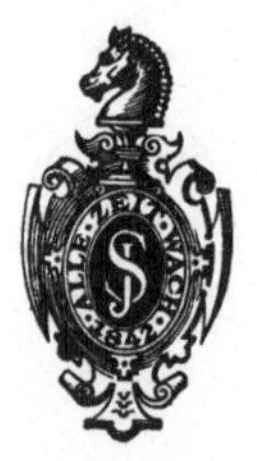

SPRINGER-VERLAG

BERLIN · GÖTTINGEN · HEIDELBERG

1959

ISBN 978-3-642-49437-6   ISBN 978-3-642-49716-2 (eBook)
DOI 10.1007/978-3-642-49716-2

BRÜHLSCHE UNIVERSITÄTSDRUCKEREI GIESSEN

Inhaltsverzeichnis

Teilnehmer des Symposions „DIURESE und DIURETICA"
Herrenchiemsee, 17.—20. Juni 1959

Berning, H., Allgemeines Krankenhaus, Hamburg-Barmbek

Buchborn, E., I. Medizinische Universitäts-Klinik, München

Frey, J., Medizinische Universitäts-Klinik, Freiburg i. Br.

Friedberg, Ch. K., The Mount Sinai Hospital, New York, N. Y.

Friedberg, V., Universitäts-Frauenklinik, Mainz

Gaunt, R., CIBA Pharmaceutical Products Inc., Summit, N. J.

Gessler, U., Medizinische Universitäts-Poliklinik, Freiburg i. Br.

Gross, F., CIBA A. G., Basel

Heidenreich, O., Pharmakologisches Institut der Universität, Freiburg i. Br.

Heintz, R., I. Medizinische Universitäts-Klinik, Frankfurt/Main

Herken, H., Pharmakologisches Institut der Freien Universität, Berlin-Dahlem

Hess, R., Pathologisch-Anatomische Anstalt der Universität, Basel

Hoffmeister, W., Städtisches Krankenhaus, Mannheim

Hollander, W., Massachusetts Memorial Hospital, Boston, Mass.

Holtmeier, H. J., Medizinische Universitäts-Klinik, Bonn/Rhein

Hungerland, H., Universitäts-Kinderklinik, Bonn/Rhein

Jahrmärker, H., I. Medizinische Universitäts-Klinik, München

Kleinschmidt, A., Medizinische Universitäts-Poliklinik, Mainz

Koczorek, Kh. R., I. Medizinische Universitäts-Klinik, München

Krecke, H. J., Medizinische Universitäts-Klinik, Heidelberg

Krück, F., Medizinische Universitäts-Poliklinik, Heidelberg

Kühns, K., Albert-Schweitzer-Krankenhaus, Northeim/Hann.

Kuschinsky, G., Pharmakologisches Institut der Universität, Mainz

Losse, H., Medizinische Universitäts-Klinik, Münster/Westf.

Martini, G. A., I. Medizinische Universitäts-Klinik, Hamburg

Muller, A. F., Hôpital Cantonal, Clinique Universitaire de Thérapeutique, Genève

Nieth, H., Medizinische Universitäts-Klinik, Marburg/Lahn

Ochwadt, B., Medizinische Forschungsanstalt der Max-Planck-Gesellschaft, Göttingen

Pitts, R. F., Cornell University, Medical College, New York, N. Y.

Reubi, F., Medizinische Universitäts-Poliklinik, Bern

Richterich, R., Medizinisch-Chemisches Institut der Universität, Bern

Riecker, G., I. Medizinische Universitäts-Klinik, München

Sarre, H., Medizinische Universitäts-Poliklinik, Freiburg i. Br,

DIURESE UND DIURETICA
DIURESIS AND DIURETICS

Einleitung

Von

H. Schwiegk

Meine sehr verehrten Kolleginnen und Kollegen!

Zunächst darf ich Ihnen allen herzlich danken, daß Sie meiner Einladung zu diesem Symposion gefolgt sind. Das gilt insbesondere für die Teilnehmer aus den Vereinigten Staaten, aus England, der Schweiz und Österreich, die die Mühe der weiten Reise nicht gescheut haben.

In den letzten 10 Jahren haben unsere Kenntnisse über Physiologie und Pathologie des Mineralstoffwechsels eine große Bereicherung erfahren. Diese moderne Entwicklung hat auch schon erhebliche praktische Bedeutung für das ärztliche Handeln gewonnen, insbesondere für die wichtigste Störung des Wasser- und Mineralstoffwechsels, die Ödemkrankheiten. Hier sind nicht nur für die wissenschaftliche Erkenntnis, sondern auch für die Therapie entscheidende Erfolge erzielt worden. Es wurden sowohl die Faktoren erkannt, die allen Ödemkrankheiten gemeinsam sind, als auch die besonderen Bedingungen der einzelnen klinischen Krankheitsbilder. Gemeinsam ist allen die gestörte Natriumbilanz, gemeinsam ist allen die Möglichkeit, durch verminderte Natriumzufuhr und vermehrte Natriumelimination die Ödeme therapeutisch zu beeinflussen. Die Wasserretention und -ausscheidung folgt der Natriumretention und -ausscheidung. Es kommt nicht, wie wir früher glaubten, primär auf die Steigerung der Wasserausscheidung, sondern auf die Erhöhung der Natriumausscheidung an. Damit ist das Problem des Wirkungsmechanismus der Diuretica in ein ganz neues Licht gerückt worden, da es auch hier nicht, wie wir früher glaubten, primär auf die Steigerung der Wasserausscheidung, sondern auf die Erhöhung der Natriumelimination ankommt. Es soll daher die Aufgabe dieses Symposions sein, diese Fragen von seiten der Physiologie, Pharmakologie und Klinik auf Grund der neuesten Untersuchungen zu behandeln.

Durch die Entdeckung des sog. Haarnadelprinzips für die Harnkonzentrierung sind wir veranlaßt, unsere bisherigen Vorstellungen über die Physiologie der Harnsekretion neu zu überdenken.

Deshalb ist unser erstes Thema diesen Fragen in Zusammenhang mit der Nierendurchblutung in Physiologie und Klinik gewidmet. Das zweite Thema betrifft die Fermentprozesse, die für die Rückresorptionsprozesse im Tubulussystem eine so entscheidende Rolle spielen. Weiterhin erschien es mir wichtig, Untersuchungen über Vorgänge im Wasser- und Mineralstoffwechsel zu diskutieren, die sich in den Zellen selbst abspielen. Während sich die bisherigen Untersuchungen vornehmlich auf die Vorgänge im extracellulären Raum erstreckten, sind derartige Untersuchungen noch in den ersten Anfängen. Aber ich bin überzeugt, daß es für die Entwicklung der modernen Medizin sehr wichtig ist, daß wir die Vorgänge in den Zellen, also in der lebenden Substanz selbst, in stärkerem Maße zum Gegenstande unserer Untersuchungen machen.

Nach der Diskussion dieser theoretischen Grundlagen kommen wir zu den für den Arzt besonders bedeutungsvollen Fragen, wie wir das Ödem therapeutisch, insbesondere durch Diuretica, beeinflussen können. Die vergleichende Pharmakologie der zahlreichen neuen Diuretica und die sorgfältige Beachtung ihrer Nebenwirkungen bietet dann die Grundlage für die Erfahrungsberichte über ihre klinische Anwendung bei Herzkrankheiten, Nierenkrankheiten, Leberkrankheiten, in der Schwangerschaft und in der Kinderheilkunde. Da einige moderne Diuretica auch zu einer Blutdrucksenkung führen, wurde auch die Behandlung der arteriellen Hypertonie durch Diuretica in unser Programm eingeschlossen.

Für die Referate haben sich einige der besten Kenner dieses Gebietes zur Verfügung gestellt. Der Schwerpunkt unserer Verhandlungen soll aber in der Diskussion liegen, damit wir erkennen, wieweit die vorgetragenen Experimente und Auffassungen allgemeine Anerkennung finden können und wo die Ansatzpunkte für neue theoretische und klinische Untersuchungen liegen.

Ich darf der CIBA in Ihrer aller Namen dafür danken, daß Sie dieses Symposion in ihr wissenschaftliches Förderungsprogramm aufgenommen hat, und Herrn Dr. Gross, Basel, von dem die Anregung ausgegangen ist. Damit treten wir in unsere wissenschaftlichen Verhandlungen ein.

Nierendurchblutung und Diurese

Von

Bruno Ochwadt

Wenn man als Physiologe aufgefordert wird, über Nierendurchblutung und Diurese zu sprechen, so befindet man sich in einer etwas unglücklichen Situation. Unter physiologischen Bedingungen besteht ja, wie wir alle wissen, kein direkter Zusammenhang zwischen Diurese und Durchblutung der Niere, und für Zustände, wie man sie in der Klinik antrifft oder bei pharmakologischen Untersuchungen, fühle ich mich nicht kompetent. Es bleibt mir also gar nichts anderes übrig, als zunächst auf einige wohl bekannte Befunde hinzuweisen und dann etwas über den grundsätzlichen Zusammenhang zwischen Hämodynamik und Harnbereitung zu sagen. Das mag uns als Grundlage für eine weitere Diskussion von Nutzen sein. Schließlich will ich auf einige neuere Befunde eingehen, die zum erstenmal einen direkten Zusammenhang zwischen Durchblutung und Diurese aufgezeigt haben. Dabei handelt es sich nicht um die Gesamtdurchblutung der Niere, sondern um die des Nierenmarks.

Zunächst einige methodische Vorbemerkungen: Für Messungen unter einigermaßen physiologischen Bedingungen stehen uns bis jetzt nur die Clearancemethoden zur Verfügung. Wir nehmen die Inulinclearance als Maß für das Glomerulumfiltrat und die von p-Aminohippursäure als Maß für die wirksame renale Plasmadurchströmung. Die p-Aminohippursäureclearance gibt uns naturgemäß nur einen Anhalt über die Gesamtdurchblutung der Niere. Intrarenale Änderungen der Durchblutung können wir damit nicht erfassen. Auch unter den günstigsten Umständen haben die Clearancemethoden einen mittleren Fehler von etwa 10% des Mittelwertes (*3*). Bei Oligurie, wie wir sie gerade unter pathologischen Umständen antreffen, wird dieser Fehler aus rein methodischen Gründen noch erheblich größer.

Man hat nun mit diesen Methoden die Nierendurchblutung bei den verschiedensten Diuresen untersucht. Die einzige physiologische Diurese ist die Wasserdiurese. Sie wird ausgelöst durch eine Hemmung der Ausschüttung von antidiuretischem Hormon.

Nierendurchblutung und Glomerulumfiltrat bleiben dabei unverändert. Offenbar hat das antidiuretische Hormon — zumindest in physiologischer Konzentration — keinen Einfluß auf die Nierendurchblutung und wirkt lediglich auf die Wasserrückresorption im Tubulusapparat (15). Auch bei den pharmakologisch ausgelösten Diuresen ist die Veränderung der tubulären Wasserrückresorption das Entscheidende. Am normalen Menschen können sie ohne Änderung von PAH- und Inulinclearance ablaufen, doch findet man häufig bei der Diurese nach Xanthinderivaten und bei der osmotischen Diurese einen Anstieg beider Werte. Besonders deutlich ist dies, wenn beim Kreislaufinsuffizienten oder im schweren Wassermangel die Nierendurchblutung vorher eingeschränkt war. Nur in diesen Fällen nehmen die meisten Untersucher an, daß zwischen der Steigerung der Nierendurchblutung und der Diurese ein ursächlicher Zusammenhang besteht. Auf Einzelheiten kann ich hier nicht eingehen. Man kann aber sagen, daß auch unter den Bedingungen der pharmakologisch ausgelösten Diuresen ein fester Zusammenhang zwischen Diurese und Nierendurchblutung nicht besteht (11).

Im folgenden möchte ich nun einige Einzelheiten der Zusammenhänge zwischen Durchblutung, Glomerulumfiltrat, tubulärer Rückresorption und Diurese besprechen. Bevor ich auf die eigentliche Hämodynamik eingehe, ein kurzes Wort über den Zusammenhang zwischen Glomerulumfiltrat und tubulärer Rückresorption. Es ist ja nicht so, daß diese beiden Größen unabhängig voneinander sind. Es besteht offenbar eine glomerulo-tubuläre Balance, so daß es bei Änderungen des Glomerulumfiltrats nicht zwangsläufig zu einer Änderung der Harnwege kommen muß. Das wird besonders deutlich bei langsam ablaufenden Veränderungen des Glomerulumfiltrats. Zum Beispiel kann man durch eiweißreiche Diät und durch Hormongaben das Glomerulumfiltrat, ganz besonders deutlich am Hund, erheblich erhöhen (3, 15), ohne daß es dabei zu einer entsprechenden Erhöhung der Diurese kommt. Hierbei hat sich also auch die tubuläre Rückresorption erhöht. Man kann mit Sicherheit sagen, daß unter normalen Umständen Veränderungen des Glomerulumfiltrats keine große Bedeutung für den Harnfluß haben. Doch ändert sich das sicher, wenn wie z. B. im schweren Wassermangel der Harn maximal konzentriert ist und das Glomerulumfiltrat nun absinkt. Es wird angenommen, daß die Tubuluszellen nur einen bestimmten, maximalen osmotischen Gradienten herstellen können und deshalb wird unter diesen Bedingungen der maximalen Harnkonzentration die Harnmenge mit der Größe des Glomerulumfiltrats oder mit anderen

Worten mit der Menge der im Filtrat angebotenen Substanzen variieren. Unter diesen Bedingungen, also einer konzentrierenden, oligurischen Niere (mit einem Harnfluß von 0,1—0,3 ml/min), wird die Harnmenge demnach durch Änderungen des Glomerulumfiltrats entscheidend beeinflußt (*11*).

Auch an der nicht maximal konzentrierenden Niere kann die Höhe des Glomerulumfiltrats für die ausgeschiedene Harnmenge entscheidend sein, nämlich dann, wenn die glomerulo-tubuläre Balance gestört ist. Erniedrigt man im akuten Experiment die Nierendurchblutung und damit das Glomerulumfiltrat um, sagen wir 25%, so nimmt die Ausscheidung von Wasser und Salzen um 90% ab. Es hat den Anschein, als ob unter diesen Umständen die Rückresorption von Salzen und damit auch die von Wasser vollständiger wird, weil der Primärharn langsamer an den Tubuluszellen vorbeifließt (*13, 16*). Es ist nicht ausgeschlossen, daß dieser Mechanismus eine Rolle bei der Ödementstehung in der Herzinsuffizienz spielt. Von mehr theoretischem Interesse ist der Befund, daß der Harn unter solchen Umständen sogar hypertonisch werden kann, ohne daß antidiuretisches Hormon vorhanden ist (*1, 6*). Hierbei spielt, wie ich später ausführen werde, vielleicht auch eine besondere Verminderung der Markdurchblutung eine Rolle.

Wie hängt nun die Höhe des Glomerulumfiltrats mit der Höhe der Nierendurchblutung zusammen? Unter normalen Umständen sind beide Größen recht konstant. Wenn sich die Nierendurchblutung unter besonderen Bedingungen ändert und das tritt, soviel wir wissen, nur infolge extrarenaler Einflüsse auf, dann ändert sich im allgemeinen das Glomerulumfiltrat gleichsinnig. Doch kann man häufig beobachten, daß das Ausmaß dieser Änderung kleiner ist. Es ändert sich die Filtrationsfraktion. Bis zu einem gewissen Grade ist das Glomerulumfiltrat also unabhängig von der Durchführung.

Die Menge des Glomerulumfiltrats hängt einerseits von der Größe und der Permeabilität der filtrierenden Oberfläche, andererseits vom effektiven Filtrationsdruck ab. Wir kennen keinen physiologischen Mechanismus, der die Permeabilität der Glomerulumcapillaren beeinflußt und wir haben Grund zu der Annahme, daß am Menschen alle Glomerula tätig sind, so daß also auch die filtrierende Oberfläche eine konstante ist. Da normalerweise Änderungen des kolloid-osmotischen Druckes und des Druckes in der Bowmanschen Kapsel eine untergeordnete Rolle spielen, ist für den effektiven Filtrationsdruck und damit für die Höhe des Glomerulumfiltrats der Blutdruck in den Glomerulumcapillaren entscheidend [nach den indirekten Untersuchungen von

Winton (*4*), aber auch nach den Berechnungen von Pappenheimer (*9*) beträgt er etwa 70 mm Hg]. Wir nehmen an, daß dieser
für das Glomerulumfiltrat entscheidende Druck durch den Tonus
von Vas afferens und efferens reguliert wird.

Wichtige Hinweise über die Bedeutung dieses Arteriolentonus
haben uns Versuche über die sog. Autoregulation des Nierenkreislaufs geliefert. Wir verstehen darunter die Eigenschaft des Nierenkreislaufs, bei Änderungen des arteriellen Drucks seinen Strömungswiderstand so einzuregulieren, daß die Durchblutung fast
konstant bleibt.

Abb. 1 ist das bekannte Bild von Shipley und Study (*14*).
Es zeigt, daß nicht nur die Durchblutung im Bereich von 80 bis
etwa 180 mm Hg unabhängig vom arteriellen Druck ist, sondern
daß das gleiche auch für das Glomerulumfiltrat gilt. Man hat

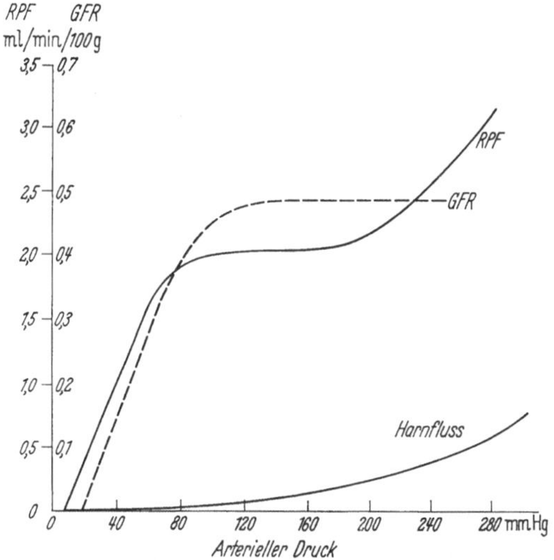

Abb. 1. Renale Plasmadurchströmung (RPF), Glomerulumfiltrat (GFR) und Harnfluß in
Abhängigkeit vom arteriellen Druck. Die mit GFR bezeichnete Ordinate gilt auch für die
Harnmenge. Nach Shipley und Study (*14*)

daraus geschlossen, daß die Veränderungen des Strömungswiderstandes, die für die Konstanthaltung der Durchblutung verantwortlich sein müssen, hauptsächlich durch Tonusänderungen des
Vas afferens entstehen. Dieses Bild zeigt noch eine weitere interessante Tatsache, daß nämlich mit steigendem Druck der Harnfluß zunimmt, obwohl keine Zunahme des Glomerulumfiltrats zu
messen ist. Wir nennen dieses Phänomen eine Druckdiurese, und

ich erwähne es hier, weil ich später noch einmal darauf zurückkommen will.

Abb. 2 zeigt ihnen, daß auch an der isolierten Niere die Autoregulation vorhanden ist, daß es sich also um einen Mechanismus
handelt, der intrarenal liegt und daß man diesen Mechanismus
durch Novocain reversibel und durch Cyanid irreversibel ausschalten kann (8). Dann nämlich besteht ein linearer Zusammenhang zwischen arteriellem Druck und Nierendurchblutung. Diese

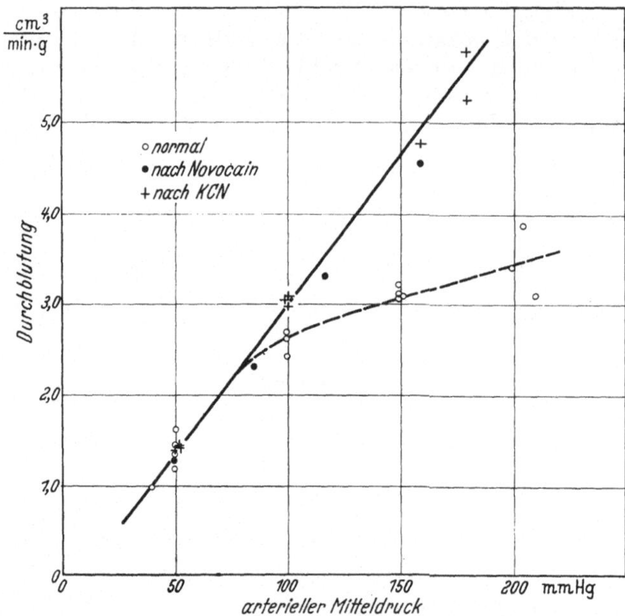

Abb. 2. Versuch vom 16. 12. 1952. Beziehung zwischen Druck und Durchblutung an der
isolierten Niere. ○ Normalwerte, ● jeweils nach intraarterieller Novocain-Infusion
$(10^{-3}\,g/cm^3)$, + nach KCN

Befunde sind von anderen Autoren, insbesondere von THURAU
und KRAMER bestätigt und erweitert worden. Sie zeigten, daß man
auch mit Papaverin die Autoregulation ausschalten kann und daß
dann nicht nur die Durchblutung, sondern, wie Abb. 3 (unterer Teil)
zeigt, auch das Glomerulumfiltrat linear mit dem arteriellen
Druck ansteigt (18). Sie haben außerdem den zeitlichen Ablauf
der Widerstandsänderungen bei plötzlichen Druckänderungen
untersucht (17). Erst 3—5 sec nach einer Druckerhöhung kommt
es zum Anstieg des Strömungswiderstandes. Diese Latenzzeit

weist ebenfalls darauf hin, daß es sich tatsächlich um Reaktionen der Gefäßmuskulatur handelt und nicht um einen rein physikalischen Vorgang, wie es die Zellseparationstheorie von Pappenheimer (*10*) annimmt.

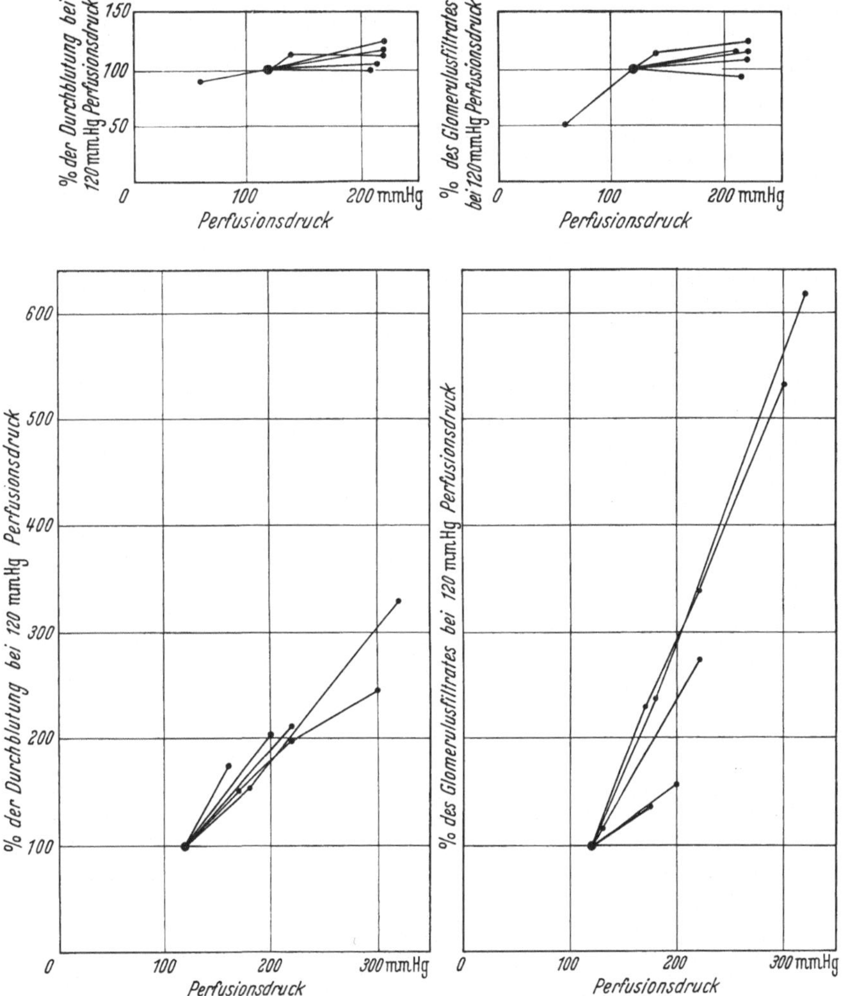

Abb. 3. Verhalten der Nierendurchblutung und des Glomerulumfiltrates bei Änderungen des Perfusionsdruckes, oben an autoregulierenden Nieren, unten an Nieren, deren Autoregulation durch musculotrope Substanzen aufgehoben wurde. Die Werte sind in Prozenten des Wertes bei 120 mm Hg Perfusionsdruck (=100%) angegeben

Unterhalb des Regulationsbereiches, also unterhalb von 80 mm Hg, ist der Strömungswiderstand der Niere minimal. In diesem Bereich kann er auch durch Gifte oder Muskelrelaxantien nicht vermindert werden; es besteht in diesem Druckbereich also anscheinend kein aktiver Tonus der Gefäßmuskulatur. Über 80 bis zu 180 mm Hg nimmt der Tonus zu, anscheinend als Folge des gesteigerten Innendruckes. In diesem Bereich kann durch Muskelrelaxantien der Strömungswiderstand gesenkt werden und zwar bis auf den eben erwähnten minimalen Wert.

Wir nehmen an, daß am ruhenden, gesunden Menschen die Nierendurchblutung hauptsächlich durch diesen Gefäßtonus der Autoregulation eingestellt wird. Ausschaltung der Nierennerven führt unter diesen Bedingungen nicht zu einer Durchblutungssteigerung. Es sind jedoch zahlreiche Umstände bekannt, bei denen die Nierendurchblutung durch extrarenale Einflüsse, vor allem nervöser Natur, eingeschränkt wird. Als Beispiel nenne ich die Minderdurchblutung der Niere bei schwerer Hypoxie und bei schwerer körperlicher Arbeit (2). Sie ist von einer Senkung des Glomerulumfiltrats und einer Oligurie begleitet. Wie weit die Minderdurchblutung der Niere bei anderen pathologischen Umständen, wie im Schock, Kollaps und bei der Herzinsuffizienz wirklich durch vasomotorische Einflüsse bedingt ist, ist nicht in jedem Fall geklärt (12). Manchmal handelt es sich einfach um eine Folge der Blutdrucksenkung, und die Nierendurchblutung sinkt etwa proportional der Verminderung des Herzminutenvolumens. Es gibt allerdings Untersuchungen, die von einer bevorzugten Einschränkung des Nierenkreislaufs unter diesen Umständen berichten. Doch sind, wie ich schon oben sagte, unter solchen Bedingungen die Clearancemethoden mit großen Fehlermöglichkeiten behaftet, so daß die Schlußfolgerungen dieser Experimente nicht immer stichhaltig sind. Interessant ist, daß unter all diesen Bedingungen, solange also überhaupt noch Harn produziert wird, das Glomerulumfiltrat prozentual meist nicht so stark absinkt wie die Nierendurchblutung. Auch dieser Befund spricht dafür, daß durch das Zusammenspiel des Tonus von Vas afferens und efferens der effektive Filtrationsdruck bis zu einem gewissen Grade unabhängig von der Gesamtdurchblutung der Niere gehalten werden kann.

Ich komme nun zum Zusammenhang zwischen Durchblutung und tubulärer Rückresorption. Es wird bisher meistens angenommen, daß die Durchblutung der Tubuluscapillaren rein postglomerulär sei. Da nun die meisten Diuresen ohne meßbare Änderung der Glomerulumdurchblutung ablaufen, so müßte man annehmen, daß auch die Durchblutung des Tubulusapparates

dabei konstant bleibt. An dieser Vorstellung sind immer wieder
Zweifel laut geworden. Ich erinnere hier nur an die Untersuchungen
von J. Frey (5). Diese Untersuchungen konnten in ihrer Bedeutung
nicht richtig abgeschätzt werden, da es sich dabei um Studien der
Blutfüllung, nicht aber der Durchblutung einzelner Abschnitte

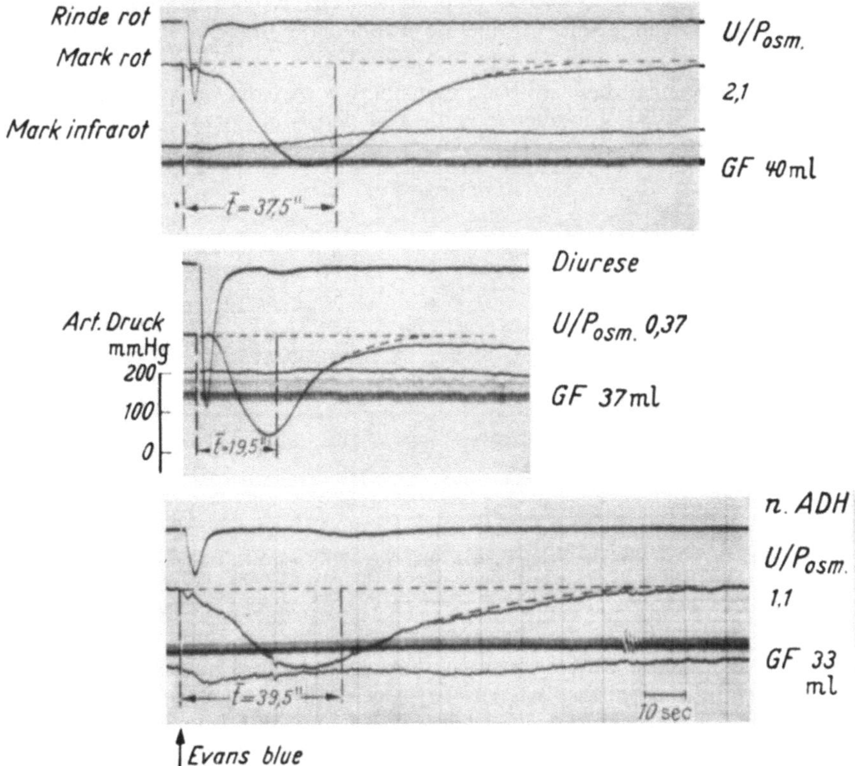

Abb. 4. Messungen der mittleren Kreislaufzeit von Evans blue in Rinde und Mark einer
Hundeniere. Oberer Teil bei konzentrierender Niere, mittlerer Teil bei Wasserdiurese, unterer
Teil bei konzentrierender Niere nach antidiuretischem Hormon. Nach Thurau, Deetjen
und Kramer (19)

handelte. Doch haben sie Hinweise dafür geliefert, daß zwischen
der Durchblutungsregulation der Rinde und des Markes Unterschiede bestehen könnten. Seitdem nun auf Grund der Arbeiten
von Wirz (21, 22) und Ullrich (20) die Bedeutung der Henleschen
Schleife und der Sammelrohre für den Mechanismus der Harnkonzentrierung klarer geworden ist, mußte sich das Interesse der

Kreislaufforscher ganz besonders auf die Durchblutung des Markes richten. Solche Untersuchungen sind in jüngster Zeit von Thurau und Mitarb. (*19*) unternommen worden, und ich bin diesen Autoren zu Dank verpflichtet, daß ich über diese, noch nicht publizierten Versuche hier berichten darf. Sie haben mit einer raffinierten photometrischen Methode die mittleren Kreislaufzeiten von Evans blue einerseits durch die Rinde, andererseits durch das innere Mark der Hundeniere untersucht.

Als Beispiel diene Abb. 4. Beim Signal wird Evans blue in die Arterie injiziert. Die oberste Linie gibt den Konzentrationsverlauf

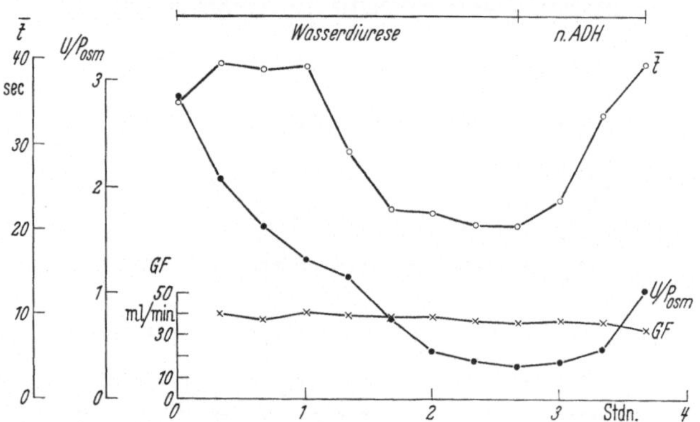

Abb. 5. Verhalten von Glomerulumfiltrat, Harnkonzentration und mittleren Kreislaufzeiten im Nierenmark bei Wasserdiurese. Nach Thurau, Deetjen und Kramer (*19*)

von Evans blue in der Nierenrinde an. Die zweite Linie von oben ist die Zeitkonzentrationskurve im Nierenmark. Die mittlere Durchflußzeit durch das Mark ist also wesentlich länger als die durch die Rinde. Das Interessante ist nun, daß sich die Kreislaufzeit durch das Mark erheblich ändern kann, während die in der Rinde im allgemeinen recht konstant ist. Die Abbildung zeigt Messungen solcher Kreislaufzeiten bei der Wasserdiurese. Während der Kontrolle — bei konzentrierender Niere — beträgt die mittlere Kreislaufzeit im Mark 38 sec, nach Einsetzen der Wasserdiurese 20 sec. An den Durchflußzeiten in der Rinde ändert sich nichts. Wird schließlich antidiuretisches Hormon injiziert (unterer Teil der Abbildung), so wird der Harn konzentriert und die Kreislaufzeit durch das Mark wieder länger.

Abb. 5 ist eine Zusammenfassung eines solchen Versuches. Mit Absinken der Osmolarität des Harnes ist ein kontinuierliches

Absinken der Kreislaufzeit im Mark zu beobachten. Die kürzesten Kreislaufzeiten fallen mit der stärksten Verdünnung des Harns und der größten Harnmenge zusammen. Nach $2^1/_2$ Std. wird antidiuretisches Hormon injiziert. Daraufhin wird der Harn wieder konzentriert und die Kreislaufzeiten im Mark gehen auf den alten Wert zurück. Das Glomerulumfiltrat (gemessen als Kreatinin-Clearance) bleibt während der ganzen Zeit konstant.

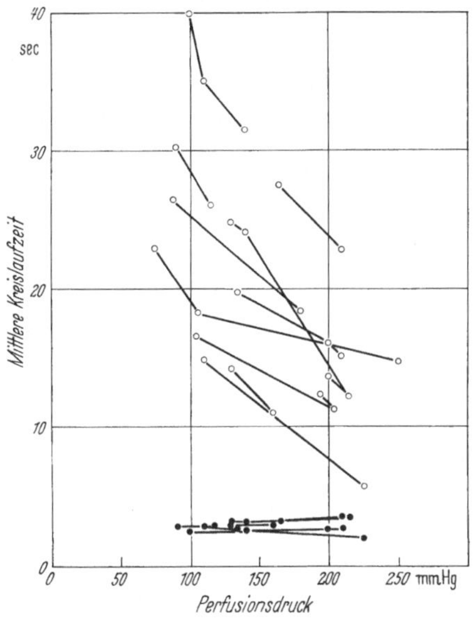

Abb. 6. Abhängigkeit der mittleren Kreislaufzeiten in Rinde ●—● und Mark ○—○ vom arteriellen Perfusionsdruck. Nach Thurau, Deetjen und Kramer (*19*)

Ich kann hinzufügen, daß auch bei der osmotischen Diurese die Kreislaufzeiten im Mark kleiner werden.

Das unterschiedliche Verhalten von Rinden- und Markdurchblutung kann noch auf eine andere Weise demonstriert werden. In Abb. 6 sind Kreislaufzeiten in Abhängigkeit vom arteriellen Druck aufgetragen. In der Rinde sind die Kreislaufzeiten unabhängig vom arteriellen Druck, wie das beim Bestehen der Autoregulation zu erwarten ist. Im Mark hingegen werden mit steigendem Druck die Kreislaufzeiten wesentlich kürzer, und zwar, ich möchte das betonen, auch beim Bestehen einer Autoregulation. Man kann mit einer gewissen Vorsicht aus der Abnahme der Kreislaufzeiten auf eine Zunahme der Markdurchblutung schließen. Dieser Befund kann dann eine Erklärung für die Druckdiurese sein. Nimmt nämlich das Nierenmark an der Autoregulation nicht teil, sondern wird es entsprechend der arteriellen Drucksteigerung stärker durchblutet, so wird diese verstärkte Durchblutung auch auf den Konzentrationsprozeß im Gegenstromprinzip der Henleschen Schleifen und der Sammelrohre Einfluß nehmen.

Wie schon gesagt, darf aus diesen Veränderungen der Kreislaufzeiten wohl auf Veränderungen der Markdurchblutung geschlossen werden. Man müßte sonst unwahrscheinlich große Änderungen von Blutfüllung oder Hämatokrit annehmen. Diese beiden Größen kennen wir allerdings nicht genau. LILIENFIELD u. Mitarb. (7) geben für die Blutfüllung der Papille 40 ml/100 g Niere und für den Hämatokrit etwa 8% an. Doch sind diese Werte mit einer großen Streuung behaftet und leiden unter grundsätzlichen methodischen Schwierigkeiten. THURAU und KRAMER kommen mit ihren photometrischen Methoden auf einen Gewebshämatokrit von 1%.

Unter Verwendung dieser und ähnlicher Werte kann man die Markdurchblutung überschlagsweise berechnen. Sie muß dann in der Größenordnung von 1—8% der Gesamtnierendurchblutung liegen. Es ist klar, daß wir Änderungen dieser Größe mit den üblichen Clearancemethoden nicht erfassen können.

Zum Schluß möchte ich einige, mehr spekulative Betrachtungen anstellen. Wie Dr. ULLRICH näher ausführen wird, besteht bei einer konzentrierenden Niere nicht nur in den Henleschen Schleifen und im Sammelrohr ein Konzentrationsanstieg zur Papille hin, sondern auch im Interstitium, in den Zellen und in den Capillaren. Das wäre kaum möglich, wenn die Durchströmung der Capillaren wesentlich höher wäre als die der Henleschen Schleifen. Wenn der Gegenstrommechanismus im Nierenmark funktionieren soll, so muß zwischen den beiden Größen eine Beziehung bestehen.

Wir nehmen an, daß etwa 80% des Glomerulumfiltrats im proximalen Tubulus rückresorbiert werden. Die übrigbleibenden 20% treten dann in den absteigenden Schenkel der Henleschen Schleife, also ins Nierenmark ein. Bei einer 100 g schweren Niere mit einem Glomerulumfiltrat von 40 ml/min wären das 8 ml/min. Würden nun auch 8 ml Blut/min in die Capillaren des Nierenmarkes eintreten, so würde das bei dieser Niere (mit einer Gesamtdurchblutung von 400 ml/min) 2% der Gesamtdurchblutung ausmachen. Das stimmt ganz gut mit den oben erwähnten Schätzungen überein.

Wenn nun, wie angedeutet, die Markdurchblutung sich bis zu einem gewissen Grade unabhängig von der Rinden- oder Gesamtdurchblutung ändern kann, so haben wir hier vielleicht eine Erklärungsmöglichkeit für manche Störungen der glomerulotubulären Balance auf hämodynamischer Grundlage. Erniedrigung der Markdurchblutung kann zur Verminderung von Harnfluß und Erhöhung der Konzentration beitragen. Erhöhung der Markdurchblutung wird eine Steigerung des Harnflusses und ein Absinken der Konzentrationen zur Folge haben. Von quantitativen Untersuchungen dieser Beziehungen dürfen wir zweifellos eine wesentliche Bereicherung unserer Kenntnisse der Nierenfunktion erwarten.

Zusammenfassung

Am Menschen ist unter normalen Umständen die Nierendurchblutung recht konstant. Eine Beziehung zur Diurese besteht nicht. Auch pharmakologisch ausgelöste Diuresen können ohne meßbare Änderung der Nierendurchblutung ablaufen. Nur wenn die Nierendurchblutung vorher eingeschränkt ist, mag ihre Steigerung nach Xanthinderivaten zur Entstehung der Diurese beitragen.

Der Zusammenhang zwischen Durchblutung und Glomerulumfiltrat wird unter besonderer Berücksichtigung der Autoregulation des Nierenkreislaufs besprochen. Glomerulumfiltrat und tubuläre Rückresorption sind korreliert. Änderungen des Glomerulumfiltrats beeinflussen nur unter extremen Bedingungen und bei Störung der glomerulo-tubulären Balance die Harnmenge.

Es besteht ein Zusammenhang zwischen Diurese und Markdurchblutung. Die Markdurchblutung beträgt weniger als 10% der Gesamtnierendurchblutung und kann unabhängig von ihr geändert werden. Die Bedeutung der Markdurchblutung für die Harnbereitung wird im Hinblick auf den Gegenstrommechanismus im Nierenmark diskutiert.

Summary

In man, the renal blood flow varies very little under normal circumstances. There is no correlation between diuresis and the renal blood flow. Even drug-induced diuresis may involve no measurable alteration in the renal blood flow. Only in cases where the renal blood flow was already impaired beforehand is it possible that the increased blood flow caused by xanthine derivatives may help to produce diuresis.

The correlation between blood flow and glomerular filtration is discussed with special reference to autoregulation of the renal circulation. Glomerular filtration and tubular reabsorption are correlated. Alterations in the glomerular filtration rate affect the volume of urine only under extreme conditions and where the glomerulo-tubular balance is upset.

A correlation exists between diuresis and the renal medullary blood flow. The medullary blood flow works out at less than 10% of the total renal blood flow and can be altered without affecting the latter. The significance of the medullary blood flow in the production of urine is discussed by reference to the counter-current mechanism in the renal medulla.

Résumé

Chez l'homme, le débit sanguin au niveau du rein est normalement très constant, et sans rapport avec la diurèse. Même une augmentation médicamenteuse de la diurèse peut se dérouler sans modification mesurable du débit sanguin rénal. C'est seulement lorsque ce dernier est déjà diminué avant le traitement, que son intensification par les dérivés de la xanthine peut contribuer à l'apparition d'une diurèse augmentée.

L'auteur discute du rapport entre le débit sanguin et la filtration glomérulaire et étudie plus particulièrement l'auto-régulation de la circulation rénale. La filtration glomérulaire et la réabsorption tubulaire sont en rapport l'une avec l'autre. Les modifications de la première n'ont une influence sur la quantité d'urine que dans certaines conditions extrêmes et en cas de troubles de l'équilibre glomérulo-tubulaire.

Il existe un rapport entre la diurèse et le débit sanguin au travers de la substance médullaire rénale. Ce dernier est inférieur aux 10% du débit rénal total et peut être modifié indépendamment de lui. Le rôle du débit sanguin médullaire dans la formation de l'urine est analysé en tenant compte du mécanisme à «contre-courant» qui fonctionne dans la médullaire rénale.

Literatur

1. BERLINER, R. W., and D. G. DAVIDSON: J. Clin. Invest. **36**, 1416 (1957).

2. CHAPMAN, C. B., A. HENSCHEL, J. MINCKLER, A. FORSGREEN and A. KEYS: J. Clin. Invest. **27**, 639 (1948).

3. DICKER, S. E.: Standard renal clearances in mammals. In: Modern views on the secretion of urine. London: F. R. Winton 1956.

4. EGGLETON, M. G., J. R. PAPPENHEIMER and F. R. WINTON: J. Physiol. **99**, 135 (1940).

5. FREY, E. u. J.: Die Funktionen der gesunden und kranken Niere. Berlin 1950.

6. GRECO, F. DEL, and H. E. DE WARDENER: J. Physiol. **131**, 307 (1956).

7. LILIENFIELD, L. S., J. C. ROSE and N. A. LASSEN: Circulat. Res. **6**, 810 (1958).

8. OCHWADT, B.: Pflügers Arch. ges. Physiol. **262**, 207 (1955).

9. PAPPENHEIMER, J. R.: Klin. Wschr. **33**, 362 (1955). — 10. PAPPENHEIMER, J. R., and W. B. KINTER: Amer. J. Physiol. **185**, 377 (1956). — 11. PITTS, R. F., and O. W. SARTORIUS: Pharmacol. Rev. **2**, 161 (1950).

12. REUBI, F.: Helvet. med. Acta **17**, Suppl. 26 (1950).

13. SELKURT, E. E.: Wien. Zschr. inn. Med. **35**, 401 (1954). — 14. SHIPLEY, R. E., and R. S. STUDY: Amer. J. Physiol. **167**, 676 (1951). — 15. SMITH, H. W.: The kidney, structure and function in health and disease. New York 1951.

16. THOMPSON, D. D., and R. F. PITTS: Amer. J. Physiol. **168**, 490 (1952). — 17. THURAU, K., u. K. KRAMER: Pflügers Arch. Physiol. **268**, 188 (1959). — 18. THURAU, K., u. K. KRAMER: Pflügers Arch. ges. Physiol. **269**, 77 (1959). — 19. THURAU, K., P. DEETJEN u. K. KRAMER: Pflügers Arch. Physiol. (im Druck).

20. ULLRICH, K. J., F. O. DRENCKHAHN u. K. H. JARAUSCH: Pflügers Arch. Physiol. **261**, 62 (1955).

21. WIRZ, H., B. HARGITAY u. W. KUHN: Helvet. physiol. pharmacol. acta **9**, 196 (1951). — 22. WIRZ, H.: Helvet. physiol. pharmacol. acta **11**, 20 (1953).

Diskussion

CH. K. FRIEDBERG: Regardless of what has been said about the relationship between diuresis and renal blood flow, in heart failure the first step which leads to retention of sodium and water must be related to the diminution in cardiac output and the consequent reduction in renal blood flow. Yet it is difficult to establish a good correlation between measured renal blood flow and the clinical picture in heart failure, just as it is difficult sometimes to make a direct correlation between cardiac output and the clinical picture. This may be due in part to a deficiency in our methods.

Much of our knowledge of renal blood flow comes from the experimental animal and from the normal. For example it has just been pointed out that the relationship between diuresis and renal blood flow is inconsistent. We really do not know to what extent the same applies under abnormal conditions. It has been stated that the glomeruli are all constantly functioning. I wonder whether that, too, applies in the abnormal situation. It is difficult to believe that glomeruli close to the surface of the renal cortex may not offer a greater resistance to blood flow, and more pressure may be required to deliver blood to the termination than to reach glomeruli that are closer to the medulla. Now this may not be important in the normal individual, but when there are abnormalities which influence vascular tonus and thus modify vascular resistance, it is doubtful that all glomeruli are constantly functioning.

When heart failure occurs, and more clearly in shock, there is no doubt that vasoconstriction modifies renal blood flow and its distribution. In the past we had believed that when there was a reduction in general blood flow, it was the renal cortex that suffered particularly, and you will recall that at one time there was much discussion of shunts or bypasses of the cortex. It is still possible that, even in the absence of shunts, the same factors that I mentioned a while ago may lead to a diminution or a redistribution of blood in favour of the medulla relative to the cortex. I was interested in the presentation of the studies of Thurau and Kramer with Evans blue, because it appears that most of the variation in blood flow occurred in the medulla and that the renal cortex has a rather fixed flow. This is quite different from our concept that it is the cortex which suffers with variations in resistance. I would like to ask whether the changes in diuresis relative to a transit time of blood flow through the medulla were interpreted to indicate that the diuretic alternations were due to the changes in blood flow or to some other concomitant factor or whether the alterations in diuresis may not themselves have been responsible for the altered transit time in the medulla.

OCHWADT: Die letzte Frage, welches ist Ursache und welches ist Wirkung, kann ich sehr kurz beantworten. Bei Veränderung des Druckes ist die Veränderung der Markdurchblutung die Ursache, die auftretende Diurese die Wirkung. Bei der Wasserdiurese können wir dies in keiner Weise sagen, da wissen wir es nicht. Vielleicht können wir auf diesen Punkt im Anschluß an Dr. ULLRICHs Vortrag eingehen. Dann wurde erwähnt, daß sich nach klinischen Erfahrungen die Durchblutung der Rinde anscheinend stärker ändern kann als die des Markes. Ich glaube auch, daß die Nierennerven in erster Linie die Rindendurchblutung beeinflussen. Es ist nicht anzunehmen, daß die Veränderungen der Markdurchblutung durch nervöse Einflüsse zustande kommen, ganz sicher nicht in den erwähnten Experimenten von THURAU und KRAMER, da dabei die Nieren denerviert waren.

SCHWIEGK: Vielleicht noch etwas zum Methodischen. Können Sie sagen, ob diese photometrischen Befunde auch auf andere Weise als durch Veränderungen der Durchblutung zustande kommen können?

OCHWADT: Die absoluten Werte der Kreislaufzeiten durch das Mark sind von Tier zu Tier verschieden und nicht vergleichbar. Sie hängen stark von der Lage des Meßinstrumentes am Nierenmark ab. Aber im gleichen Versuch sind die Veränderungen der Kreislaufzeiten sicher real und nicht durch Veränderungen von Flüssigkeits- oder Blutgehalt vorgetäuscht. Es wurde gleichzeitig auch die Erythrocytenkonzentration im Gewebe photometrisch gemessen, und die änderte sich nicht.

KUSCHINSKY: Wie Herr OCHWADT sagte, wird im allgemeinen angenommen, daß beim Menschen alle Glomerula tätig sind. Es ist sehr schwer zu entscheiden, ob sie zwar offen sind, aber vielleicht doch einige Capillarschlingen nicht immer voll durchblutet sind. Wir haben nach dem Vorgehen von PLATT bei der Ratte, die ja in mancher Beziehung dem Menschen ähnlich ist, einen großen Teil des Nierenparenchyms reseziert, so daß nur ein Viertel des Gesamtparenchyms übriggeblieben ist. Bei diesen Ratten haben wir gesehen, daß die übriggebliebenen Glomerula, gemessen an der endogenen Kreatinin-Clearance, mehr durchblutet sind als normal. Man müßte also annehmen, daß nach dieser Teilresektion entweder mehr Glomerula aufgegangen sind oder, was wahrscheinlicher ist, daß die Glomerula besser capillarisiert sind als unter normalen Umständen.

Dann hätte ich noch etwas zu der Frage der Blutverteilung zu sagen, insbesondere zu den Versuchen von FREY, die schon erwähnt worden sind. Es ist ganz selbstverständlich, daß man bei diesen postmortalen Methoden von FREY nur von Blutverteilung oder Gefäßtonus sprechen und nicht Rückschlüsse auf die Durchblutung ziehen kann. Wir haben die Versuche von FREY in bezug auf die Wasserdiurese und auf die Salzdiurese nachgemacht. Wir haben gesehen, daß sich unter diesen Umständen keine Unterschiede der Blutverteilung nach Wasser und nach Salzen haben zeigen lassen. Wenn man eine große Zahl von Experimenten durchführt, so sieht man, daß unter bestimmten Umständen schon einmal das Bild der sog. Glomerulumdiurese oder auch der tubulären Diurese auftreten kann. In Wirklichkeit handelt es sich nur um Streuungen um einen normalen Mittelwert. Sechs verschiedene Untersucher, die am Mikroskop beurteilen sollten, ob es eine bessere Mark- oder Rindendurchblutung gab, konnten keinen Unterschied auf dem Höhepunkt der Wasserdiurese oder auf dem Höhepunkt der Salzdiurese feststellen. Wenn man hohe Dosen von Kochsalz intraperitoneal gab, sah man allerdings einen sehr deutlichen Effekt im Sinne einer Vasokonstriktion; aber der Blutdruck war dann abgesunken, so daß es sich um einen Zustand kurz vor dem Tode handelte. Wir können die Ergebnisse von FREY nicht bestätigen, sondern glauben, daß man aus der postmortalen Blutverteilung in der Niere auf eine Wasser- oder Salzdiurese keinen Schluß ziehen kann.

REUBI: Der Kliniker hat sich schon lange gefragt, ob es möglich wäre, die Rindendurchblutung von der Markdurchblutung zu unterscheiden. In der Tat scheint mir vielleicht eine klinische Möglichkeit zu bestehen. Beim Menschen wird meistens die renale Plasmadurchströmung NPD mit Hilfe der Paraaminohippurat-Clearance C_{PAH} gemessen. Dies erfolgt auf Grund des Fickschen Prinzips:

$$NPD = \frac{U_{PAH} \cdot V}{P_{PAH} - R_{PAH}} \text{ oder } \frac{C_{PAH}}{E_{PAH}}$$

wobei U_{PAH} = PAH-Konzentration im Urin,
$\quad P_{PAH}$ = PAH-Konzentration im arteriellen Blut,
$\quad R_{PAH}$ = PAH-Konzentration im Nierenvenenblut,
$\quad V$ = Urinzeitvolumen,

$$E_{PAH} = \text{PAH-Extraktion} \left(1 - \frac{R_{PAH}}{P_{PAH}}\right) \text{ ist.}$$

Die Durchblutung NDB kann aus Plasmadurchströmung und Hämatokrit berechnet werden $\left(\text{NDB} = \dfrac{\text{NPD}}{1 - \text{Hämatokrit}}\right)$. Die PAH-Extraktion wird mit Hilfe des Nierenvenenkatheterismus bestimmt und beträgt unter normalen Bedingungen durchschnittlich 91%. Dies bedeutet, daß die Gesamtplasmadurchströmung etwas größer ist als die PAH-Clearance. Andererseits nimmt

man an, daß die PAH-Ausscheidung im proximalen Konvolut erfolgt.
(In der Warburgschen Apparatur können jedenfalls nur Rindenschnitte
PAH anreichern, Markschnitte erweisen sich diesbezüglich als vollständig
inaktiv.) Es scheint somit durchaus möglich, daß die PAH-Clearance der
Rindenplasmadurchströmung entspricht. Die Markdurchströmung könnte
dann durch Differenz $\left(\dfrac{C_{PAH}}{E_{PAH}} - C_{PAH}\right)$ errechnet werden. Es würde sich ein
Anteil von 9% der Gesamtdurchströmung ergeben, eine Zahl, die mit den
Schätzungen der Göttinger Schule nicht schlecht übereinstimmt. Unter der
Voraussetzung, daß diese Überlegung zutrifft, kann man nun beim Menschen
Rinden- und Markdurchblutung differenzieren. Interessant sind zunächst
Ergebnisse von pharmakologischen Versuchen. Es scheint, daß beide Durch-
blutungen sich etwas unabhängig voneinander verhalten können. Adrenalin
kann sowohl beide als auch nur die Rindendurchblutung herabsetzen.
Mutterkorn-Alkaloide (z. B. Hydergin) vermindern stärker die Mark- als die
Rindendurchblutung. Nach Hydrazinophthalazinen nimmt die Durchblu-
tung des Markes stärker zu als diejenige der Rinde. Versucht man aber, die
Diurese mit der Hämodynamik in Beziehung zu setzen, so findet man keine
deutliche Korrelation. Man könnte zwar einwenden, daß die genannten
Pharmaka an sich schon die tubuläre Funktion direkt beeinflussen und die
Folgen einer veränderten Markdurchblutung maskieren. Deshalb haben wir
auch Patienten mit schwerer Anämie vor und nach i.v. Infusion eines
Erythrocyten-Konzentrates untersucht. Diese Prozedur ändert wenig an
der Rindendurchblutung, setzt dafür die Markdurchblutung deutlich herab.
Aber auch hier kommt kein Einfluß auf die Diurese zum Vorschein, jedenfalls nicht in unseren zwei bis jetzt einwandfrei gelungenen Versuchen: im
1. Fall sank das Urinzeitvolumen von 1,23 auf 0,69 ml/min, im 2. Fall stieg
es von 1,02 auf 1,70 ml/min an. Somit scheint beim Menschen kein enger
Zusammenhang zwischen Diurese und Markdurchblutung zu bestehen.
Jedenfalls ist ein solcher Zusammenhang mit unseren Methoden nicht
erfaßbar.

Eine zweite Bemerkung: Sie haben die Diurese bei Zunahme des Druckes
als akademisches Kuriosum betrachtet. Diese Tatsache ist vielleicht doch
von Interesse beim Menschen, denn die Hypertoniker haben im allgemeinen
eine Tendenz zu vermehrter Natriumausscheidung (sog. "high salt excre-
tors"). Dies wurde sowohl von Herrn Hollander als auch von meinem
Mitarbeiter Cottier (zusammen mit Hoobler und Weller) untersucht.
Es scheint so zu sein, daß unter gewissen Versuchsbedingungen der Hypertoniker wirklich mehr Wasser und Salz ausscheidet als der Normotoniker,
so daß möglicherweise eine Beziehung zum Blutdruck besteht.

Frey: Sie hatten unsere Versuche angeführt, die sich mit der intrarenalen Vasomotorik unter verschiedenen Funktionszuständen der Nieren
beschäftigten. Diese Versuche wurden in den dreißiger Jahren an Kaninchen
angestellt und dann nochmals in größerem Umfang in den vierziger Jahren
an Mäusen. Die Ergebnisse paßten nicht in die damals übliche Anschauung
von der Harnbereitung, und es wurde deshalb nicht viel davon gehalten.

Sicherlich kann man mit der Tuscheeinschwemmung in die Nieren oder
mit der Benzidinfärbung des Gefäßinhalts keine direkte Aussage über die
Durchblutungsgröße bestimmter intrarenaler Gefäßprovinzen selbst machen,
jedoch war damit ein Äquivalent einer intrarenalen Hämodynamik mit
scharf definierten Funktionszuständen der Nieren hergestellt. Ich ersehe,
daß nach den neueren Vorstellungen von Ullrich der äußeren Markzone
eine Funktion als initialer Konzentrationsvorgang zugemessen wird, einer

Nierenregion, die in unseren Versuchen — neben Gefäßweitenänderungen anderer Capillargebiete — sich stets durch markante Merkmale auszeichnete. Ich glaube, daß unseren damaligen Feststellungen doch mehr Beachtung geschenkt werden könnte.

Es ist manchmal für den Kenner der Materie schwierig, eine Unterscheidung einer echten Wasserdiurese von einer osmotischen Diurese auf Grund der Gefäßbilder zu treffen, um Herrn KUSCHINSKY zu antworten. Man kann wirklich nicht sagen, daß wir zu wenig Versuche gemacht haben; wir besitzen eine ganze Truhe voll solcher Präparate, die in die Tausende gehen. Man kann nämlich auch durch Wassertrinken eine osmotische Diurese auslösen, und zwar dadurch, daß die tubuläre Leistungsfähigkeit für den speziellen Vorgang der Wasserdiurese überbeansprucht wird. Wie die anderen Harnfixa, verursacht auch Wasser bei Überangebot eine osmotische Diurese. Man hat dann eine Mischdiurese, auch wenn die Harnkonzentration immer noch niedriger liegt als die des Blutes. Das Gefäßbild ist dann ebenfalls das einer Mischdiurese, eine Trennung beider Diuresearten ist dann nicht möglich.

Daß es eine intrarenale Vasomotorik geben muß, die die Grundlage für verschiedene Harnabsonderungsarten ist, war uns schon immer aus unseren Experimenten klar. Ich muß allerdings zugeben, daß dies Untersuchungen sind, die — wenn man es pointiert ausdrücken will — postmortal gewonnen sind; aber mit postmortalen Untersuchungen beschäftigt sich ja eine ganze Disziplin der Medizin.

OCHWADT (zu KUSCHINSKY): Zu Ihrer Frage mit den halb resezierten Nieren hätte ich eine Gegenfrage: Wie schnell treten die Veränderungen nach der Resektion auf? Wie schnell steigt dann das Glomerulumfiltrat?

KUSCHINSKY: Innerhalb von einigen Wochen.

OCHWADT: Das ist wohl vergleichbar mit dem Befund, daß nach Exstirpation einer Niere die Durchblutung und das Glomerulumfiltrat der anderen im Laufe mehrerer Wochen ansteigt. Ein solcher Versuch zeigt, daß es langsam ablaufende Veränderungen von Nierendurchblutung und Glomerulumfiltrat gibt. Das ist aber kein Beweis dafür, daß sich die filtrierende Oberfläche akut vergrößern kann. Die einzige bisherige Möglichkeit zu prüfen, ob alle Nephrone tätig sind, ist die Messung des Transportmaximums für Glucose, und man findet am Hund keine akuten Veränderungen des Glucose-T_m unter allen möglichen, z. T. recht extremen Versuchsbedingungen. Man kann die Durchblutung auf weniger als die Hälfte senken, ohne daß das Glucose-T_m abnimmt. Die Untersuchungen von FREY habe ich eigentlich nur zitiert, weil sie gezeigt haben, daß wir noch zu wenig über die intrarenale Blutverteilung wissen. Der Interpretation habe ich mich nicht anschließen können. Bei den Versuchen von THURAU und KRAMER bestand kein Unterschied zwischen osmotischer und Wasserdiurese. In beiden Fällen waren die Kreislaufzeiten durch das Mark in etwa gleichem Ausmaß verkürzt, verglichen mit einer konzentrierenden Niere.

Zu REUBI: Es könnte sehr wohl so sein, wie Sie sagen. Für die Veränderungen der PAH-Extraktion, die man gelegentlich beobachtet, haben wir ja noch keine rechte Erklärung. Aber es bleibt erst noch zu beweisen, daß dem Blut, das durch das Nierenmark fließt, wirklich keine PAH entnommen wird.

ULLRICH: Ich möchte noch etwas zur Methode der Messung der intrarenalen Blutverteilung sagen. Wenn dabei die Gefäße abgeklemmt werden und die Niere herausgeschnitten wird, so kann man mittels Photozellen, die der Rinde oder auch der Papille anliegen, beobachten, daß beträchtliche Blutverschiebungen stattfinden. Es sind folglich fast alle Untersuchungen, die in dieser Hinsicht unternommen wurden, mit großer Vorsicht zu beurteilen.

Eine andere Frage: Ist die Änderung der Markdurchblutung bei verschiedenen Diuresezuständen ein aktiver Vorgang im Sinne einer Vasokonstriktion oder kommt sie durch passive Ausgleichsvorgänge mit dem hypertonen Interstitium im Nierenmark zustande? Ich glaube, daß die Änderung der Durchblutung im Nierenmark passiv ist, indem aus der absteigenden Blutcapillare Wasser in das hypertone Interstitium läuft und umgekehrt etwas NaCl in die Capillare eindiffundiert. Dadurch wird das Blut im absteigenden Capillarschenkel eingedickt. Im abführenden Capillarschenkel kehrt sich der Vorgang um, indem das eingedickte Blut in Zonen kommt, die einen geringen osmotischen Druck haben. Es kommt also zu einem Wasserkurzschluß vom absteigenden in den aufsteigenden Capillarschenkel, der um so größer ist, je höher der osmotische Druck im Interstitium ist. Dadurch wird die Kreislaufzeit, wie von Kramer und Thurau beobachtet, um so länger, je konzentrierter der gebildete Urin ist. Wie steht es in solchen Fällen mit der Sauerstoffversorgung des Papillengewebes? Nach den Untersuchungen von Pappenheimer ist der Sauerstoffdruck im Urin, der wahrscheinlich mit dem Sauerstoffdruck des Papillengewebes im Gleichgewicht steht, sehr niedrig. Dies mag nicht nur durch die besonders langsame Blutströmung und den vielleicht veränderten Hämatokrit, sondern durch eine Gegenstromdiffusion des Sauerstoffs bedingt sein.

Hungerland: Wie verhält sich die Diurese, nachdem Sie den Gefäßtonus gelähmt haben?

Ochwadt: Der Harnfluß nimmt dann ganz enorm zu.

Kleinschmidt: Eine kurze Bemerkung zur glomerulär-tubulären Imbalance. Die Annahme einer derartigen renalen Gleichgewichtsstörung im Hinblick auf die Diurese erscheint mir etwas problematisch, denn ich glaube, diese Beziehung hängt weitgehend von extrarenalen Faktoren ab. Man braucht nur an Adiuretin und Aldosteron zu erinnern. Nach der eigentlichen Definition handelt es sich ja um das Verhältnis zwischen Glomerulumfiltrat und tubulärer Exkretions- oder Rückresorptionsleistung als T_m-Werte, was mit der Diurese an sich nichts zu tun hat. Man müßte, glaube ich, unterscheiden zwischen den extrarenalen Faktoren und dem Problem, ob es an der isolierten Niere oder der von den Einflüssen des Gesamtorganismus weitgehend abgetrennten Niere überhaupt so etwas gibt, wie einen Gleichgewichtszustand zwischen filtrierter und rückresorbierter Wassermenge, wie Sie ihn für die Diurese diskutieren.

Ochwadt: Das ist z. T. eine Definitionsfrage. Ich möchte nicht behaupten, daß ich die glomerulo-tubuläre Balance verstanden hätte. Vielleicht können aber die Befunde einer veränderlichen Markdurchblutung einige der beobachteten akuten Störungen dieser Balance erklären. Für die langsam auftretenden Störungen dieser Balance sind sicher extrarenale, vor allem hormonale Faktoren verantwortlich. Da bin ich ganz Ihrer Meinung.

Wie Herr Ullrich schon sagte, werden schnelldiffundierende Stoffe, wie Wasser und Gase, schon in der äußeren Markzone aus dem absteigenden Schenkel der Capillaren in den aufsteigenden herübertreten, und nur ein Teil wird wirklich bis zur Papille hinunter in den Blutgefäßen bleiben. Levy hat einen solchen "Shunt" für O_2 nachgewiesen, indem er einmal voll mit O_2 gesättigte Erythrocyten, das andere Mal Methämoglobin-Erythrocyten in die A. renalis injizierte. Die Kreislaufzeit für Methämoglobin-Erythrocyten war länger als die für den Sauerstoff.

SCHWIEGK: Vielleicht wäre eine Frage, die Sie angeschnitten haben, für uns noch von Interesse, nämlich die Zellseparations-Theorie von PAPPEN-HEIMER, die uns ja zuerst sehr beeindruckt hat; es sind aber wieder Gegenargumente aufgetaucht. Vielleicht könnte Herr Kollege PITTS uns dazu sagen, ob diese Vorstellung nach seiner Meinung richtig ist?

PITTS: We have done no further work on this subject beyond that which was published several years ago. Since we could provide no positive evidence for, nor could we definitely rule out the theory, we have done no more with it. We are not so sure as Dr. PAPPENHEIMER that the cell separation theory is correct. However, we have no really strong evidence either for or against it, except that we feel we have ruled out pre-glomerular plasma skimming.

GROSS: Ich habe eine Frage wegen der Ausschaltung der Autoregulation der Durchblutung. Welche Konzentration von Papaverin wurde verwendet? Wenn Sie mit Novocain diese Autoregulation ausschalten können, so sind doch offenbar nervöse Receptoren anzunehmen. Kann man irgend etwas sagen, wo diese gelegen sind?

Und eine zweite Frage: Besteht ein experimenteller Anhalt dafür, daß humorale Faktoren an diesem Autoregulationsmechanismus beteiligt sind? Ich denke dabei an den Renin-Hypertensin-Mechanismus, wobei ich nicht sicher bin, ob das, was wir heute als Renin und Hypertensin definieren, wirklich das ist, was unter physiologischen Bedingungen zur Wirkung gelangt, aber vielleicht analoge Stoffe.

OCHWADT: Die Konzentration von Papaverin betrug 6—7 mg-%, die von Novocain 100 mg-% im einströmenden Blut. Solch hohe Konzentrationen von Novocain können die Gefäßmuskulatur wohl direkt beeinflussen. Zumindest sind diese Versuche kein Beweis für eine Beteiligung nervöser Elemente bei der Autoregulation. Der Renin-Hypertensin-Mechanimus spielt bei der Autoregulation normalerweise keine Rolle. Andererseits werden alle Stoffe, die den Gefäßtonus erhöhen, also z. B. Adrenalin, nicht nur die Durchblutung, sondern auch mehr oder weniger das Glomerulumfiltrat senken. Grundsätzlich kann das Glomerulumfiltrat also humoral beeinflußt werden. Dabei kommt es darauf an, ob mehr das Vas afferens oder das Vas efferens betroffen wird. Man kann die Widerstände der einzelnen Kreislaufabschnitte berechnen, doch müssen für solche Berechnungen Annahmen gemacht werden (z. B. ein bestimmter, konstanter Druck in der Bowmanschen Kapsel), die vielleicht nicht unter allen Umständen gerechtfertigt sind. In meinem Vortrag habe ich ein etwas vereinfachtes Bild gegeben. Zum Beispiel paßt die enorme Durchblutungssteigerung, die nach pyrogenem Inulin beobachtet worden ist und bei der das Glomerulumfiltrat praktisch konstant bleibt, quantitativ nicht in dieses Bild. Es würde zu weit führen, dies im einzelnen zu besprechen. Der Befund zeigt aber ebenfalls, daß der Gefäßtonus über den Autoregulationsbereich hinaus humoral beeinflußt werden kann.

HEIDENREICH: In diesem Zusammenhang möchte ich über einige noch nicht ganz abgeschlossene Versuche berichten, die sich mit der Wirkung von Oxytocin auf die Diurese und die Nierendurchblutung befassen. Beim normalen Hund erhöht Oxytocin zwar den renalen Plasmafluß, verändert aber die Größe des Glomerulumfiltrates kaum. Abgesehen von einer leichten

Natriurie kommt es dabei auch zu keiner Diurese. Das steht in Übereinstimmung mit den Befunden von BROOKS und PICKFORD. Injiziert man Oxytocin aber totalhypophysektomierten Hunden, so erhöht sich außer dem renalen Plasmafluß auch das Glomerulumfiltrat deutlich. Gleichzeitig kommt es zu einer Diurese, die vorwiegend auf einer Zunahme der osmolaren Clearance beruht.

RIECKER (zu OCHWADT): In welchen Zeitabständen wurden die Punkte solcher Durchblutungskurven mit Autoregulation der Niere gemessen?

OCHWADT: Das sind Messungen in Abständen von mehreren Minuten. Wir warteten immer ein "steady state" ab. Die Einstellung des neuen Widerstandes erfolgt in etwa 10—30 sec. SHIPLEY und STUDY haben etwas langsamer gemessen, da sie auch Clearances bestimmten.

RIECKER: Dies läßt vielleicht Rückschlüsse auf den zugrundeliegenden Mechanismus zu. Man denkt dabei an die schon von BAYLISS 1908 und später u. a. von FOLKOW 1952 beschriebene „baryonogene Muskelkontraktion", d. h. ein Grundverhalten glatter Muskulaturen, auf Dehnung mit Kontraktion und auf Entlastung mit Kontraktion zu reagieren. Ist ein solcher Mechanismus auch an den Nierengefäßen wahrscheinlich?

OCHWADT: WACHOLDER hat schon 1921 gezeigt, daß isolierte Carotiden sich auf Erhöhung des Innendruckes hin aktiv kontrahieren können. Anscheinend handelt es sich um eine allgemeine Eigenschaft der glatten Gefäßmuskulatur, die wohl nur an den Nierengefäßen besonders ausgeprägt ist.

Physiologie der Harnkonzentrierung und -verdünnung

Von

Karl J. Ullrich

Über dieses Thema sind in letzter Zeit zwei Übersichtsartikel erschienen, und zwar von Berliner u. Mitarb. (1958) sowie von Lamdin (1959). Die darin aufgeführten Hypothesen sowie die von Gottschalk und Mylle (1959) sollen später diskutiert werden, nachdem die vorliegenden Befunde mitgeteilt sind.

1951 wiesen Wirz, Hargitay und Kuhn darauf hin, daß in der Anordnung der Henleschen- und Capillarschleifen im Nierenmark ein ideales Gegenstromsystem vorliege, mit dessen Hilfe der Urin konzentriert und auch verdünnt werden könne.

Gegenstromsysteme erfüllen zwei Funktionen:

1. kann ein einmal erzeugtes Konzentrationsgefälle mit relativ geringen Verlusten gehalten werden. Man bezeichnet diesen Vorgang als Gegenstromdiffusion.

2. kann in Gegenstromsystemen durch Vervielfältigung eines kleinen Einzeleffektes ein beträchtlicher Endeffekt erzielt werden.

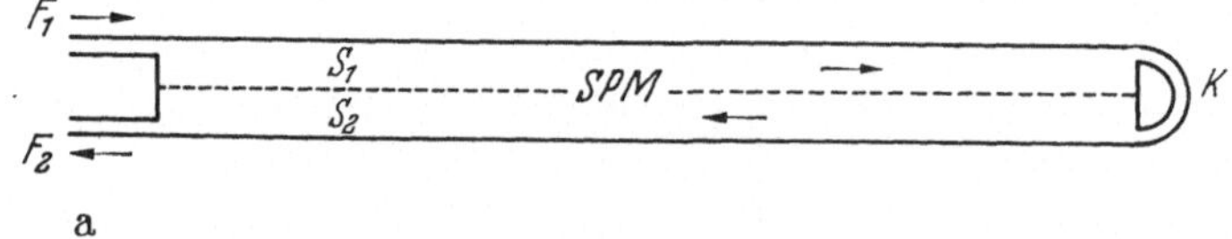

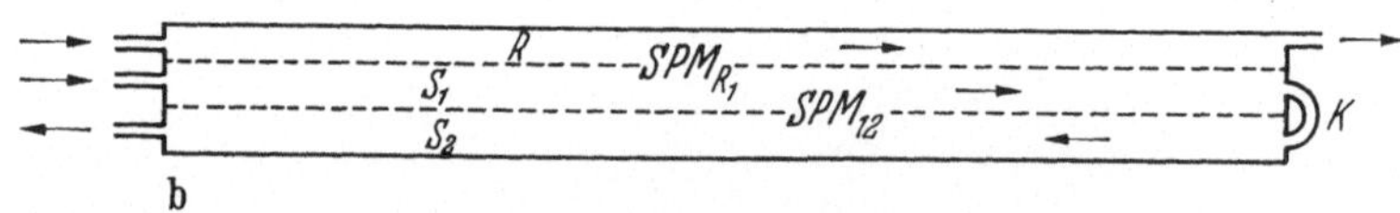

Abb. 1. Gegenstrommodell zur Herstellung konzentrierter Flüssigkeit. *a)* ohne Entnahme *b)* mit Entnahme konzentrierter Flüssigkeit aus dem System

Hargitay und Kuhn (1951) beschrieben ein Modell, in dem eine starke Konzentrierung einer verdünnten Lösung dadurch erzielt wird, daß ein kleiner Einzeleffekt längs eines Weges vielfach abläuft. Dieser Einzeleffekt besteht in dem angegebenen Modell (Abb. 1) darin, daß durch einen hydrostatischen Druck oder durch entsprechende elektroosmotische Kräfte Wasser vom zuführenden Schenkel (S_1) durch eine semipermeable Membran (SPM_{12}) in den abführenden Schenkel (S_2) transportiert wird. Dadurch wird in S_1 die Flüssigkeit zur Schleifenspitze K hin konzentriert. Nach Passage der Schleifenspitze nimmt sie im 2. Schenkel (S_2) das verlorene Wasser wieder auf und verläßt das System, nachdem es auf die ursprüngliche Konzentration zurückverdünnt wurde. Das Wasser kann also Kurzschlußwege durch die semipermeable Membran einschlagen, während die darin gelösten Stoffe ihren Weg durch die Schleifenspitze K nehmen müssen. Die höchste Konzentration wird also am Scheitel K erreicht.

Die maximale Konzentrierung ist abhängig: a) von der Größe des hydrostatischen Druckes, b) von der Wasserdurchlässigkeit der semipermeablen Membran, c) von der Flüssigkeitsmenge, mit der das System beschickt wird, d. h. vom Widerstand der Capillarstrecke K. In diesem einfachen Schleifenmodell ist die Konzentration der zu- und abfließenden Flüssigkeit gleich groß. Es erfolgt nur eine vorübergehende Konzentrierung, indem die gelösten Substanzen länger in dem System bleiben als das Wasser. Aus einer solchen Anordnung kann man konzentrierte Flüssigkeit entnehmen, indem an das Haarnadelgegenstromsystem ein Rohr R angelagert ist, dessen semipermeable Wand einen osmotischen Wasserausgleich zwischen eigentlichem Haarnadelgegenstromsystem (wie in Abb. 1) und dem Inhalt des Rohres R erlaubt. Fließt nun in diesem Rohr R eine Lösung in Richtung zum Scheitel K, so wird fortlaufend Wasser an den Schenkel S_1 abgegeben, d. h. in Richtung zum Scheitel K wird die Lösung in beiden Rohren konzentrierter. Hinzu kommt ein weiterer Effekt. Das aus R nach S_1 abgegebene Wasser verdünnt den Inhalt des Schenkels S_1 gegenüber dem Schenkel S_2, so daß eine osmotische Druckdifferenz zwischen den beiden Schenkeln S_1 und S_2 auftritt. Diese erniedrigt den ursprünglich wirksamen hydrostatischen Druck und damit auch den Konzentrierungseffekt. Um gleiche Konzentrierung zu erreichen, muß also z. B. der hydrostatische Druck entsprechend erhöht werden. In jedem Falle fließt jedoch aus dem abführenden Schleifenschenkel eine gegenüber dem zuführenden Schleifenschenkel hypotone Lösung ab, da mit dem abführenden Schleifenschenkel das aus R hinzukommende Wasser abgeführt werden muß. Falls man annimmt, daß der Wasserübergang zwischen R und S_1 genügend schnell verläuft, so wird in jedem Querschnitt die Lösnug im Rohr R etwa gleich konzentriert sein, wie im Gegenstromsystem. Die Ähnlichkeit des Modells mit der Anordnung der Kanälchen im Nierenmark ist evident. Die Sammelrohre entsprechen dem

Rohr R, während das eigentliche Gegenstromsystem in den Henleschen Schleifen vorliegt. In Analogie zum Modell müßte der Tubulusinhalt in den Henleschen Schleifen zur Papillenspitze hin konzentriert und auf dem Rückweg zum distalen Tubulus contortus wieder verdünnt werden. Es träte also ein Anstieg des osmotischen Druckes zur Papillenspitze hin auf. Die endgültige Urinkonzentrierung würde dann durch *osmotischen Wasserentzug aus den Sammelrohren* in die hypertone Umgebung und schließlich in die aufsteigenden Schleifenschenkel erfolgen. Variationen im Konzentrierungsgrad könnten durch Beschickung der Schleifen und Sammelrohre mit verschiedenen Flüssigkeitsmengen, durch Änderung der wirksamen Kraft der einzelnen „Druckstufen" oder Änderung der Permeabilität der Tubuluswände hervorgerufen werden.

Welche experimentellen Beweise stützen die „Haarnadelgegenstromtheorie"? Es ist zu fordern: 1. daß in einer Schnittebene, senkrecht zur Achse des Systems praktisch gleicher osmotischer Druck herrscht, 2. daß der osmotische Druck von der Basis zur Spitze des Systems, d. h. von der Rinde zur Papillenspitze hin ansteigt, 3. daß aus dem abführenden Schleifenschenkel eine Lösung abfließt, die einen geringeren osmotischen Druck hat als die in dem zuführenden Schenkel einströmende Flüssigkeit. Alle drei Fragen wurden experimentell geklärt. WIRZ, HARGITAY und KUHN (1951) fanden durch Mikrokryoskopie an 30 μ dicken Gewebsschnitten, die senkrecht zur Papillenachse geschnitten waren, daß der osmotische Druck in den Rindenkanälchen gleich dem des Blutes ist, in den Markkanälchen jedoch zur Papillenspitze hin stetig ansteigt und daß in den letzteren der osmotische Druck in einer Ebene annähernd gleich ist, unabhängig davon, ob es auf- oder absteigende Schleifenschenkel oder Sammelrohre waren. GOTTSCHALK und MYLLE (1959) haben durch Punktion der Henleschen Schleifen und der Sammelrohre an der Papillenspitze bestätigt, daß deren Inhalt in einer Ebene gleichen osmotischen Druck hat. Außerdem konnten ULLRICH, DRENCKHAHN und JARAUSCH (1955) nachweisen, daß in Nieren, die einen konzentrierten Urin bilden, der osmotische Druck der Nierenzellen im Nierenmark zur Papillenspitze hin ansteigt und dort Werte erreicht, die dem des gleichzeitig gebildeten Urins ungefähr entsprechen. In einer späteren Versuchsreihe hat WIRZ (1956) festgestellt, daß der osmotische Druck zu Beginn der distalen Tubuli, d. h. in der aus den Schleifen abfließenden Flüssigkeit, hypoton ist. Dies wurde kürzlich in einer großen Versuchsserie von GOTTSCHALK und MYLLE (1959) bestätigt. Alle angeführten Befunde beweisen eindeutig, daß im Nierenmark ein Gegenstromsystem vorliegt, in dem der Harn konzentriert wird.

Anhaltspunkte über die Arbeitsweise des Gegenstromsystems brachten die Untersuchungen von ULLRICH und JARAUSCH (1956) über die Verteilungsmuster einer Reihe von Elektrolyten und Nicht-Elektrolyten im Nierengewebe bei verschiedenen Diurese-zuständen.

Die Natrium- und Chloridkonzentrationen steigen von der Nierenrinde zur Papillenspitze hin an, am steilsten im Bereich der äußeren Markzone, und zwar sowohl bei Durst- wie bei Diurese-tieren. Außerdem besteht eine Korrelation zwischen den Na-Konzentrationen im Gewebe der Papillenspitze und dem osmo-tischen Druck des gleichzeitig gebildeten Urins. Je höher der osmotische Druck des Urins, desto größer sind die Natriumionen-konzentrationen. Der beobachtete Anstieg der Na-Konzentration ist nicht etwa durch einen Na-Konzentrationsanstieg im Sammel-rohr bedingt, denn der ausgeschiedene Urin hat z. T. eine sehr geringe Na-Konzentration, die in keiner Beziehung zur Konzen-tration im Schnitt steht.

Durch Aschebilder von gefriergetrockneten Papillengewebs-schnitten kann belegt werden, daß das Natriumchlorid im Inter-stitium liegt: Dichter Aschegehalt bei einem Dursttier, geringer Aschegehalt bei einem Tier in Wasserdiurese. Diese Befunde wurden als Hinweis betrachtet, daß dem NaCl eine ausschlag-gebende Rolle bei der Harnkonzentrierung zukommt. Die Befunde wurden von GUINNEBAULT und MOREL (1957) sowie von EMERY et al. (1959) bestätigt.

Auch die Harnstoffkonzentrationen steigen in den Gewebs-schnitten gegen die Papillenspitze hin an: sehr wenig bei Tieren, die in einer Wasserdiurese sind, bei Dursttieren hingegen sehr steil in der äußeren Markzone, weniger steil in der inneren Markzone. Auch hier ist der Anstieg um so höher, je größer der osmotische Druck des gleichzeitig gebildeten Urins ist.

Diese Befunde wurden von BODIL SCHMIDT-NIELSEN (1958) und BERLINER bestätigt.

ULLRICH und JARAUSCH (1956) hatten die Harnstoffkonzen-tration des Blasenurins, der in den letzten 30 min vor Tötung der Versuchstiere gebildet worden war, gemessen und gefunden, daß diese genau so groß war, wie die Harnstoffkonzentration im Ge-webswasser der Papillenspitze. Wie war dies zu erklären? In welche Richtung geht die Diffusion von Harnstoff: Aus den Schleifen in die Sammelrohre oder umgekehrt? Letztere Frage wurde von KLÜMPER, ULLRICH und HILGER (1958) durch Katheterisierung der Sammelrohre geklärt. Der Harnstoff diffundiert aus den Sammelrohren in das Interstitium, und zwar zusammen mit Wasser in einer Konzentration, die ungefähr zwei Drittel der Harnstoffkonzentration der im Sammelrohr verbleibenden Flüssigkeit beträgt. Die Harnstoffkonzentration im Interstitium muß also niedriger sein als die in der Sammelrohrflüssigkeit. BODIL SCHMIDT-NIELSEN (1958) hat nun gefunden, daß die Harnstoffkonzentration im Interstitium der Papillenspitze bei eiweißreich ernährten Tieren niedriger, bei eiweißarm ernährten Tieren jedoch gleich oder gar höher ist als im Nierenbeckenurin. Diese Befunde können zur Zeit noch nicht befriedigend erklärt werden.

Eine der wichtigsten Fragen zum Gegenstromsystem ist die nach dem aktiven Mechanismus, der zur beobachteten Anreicherung des NaCl führt. Der steile Anstieg der NaCl-Konzentration im Gewebe der äußeren Markzone lenkte die Aufmerksamkeit auf diese Zone. Da die Tubuli dieser Zone der direkten Punktion jedoch nicht zugänglich sind, wählten ULLRICH und PEHLING (1958) einen indirekten Weg, um einen aktiven Natriumtransport nachzuweisen.

An der Froschhaut werden, wie LINDERHOLM (1954), KIRSCHNER (1955), ZEHRAN (1956) zeigten, mit steigender Natriumionenkonzentration immer mehr Na-Ionen von der Außen- nach der Innenseite, d. h. Coriumseite, transportiert. Gleichzeitig steigt der Sauerstoffverbrauch, und zwar in fester Korrelation: pro 16 transportierter Na-Ionen wird ein O_2-Molekül verbraucht. Ähnlich verhalten sich die Zellen der äußeren Markzone. Der Sauerstoffverbrauch an Gewebsschnitten der äußeren Markzone steigt mit steigenden Natriumionenkonzentrationen im Inkubationsmedium an. Analoge Untersuchungen mit anderen Kat- und Anionen, Messungen an anderen Geweben sowie Untersuchung der Wirkung verschiedener Gifte auf den atmungssteigernden Effekt von Natriumionen an Geweben der äußeren Markzone brachten weitere Hinweise, daß dort ein äußerst effektiver Transportmechanismus von Natriumionen lokalisiert ist.

Ist ein Transport von NaCl-Ionen vom Lumen der aufsteigenden dicken Schleifenschenkel ins Interstitium gerichtet, dann erklärt dies sowohl den Befund von WIRZ (1956), GOTTSCHALK und MYLLE (1959), daß der Urin am Beginn der distalen Tubuli stets hypoton ist, sowie auch den Befund von ULLRICH und JARAUSCH (1956), ebenso von EMERY et al. (1959) sowie von GUINNEBAULT und MOREL (1957), daß die NaCl-Konzentration in Schnitten in der äußeren Markzone steil ansteigen, in der inneren Markzone dann hoch sind und nicht allzusehr schwanken.

Nachdem wir dadurch einige Hinweise auf den Sitz des aktiven Natriumtransportmechanismus im Gegenstromsystem haben, ist noch die Frage zu beantworten, auf welche Weise die endgültige Harnkonzentrierung in den Sammelrohren erfolgt.

Die Untersuchungen, die zur Klärung dieser Fragen führten, wurden zusammen mit Hilger und Klümper durchgeführt. Dabei wurden bei Goldhamstern vom Nierenbecken her zwei Polyäthylenmikrokatheter verschieden tief in die Sammelrohre eingeführt und in jeder der so gewonnenen Urinproben Gefrierpunkt, Inulin-, Natrium- und Kaliumkonzentrationen gemessen.

In 34 Fällen wurde ein Anstieg der Inulinkonzentration im Mittel 1,5fach zwischen tiefer und oberflächlicher Entnahmestelle gemessen, in einer zweiten Serie bei Tieren, die stärker konzentrierten, war der Anstieg im Mittel dreifach. Wir dürfen folgern, daß der Anstieg der Inulinkonzentrationen durch Wasserrückresorption bedingt ist. Demnach wurde in unseren Versuchen im Mittel $^1/_3$—$^2/_3$ des in den betreffenden Sammelrohrabschnitt einfließenden Wassers rückresorbiert.

Würde aus den Sammelrohren nur Wasser rückresorbiert, so müßte der Anstieg des osmotischen Druckes genau so groß sein, wie der Anstieg der Inulinkonzentrationen. Dies ist nicht der Fall. Die osmotischen Drucke steigen viel weniger an. Aus den vorliegenden Daten kann man berechnen, daß aus den Sammelrohren auch gelöste Substanzen rückresorbiert werden, so daß der osmotische Druck der rückresorbierten Flüssigkeit $^2/_3$ des osmotischen Druckes der in den Sammelrohren verbleibenden Lösung ist. Eine weitere Analyse von 10 Fällen, bei denen gleichzeitig die Harnstoffkonzentrationen gemessen worden waren, ergab, wie bereits erwähnt, daß hauptsächlich Harnstoff zusammen mit dem rückresorbierten Wasser die Sammelrohre verläßt.

Die Elektrolytveränderungen, die der Urin auf seiner Passage durch die Sammelrohre erfährt, seien nur kurz erwähnt, da sie höchstwahrscheinlich nur eine Bedeutung bei der Verdünnung, nicht jedoch bei der Harnkonzentrierung haben. Die Kaliumionenkonzentration in den Sammelrohren ist passiv, bedingt durch Wasserrückresorption. Die Natriumionenkonzentrationen im Sammelrohrurin sind am Übergang äußerer-innerer Markzone relativ hoch, d. h. in den Sammelrohren der äußeren Markzone wird mehr Wasser als Natrium rückresorbiert. Im weiteren Verlauf sinken die Natriumionenkonzentrationen auf sehr niedrige Werte ab. Die nähere Analyse ergibt, daß die Natriumionen in den Sammelrohren zum größten Teil gegen H^+ und $NH_4{}^+$-Ionen ausgetauscht werden [Ullrich, Hilger, Klümper (1958), Ullrich, Eigler,

PEHLING (1958)]. Nur ein geringer Teil der Na-Ionen wird zusammen mit Chlor-Ionen rückresorbiert.

Nachdem die Befunde mitgeteilt sind, sollen die von den verschiedenen Autoren vorgeschlagenen Schemata über die Wirkungsweise des Gegenstromsystems bei Bildung eines konzentrierten Urins diskutiert werden. KUHN und HARGITAY (1951) postulierten ursprünglich einen Wassertransport von den absteigenden in die aufsteigenden Schleifenschenkel. WIRZ (1953) hielt es jedoch für viel wahrscheinlicher, daß Natriumchlorid aus dem aufsteigenden Schleifenschenkel in die absteigenden Schleifenschenkel transportiert wird. Das Schema von GOTTSCHALK und MYLLE (1959) stimmt im wesentlichen damit überein. BERLINER et al. (1958) vertraten hingegen die Ansicht, daß aus den dünnen Henleschen Schleifen über deren ganze Länge NaCl ins Interstitium gepumpt wird, so daß ein hypotoner Schleifeninhalt mit einer wasserimpermeablen Wand an das hypertone Interstitium grenzt. Dies wurde inzwischen durch die oben erwähnten Experimente von GOTTSCHALK und MYLLE (1959), daß der osmotische Druck von Schleifen und Sammelrohrinhalt an der Papillenspitze gleich sind, widerlegt. LAMDIN (1959) glaubt ebenfalls, daß auf der ganzen Länge der dünnen Henleschen Schleifen NaCl ins Interstitium gepumpt wird. Ein Anstieg des osmotischen Druckes zur Schleifenspitze müßte dabei durch große Wasserpermeabilität des absteigenden und geringe Wasserpermeabilität des aufsteigenden Schleifenschenkels bedingt sein. Da keinerlei struktureller Hinweis besteht, ist es nicht sehr wahrscheinlich, daß an der Spitze der Henleschen Schleifen ein Funktionsumschwung eintritt. Das von uns vorgeschlagene Schema (Abb. 2) deckt sich nicht mit allen Befunden und ist als eine Arbeitshypothese gedacht. Der aktive Transport soll allein auf die dicken aufsteigenden Schleifenschenkel begrenzt sein. Und zwar wird NaCl aus dem Lumen durch die für Wasser wenig permeable Wand ins Interstitium gepumpt. Dadurch sinkt in diesem Abschnitt der osmotische Druck der Tubulusflüssigkeit ab, so daß schließlich eine hypotone Lösung in die distalen Tubuli einfließt. Durch das in das Interstitium gepumpte NaCl wird das Interstitium hyperton und Wasser läuft aus den absteigenden, z. T. dünnen Schleifenschenkeln, den Blutcapillaren und auch aus den Sammelrohren der äußeren Markzone in das Interstitium. Dadurch wird der Inhalt dieser Kanälchen konzentriert. Zum Teil gelangt Natriumchlorid aus dem Interstitium in die absteigenden Blutcapillaren, vielleicht auch in die absteigenden Henleschen Schleifen und die Sammelrohre. In jedem Fall muß die Natriumkonzentration im Gewebe der äußeren Markzone zur

Papillenspitze steil ansteigen und die Natriumkonzentration des Sammelrohrinhaltes am Übergang äußerer zu innerer Markzone hoch sein. Beides ist der Fall. Das Wasser und das Kochsalz gelangen höchstwahrscheinlich aus dem Interstitium infolge des kolloid-osmotischen Druckes des Plasma-Eiweißes in die Blutgefäße, die rindenwärts zur Nierenvene laufen.

Der in der äußeren Markzone hyperton gewordene Inhalt der absteigenden Henleschen- und Capillarschleifen steht in der

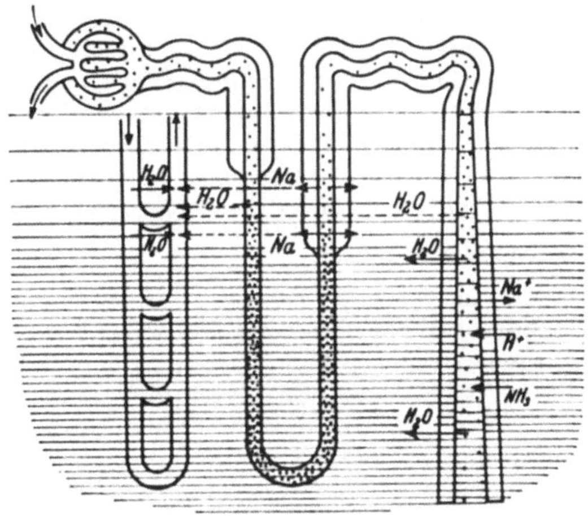

Abb. 2. Schema der im Nierenmark ablaufenden Vorgänge. Querstriche = osmotischer Druck; Punkte = Natriumionenkonzentration

inneren Markzone in osmotischem Austausch mit dem Interstitium, so daß der osmotische Druck im anliegenden Interstitium nur wenig von dem Kanälcheninhalt in gleicher Ebene abweicht. Der osmotische Ausgleich zwischen diesen Gebilden und dem Sammelrohrinhalt scheint verzögert zu sein, so daß auf der ganzen Sammelrohrstrecke der inneren Markzone ein Nettowasserfluß zum Interstitium hin besteht.

Der Konzentrierungsgrad im Gegenstromsystem des Nierenmarks ist abhängig: 1. Von der Flüssigkeitsmenge, mit der das System von den proximalen und distalen Tubuli her beschickt wird. Wird die aus dem proximalen Tubulus in die Schleifen einfließende Flüssigkeitsmenge groß, so wird das Gegenstromsystem „überfahren", z. B. bei osmotischer Diurese. Im umgekehrten Fall bei Verkleinerung der in die Schleifen fließenden Flüssigkeitsmenge durch experimentelle Verminderung des Glomerulusfiltrates kann selbst bei einem Diabetes-insipidus-Tier konzentrierter Urin gebildet werden [BERLINER und DAVIDSON (1957)]. 2. Der Konzentrierungsgrad ist weiterhin abhängig von der Stärke der Natriumpumpe und von der Wasserpermeabilität der Wände.

Über die Wirkungsweise des antidiuretischen Hormons an den Nierentubuli können wir uns nur mit Hilfe von Analogieschlüssen eine Vorstellung machen. KOEFOED-JOHNSEN und USSING (1953) zeigten, daß durch Hypophysenextrakt an der Coriumseite der isolierten Froschhaut der Nettofluß von Wasser um 100—200% gesteigert werden kann ($^1/_{10}$ Ringersche Lösung an der Außenseite und Ringersche Lösung an der Innenseite). Den gleichen Effekt sahen LEAF, ANDERSON und PAGE (1958) an der Harnblase von Kröten. Auch der aktive Natriumtransport wurde von beiden Arbeitsgruppen nach Gabe von antidiuretischem Hormon verändert gefunden. Während die elektrosmotische Kraft für den Natriumtransportmechanismus $E_{\mathrm{Na}} = \dfrac{RT}{zF} \ln \dfrac{M\,in}{M\,out}$ unverändert bleibt (R = Gaskonstante, T = absol. Temperatur, z = Wertigkeit, F = Faradaysche Zahl, $M\,in$ und $M\,out$ ist der mit radioaktiven Isotopen gemessene Ein- bzw. Ausstrom des betreffenden Ions durch die Froschhaut), steigt der Nettofluß $M\,in - M\,out$ an, d. h. der Widerstand für die durchtretenden Natriumionen ist vermindert. LEAF und ANDERSON (1958) haben an der Harnblase von Kröten das gleiche gesehen, allerdings applizierten sie große Dosen (0,2—2 E) Oxytocin und Vasopressin.

Auf die Niere übertragen, würde das bedeuten, daß bei Fehlen von antidiuretischem Hormon 1. bei gegebenen osmotischen Gradienten die Wasserpermeabilität vermindert ist, 2. der aktive Natriumtransport vermindert ist.

Die Befunde von ULLRICH und JARAUSCH (1956) sprechen dafür, daß bei Wasserdiurese das Interstitium des Nierenmarks nur leicht hyperton wird. Dies könnte einmal auf verminderte Wasserpermeabilität der proximalen Tubuli und der absteigenden Henleschen Schleifen zurückzuführen sein, zum anderen auf Verminderung des aktiven Natriumtransportes in den aufsteigenden dicken Schleifenschenkeln. Beide Effekte könnten — wie an der Froschhaut und an der Harnblase von Kröten — durch antidiuretisches Hormon erzeugt werden.

Die Befunde von WIRZ (1956) zeigen, daß die in den distalen Tubuli hypoton einfließende Tubulusflüssigkeit bei Wasserdiurese in den distalen Tubuli und Sammelrohren hypoton bleibt, vielmehr in den letzteren noch stärker hypoton wird.

Ein osmotischer Ausgleich mit dem isotonen und im Mark leicht hypertonen Interstitium findet nicht statt. Der Schluß, daß bei Wasserdiurese, d. h. vermindertem oder fehlendem antidiuretischem Hormon die Wasserpermeabilität der distalen Tubuli und der Sammelrohre herabgesetzt ist, ist wohl berechtigt.

In jüngster Zeit teilten Ginetzinsky et al. (1958) mit, daß bei Vorhandensein von ADH Hyaluronidase im Urin ausgeschieden wird, bei Fehlen des Hormons jedoch nicht. Die Autoren glauben, daß das antidiuretische Hormon die Aktivität der Hyaluronidase beeinflußt und durch Veränderung der hyaluronidasehaltigen Kittsubstanz zwischen den Tubuluszellen die Wasserpermeabilität variiert werden könne. Das Vorhandensein von entsprechenden Mucoidsubstanzen in den Sammelrohrzellen wurde von Monis und Longley (1955) und im Interstitium des Nierenmarks von Preto-Parvis und Forni (1954) beschrieben. Ginetzinsky (1958) veröffentlichte histologische Bilder der Sammelrohrzellen bei Wasserdiurese und im Durstzustand und glaubt, daß durch die veränderte Metachromasie der Zwischenzellkittsubstanz seine Ansicht bestätigt wird.

Zum Schluß sollten vielleicht, um die Diskussion zu steuern, die offenen Fragen zum Mechanismus der Harnverdünnung und Konzentrierung nochmals erwähnt werden.

1. Aufklärung der quantitativen Seite, oder genauer formuliert: Wie verändern sich die Inulinkonzentrationen und Natriumkonzentrationen in den Schleifen und in den distalen Tubuli?

2. Direkter Nachweis des NaCl-Transportes in den aufsteigenden dicken Schleifenschenkeln, womöglich mit der Ussingschen Kurzschlußmethode. Untersuchung ob in den dünnen Schleifenschenkeln ein aktiver Ionentransport stattfindet.

3. Untersuchungen über die Flußrichtung des Harnstoffs. Besonders aufschlußreich scheinen dabei Untersuchungen an eiweißarm ernährten Tieren zu sein.

4. Nachweis der ADH-Wirkung. Genauer gesagt: An welchen Tubulusabschnitten greift das antidiuretische Hormon an? Verändert es nur die Wasserpermeabilität oder beeinflußt es auch den NaCl-Transport?

Zusammenfassung

Die Harnkonzentrierung geschieht mit Hilfe der Gegenstromanordnung, die in den Henleschen Schleifen und Capillarschleifen des Nierenmarks vorliegt. Treibende Kraft ist ein NaCl-Transport aus dem Lumen der aufsteigenden dicken Schleifenschenkel ins Interstitium. Dies führt dazu, daß sämtliche Kanälchen und das Interstitium im Nierenmark einen hypertonen Inhalt haben. Der Sammelrohrflüssigkeit, die durch dieses hypertone

Milieu läuft, wird durch osmotische Kräfte Wasser entzogen, wodurch ein hypertoner Urin entsteht. Bei Wasserdiurese wird die Wasserdurchlässigkeit der Tubuluswände geringer. Der infolge NaCl-Austransport aus den dicken aufsteigenden Schleifenschenkeln hypoton gewordene Urin bleibt auf seinem weiteren Weg durch das distale Konvolut und die Sammelrohre hypoton, obwohl die die Tubuli umgebende interstitielle Flüssigkeit in der Rinde isoton und im Mark sogar etwas hyperton ist.

Die Schwierigkeiten der bisher mitgeteilten Hypothesen und die offenen Fragen werden diskutiert.

Summary

Urinary concentration takes place with the help of the counter-current system in Henle's loops and in the capillary loops of the renal medulla. The transport of NaCl from the lumen of the thick ascending limb of the loop into the interstitial space supplies the motive force. This means that all the tubules and the interstitial space in the renal medulla have a hypertonic content. The fluid from the collecting tubes, which passes through this hypertonic milieu, loses water by osmosis, as a result of which hypertonic urine is produced. In water diuresis, the tubular walls become less permeable to water. Owing to the fact that NaCl is transported out of the thick ascending limb of the loop, the urine becomes hypotonic; it remains hypotonic as it passes on through the distal convolution and the collecting tubes, although the interstitial fluid surrounding the tubules is isotonic in the cortex and even slightly hypertonic in the medulla.

The difficulties presented by previously expounded hypotheses, as well as various open questions, are discussed.

Résumé

La concentration de l'urine s'effectue au niveau des anses de Henle et des capillaires de la médullaire rénale par un mécanisme à contre-courant. Dans ce cas, la force active est un transport du NaCl depuis l'intérieur des segments montant de l'anse dans le tissu interstitiel. Ceci entraîne une hypertonie du liquide contenu dans tous les canalicules et dans le tissu interstitiel de la médullaire rénale. Le liquide des tubuli, qui se trouve dans ce milieu hypertonique, perd son eau sous l'influence des forces osmotiques, ce qui entraîne une urine hypertonique. Dans la diurèse de l'eau, la perméabilité des parois des tubuli est diminuée. L'urine, devenue hypotonique par suite de l'élimination du NaCl au niveau des segments ascendants de l'anse, reste hypotonique dans son trajet distal au travers des tubes contournés et des tubes collecteurs, malgré que le liquide interstitiel autour des tubuli soit isotonique dans l'écorce rénale et même légèrement hypertonique dans la médullaire.

Les questions posées par les hypothèses faites jusqu'à présent et les difficultés qu'elles soulèvent sont discutées en détail.

Literatur

Berliner, R. W., N. G. Levinsky, D. G. Davidson and M. Eden: Amer. J. Med. **24**, 730 (1958). — Berliner, R. W., and D. G. Davidson: J. Clin. Invest. **36**, 1516 (1957).

Emery, E. W., A. H. Gowenlock, A. G. Riddell and D. A. K. Black: Clin. Sc. **18**, 205 (1959).

GINETZINSKY, A. G., and L. N. IVANOVA: Dokl. Akad. Nauk SSSR **119**, 1043 (1958). — GINETZINSKY, A. G., M. S. SAX and L. K. TITOVA: Dokl. Akad. Nauk SSSR **120**, 216 (1958). — GINETZINSKY, A. G.: Nature (Lond.) **182**, 1218 (1958). — GOTTSCHALK, C. W., and M. MYLLE: Science **128**, 594 (1958). — GOTTSCHALK, C. W., and M. MYLLE: Amer. J. Physiol. **196**, 927 (1959). — GUINNEBAULT, M., and F. MOREL: C. R. Acad. Sci. (Paris) **244**, 2741 (1957).

HARGITAY, B., u. W. KUHN: Z. Elektrochem. Chemie **55**, 539 (1951). — HILGER, H. H., J. D. KLÜMPER u. K. J. ULLRICH: Pflügers Arch. Physiol. **267**, 218 (1958).

KIRSCHNER, L. B.: J. comp. cell. Physiol. **45**, 61 (1955). — KLÜMPER, J. D., K. J. ULLRICH u. H. H. HILDER: Pflügers Arch. Physiol. **267**, 238 (1958). — KOEFOED-JOHNSEN, V., u. H. H. USSING: Acta physiol. Scand. **28**, 60 (1953).

LAMDIN, E.: A. M. A. Arch. Int. Med. **103**, 148/644 (1959). — LEAF, A., J. ANDERSON and L. P. PAGE: J. gen. Physiol. **41**, 657 (1958). — LINDER-HOLM, H.: Acta physiol. scand. **31**, 36 (1954).

MONIS, B., and J. P. LONGLEY: Nature (London) **182**, 1218 (1955).

PRETO-PARVIS, V., e S. FORNI: Riv. istochim. norm. e pat. **1**, 35 (1954) und persönl. Mitteilung.

SCHMIDT-NIELSEN, B.: Physiol. Rev. **38**, 139 (1958).

ULLRICH, K. J., F. O. DRENCKHAHN u. K. H. JARAUSCH: Pflügers Arch. Physiol. **261**, 62 (1955). — ULLRICH, K. J., u. K. H. JARAUSCH: Pflügers Arch. Physiol. **262**, 537 (1956). — ULLRICH, K. J., u. G. PEH-LING: Pflügers Arch. Physiol. **267**, 207 (1958). — ULLRICH, K. J., H. H. HILGER u. D. J. KLÜMPER: Pflügers Arch. Physiol. **267**, 244 (1958). — ULLRICH, K. J., F. W. EIGLER u. G. PEHLING: Pflügers Arch. Physiol. **267**, 491 (1958).

WIRZ, H., B. HARGITAY u. W. KUHN: Helvet. physiol. pharmacol. acta **9**, 196 (1951). — WIRZ, H.: Helvet. physiol. pharmacol. acta **11**, 20 (1953). — WIRZ, H.: Helvet. physiol. pharmacol. acta **14**, 353 (1956).

ZEHRAN, K.: Acta physiol. Scand. **36**, 300 (1956).

Diskussion

PITTS: How far into the collecting ducts, that is how close to the distal tubule can you get your microcatheter?

ULLRICH: We can get to a maximum distance of 4.7 mm from the tip of the papilla.

PITTS: I see; and you cannot get a catheter into the outer medullary region?

ULLRICH: We can push our catheters perhaps 1 mm into the outer medullary region. So there are still 2 mm lacking to reach the end of the distal tubules.

PITTS: Is the active process concentrating the urine localized in the outer medullary zone only?

ULLRICH: I suppose that the only active process concentrating the urine in the counter-current system is an outward sodium transport restricted to the thick ascending limb of HENLE. In my opinion it is not necessary to postulate an additional transport in the limb or in the collecting ducts. The outward sodium transport observed in the collecting duct — mainly in exchange against H^+ — seems to be independent of the concentrating mechanism. But it may contribute to the sodium concentration in the tissue of the inner medullary region. I may emphasize that this is a working hypothesis which must and could be proved by experiments.

Question: Up to what point of the distal tubule is there a relative impermeability for water?

ULLRICH: From the findings of WIRZ, GOTTSCHALK and MYLLE, that the tubular fluid is hypotonic at the beginning of the distal tubule, it was concluded that the thick ascending limb is relatively impermeable for water, of course not absolutely.

Ch. K. FRIEDBERG: Well, must the resorption of water not extend into the collecting tubules if you have such a high concentration of sodium there?

ULLRICH: No, during the excretion of a hypotonic urine the collecting ducts within the outer medullary region must be highly permeable to water whilst the sodium ions remain in the lumen.

REUBI: I am sorry, but there is one point I cannot understand. On the one hand you state that the main rise in urinary osmolarity and sodium concentration occurs in the outer zone of the medulla, which means in the proximal part of the collecting ducts. On the other hand the counter-current system would imply an increasing concentration within capillaries and Henle loops towards the tip of the papilla. I do not see how you can correlate a water diffusion in the outer zone of the medulla with a counter-current mechanism operating chiefly in the inner zone.

ULLRICH: In the outer medullary region the counter-current system acts like a multiplier system and in the inner medullary region like a counter-current diffusion system. The biological value of the counter-current is that solutes which are transported actively drag out water passively from the tubular fluid flowing in the opposite direction.

REUBI: Ich verstehe einfach nicht, daß die definitive Urin-Konzentrierung hauptsächlich im *äußeren* Teil der Medulla erfolgt, obschon die stärkste osmolare Konzentration in den Capillaren und im Interstitium der *Papille* herrscht.

ULLRICH: Ich glaube, daß unsere bisherigen Ergebnisse nicht ganz ausreichen für eine gesicherte Hypothese. Deshalb spreche ich von Arbeitshypothese. Die osmotischen Drucke der Sammelrohrflüssigkeit steigen bis zur Papillenspitze. Wie es mit den osmotischen Drucken in den dünnen Henleschen Schleifen steht, wissen wir nicht. Es ist sehr gut möglich, daß in den absteigenden Schleifen beim Eintritt in die innere Markzone schon der höchste osmotische Druck erreicht ist, d. h. ein osmotischer Druck, der etwas höher ist, als der des Endurins. Im übrigen scheinen die Tubuli in der inneren Markzone für die Harnkonzentrierung nicht so wichtig zu sein, da es eine Reihe von Säugern gibt, die gar keine innere Markzone haben.

SCHWIEGK: Was Sie sagen, erscheint auch auf Grund histologischer Befunde gut verständlich. Das dünne Epithel der Henleschen Schleife hat ja bekanntlich große Poren, die einen Wasseraustritt sehr begünstigen, während sich von den dickeren Zellen des aufsteigenden Schenkels z. B. eine Befähigung zum aktiven Natriumtransport gut vorstellen läßt.

PITTS: Yes, but after all, transport of sodium undoubtedly occurs at the cell membrane. It is not dependent on the thickness of the cell, is it? Is there any necessary correlation between the thickness of a cell and its capacity to transport sodium ? Ion transport is a property of the membrane rather than of the cell thickness.

Ullrich: I think that there is perhaps a correlation between tubular wall thickness and water permeability. Electron microscopic pictures have shown that in the thin limbs there are microbarrels within the wall. There seems to be very little hindrance for diffusion of water molecules here.

Frage: Wie kann das Wasser aus dem unteren Teil der Henleschen Schleife herauskommen? Wie stimmt das überein mit den Versuchen, wonach bei Verabreichung von Wasser, das mit Tritium markiert ist, überhaupt keine Radioaktivität in der Medulla zu finden ist ?

Ullrich: Das Wasser, das aus den Sammelrohren ins Interstitium gelangt, wird mit den aufsteigenden Henleschen Schleifen und Blutcapillaren abgeführt. Das Verhalten des Tritiums, das Sie anführen, ist ein guter Beweis für ein funktionierendes Gegenstromsystem. Es verhält sich genauso wie das Krypton in den Versuchen von Longley, Lassen und Lilienfield.

Diese rasch diffundierenden Substanzen diffundieren besonders leicht vom absteigenden in den aufsteigenden Schleifenschenkel, gelangen also sehr langsam ins Gewebe der Papillenspitze. Wenn Sie den Versuch lange genug ausdehnen, werden Sie auch das mit Tritium markierte Wasser in der Papille nachweisen können.

Schwiegk: Es ist ja immer wieder diskutiert worden, ob das Adiuretin einen Einfluß auf die Natriumausscheidung hat, und man ist schließlich zu der Auffassung gekommen, daß es lediglich die Wasserausscheidung beeinflußt. Nun haben Sie bei Ihren Erwägungen herangezogen, daß Adiuretin die Natriumpumpe beeinflußt. Wenn Sie einfach annehmen, daß durch Adiuretin die Porengröße der Henleschen Schleife verändert wird, würde das nicht ausreichen ?

Ullrich: Ja, es würde ausreichen. Wir müssen uns jedoch vor Augen halten, daß auch die Ansicht, daß ADH die Wasserpermeabilität der Tubuluszellen erhöht, hauptsächlich auf Analogieschlüssen beruht, und daß exakte Experimente nur an der Froschhaut und an der Harnblase von Kröten durchgeführt wurden. Ob das antidiuretische Hormon an den Nierentubuli ebenso wie an der Froschhaut den Natriumtransport verändert, wissen wir nicht. Wir haben jedenfalls an Schnitten der äußeren Markzone bei Zugabe von ADH keine Atmungssteigerung gesehen. Dies hätte der Fall sein sollen, wenn unsere Vorstellung richtig ist, daß der atmungssteigernde Effekt von NaCl am Gewebe der äußeren Markzone durch stärkeren Natriumionentransport bedingt ist und ADH den Natriumionentransport steigert.

Wirz: After all, I believe that something is true about the countercurrent system, but I cannot claim to understand it completely.

Dr. Ullrich has made the statement that in the first paper of Hargitay and Kuhn the primary action was believed to be a water transport from descending to ascending limbs. I must emphasize — for this has been misunderstood very often — that even in this first account it was not assumed that the water transport in the kidney was due to hydrostatic forces as in the model. Hargitay and Kuhn have calculated that hydrostatic pressures which might be available in the kidney would never be large enough to account for the high osmotic pressures found in urine during antidiuresis.

Our present concept is that the primary force consists in an active sodium transport out of the ascending and into the descending limb. So, as

Dr. ULLRICH has pointed out, the mammalian kidney is able to produce a hypertonic urine without an active water transport.

There is one point which still is not quite clear. With HARGITAY and KUHN we have never stated what was actually meant by the terms descending and ascending limb. If we include the "long loops" in the active counter-current system, we have to make the assumption that the ascending part of the thin limb differs in function from the descending part of the same thin limb, the first pumping sodium out, the other taking it in. I have never been very happy with this assumption, since there is no histologic feature which might account for this difference in function. Dr. ULLRICH confines the active part of the counter-current system to the outer zone of the medulla. This would do away with the aforementioned difficulty, since in the outer zone the ascending limb is morphologically distinct from the descending. But is this assumption consistent with the experimental facts?

You have very rightly made a sharp distinction between an *active* counter-current multiplier system and a *passive* exchanger. Only the active system is able to produce an increase in osmotic pressure, whereas the exchanger can only preserve a gradient which already exists. What, if you assume an active mechanism only in the outer zone, do you think is the function of the thin loop of the inner zone of the medulla?

ULLRICH: The function of the thin loops in the inner medullary region is possibly one of counter-current diffusion, especially for urea.

WIRZ: Then, you are forced to assume that no further increase of osmotic pressure takes place in the total of the inner zone?

ULLRICH: Yes. This is right.

WIRZ: And on what experimental facts do you base the assumption that the osmotic pressure does not increase?

ULLRICH: 1. We have seen that the osmotic pressure within the collecting duct fluid rises very little within the inner medullary region of the golden hamster.

2. Also in dogs the sodium chloride and urea concentration increase but little in the tissue of the inner medulla whilst the increase in the outer medulla is very steep.

3. With the *Opie*-method we have seen in dogs shortly after administration of ADH a steep increase of cell "osmotic pressure" within the outer medulla, but very little change in the inner medulla.

WIRZ: Well, but there is an increase.

PITTS: There is a straight line relationship, as a matter of fact, in the slide you showed of Dr. WIRZ's data.

WIRZ: In the microcryoscopy, which is not a very good method, it looks like being a straight line from the cortico-medullary junction to the tip of the papilla or a little before the tip of the papilla. And in your experiments using the *Opie*-method, you have quite a good increase of osmotic pressure in the inner zone as well. Maybe this is not quite the case with regard to sodium, but again with urea you have found a very steep increase of concentration in the inner zone.

There might be another possibility for the explanation of a further osmotic increase in the inner zone, namely the assumption of an active part played by the collecting ducts. This, however, would require an active water transport.

3*

Ullrich: You are right. As you may remember, 3 years ago we discussed the possibility that the collecting ducts may transport water actively. This possibility was meant as an alternative to your earlier hypothesis that included the functional difference between the 2 thin limbs of one loop. We agreed, however, that an active transport of water was very unlikely for several reasons.

The hypothesis which I presented today is a third way to explain how the urine might be concentrated in the counter-current system of the inner medulla. I am aware of the difficulty in keeping this hypothesis in agreement with all the experimental facts. At the end of my paper I have already mentioned the open questions which are experimentally accessible.

Ch. K. Friedberg: I understood that the reason the urine becomes concentrated is that there is a high concentration and high osmotic pressure in the interstitial tissue, and that this high osmotic pressure is built up primarily by sodium and urea. Now, according to your explanation, water leaves the tubule primarily and the urea follows. But the urine may become concentrated without antidiuretic hormone. If the glomerular filtration is reduced so that little sodium reaches the medullary interstitial tissue, the urine may still be concentrated by virtue of a high concentration of urea in that tissue. If the glomerular filtration is reduced and protein intake restricted, the urine remains dilute. But if an osmotic diuretic, such as urea or mannitol, is given under these circumstances, the urine is again concentrated. If the resorption of urea is secondary to that of water, what makes the concentrated urine in the absence of a high concentration of interstitial medullary sodium? It would seem that under these circumstances there must first be a high concentration of medullary urea for water to be resorbed.

Now, if you reduce the glomerular filtration sufficiently, e. g. by ganglionic blocking agents or by arterial constriction, you will get a dilute urine, unless you give urea. In other words, you can reduce the sodium in the interstitial tissue, you can do so by reducing the glomerular filtration sufficiently and you get a dilute urine, but if then you give a load of urea, you will get a concentrated urine.

This suggests that a high concentration of urea in the interstitial tissue is necessary to concentrate the urine in the absence of a high concentration of sodium. But if that is true, it seems improbable that there is resorption of urea from the collecting tubules secondary to the resorption of water.

In your experiments, the urea concentration rose less than that of inulin, presumably because the interstitial tissue had an increasing concentration of sodium. But under certain circumstances, artificially induced, sodium concentration is not increased and, presumably, urea is the basis for obtaining the concentrated urine. It would suggest that under such circumstances urea does not follow water passively; rather that water follows the urea because of the high concentration in the interstitial tissue.

Ullrich: And then you must postulate an active urea transport.

Ch. K. Friedberg: No, there is no evidence for that, but the mechanism for urea transport remains unclear under the circumstances mentioned.

Schwiegk: Bei den Versuchen, bei denen das Glomerulusfiltrat vermindert wird, handelt es sich ja fast immer um Versuche, bei denen die Nierendurchblutung und damit die Sauerstoffzufuhr herabgesetzt wird. Dabei wird ja auch die oxydative Energieproduktion gestört, und es wäre sehr gut denkbar, daß die für den aktiven Natriumtransport notwendigen Energien nicht mehr zur Verfügung stehen. Wenn aber der Natriumtransport nicht funktioniert, dann bricht natürlich das ganze System zusammen, und es könnte schon dazu kommen, daß dann ein natriumarmer Harn entsteht, und daß der Harnstoff für osmotische Effekte in den Vordergrund tritt.

HERKEN: Die Versuche sind doch in Narkose gemacht und dazu ist ein großer operativer Eingriff vorgenommen worden. Wir wissen, daß jede chirurgische Maßnahme am Tier die Natriumrückresorption in den Tubuli steigert, d. h. die Kochsalzausscheidungsfähigkeit vermindert. Die hormonale Regulation, an der das antidiuretische Hormon und das Aldosteron beteiligt sind, wird erheblich gestört. Ist es zweckmäßig, unter diesen pathologischen Bedingungen so bevorzugt über das Gegenstromsystem zu diskutieren? Es ist doch wahrscheinlich, daß gerade Störungen aktiver Zellprozesse eine große Rolle spielen und zur Aufklärung mancher Fragen beitragen, die hier zur Diskussion stehen.

Zu der Bemerkung von Herrn SCHWIEGK über die Wirkungen des Vasopressins: Wirkungen des Vasopressins auf den Natriumstoffwechsel sind von verschiedenen Autoren gefunden worden. Die Bedingungen, unter denen eine Mehrausscheidung von Natriumionen im Harn durch Vasopressin erreicht wird, sind in den letzten Jahren genau geprüft worden. Vielleicht ergibt sich später noch Gelegenheit, näher darauf einzugehen.

SCHWIEGK: Ich glaube, daß Herr ULLRICH keineswegs auf dem Standpunkt steht, daß die gesamte Nierenphysiologie durch das Gegenstromprinzip erklärt wird, und auch der Überzeugung ist, daß die aktiven Prozesse, die besonders unter dem Einfluß hormonaler Einwirkungen stehen, z. B. die Veränderung des Natriumtransportes unter dem Einfluß von Nebennierenrindenhormonen, ja noch dazu kommen. Sie stellen auch die eigentliche Regulation der Nierenfunktion nach den Bedürfnissen des Organismus dar. Aber ich finde, es ist doch vieles durch die Untersuchungen von WIRZ und ULLRICH jetzt auf relativ einfache physikalische Prinzipien zurückzuführen.

ULLRICH: Bei der Harnkonzentrierung spielen, wie bereits erwähnt, eine Reihe von Faktoren eine Rolle. Ich kann sie nochmals aufführen:

1. Die in das Gegenstromsystem einfließende Flüssigkeitsmenge, die hinwiederum abhängt von der Glomerulusfiltratmenge und der im proximalen Tubulus rückresorbierten Wassermenge.

2. Von der Leistung der Natriumpumpe in den dicken aufsteigenden Schleifenschenkeln.

3. Von der Wasserpermeabilität der Tubuli.

Tritt an irgendeiner Stelle eine Veränderung ein, so zeigt sich dies an der Einschränkung der Konzentrationsfähigkeit.

REUBI: I have one more question about the assumed localisation in the distal part of the collecting duct of active processes like sodium reabsorption and ammonia production. As far as I know, the collecting duct is made up of 2 kinds of cells, dark cells with mitochondrial structure and clear cells without such a structure. The dark cells, which are presumably responsible for any active transfer at this level, can be found in appreciable number only in the proximal part of the collecting duct. Therefore I do not know whether an active reabsorption of sodium may reasonably be assumed to occur near the tip of the papilla.

ULLRICH: Bei unseren Untersuchungen über die Ammoniumsekretion lagen die Mikrokatheter in den Sammelrohren 1—2 und 4—5 mm von der Papillenspitze entfernt, d. h. bis zur Mitte der äußeren Markzone. Dabei sahen wir bei einem bis zu dreifachen Anstieg der Inulinkonzentration einen elffachen Anstieg der Ammoniumkonzentrationen. Unsere Befunde sprechen dafür, daß in dem erfaßten Sammelrohrabschnitt der größte Teil der im Urin ausgeschiedenen Ammoniumionen sezerniert wird.

Soweit ich weiß, sind die dunklen Zellen in den Sammelrohren unterschiedlich verteilt. Es ist von RHODIN in seinem Übersichtsartikel[1] vermutet worden, daß die dunklen Zellen an der Sekretion von Wasserstoffionen und Ammoniak teilnehmen. Um dies endgültig zu entscheiden, müßte man die Glutaminase histochemisch nachweisen können. Die Glutaminase I ist, wie Herr RICHTERICH zusammen mit DEABORN und GOLDSTEIN biochemisch nachgewiesen hat, in der inneren Markzone vorhanden.

REUBI: In der Papillenspitze sind fast keine solchen Zellen vorhanden, so viel ich weiß.

PITTS: Could I have just one last question? If the thin segment of the loop of HENLE is actually subserving no role other than passive exchange, why was it ever developed? What is it doing?

ULLRICH: I think that the reason for this is the separation of water from the urea.

HESS: Ich möchte auf die Lokalisation dieser dunklen Schaltzellen hinweisen, denen eine besondere Funktion zugeschrieben worden ist. Die dunklen Schaltzellen kommen bei der Ratte und bei der Maus ziemlich weit proximalwärts vor. Sie sind im Schaltstück des distalen Tubulus in der äußeren Rinde vorhanden und finden sich vor allem im corticalen Abschnitt des Sammelrohres und auch in der äußeren Medulla, jedoch nicht mehr in der inneren Medulla.

WIRZ: Ist es beim Goldhamster auch so?

HESS: Die Verteilung der dunklen Zellen ist im Prinzip die gleiche wie bei der Ratte. Sie finden sich in der äußeren Medulla und in corticalen Abschnitten des Sammelrohrs.

WIRZ: Und in der Innenzone nicht?

HESS: Nicht.

ULLRICH: Ja, nun ist aber die Glutaminase I in der Innenzone gefunden worden.

RICHTERICH: Wir haben die Verteilung der ammoniakproduzierenden Glutaminase I in verschiedenen Abschnitten der Niere (Rinde, äußeres Mark, inneres Mark, Papille) von Hund, Ratte, Meerschweinchen und Kaninchen analysiert und dabei eine gute Korrelation zwischen der Enzymmenge in der inneren Medulla (Sammelrohre + Henlesche Schleifen) und der Ammoniakausscheidung dieser Species in vivo beobachtet (vgl. S. 102 ff.). Das Enzym ist bis in die äußerste Papillenspitze nachweisbar und dürfte daher nach unserer Auffassung eher in den hellen als in den dunklen Zellen vorkommen.

---

[1] Amer. J. Med. **24**, 661 (1958).

Klinik der Harnkonzentrierung und -verdünnung*

Von

E. Buchborn

I.

In der Klinik werden die konzentrativen Nierenleistungen und ihre Defekte bisher im wesentlichen unter qualitativen Aspekten betrachtet, die sich methodisch auf die Bestimmung der maximalen Verdünnungs- und Konzentrationsleistung im Volhardschen Wasser- und Durst-Versuch beschränken. Auf den Verdünnungsversuch wird dabei allerdings wegen seiner unkontrollierbaren Abhängigkeit von extrarenalen Einflüssen heute meist verzichtet (Lit. s. b. Bock und Krecke, 1957).

Einschränkungen der konzentrativen Nierenfunktion finden sich als Hypo- oder Isosthenurie (v. Korányi, 1898) bei zahlreichen Nephropathien, so u. a. bei akuten und chronischen Niereninsuffizienzen, bei verschiedenen distal-tubulären Syndromen im Verlauf interstitieller und chronischer Pyelonephritiden, aber auch bei hypercalcämischen Zuständen und hypokaliämischen Alkalosen sowie bei der experimentellen osmotischen Diurese. Das völlige Fehlen eines Konzentrationsvermögens, die Asthenurie, charakterisiert vor allem den zentralen und den nephrogenen Diabetes insipidus.

Die Hypo- und Isosthenurie wurden dabei lange Zeit durch eine Schädigung oder Insuffizienz der distalen Tubuluszellen erklärt, zumal diese häufig auch morphologisch erhebliche Veränderungen aufwiesen.

Ein besonders wichtiges Argument gegen diese Verursachung der Konzentrationsschwäche durch tubuläre Zellschädigungen erbrachte die experimentelle Erzeugung einer Isosthenurie durch Nierenteilresektionen, wobei die Restniere ohne tubuläre Schädigung blieb (Bradford, 1899; Mark, 1925; 1928; Hayman u. Mitarb., 1939; Platt, Roscoe u. Smith, 1952). Hierbei führte nämlich die numerische Verringerung funktionstüchtiger Glome-

---

* Die Untersuchungen wurden mit Unterstützung der Deutschen Forschungsgemeinschaft durchgeführt.

ruli, ähnlich wie bei den destruktiven Nephropathien, zur kompensatorischen Hypertrophie der erhalten gebliebenen Glomeruli und proximalen Tubuli, nicht dagegen des distalen Nephrons (Oliver, 1950). Mit dieser Hypertrophie nahm die Filtratgröße im Einzelnephron um 50% und mehr zu (Platt, 1951; 1952) und bewirkte so eine osmotische Mehrbeladung des zugehörigen Nephrons. Ebenso wie bei der experimentellen osmotischen Diurese gelangt damit ein erhöhtes isotonisches Flüssigkeitsquantum in das distale Nephron. Da dessen maximales Konzentrationsvermögen, wie noch zu zeigen sein wird, nicht durch eine maximale osmotische Harnkonzentration, sondern durch ein maximal rückresorbiertes Flüssigkeitszeit*volumen* charakterisiert ist, kann die vermehrt in das distale Nephron einströmende Flüssigkeit selbst bei normaler Konzentrationsleistung nur relativ weniger eingeengt werden als bei intakter Niere mit normaler Filtratgröße. Die Isosthenurie der fortgeschrittenen destruktiven Nephropathien (Schrumpfnieren) ist also eine osmotische Diurese in den übriggebliebenen Einzelnephren. Und die Einschränkung des Konzentrationsvermögens in Form von Hypo- oder Isosthenurie, wie wir sie im Durstversuch diagnostizieren, gibt deshalb keinen verwertbaren Hinweis auf eine separate Funktionsstörung der konzentrierenden Mechanismen im distalen Nephron.

Schon hier sei darauf hingewiesen, daß auch alle Diuretica letztlich dadurch wirken, daß sie — abgesehen von einem zusätzlichen Effekt der Carboanhydrasehemmer auf die distalen Elektrolytaustauschvorgänge — überwiegend im proximalen Tubulus die Natriumrückresorption hemmen und damit zu vermehrtem Einstrom isotonischer Flüssigkeit in das distale Nephron führen. Hierdurch wird die Kapazität der dortigen Austauschmechanismen für Elektrolyte und die Kapazität der Wasserkonservierung überschritten, und es resultiert in Analogie zur glomerulär entstandenen osmotischen Diurese bei chronischen Nephritiden oder nach hypertonischen Infusionen, aber tubulär ausgelöst, eine gesteigerte Elektrolyt- und Wasserausscheidung.

II.

Nun erfolgt die Beurteilung aller tubulären Leistungsmaxima (Tm) in der Dimension eines maximal pro Minute dem Tubulus entnommenen oder ihm zugefügten *Quantums*, wie z. B. für Glucose (Tm_G) oder Paraaminohippursäure (Tm_{PAH}). Um also von der qualitativ-deskriptiven zu einer quantitativen Betrachtungsweise der konzentrativen Nierenleistungen zu gelangen, müssen wir deren Kapazität ebenfalls in der Dimension eines

Quantums, d. h. eines Flüssigkeitsvolumens definieren. Es bedarf deshalb für die Beurteilung der Harnkonzentrierung der Kenntnis jener (osmotisch freien) Wassermenge, welche aus dem isotonischen Tubulusharn im Überschuß zu Harnfixa maximal pro Minute entnommen wird und dadurch den Endharn hypertonisch macht ($Tm^c{}_{\text{H}_2\text{O}}$). Ebenso wird die Leistungsfähigkeit des Verdünnungsmechanismus durch diejenige Wassermenge gekennzeichnet, welche durch die Elektrolytrückresorption im Überschuß zu Wasser maximal pro Minute osmotisch freigesetzt wird und dadurch zur Hypotonizität des Endharns führt.

Die Voraussetzungen für eine solche quantitative Betrachtungsweise stammen von WESSON und ANSLOW (1952). Sie gingen davon aus, daß die Tubulusflüssigkeit immer isotonisch aus dem proximalen Tubulus in das distale Nephron eintritt (WALKER u. Mitarb., 1941; WIRZ, 1956). Hiervon leiten sich nun folgende einfache Überlegungen ab: Wird die Tubulusflüssigkeit beim weiteren Durchgang durch das distale Nephron von den konzentrierenden Mechanismen in ihrer osmotischen Konzentration nicht modifiziert, dann wird ein isotonischer Endharn ausgeschieden. Dieses Harnvolumen, in dem also die gleichzeitig eliminierten Harnfixa isotonisch gelöst sind, wird nach WESSON (1952) als „osmolare Clearance C_{osm}" bzw. von J. FREY (1952) als „Clearance der Harnfixasumme C_Σ" und von BRODSKY (1952) als "water economy H_2O_{ec}" bezeichnet:

$$C_{osm} = \frac{U_{osm} \cdot V}{P_{osm}}.$$

Nun ist aber der Endharn in der Regel nicht isotonisch, d. h. osmolare Clearance und Harnzeitvolumen (V) sind nicht gleich groß. Wird der Harn im distalen Nephron durch eine Rückresorption von Elektrolyten im Überschuß zu Wasser verdünnt, dann enthält der Endharn virtuell neben dem Volumen, in welchem die Harnfixa isoton gelöst sind (C_{osm}) noch einen weiteren Volumenanteil an osmotisch freiem Wasser, der als „Clearance des freien Wassers" bezeichnet wird ($C_{\text{H}_2\text{O}}$). Das ausgeschiedene hypotone Harnzeitvolumen ist demnach die algebraische Summe aus C_{osm} und $C_{\text{H}_2\text{O}}$:

$$V = C_{\text{H}_2\text{O}} + C_{osm} \quad \text{und} \quad C_{\text{H}_2\text{O}} = V - C_{osm}.$$

Wird der Harn aber im distalen Nephron konzentriert, dann muß ihm hier umgekehrt Wasser im Überschuß zu Harnfixa entnommen worden sein ($T^c{}_{\text{H}_2\text{O}}$). Dieses aus der isotonischen Tubulusflüssigkeit entnommene Wasservolumen fehlt also an der Flüssigkeitsmenge, in der die ausgeschiedenen Harnfixa vor Beginn der Konzentrierung ursprünglich isotonisch gelöst waren, d. h. der osmolaren Clearance:

$$V = C_{osm} - T^c{}_{H2O} \quad \text{und} \quad T^c{}_{H2O} = C_{osm} - V .$$

Diese Berechnungsweise bietet nun die Möglichkeit, die Netto-wasserbewegungen im distalen Nephron unabhängig von den ebenfalls dort ablaufenden Austausch-, Sekretions- und Rückresorptionsvorgängen für Elektrolyte aus den Meßwerten für C_{osm} und V quantitativ in der Dimension von Volumina zu bestimmen.

III.

Die Befunde der direkten Mikropunktion bzw. Katheterisierung aus dem distalen Nephron (Wirz, 1955, 1956; Gottschalk, 1958; Ullrich, 1955, 1957, 1958) haben in Bestätigung mehr indirekter Schlußfolgerungen aus Beobachtungen bei osmotischer Diurese (Wesson u. Anslow, 1952; Ladd, 1952; Brodsky u. Rapoport, 1951; Brodsky, 1952) gezeigt, daß die osmotische Harnkonzentration nicht kontinuierlich und linear entlang dem distalen Tubulus variiert wird, wie man bisher annahm, sondern in Funktion und Lokalisation drei verschiedene Phasen voneinander abgetrennt werden müssen (Tab. 1).

Tabelle 1. *Konzentrative Nierenleistungen bei Hydropenie*

Phase	Lokalisation	Elektrolyt-Wasserbewegung	Resultat	ADH
I	aufsteigender dicker Schenkel, Henle-Schleife	Na(Cl)-Reabsorption im Überschuß zu Wasser	Hypotonizität	$\varnothing$
II	Distaler Tubulus	H$_2$O-Rückdiffusion im Überschuß zu Na(Cl)	Isotonizität	+
III	Sammelrohre		Hypertonizität	?

Es erhebt sich damit die Frage, ob die tierexperimentellen Ergebnisse der Tubuluspunktionen mit den klinischen Befunden beim Menschen in Übereinstimmung stehen. Hierzu wäre zu fordern, daß die terminale, zur Hypertonizität führende Phase III der Harnkonzentrierung in den Sammelrohren durch ein maximal pro Minute in das hypertonische Nierenmark hinein zurückdiffundierendes, osmotisch freies Wasservolumen limitiert ist. Und zwar deshalb, weil auch der durch das Haarnadelgegenstromsystem der Henleschen Schleife im Nierenmark hypertonisch aufgebaute Natriumpool, welcher ja die Wasserrückdiffusion entlang eines osmotischen Gradienten aus den Sammelrohren erst ermöglicht, begrenzt ist durch 1. das Ausmaß der im aufsteigenden Schleifenschenkel ablaufenden Natriumrückresorption und 2. durch den Natriumabtransport mit dem Markkreislauf.

Daß nun tatsächlich beim Menschen die in Phase III aus den Sammelrohren in das Nierenmark zurückdiffundierende Wassermenge bei maximaler Beladung des distalen Nephrons durch eine osmotische Diurese (12,5% Mannitolinfusion) ein solches Maximum hat, wurde etwa gleichzeitig mit der Entdeckung des Haarnadelgegenstromsystems wahrscheinlich gemacht (BRODSKY, 1952; WESSON u. ANSLOW, 1952; ZAK, BRUN u. SMITH, 1954). Und zwar ergab sich übereinstimmend mit eigenen Untersuchungen gemeinsam mit ANASTASAKIS und EDEL (1959) beim Gesunden als maximaler Wert für die Wasserrückdiffusion aus den Sammelrohren in das Nierenmark $4-7$ ml/min/1,73 m², das sind 5,5% des gleichzeitig gemessenen Glomerulusfiltrats. Trotz interindividueller Schwankungen bleibt dieser Wert nach Erreichen des Maximums ($Tm^c_{H_2O}$) von der Diuresegröße unabhängig konstant, so daß ein streng isotonischer Diuresezuwachs resultiert. Die Konstanz der Meßwerte bei der Einzelperson zeigt, daß auch die im Nierenmark hypertonisch gespeicherte Natriummenge während der Untersuchung konstant bleibt. Der isotonische Diuresezuwachs nach Erreichen des Rückdiffusionsmaximums bedeutet einfach, daß die mit weiterer Diuresesteigerung isotonisch aus dem distalen Tubulus (Phase II) in die Sammelrohre eintretende Flüssigkeit diese osmotisch unverändert von weiteren Nettowasserbewegungen durchströmt. Das Erreichen eines Maximums für die Wasserrückdiffusion und die ihm zugrundeliegende Limitierung des medullären Natriumpools ist somit auch die Ursache dafür, daß mit steigender osmotischer Diurese die osmotische Harnkonzentration asymptotisch zur Plasmaisotonie abfällt, wie zuerst E. FREY (1906) zeigte und wie sich unmittelbar aus folgender Umformung ablesen läßt:

$$T^c_{H_2O} = \frac{U_{osm} \cdot V}{P_{osm}} - V \, ,$$

$$\frac{U_{osm}}{P_{osm}} = 1 + \frac{T^c_{H_2O}}{V} \, .$$

IV.

Mittels Bestimmung der maximalen Wasserrückdiffusion aus den Sammelrohren läßt sich während einer osmotischen Diurese nun auch die Funktionseinschränkung der terminalen Harnkonzentrierung (Phase III) bei den verschiedensten Nephropathien quantifizieren und mit den übrigen Nierenfunktionsgrößen in Beziehung setzen, wie dies zuerst an einigen Fällen von Baldwin, Berman, Heinemann und Smith (1955) gezeigt wurde. Dabei fanden wir diese maximale Wasserrückdiffusion in den meisten Fällen mit fortschreitendem Parenchymuntergang, im Gegensatz zu den Beobachtungen von Baldwin u. Mitarb. relativ stärker reduziert als das Glomerulusfiltrat. Das weist auf den morphologischen Befund einer überwiegend an den Glomeruli und am proximalen Tubulus nachweisbaren Hypertrophie der übriggebliebenen Funktionseinheiten hin (Oliver, 1950). Die hierdurch erheblich gesteigerte Filtratgröße im Einzelnephron läßt die Kapazität der distalen Konzentrierungsmechanismen relativ eingeschränkt erscheinen.

Eine weitere wichtige differentialdiagnostische Möglichkeit dieser Methodik liegt in der Unterscheidung zwischen isolierten Störungen der Phase II und der Phase III der Harnkonzentrierung (Buchborn, Edel und Anastasakis, 1959). Das reine Bild einer Phase II-Störung mit völligem Ausfall des Adiuretineffektes auf den distalen Tubulus contortus bietet ja der zentrale und ebenso der hereditäre nephrogene Diabetes insipidus. Wegen der fehlenden Adiuretinwirkung wird im distalen Tubulus bei osmotischer Diurese dann nicht wie sonst die Isotonie wieder hergestellt, sondern es tritt mit wachsender Diuresegeschwindigkeit ein immer größeres hypotonisches Flüssigkeitsvolumen in die Sammelrohre ein. Selbst wenn dort die passive Wasserrückdiffusion in das Nierenmark maximal weiter funktioniert, ändert dies nichts daran, daß der Diurese*zuwachs* hypotonisch erfolgt. Ein solcher hypotonischer Diuresezuwachs ist also für das Fehlen oder die Abschwächung der Adiuretinwirkung auf die Phase II der Harnkonzentrierung im distalen Tubulus charakteristisch. Er fand sich nicht nur beim Diabetes insipidus, sondern weiterhin auch bei zahlreichen, jedoch nicht allen Patienten mit chronischer Pyelonephritis und bei allen bisher von uns untersuchten malignen Sklerosen, die demnach eine echte tubuläre Funktionsstörung mit Refraktärität gegen ADH aufweisen. Der hypotonische Diuresezuwachs bewirkt, daß sich die Harnkonzentration bei osmotischer Diurese nicht wie normal asymptotisch der Plasmaisotonie nähert, sondern auf hypotone Werte absinkt. So bietet die osmotische Diurese nach unseren Untersuchungen weiterhin die Möglichkeit, auch isolierte Störungen der Phase II, d. h. also eine Refraktärität des distalen Tubulus gegenüber Adiuretin von anderen, nicht adiuretinbedingten Einschränkungen des Konzentrationsvermögens abzugrenzen, was mit dem einfachen Durstversuch nicht möglich war.

V.

Auf die Bedeutung der Nierendurchblutung für die Diurese wurde bereits von Herrn OCHWADT eingegangen. Die entscheidende Voraussetzung für das Funktionieren des Haarnadelgegenstromprinzips ist ja eine sehr geringe Durchblutung des Nierenmarks,

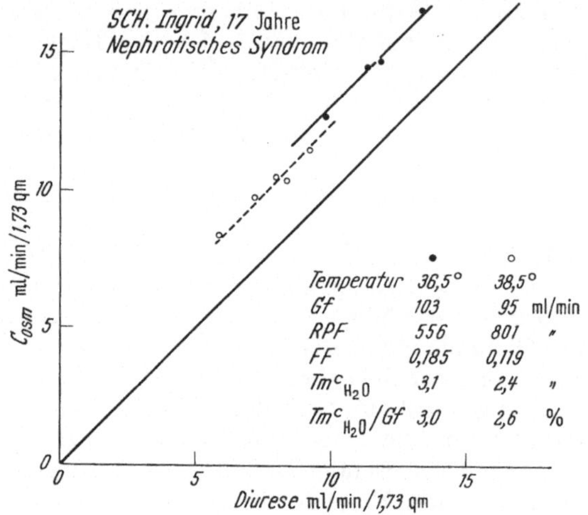

Abb. 1. Verringerung der maximalen Wasserrückdiffusion aus den Sammelrohren in Phase III ($Tm^c_{H_2O}$) infolge erhöhter Nieren(mark)durchblutung bei Fieber nach Pyrifer. — Patientin mit nephrotischem Syndrom

da nur so eine hypertonische Natriumanreicherung im Gewebe aufrechterhalten werden kann, ohne daß das Natrium sofort mit dem Blut abtransportiert wird.

Eine Steigerung der Nierenmarkdurchblutung müßte dagegen zum beschleunigten Natriumabtransport und damit zur Reduzierung des medullären Natriumpools führen. Da dessen Größe ausschlaggebend für die maximale Wasserrückdiffusion aus den Sammelrohren ist, wie wir vorhin sahen, müßte diese im Gefolge einer veränderten Nieren(mark)durchblutung ebenfalls abnehmen. Dies läßt sich tatsächlich an einigen Beispielen wahrscheinlich machen. Im Fieber nach Pyrifer nimmt die Nierendurchblutung erheblich zu, die maximal pro Minute aus den Sammelrohren herausdiffundierende Wassermenge ($Tm^c_{H_2O}$) wird jedoch bei gleichbleibendem Glomerulusfiltrat signifikant weniger (Abb. 1). Eine

Beteiligung der Markdurchblutung an der vorübergehend gesteigerten Gesamtdurchblutung reduziert offenbar infolge akut
erhöhten Natriumabtransports die Menge des Natriumspeichers
im Mark, der das Ausmaß der terminalen Harnkonzentrierung
bestimmt. Die auf eine Herabsetzung der tubulären ADH-Empfindlichkeit zurückgeführte Einschränkung des maximalen Konzentrationsvermögens nach Pyrogenen bzw. im Fieber, wie sie
von Brandt u. Mitarb. (1955) beobachtet wurde und analog auch

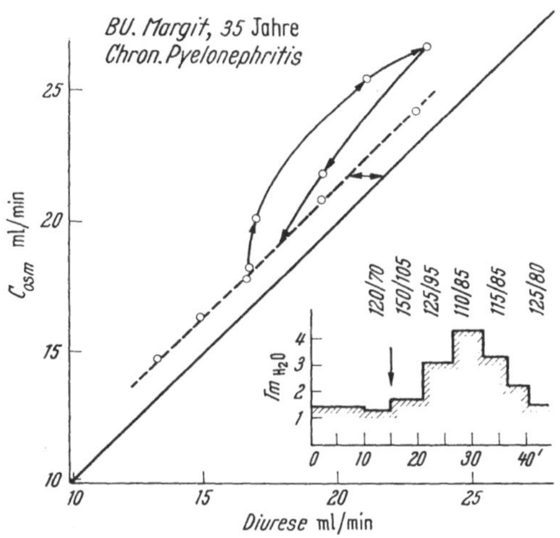

Abb. 2. Akute Zunahme der maximalen Wasserrückdiffusion in Phase III ($Tm^c{}_{H_2O}$)
im Rahmen einer generalisierten Vasokonstriktion nach rascher vasopressorischer Adiuretin-
injektion (1,5 E i.v.) mit konstantem Glomerulusfiltrat und reduziertem Nierenplasmastrom

bei der Hyperthyreose mit ihrer verkürzten Kreislaufzeit vorkommt,
weist in ähnlicher Weise auf einen zirkulatorischen Einfluß seitens
einer veränderten Markdurchblutung hin. Umgekehrt liegen die Verhältnisse bei einer Herabsetzung der Nierendurchblutung, z. B. im
Rahmen einer allgemeinen Vasokonstriktion nach rascher i.v. Injektion einer vasopressorisch wirksamen Adiuretindosis, die zu flüchti-
ger Blutdrucksteigerung aber anhaltender Blässe der Haut führt.
Haut- und Nierengefäße verhalten sich ja, z. B. auch in Schock
und Kollaps, in der Regel gleichsinnig. Das Glomerulusfiltrat
erfährt keine signifikanten Änderungen durch die Vasokonstriktion, dagegen nimmt die passive Wasserrückdiffusion aus den
Sammelrohren vorübergehend um mehr als das Doppelte zu
(Abb. 2). Es muß also durch die Vasokonstriktion zu einer Vergrößerung der im Mark angereicherten Natriummenge gekommen

sein, was auf eine vorübergehende Herabsetzung der Markdurchblutung und damit des zirkulatorischen Natriumabtransportes
hinweist. Weniger ausgeprägt wurden ähnliche Beobachtungen bei
niedrigeren, also weniger vasokonstriktorisch wirksamen Adiuretin-
dosen auch von ZAK, BRUN u. SMITH (1954) beschrieben. Alle diese
Befunde unterstreichen, daß die osmotische Konzentration des
Endharns nicht nur von endokrinen Einflüssen des antidiuretischen
Hormons bestimmt wird, sondern daß vor allem die terminale
Harnkonzentrierung in den Sammelrohren von der Größe des
medullären Natriumpools und damit von der intrarenalen Hämodynamik besonders des Markkreislaufs abhängt.

Als letzter der heute bekannten, für die osmotische Harnkonzentration verantwortlichen Faktoren ist schließlich noch die
Höhe der Harnstoffausscheidung zu nennen. Daß die maximale
Harnkonzentration bei eiweißreicher Kost oder Harnstoffzufuhr
ansteigt, ist schon länger bekannt (GAMBLE u. Mitarb., 1934;
KELLOGG u. KOIKE, 1955; EPSTEIN u. Mitarb., 1957; RADFORD,
1958; CRAWFORD u. Mitarb., 1959) und stellt ein weiteres Argument
gegen die Annahme dar, daß das renale Konzentrationsvermögen
durch einen fixen maximalen osmotischen U/P-Quotienten bzw.
approximativ durch das maximale spezifische Harngewicht
charakterisiert werden kann. LEVINSKY u. BERLINER (1959)
konnten wahrscheinlich machen, daß Harnstoff mit fortschreiten-
der Harnkonzentrierung ähnlich wie Wasser passiv entlang eines
Konzentrationsgradienten aus den Sammelrohren in das Nierenmark zurückdiffundiert. Dadurch erhöht Harnstoff die medulläre
Gewebshypertonizität weiterhin und ermöglicht zusätzlich zum
Natriumpool eine weitere Wasserrückdiffusion aus den Sammelrohren, ohne daß diese durch einen Anstieg der Natriumrückresorption im aufsteigenden Schleifenschenkel äquilibriert werden
müßte.

<h2 style="text-align:center">VI.</h2>

Abschließend bleibt zu fragen, ob in Analogie zur summativen
Wasserbilanz des distalen Nephrons auch eine summative Bilanz
der Elektrolytbewegungen beim Menschen möglich ist, und
weiterhin, ob sie uns Einblicke in die Wirkungsweise diuretischer
oder endokriner Faktoren gestattet, soweit diese im distalen
Nephron angreifen. Ebenso wie sich durch die summative Wasserbilanz nur die Nettowasserbewegungen im Überschuß zu Harnfixa
erfassen lassen, ist auch eine summative Bilanz der Elektrolytbewegungen im distalen Nephron nur insoweit möglich, als
Elektrolyte im Überschuß zu Wasser rückresorbiert werden. Das

ist bei der Wasserdiurese der Fall. Hierbei enthält der Harn gleichsam als Spiegelbild dieser Elektrolytrückresorption ein bestimmtes Zeitvolumen an osmotisch freiem Wasser, als Clearance des freien Wassers bezeichnet:

$$C_{H_2O} = V - C_{osm}.$$

Sieht man von der unbewiesenen und unwahrscheinlichen Möglichkeit einer Wassersekretion ab, dann kann dieses bei einer Wasserdiurese ausgeschiedene osmotisch freie Wasser *nur* das Ergebnis einer Elektrolyt- bzw. Natriumrückresorption im Überschuß zu Wasser sein. Wenn diese Natriumrückresorption im gesamten distalen Nephron ein Maximum pro Minute hat, dann muß es bei maximaler Wasserdiurese auch ein Maximum für die Clearance des hierdurch gebildeten freien Wassers ($Tm^d_{H_2O}$) geben. Ein solches Maximum läßt sich nach den Untersuchungen von Wesson und Anslow (1952) bei maximal hydratisierten Hund regelmäßig nachweisen. Dagegen gelang es uns beim Menschen nur in den wenigsten Fällen, die Wasserdiurese so weit zu forcieren, daß die durch Natriumrückresorption osmotisch freigesetzte Wassermenge ein Maximum erreicht. Gelingt dies, dann wird bei weiterer Diuresesteigerung ein zunehmender Anteil osmotisch unveränderter isotonischer Flüssigkeit aus dem proximalen Tubulus dem Endharn beigemengt. Dadurch wird der Harn trotz steigender Wasserdiurese osmotisch wieder konzentrierter, wobei sich seine Osmolalität asymptotisch von hypotonen Werten zur Isotonizität annähert. In den meisten Fällen wird jedoch nach unseren Beobachtungen beim Menschen durch eine Wasserdiurese im Gegensatz zur osmotischen Diurese kein genügend großes Flüssigkeitsvolumen, bzw. keine ausreichende Natriummenge in das distale Nephron eingeschwemmt, um hier zur Sättigung (Tm) der Natriumrückresorption zu führen.

Dagegen müßten endokrine oder pharmakologische Faktoren, welche die Natriumrückresorption isoliert im distalen Nephron hemmen, zu einer Reduzierung der dortigen maximalen Elektrolytrückresorptionskapazität und damit zur Verkleinerung der maximal osmotisch freizusetzenden Wassermenge ($Tm^d_{H_2O} = C_{H_2O}$) führen. Einen solchen ausschließlich distal-tubulären Wirkungstyp haben wir bei den bisher untersuchten Diuretica aus der Gruppe der Hg-Präparate, Carboanhydrasehemmer und der Chlorothiazidderivate nicht gefunden. Dagegen wäre er für echte, kompetitive Aldosteronantagonisten wie z. B. Spirolakton zu postulieren, sofern Aldosteron ausschließlich im distalen Nephron wirkt (Abb. 3).

Ein nur oder überwiegend im proximalen Tubulus angreifender saluretischer Faktor müßte dagegen ebenso wie bei osmotischer Diurese zunächst zu vermehrtem Einstrom isotonischer Flüssigkeit in das distale Nephron führen. Im Unterschied zur osmotischen Diurese nach hypertonischen Infusionen bliebe jedoch bei einer solchen postglomerulär ausgelösten osmotischen Diurese durch Saluretica ein Anstieg der Serumosmolarität und damit eine

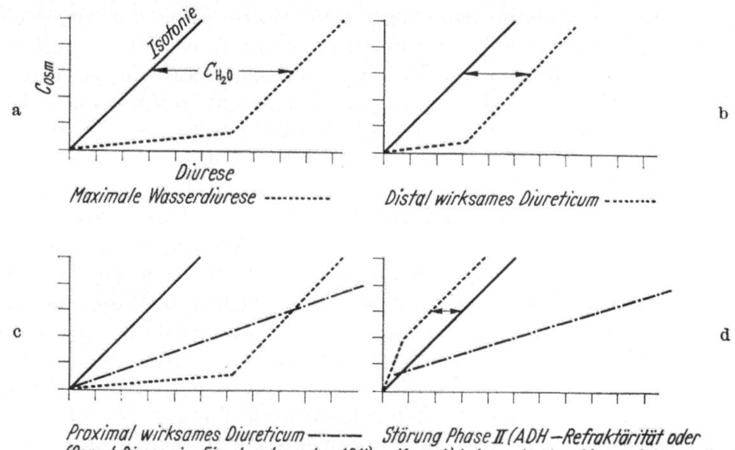

Abb. 3. Schema der Bildung osmotisch freien Wassers (C_{H_2O}) bzw. der Elektrolytrückresorption im Überschuß zu Wasser entlang dem distalen Nephron (Phase I—III) unter verschiedenen Diuretica bzw. Diureseformen: a maximale Wasserdiurese, b distal-tubulär wirksames Diureticum mit Reduzierung der maximalen Elektrolytrückresorption im distalen Nephron, c proximal-tubulär wirksames Diureticum mit osmotischer Diurese im Einzelnephron, d hypotonischer Diuresezuwachs durch osmotische Diurese (Mannitol) bei Diabetes insipidus (Phase-II-Störung)

ADH-Aktivierung aus. So gleicht das zu erwartende Bild dem Ausfall der den Endharn unter ADH-Einfluß im distalen Tubulus contortus wieder isotonisch machenden Phase II, z. B. durch Diabetes insipidus unter den Bedingungen der Mannitoldiurese. Das heißt, es kommt mit steigender Diuresegeschwindigkeit zu einem hypotonischen Diuresezuwachs (Abb. 3c u. d). Alle von uns mit der Methode einer forcierten Wasserdiurese untersuchten Diuretica (Salyrgan, Diamox, Esidrix) entsprachen diesem Wirkungstyp einer überwiegend proximal ausgelösten Salurese mit hypotonischem Diuresezuwachs (Abb. 4).

Nun beginnt nach den Ergebnissen der direkten Tubuluspunktion die Bildung von osmotisch freiem Wasser (C_{H_2O}) durch

Elektrolytrückresorption im Überschuß zu Wasser im aufsteigenden, dicken Teil der Henleschen Schleife, ist also ausschließlich in das distale Nephron (Phase I—III) zu lokalisieren. Ein hypotonischer Diuresezuwachs bedeutet daher, daß mit zunehmendem Einstrom isotonischer Flüssigkeit in den distalen Tubulus bzw. mit wachsender Diuresegeschwindigkeit die Elektrolytrückresorption, und d. h. ja die Natriumrückresorption im distalen Nephron immer mehr zunimmt. Da die medulläre Gewebshypertonizität während einer Wasserdiurese nach den Befunden von Wirz und

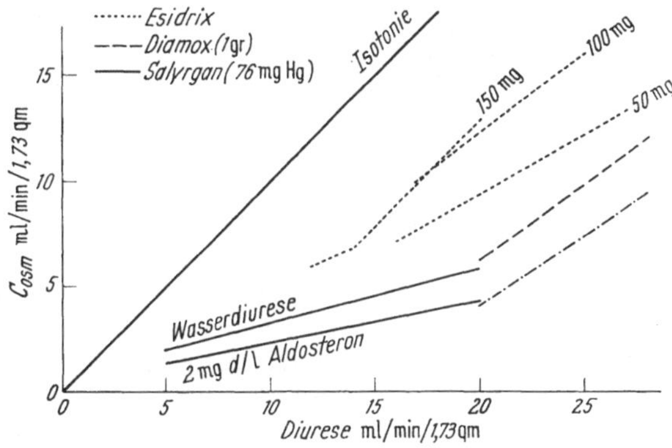

Abb. 4. Unterschiedlicher Einfluß verschiedener Diuretica-Typen auf den distal-tubulären Anteil der Natriumrückresorption

von Ullrich eine deutliche Abnahme zeigt, kann das gleichzeitig vermehrt rückresorbierte Natrium nicht im Nierenmark gespeichert worden sein, sondern muß durch den Markkreislauf beschleunigt abtransportiert worden sein. Diese Folgerung steht in Übereinstimmung mit der Beobachtung von Thurau und Kramer (1959), wonach die im Tierexperiment mittels Photozellen direkt gemessene Strömungsgeschwindigkeit im Markkreislauf sowohl bei Wasserdiurese wie unter osmotischer Diurese eine erhebliche Beschleunigung erfährt, wie bereits Herr Ochwadt demonstrierte.

Die Größe des osmotisch freigesetzten Wasservolumens (C_{H_2O}) ist also unter den Bedingungen einer forcierten Wasserdiurese ein Maß der distalen Rückresorptionskapazität für Natrium. Ihre Zunahme mit steigendem Harnzeitvolumen bietet damit bei Wasserdiurese einen unmittelbaren Hinweis auf eine Beschleunigung im Markkreislauf und damit auf intrarenale hämodynamische Verhältnisse. Wird nun von einem Diureticum zusätzlich zu seinem proximalen Effekt auch der distale Natriumtransport blockiert, dann muß die Menge des pro Minute osmotisch freigesetzten Wassers ($C_{\mathrm{H_2O}}$) abnehmen, d. h. der Diuresezuwachs wird weniger hypotonisch. Das läßt sich sehr gut am Beispiel des Hydrochlorothiazids (Esidrix) mit steigenden Dosen (50, 100 und 150 mg i.v.) bei gleichzeitiger forcierter Wasserdiurese zeigen (Abb. 4). Je höher die Hydrochlorothiaziddosis, um so weniger osmotisch freies Wasser wird mit steigender Diuresegeschwindigkeit durch die Natriumrückresorption noch gebildet, d. h. um so stärker wird die distale Natriumrückresorption gehemmt. Nach 150 mg ist nur noch eine Restaktivität dieser distalen Natriumrückresorption wirksam, so daß der Diuresezuwachs schon bei niedrigen Harnzeitvolumina isotonisch wird. Der auf Grund ähnlicher Beobachtungen in einem mit Chlorothiazid behandelten Fall von LARAGH (1958) gezogene Schluß, daß ein hypotonischer Diuresezuwachs bei Quecksilber und ein isotonischer Diuresezuwachs bei Chlorothiazid auf verschiedene tubuläre Angriffspunkte schließen lasse, ist also insoweit berechtigt, als die zunehmende Annäherung der Hypotonizität an eine Isotonizität des Diuresezuwachses mit gleichzeitiger Abnahme von $C_{\mathrm{H_2O}}$ für eine stärker werdende *zusätzliche* Einwirkung auf die distalen Natriumrückresorptionsmechanismen sprechen, ohne damit jedoch etwas über das Ausmaß des proximal-tubulären saluretischen Effektes auszusagen. Dagegen gestattet die hier angewandte Methodik zweifellos, Vergleiche für den distal-tubulären Wirkungsanteil der verschiedenen Diuretica untereinander und für die Dosisabhängigkeit dieses distal-tubulären Effektes anzustellen.

So kann der Versuch, die aus den Tubuluspunktionsbefunden von WIRZ, von ULLRICH und von GOTTSCHALK hervorgegangenen neuen Einblicke in die konzentrativen Nierenleistungen auch in der Klinik mit einer quantitativen Betrachtungsweise der Harnverdünnung und -konzentrierung in Beziehung zu setzen, immerhin zu den Umrissen eines Bildes führen, das freilich in Zukunft noch ebensosehr der Ergänzung wie der Berichtigung bedürfen wird.

Zusammenfassung

Der bisher allein zur Erfassung der tubulären Konzentrationsleistung benutzte Volhardsche Wasser- und Konzentrationsversuch läßt keine Rückschlüsse auf spezielle tubuläre Leistungen und ihre Defekte zu. Wie die quantitative Beurteilung aller anderen tubulären Leistungsmaxima (Tm), ist auch diejenige der konzentrativen Nierenleistungen nur in der Dimension eines Quantums, d. h. eines Flüssigkeitszeitvolumens möglich, wie sie der Bestimmung der osmolaren Clearance (C_{osm}) und der Clearance des freien Wassers ($C_{\mathrm{H_2O}}$) nach WESSON und ANSLOW zugrundeliegen. Diese bieten insbesondere im Hinblick auf die heutigen Kenntnisse über das Haarnadelgegenstromsystem der Henleschen Schleife als Grundlage der

Harnverdünnung und -konzentrierung im Nierenmark (Wirz; Ullrich) eine Möglichkeit zu quantitativen Aussagen über die Kapazität und das Funktionieren der hieran beteiligten einzelnen Phasen und damit auch zur Lokalisation und Genese ihrer Störungen bei den verschiedensten Nephropathien. Auch geben sie Hinweise auf Veränderungen der intrarenalen Hämodynamik, speziell des Markkreislaufes als Ursache veränderter Konzentrationsleistungen. Schließlich gestatten sie eine quantitative Analyse des distal-tubulären Angriffspunktes endokriner Einwirkungen und saluretischer Pharmaka und damit eine bisher beim Menschen nicht mögliche Unterscheidung zwischen proximalem und distalem Effekt, wie am Beispiel verschiedener Gruppen von Diuretica gezeigt wird.

Summary

Volhard's dilution and concentration test, which has hitherto been the only one employed to assess the function of tubular concentration, provides no indication of special tubular functions and their defects. Like the quantitative assessment of all other maxima of tubular function (Tm), those of renal concentration, too, are only possible in terms of a quantum, i. e. in terms of a volume of fluid per minute, as in the case of the determination of osmolar clearance (C_{osm}) and the free water clearance (C_{H_2O}) according to the method of Wesson and Anslow. Bearing in mind in particular the facts now available concerning the hairpin countercurrent system of Henle's loop as the basis of urinary dilution and concentration in the renal medulla (Wirz; Ullrich), such clearance tests afford a possibility of obtaining quantitative data on the capacity and functioning of the different phases involved in concentration and hence of determining the localisation and origin of disturbances occurring therein in various nephropathies. They also serve to indicate changes in intrarenal haemodynamics, including especially the medullary circulation, as the cause of alterations in the concentration capacity. Finally, they enable one to make a quantitative analysis of the distal tubular site of attack of endocrine influences and saluretic drugs, whereby it is now possible for the first time to distinguish in man between a proximal and a distal effect on sodium reabsorption, as shown by the example of various groups of diuretic agents.

Résumé

Les épreuves de Volhard de concentration et de dilution urinaire, seuls tests utilisés jusqu'à présent pour mesurer la capacité de concentration tubulaire, ne permettent pas de tirer des conclusions sur certaines fonctions tubulaires spéciales et sur leurs défauts. De même que l'appréciation quantitative de tous les autres maxima de la fonction tubulaire (Tm), la mesure de la capacité de concentration rénale ne peut se faire qu'en termes quantitatifs, c'est-à-dire en déterminant un volume donné de liquide par unité de temps, comme c'est le cas dans la détermination de la clearance osmolaire (C_{osm}) et de la clearance de l'eau libre (C_{H_2O}) selon Wesson et Anslow. Si l'on tient compte notamment du système du «contre-courant» dans l'épingle à cheveux de l'anse de Henle comme base de la concentration et de la dilution de l'urine dans la médullaire rénale (Wirz; Ullrich), ces tests offrent la possibilité d'obtenir des renseignements quantitatifs sur la capacité de concentration rénale et sur le déroulement des diverses phases du processus, ainsi que, par conséquent, sur la localisation et l'étiologie de leurs troubles dans des néphropathies diverses. Ces tests nous renseignent également sur les modifications de l'hémodynamique intrarénale, plus particulièrement sur les changements circulatoires au niveau de la médullaire et leur rôle comme facteur modifiant la capacité de concentration. Ces tests permettent enfin d'analyser au point de vue quantitatif le point d'attaque tubulaire distal de divers facteurs endocriniens et des salidiurétiques, et par conséquent de faire une distinction jusqu'à présent impossible chez l'homme entre effets proximaux et distaux sur la réabsorption du sodium, comme l'auteur le montre en utilisant divers types de diurétiques.

Literatur

BALDWIN, D. S., H. J. BERMAN, H. O. HEINEMANN and H. W. SMITH: J. Clin. Invest. **34**, 800 (1955). — BOCK, K. D., u. H.-J. KRECKE: Dtsch. Arch. klin. Med. **204**, 499 (1957). — BRADFORD, J. R.: J. Physiol. **23**, 415 (1899). — BRANDT, J. L., H. D. RUSKIN, B. ZUMOFF, L. CASTLEMAN and S. ZUCKERMAN: Proc. Soc. Exper. Biol. Med. **88**, 451 (1955). — BRODSKY, W. A.: Meth. Med. Res. **1952**, 192. — BRODSKY, W. A., and S. RAPOPORT: J. Clin. Invest. **30**, 282 (1951). — BUCHBORN, E., H. EDEL u. S. ANASTA-SAKIS: Klin. Wschr. **37**, 347 (1959); Verh. Dtsch. Ges. inn. Med. **65**, 298 (1959).

CRAWFORD, J. D., A. P. DOYLE and J. H. PROBST: Amer. J. Physiol. **196**, 545 (1959).

EPSTEIN, F. H., C. R. KLEEMAN, S. PURSEL and A. HENDRIKX: J. Clin. Invest. **36**, 635 (1957).

FREY, E.: Pflügers Arch. Physiol. **112**, 71 (1906). — FREY, J.: Urologia **6**, 461 (1952). — FREY, J., J. SCHIRMEISTER u. H. HENNING: Naunyn-Schmiedebergs Arch. exper. Path. **223**, 107 (1954).

GAMBLE, J. L., C. MCKHANN, A. M. BUTLER and E. TUTHILL: Amer. J. Physiol. **109**, 139 (1934). — GOTTSCHALK, C. W., and M. MYLLE: Science **128**, 594 (1958); Fed. Proc. **17**, 58 (1958).

HAYMAN JR., J. M., N. P. SHUMWAY, P. DUMKE and M. MILLER: J. Clin. Invest. **18**, 195 (1939).

KELLOGG, R. H., and T. I. KOIKE: Amer. J. Physiol. **183**, 633 (1955). — KORÁNYI, A. v.: Zschr. klin. Med. **34**, 1 (1898).

LADD, M.: J. Appl. Physiol. **4**, 602 (1952). — LARAGH, J. H.: Ann. N. Y. Acad. Sc. **71**, 409 (1958). — LEVINSKY, N. G., and R. W. BERLINER: J. Clin. Invest. **38**, 741 (1959).

MARK, R. E.: Zschr. exper. Med. **46**, 1 (1925); Naunyn-Schmiedebergs Arch. exper. Path. **137**, 143 (1928).

OLIVER, J.: J. Urol. **63**, 373 (1950).

PLATT, R.: Lancet **1951** I, 1239; Brit. Med. J. **1952** I, 1313, 1372. — PLATT, R., M. H. ROSCOE and H. W. SMITH: Clin. Sc. **11**, 217 (1952).

RADFORD JR., E. P.: Fed. Proc. **17**, 127 (1958).

THURAU, K., u. K. KRAMER: Zit. K. KRAMER: Verh. Dtsch. Ges. inn. Med. **65** (1959) (im Druck).

ULLRICH, K. J.: Pflügers Arch. Physiol. **266**, 55 (1957). — ULLRICH, K. J., F. O. DRENCKHAHN u. K. J. JARAUSCH: Pflügers Arch. Physiol. **261**, 62 (1955). — ULLRICH, K. J., F. W. EIGLER u. G. PEHLING: Pflügers Arch. Physiol. **267**, 491 (1958).

WALKER, A. M., P. A. BOTT, J. OLIVER and M. C. MACDOWELL: Amer. J. Physiol. **134**, 580 (1941). — WESSON JR., L. G.: Meth. Med. Res. **1952**, 175. — WESSON JR., L. G., and W. P. ANSLOW JR.: Amer. J. Physiol. **170**, 255 (1952). — WIRZ, H.: Helvet. physiol. pharmacol. acta **11**, 20 (1953); **13**, 42 (1955); **14**, 353 (1956).

ZAK, G. A., C. BRUN and H. W. SMITH: J. Clin. Invest. **33**, 1064 (1954).

Diskussion

KLEINSCHMIDT: In einer Abbildung ist ein spezifisches Gewicht von 1030 vermerkt. Das ist doch ein Wert, der sehr entfernt ist von jeder möglichen osmotischen Plasmakonzentration?

BUCHBORN: Das ist das maximale spezifische Gewicht im Volhardschen Konzentrationsversuch unter den Bedingungen der Hydropenie, hat also zunächst nichts damit zu tun, daß hier eine osmotische Diurese stattfindet. Es soll nur einen Vergleich zu den pathologischen Fällen ermöglichen und zeigen, daß das maximal im Durstversuch erreichbare spezifische Gewicht gar nichts darüber aussagt, ob die maximale Rückdiffusions-Kapazität für Wasser eingeschränkt ist oder nicht, d. h. ob eine Störung der konzentrativen Leistungen des distalen Nephrons vorliegt oder nicht.

HOLLANDER: Have you studied free water clearance or solute excretion in hypertensive individuals in response to an intravenous water load? I ask this question because some time ago we studied the water excretory responses of hypertensive individuals to an infusion of glucose and water delivered at the rate of about 15 cm³/min and found that the maximal diuresis produced by the infusion was significantly less in this group than in a normotensive group. At that time we were not prepared to measure free water clearance or solute excretion, which might have helped to clarify our results. We repeated the experiments in the same group of hypertensives following effective lowering of the blood pressure with antihypertensive drugs and found that the maximal diuresis significantly increased towards normal without a measurable change in the renal plasma flow or glomerular filtration rate. As I mentioned earlier, these experiments were not well controlled, since we did not measure solute excretion which might have accounted for these observations. However, I do not believe that this is the explanation, especially since sodium and potassium excretions were not significantly different after than before treatment.

BUCHBORN: In our hypertensive patients, we have not studied the free water clearance without or together with diuretics, but the $Tm^c\mathrm{H_2O}$-value in osmotic diuresis only.

FREY: Bei welcher Größe der Wasserdiurese kommt es zur Zumischung einer osmotischen Diurese?

BUCHBORN: Die „Zumischung" einer osmotischen Diurese erfolgt in den gezeigten Beispielen (Abb. 3a) bei 12—13 ml/min Harnzeitvolumen, da dort der weitere Diuresezuwachs beginnt isotonisch zu werden. Einen ähnlichen Befund haben Sie ja 1954 auch beschrieben. Ein wichtiger Unterschied zwischen Ihren und unseren Beobachtungen besteht aber darin, daß Sie bei Wasserdiurese bis zu 12 oder 13 ml/min ein Gleichbleiben der osmolaren Clearance (C_{osm} bzw. C_Σ) um 2,5 ml/min fanden, was wir niemals sahen. Auch bei extrem großen Wasseraufnahmen und damit maximalen Wasserdiuresen stieg die osmolare Clearance immer von Anfang an mit dem Harnvolumen etwas an, d. h. es bestand ein leicht hypotoner Diuresezuwachs. Das stimmt mit der Erfahrung überein, daß auch beim Wasserstoß die Natriumausscheidung mit der Diuresezunahme regelmäßig etwas ansteigt, um später bei protrahierter Wasserzufuhr wieder abzusinken. Diese Zunahme der Natriumausscheidung zu Beginn einer forcierten Wasserdiurese muß ja zur Folge haben, daß auch die osmolare Clearance, die überwiegend durch NaCl gebildet wird, ebenfalls zunimmt.

REUBI: Ich glaube, Herr BUCHBORN hat eine sehr wichtige Frage angeschnitten, indem er Patienten mit verschiedenen Nierenerkrankungen nach dieser Methode untersucht hat. Seine Resultate stehen allerdings in einem gewissen Widerspruch zu anderen Erfahrungen der Literatur. BALDWIN u. Mitarb. haben, soviel ich weiß, bei Glomerulonephritiden und Pyelonephritiden keinen signifikanten Unterschied gegenüber der Norm gefunden. Ein Unterschied, wie das zu erwarten war, ließ sich nur bei Patienten im Rekonvaleszenzstadium einer Schockniere feststellen. Ich möchte auch auf die kürzlich erschienene Arbeit von BRICKNER u. Mitarb. hinweisen. Dieser Autor hat nämlich eine einseitige Schrumpfniere bei Tieren erzeugt und dabei zeigen können, daß offenbar Konzentration und Verdünnung bei dieser künstlich erzeugten Schrumpfniere nicht beeinträchtigt sind.

BUCHBORN: Auch wir fanden, daß Glomerulonephritis und Pyelonephritis nicht dadurch unterschieden sind, daß die eine einen isotonischen und die andere einen hypotonischen Diuresezuwachs bei osmotischer Mannitoldiurese zeigt. Wir haben durchaus auch Pyelonephritiden gesehen, die diesen hypotonischen Diuresezuwachs als Ausdruck einer Phase-II-Störung, d. h. als Ausdruck einer herabgesetzten oder fehlenden Adiuretinempfindlichkeit der distalen Tubuli contorti, nicht aufwiesen. Auch BALDWIN, BERMAN, HEINEMANN und SMITH beschreiben in ihrer Arbeit zwei Fälle mit hypotonischem Diuresezuwachs, eine akute Niereninsuffizienz nach Transfusionszwischenfall und eine chronische Glomerulonephritis, ohne diesen Befund freilich erklären zu können, so daß sie auch methodische Fehler diskutieren.

Ähnlich hat später L. G. WELT[1] in einem Résumé zu dieser Frage die Vermutung geäußert, daß rasche Änderungen der Plasmaosmolarität während der Mannitolinfusion, die in die Formel für C_{osm} eingehen, diesen hypotonischen Diuresezuwachs vortäuschen könnten. Unsere Untersuchungen mit EDEL und ANASTASAKIS[2] konnten aber nachweisen, daß Ausmaß und Schnelligkeit von Osmolaritätsänderungen im Blut ebenso wenig wie die Stärke der durch die Mannitolinfusion hervorgerufenen Hyponatriämie einen Einfluß auf die Meßwerte haben.

Den Schlüssel zur Klärung dieser Frage bot dann das Ergebnis der Mannitoldiurese beim zentralen und beim nephrogenen hereditären Diabetes insipidus, also bei fehlendem Adiuretineffekt auf die Phase II der Harnkonzentrierung im distalen Tubulus contortus. Von dem hierbei regelmäßig vorhandenen hypotonischen Diuresezuwachs, der den Endharn bei osmotischer Diurese anstatt immer plasmaisotoner immer hypotonischer werden läßt, kommen wir zu der Schlußfolgerung, daß ein solcher hypotonischer Diuresezuwachs bei chronischen Nephropathien der verschiedensten Genese nur durch eine fehlende bzw. herabgesetzte distal-tubuläre Adiuretinsensibilität bedingt sein kann. Unabhängig von der Pathogenese des Einzelfalles erscheint es deshalb berechtigt, hier eine umschriebene Gruppe mit einer echten und zusätzlichen tubulären Schädigung abzugrenzen, die sich in der mangelhaften tubulären Empfindlichkeit gegenüber dem ADH manifestiert. Natürlich wäre es wünschenswert, solche Befunde durch Nierenbiopsie lokalisatorisch weiter zu klären und den Nachweis isolierter morphologischer Schädigungen im distalen Tubulus contortus dabei zu versuchen.

Der Befund einer solchen Phase-II-Störung ist jedenfalls bei chronischen Nephropathien immer wieder reproduzierbar. Bei einer Patientin mit maligner Sklerose z. B. haben wir denselben Befund im Verlauf mehr-

---

[1] Yale J. biol. Med. **29**, 299 (1956).
[2] Klin. Wschr. **37**, 347 (1959).

monatiger Beobachtung viermal erheben können, ohne daß Vorbehandlung mit metabolischer Alkalose oder Acidose ihn grundsätzlich beeinflußte.

Reubi: Bei einseitiger Pyelonephritis haben Sie das nie gemacht?

Buchborn: Nein, aber das wäre sicher besonders instruktiv.

Schwiegk: Kann man nun nach diesen Untersuchungen die Lokalisation der Schädigung im distalen Nephron wirklich erfassen?

Buchborn: Die Einschränkung der maximalen Wasserrückdiffusion über die Isotonizität hinaus, die ja den Endharn erst hypertonisch macht, kann nach allem, was auch Herr Ullrich heute vorgetragen hat, nur in die Sammelrohre lokalisiert werden. Das bedeutet allerdings nicht, daß damit eine Schädigung der die Sammelrohre auskleidenden Zellen verbunden sein muß, zumal es sich ja bei der terminalen Harnkonzentrierung nicht um einen aktiven Wassertransport handelt. Vielmehr liegt der Einschränkung der Phase-III-Funktion aller Wahrscheinlichkeit nach eine Veränderung der präterminalen Gewebshypertonizität im Nierenmark zugrunde, wie sie vom Haarnadelgegenstromsystem aufgebaut wird; denn die Größe des von diesem gespeicherten Natriumpool ist ja ausschlaggebend für das Ausmaß der Wasserrückdiffusion aus den Sammelrohren. Die medulläre Natriumanreicherung durch das Haarnadelgegenstromsystem mit seiner „Natriumpumpe" im aufsteigenden dicken Schleifenschenkel muß also vor allem beeinträchtigt sein.

Schwiegk: Die Störung könnte also anatomisch noch höher im distalen Nephron sitzen als in den Sammelrohren und z. B. auch eine Durchblutungsstörung sein?

Buchborn: Ja, welcher Natur diese Schädigung ist, läßt sich im Einzelfall, zumal ohne bioptischen Befund, zunächst nicht sagen.

Schwiegk: Man kann also nur sagen, die Endharnkonzentrierung ist gestört, ohne daß dies an den Sammelrohren zu liegen braucht — wahrscheinlich liegt es nicht an ihnen — sondern es liegt daran, daß der medulläre Natriumpool durch das Haarnadelgegenstromprinzip nicht richtig erzeugt wird.

Buchborn: Ja, es gibt drei Möglichkeiten: Daß die Zunahme der Nieren(mark)durchblutung zu einer reduzierten Kapazität der Wasserrückdiffusion aus den Sammelrohren, vermutlich infolge beschleunigten Natriumabtransports mit dem Markkreislauf, führt, wurde am Beispiel des Fiebers gezeigt. Die zweite Möglichkeit wären Narbenbildungen im Nierenmark mit Reduzierung der medullären Gewebsmasse, in welcher Natrium hypertonisch eingelagert werden kann. Als dritte Möglichkeit muß man doch sehr die kompensatorische Hypertrophie der Glomeruli und proximalen Tubuli ins Auge fassen. Sie führt im Einzelnephron bei praktisch unverändert gebliebener Größe und Kapazität der Haarnadel in der Henleschen Schleife zum Einstrom eines wesentlich größeren Flüssigkeitsvolumens in das distale Nephron als beim Gesunden und bewirkt damit eine scheinbare, aus der veränderten Relation zwischen glomerulärer bzw. proximaler und distaler Funktionskapazität resultierende relative Einschränkung der konzentrativen Nierenleistung im Nierenmark und damit auch der Phase III.

Schwiegk: Die Ursache für eine Störung in der Phase I und der Phase III kann also bei der Schrumpfniere mit Verringerung der Glomeruli und kompensatorischen Hypertrophie der restierenden Nephren möglicherweise sogar höher proximal liegen.

BUCHBORN: Ich glaube auch, daß die wesentliche Bedeutung dieser Untersuchungsmethotik und Berechnungsweise nicht so sehr in der Erfassung von Störungen der Phase III liegt als vielmehr in der erstmals gegebenen Möglichkeit, eine isolierte Störung der tubulären Endorgansensibilität gegenüber Adiuretin in Phase II der Harnkonzentrierung zu diagnostizieren. Früher wurden ja die meisten Fälle von renal bedingter Hypo- und Isosthenurie generell auf eine tubuläre Zellschädigung mit mangelhaftem Ansprechen der distalen Tubuluszellen auf ADH bezogen, was sicher unzutreffend ist. Jetzt haben wir die Möglichkeit, die relativ seltenen Fälle mit einer solchen echten distal-tubulären Schädigung und mangelhafter Adiuretinempfindlichkeit als Ursache der Konzentrationsschwäche von anderen, z. B. höher proximal gelegenen Ursachen dieses Symptoms abzutrennen.

SCHWIEGK: Damit wären wir bei der ADH-Wirkung. Das ADH war ja als Vasopressin zunächst als vasokonstriktorische Substanz bekannt. Dann konnte man zeigen, daß die antidiuretische Wirkung bereits in Dosen auftritt, die nicht blutdrucksteigernd wirken. Es könnte ja aber doch sein — ich bitte das nur einmal zu diskutieren — daß speziell die Gefäße im Nierenmark eine besondere Sensibilität für ADH hätten, so daß evtl. der antidiuretische Effekt durch eine Wirkung auf die Markdurchblutung erklärt werden könnte.

BUCHBORN: Bei Zusatz ausschließlich diuresehemmender ADH-Dosen zur Mannitolinfusion (1 mE/h/kg) haben wir keinen Einfluß des ADH auf die Größe der maximalen Wasserrückdiffusion ($Tm^c\text{H}_2\text{O}$) gesehen, aus der sich ja akute Veränderungen der medullären Hämodynamik mit konsekutiver Veränderung des Natriumpools erkennen lassen. Es bestand hierbei kein Unterschied gegenüber Mannitolinfusionen ohne ADH-Zusatz, also mit ausschließlich endogener ADH-Ausschüttung. Dagegen findet sich eine nachweisbare Reduzierung der Nierenmarkdurchblutung bei vasokonstriktorischen Dosen des Hormons (1,5 E ADH rasch i.v.), die aber weit oberhalb dessen liegen, was biologischerweise zu erwarten ist (Abb. 2).

ULLRICH: Diese Dinge passen sehr gut in unsere Vorstellungen über das Gegenstromsystem. Ich kann jedoch im Augenblick nicht übersehen, ob sie nicht auch zu einer anderen Vorstellung passen würden. Ich finde es sehr interessant, daß ab einer gewissen Größe der osmotischen Diurese $Tm^c\text{H}_2\text{O}$ konstant bleibt. Man darf wohl annehmen, daß mit steigender osmotischer Diurese immer mehr Flüssigkeit in das Gegenstromsystem einfließt. Die von der Natriumpumpe in den aufsteigenden Schleifenschenkeln transportierte Ionenmenge mag etwas zunehmen, was den verstärkten NaCl-Abtransport aus dem Interstitium mit dem Blut kompensiert. Der Ausgleich der osmotischen Drucke zwischen Sammelrohrflüssigkeit und Interstitium scheint an der Papillenspitze erreicht zu sein.

BUCHBORN: Die Konstanz der maximalen Wasserrückdiffusion aus den Sammelrohren, die wir als $Tm^c\text{H}_2\text{O}$-Wert messen, hängt ja von wenigstens zwei Faktoren ab: dem Ausmaß der Natriumrückresorption im Nierenmark und der Größe des zirkulatorischen Natriumabtransportes aus dem Nierenmark. Die von Herrn OCHWADT zitierten Befunde von THURAU und KRAMER zeigen nun, daß sowohl bei der osmotischen als auch bei der Wasserdiurese die Nierenmarkdurchblutung beschleunigt ist. Auch wir fanden C_{PAH} unter osmotischer Diurese um 20% ansteigen. Parallel zu dem erhöhten Flüssigkeitsstrom in das Haarnadelgegenstromsystem und das distale Nephron bei diesen beiden Diureseformen wird also offenbar auch vermehrt Natrium rückresorbiert (wie der hypotonische Diuresezuwachs mit steigenden C_{H_2O}-Werten bei forcierter Wasserdiurese direkt erkennen läßt) und mit dem Markkreislauf im selben Ausmaß beschleunigt abtransportiert, sonst könnte das Verhältnis von Rückresorption und Abtransport nicht konstant sein, wie der konstante $Tm^c{}_{H_2O}$-Wert zeigt. Mit zunehmender Wasserdiurese nimmt also die Natriumrückresorption (und infolgedessen C_{H_2O}) im distalen Nephron zu, offenbar als unmittelbarer Ausdruck der beschleunigten Nierenmarkdurchblutung.

HEINTZ: Wenn ich richtig verstanden habe, ist die Konzentrationsschwäche der chronischen Niereninsuffizienz auf eine Überlastung der Tubuli bei Hyperfunktion der erhaltenen Glomerula zurückzuführen, und eine Schädigung des Tubulusepithels ist dabei von geringer oder gar keiner Bedeutung.

BUCHBORN: Ja, auf eine osmotische Diurese in den übriggebliebenen Einzelnephren.

HEINTZ: Das kann aber nur für die chronische Niereninsuffizienz gelten, denn bei der akuten Niereninsuffizienz durch eine akute Nephrose liegen die morphologischen und funktionellen Verhältnisse wohl etwas anders.

BUCHBORN: Ich möchte diese Erklärung auch nur auf die chronischen Niereninsuffizienzen beziehen.

HEINTZ: Bei der akuten Nephrose kann es ebenfalls zu einer wochen- oder monatelangen Konzentrationsschwäche nach dem relativ kurzen anurischen Stadium kommen. Aber in dieser kurzen Zeit von 8 oder 10 Tagen bis zum Wiederbeginn der Diurese kann wohl nicht eine Hypertrophie der Glomerula stattgefunden haben, sondern bei diesen akuten Zuständen dürfte eine echte Schädigung des distalen Tubulus vorliegen. Wir haben zusammen mit Herrn LOSSE (1953) gezeigt, daß bei akuten Nephrosen für Wochen die Konzentrationsschwäche bestehen bleibt, und dabei die Adiuretinempfindlichkeit deutlich herabgesetzt ist. Später kommt es dann wieder zu einem Ansprechen.

BUCHBORN: Hierbei handelt es sich mit Wahrscheinlichkeit um eine echte distal-tubuläre Schädigung durch die akute Niereninsuffizienz bzw. deren auslösende Faktoren. Wir selbst haben bisher keinen derartigen Fall untersucht, auch ist es im Stadium der Oligurie nicht ungefährlich, eine ausreichend große Mannitolinfusion zu verabreichen, da es leicht zum Lungenödem kommen kann. Den einzigen mir bekannten Fall dieser Art beschrieben BALDWIN u. Mitarb., die nach einer Transfusionsreaktion einen hypotonischen Diuresezuwachs beobachteten, also eine eindeutige Störung der unter ADH-Einfluß ablaufenden Phase II. Allerdings zeigten die zwei anderen akuten Niereninsuffizienzen ihres Materials mit $HgCl_2$- bzw. CCl_4-Vergiftung keine solche Störung der ADH-Empfindlichkeit unter osmotischer Diurese.

HUNGERLAND: Wenn Sie sagen, daß die Natriumkonzentration im Interstitium ansteigt, so stellt sich die Frage, ob die Natriumkonzentration in der extracellulären Flüssigkeit allein oder auch in den Zellen ansteigt.

BUCHBORN: Ja, ich glaube, das wäre eine Frage, die am ehesten Herr ULLRICH und Herr WIRZ beantworten könnten.

ULLRICH: Zum größten Teil im extracellulären Raum, aber auch in den Zellen.

HUNGERLAND: Haben Sie eine Vorstellung von der Größenordnung ?

ULLRICH: Die intracelluläre Natriumkonzentration in der Nierenrinde ist etwa 55 mmolar.

SCHWIEGK: Wenn sich der Natriumpool im Nierenmark ändert, was ja auch durch Veränderung der Austauschvorgänge zwischen Natrium- und Wasserstoff- oder Kaliumionen hervorgerufen würde, kann man dann annehmen, daß sich damit auch die Wasserstoffionenkonzentration im Gewebe ändert? Dadurch könnte auch die Durchblutung dieser Gebiete verändert werden, da ja Acidose ganz allgemein die Gewebedurchblutung steigert. Es wäre so auch eine Veränderung der Markdurchblutung durch Änderung des Natriumpools denkbar.

ULLRICH: Die H^+-Ionenkonzentration im Gewebe ändert sich mit den dort herrschenden CO_2-Drucken. Diese hinwiederum variieren höchstwahrscheinlich in gleichem Ausmaß wie die CO_2-Drucke im Urin, nämlich zwischen 20 und 120 mm Hg.

HUNGERLAND: Soll das heißen, daß sich die H^+-Ionenkonzentration sowohl in der Zelle als auch in der extracellulären Flüssigkeit ändert?

ULLRICH: Ja. Es dürfte sowohl der extracelluläre wie der intracelluläre pH-Wert niedriger werden, wenn der CO_2-Druck im umgebenden Medium steigt. P. C. CALDWELL[1] hat kürzlich intracelluläre pH-Werte an Kaltblüter-Muskeln und -Nerven gemessen und gefunden, daß der Zell-pH-Wert eher vom intracellulären CO_2-Bicarbonatpuffer als vom Donnan-Gleichgewicht abhängt. Durch die Gegenstromdiffusion von CO_2 ist es übrigens erklärbar, aus welchem Grund im Urin die CO_2-Drucke bei Bildung eines alkalischen Urins höher, bei Bildung eines sauren Urins niedriger als im Nierenvenenblut sind.

Über die Größe des CO_2-Druckes im Urin bei Wasserdiurese kann vielleicht Herr OCHWADT etwas sagen.

OCHWADT: Sie gleicht sich der des Plasmas und Nierenvenenbluts an. Sonst ist sie im alkalischen Harn hoch und im sauren Harn praktisch gleich dem CO_2-Gehalt im Nierenblut.

HUNGERLAND: Das pH des Harns nähert sich im allgemeinen bei jeder stärkeren Diurese etwa dem Wert 7.

OCHWADT: Ja, der Harn nähert sich dann etwa dem Blut-pH.

WIRZ: So ein Tm_{H_2O} mit irgendeinem Index oben ist etwas, was man dem physikalischen Chemiker nicht beibringen kann in dieser Form. Der hat Permeabilität, Oberfläche und Porenzahl usw. und einen Gradienten, und dann geht der Wassertransport proportional diesen Größen. Irgendeine Limitierung der Quantität kann er sich dabei nicht vorstellen.

Ich möchte das nur hier erwähnen; — es spricht doch dafür, daß man zwar das $Tm^c_{H_2O}$ mißt und damit die III. Phase der Konzentrierung meint, daß man aber in Wirklichkeit irgendeinen ganz anderen Vorgang mißt, der sich weiter proximal abspielt.

BUCHBORN: Daß man mit der Kapazität der Phase III einen weiter proximal ablaufenden Vorgang mißt, meine ich auch. Herr ULLRICH hat das so formuliert, daß die präterminale Gewebskonzentrierung im Nierenmark die Voraussetzung für die terminale Harnkonzentrierung in den Sammelrohren ist. Aber der Wert für $Tm^c_{H_2O}$ gibt ja auch nicht so sehr einen physikalisch-chemischen Vorgang wieder, sondern ist der Ausdruck für den Nettowasserflux in den Sammelrohren. Das schließt nicht aus, daß der durch

---

[1] J. Physiol. **192**, 22 (1958).

Permeabilität, Oberfläche, Porenzahl oder Diffusionskonstanten usw. bestimmte, in beiden Richtungen ablaufende Wasserflux per Diffusion keine quantitative Limitierung aufweist. Der durch den osmotischen Gradienten zwischen Sammelrohr und Nierenmark bedingte, als $Tm^c{}_{H_2O}$ bestimmte Nettowasserflux in das Nierenmark hinein findet aber seine Limitierung in der Aufhebung dieses Gradienten bei Konzentrationsgleichheit zwischen Nierenmark (an der Papillenspitze) und Endharn. Dieser Nettoflux von *osmotisch freiem* Wasser ist also durch die Größe des medullären Natriumpools limitiert und hat daher, wie dieser, ein echtes Maximum.

WIRZ: Ja, aber doch nicht in dem Sinne, daß im distalen Tubulus oder im Sammelrohr der Transport des Wassers limitiert wäre. Das könnte man sich nur vorstellen bei einem aktiven Transport, der auf einer chemischen Reaktion oder auf einem Carrier-System beruht.

BUCHBORN: Dem stimme ich vollkommen zu, die Wasserrückdiffusion ist zweifellos kein aktiver Transport. Immerhin liegt ihr mit dem Aufbau eines hypertonischen Natriumpools im Nierenmark ein solcher aktiver Transportvorgang (für Natrium) im aufsteigenden Schleifenschenkel zugrunde, wie Sie gezeigt haben. Ich würde deshalb die Beibehaltung der Bezeichnung $Tm^c{}_{H_2O}$ für zweckmäßig halten, zumal ja Tm ursprünglich nicht Transportmaximum, sondern *tubular mass* bedeutet, also die Limitierung einer Stoffbewegung in der Dimension eines geweblichen Quantums intendiert.

Ionenverteilung und Zellwassergehalt
Experimentelle und klinische Untersuchungen an Erythrocyten

Von

G. Riecker und M. v. Bubnoff

Die Ausscheidung oder Retention von Wasser und Festsubstanzen durch die Niere ist ein Teil der allgemeinen Flüssigkeits- und Elektrolytbilanz des Organismus. Zwischen Zufuhr und Ausscheidung dieser Stoffe ist aber die Gesamtheit des lebenden Organismus eingeordnet. Es hat sich für unsere physiologische und klinische Betrachtung als zweckmäßig erwiesen, den Wasser- und Elektrolytstoffwechsel des Menschen vereinfachend als zweiphasisches Flüssigkeitssystem von Zellen und extracellulärer Flüssigkeit zusammen mit den wichtigsten Bilanzorganen, Darmtrakt und Niere, aufzufassen. Diese Organe sind über das Blutgefäßsystem an die extracelluläre Flüssigkeitsphase angeschlossen und wirken durch die von ihnen hervorgerufenen Volumen- und Konzentrationsänderungen unmittelbar auf das lebende Substrat, nämlich auf die Körperzellen, ein.

Abgesehen von Untersuchungen über die Nierenfunktion beruhen unsere physiologischen und klinischen Kenntnisse über den Wasser- und Elektrolytstoffwechsel des Menschen im wesentlichen auf der Messung von Konzentrationsänderungen im Blute, d. h. im extracellulären Raum. Der extracelluläre Flüssigkeitsraum umfaßt aber nur einen vergleichsweise kleinen Teil des gesamten Flüssigkeitsbestandes des Organismus, nämlich 24% des Körpergewichts oder rund 17 Liter, während sich der ungleich größere Anteil, also 38% des Körpergewichts oder rund 27 Liter, in den Zellen befinden (Elkinton u. Danowski 1955). Dies wirkt sich so aus, daß die Masse unseres Wasser-, Salz- und Pufferbestandes in den Zellen lokalisiert ist und der extracellulären Flüssigkeit die Eigenschaft einer Spül- und Vermittlerflüssigkeit zukommt.

Daher vermag die heute übliche Untersuchung des Serums, d. h. der extracellulären Stoffkonzentrationen, oft nicht oder nur ungenügend die Stoffwechselsituation zu charakterisieren. So gibt es bekanntlich Kaliummangelzustände mit normalem Serumkalium, Hyponatriämie mit erhöhtem Zellnatrium, z. B. bei schwer dekompensierten Herzkranken. Bereits eine geringe Mehrausscheidung von Kalium durch die Niere müßte ohne die bedeutsame Wechselwirkung von Zellen und extracellulärer Flüssigkeit zu einer rapiden Verarmung des extracellulären Kaliumbestandes und damit zu schwerwiegenden Störungen führen. Auch müßten größere Schwankungen der äußeren Flüssigkeitsbilanz ohne Beteiligung der intracellulären Flüssigkeitsbestände an der allgemeinen Volumenregulation starke Veränderungen in der extracellulären Flüssigkeit hervorrufen.

In immer stärkerem Maße tritt daher die Notwendigkeit hervor, Wasser- und Elektrolytbewegungen nicht nur vom extracellulären Flüssigkeitsraum und von der Nierenfunktion her zu sehen, sondern die intracellulären Abläufe von Körperzellen mit einzubeziehen.

Zellen sind proteinhaltige Flüssigkeitsphasen, die von einer lipoidreichen, porendurchsetzten und elektrisch geladenen Gitterstruktur allseitig umschlossen sind. Selbst dieses stark vereinfachte Bild führt bereits zu sehr komplizierten physiko-chemischen Beziehungen der Permeabilität von Wasser und Teilchen. Dazu kommen noch die stoffwechselabhängigen, also „aktiven" Transportvorgänge durch die Zellmembranen, die für diese Fragen von größter Bedeutung sind.

Die Bearbeitung der Frage, wie nun die Nierenfunktion mit dem übrigen Wasser- und Elektrolytstoffwechsel im Organismus verknüpft ist, kann also nur an Zellen erfolgen. Die Untersuchung von intracellulären Veränderungen stößt aber beim Menschen auf große Schwierigkeiten. So ist die Möglichkeit, Gewebe zu entnehmen und zu untersuchen, sehr beschränkt, oder technisch gar nicht möglich. Zudem wird die Genauigkeit der Gewebsanalyse durch den schwer bestimmbaren extracellulären Gewebsteil beeinträchtigt. Ein weiteres Hilfsmittel sind bekanntlich Bilanzuntersuchungen, zusammen mit Verteilungsmessungen von gewissen Indicatorsubstanzen, z. B. Inulin oder Chlorid; auch diese Methode liefert nur über längere Zeitperioden brauchbare Resultate, und nur dann, wenn die Veränderungen groß genug sind (Elkinton u. Danowski, 1955; Eggleton, 1951; Wolf u. McDowell, 1954).

Unsere Versuche haben sich darauf gerichtet, ob nicht die rote Blutzelle ein geeignetes Zellmodell abgibt, um diese elementaren Vorgänge der Flüssigkeits- und Stoffverteilung am Menschen zu studieren. Dieses Vorgehen hat den großen Vorteil der genügend genauen Bestimmbarkeit der in der Blutprobe vorhandenen extracellulären Plasmamenge, des sog. Plasmafehlers, und der wiederholten Entnahmemöglichkeit.

Den Zellphysiologen dient der Erythrocyt schon lange als Modell, z. B. zum Studium des Membrandurchgangs von Gasen, Nichtleitern und Ionen oder für Untersuchungen osmotischer Wasserbewegungen. Es sei hier nur auf die grundlegenden Arbeiten von Van Slyke (1923), Roughton (1954), Solomon (1952) und Wilbrandt (1955) hingewiesen. In großer Zahl haben in neuester Zeit angloamerikanische Untersucher die Erythrocytenanalyse bei klinischen Störungen des Wasser- und Elektrolytstoffwechsels verwendet (Darrow 1945; Nichols u. Nichols 1953; Streeten u. Thorn 1957).

Die roten Blutzellen verhalten sich in bezug auf ihre Wasser- und Ionenverteilung ganz ähnlich wie andere Körperzellen; hier wie dort handelt es sich um wasserpermeable, ionenselektive Zellmembranen, an denen ein aktiver Ionentransport stattfindet; dieser Ionenumsatz führt zur Ausbildung eines jeweils verschieden großen Membranpotentials. Für das Ausmaß dieser aktiven Ionentransporte ist der energieliefernde Stoffwechsel einer Zelle von Bedeutung. So erzeugt die Glykolyse des kernlosen menschlichen Erythrocyten vergleichsweise kleine Ionenumsätze; dagegen haben z. B. kernhaltige, aerob arbeitende Vogelerythrocyten sowie Muskel-Leber-Gehirnzellen von Warmblütern usw. einen hohen Ionenfluß durch die Zellmembran (Maizels 1954; Ussing 1954). Die Normalwerte von Wassergehalt und Ionenkonzentration in Erythrocyten sind ähnlich denjenigen, wie wir sie auch an anderen Zellen, ja sogar an Zellen anderer Species feststellen.

Tabelle 1

	intracellulär	extracellulär
Natrium, mval/l . ·	$16,4\pm0,30$	140
Kalium, mval/l	$81,1\pm0,96$	4,2
Na/K	$0,203\pm0,0087$	33,4
Chlorid, mval/l	49—63	100—112
Cl_i/Cl_a (pro l Zellwasser)	0,69—0,86	
Wasser, Gew.-%	$65,7\pm0,17$	93,1
$pH_{venös}$ · · · · · · · · · · · · · · ·	7,22—7,32	7,34—7,45
pH_a — pH_i	0,10—0,14	

Charakteristisch ist eine gegenüber der extracellulären Flüssigkeit niedrige Natriumkonzentration und eine hohe Kaliumkonzentration. Der Na/K-Quotient der Extracellulärflüssigkeit ist daher rund 160mal größer als derjenige der Zelle (Tab. 1). Der mit

Hilfe von Inulin bestimmte Plasmafehler beträgt im untersuchten Sedimentabschnitt 2,28 Vol.-% ± 0,44. Zum Methodischen s. bei Riecker u. v. Bubnoff (1958, 1959 b), v. Bubnoff u. Riecker (1959 a).

Wasserverteilung und Osmoregulation. Die ursprüngliche Vorstellung von Wasserverschiebungen zwischen Zellen und Außenmedium ging von der Eigenschaft der Semipermeabilität der Zellmembran aus. Die Versuche mit Isotopen haben aber gezeigt, daß in den Zellmembranen ein ständiger Ionendurchgang stattfindet; die Zellen stellen also keineswegs ideale Osmometer dar. Es soll nun im Folgenden gezeigt werden, wie verschiedenartig sich eine Erhöhung der Serumosmolarität auf den Zellwassergehalt auswirken kann, je nachdem, auf welche Weise die Serumosmolarität verändert wird.

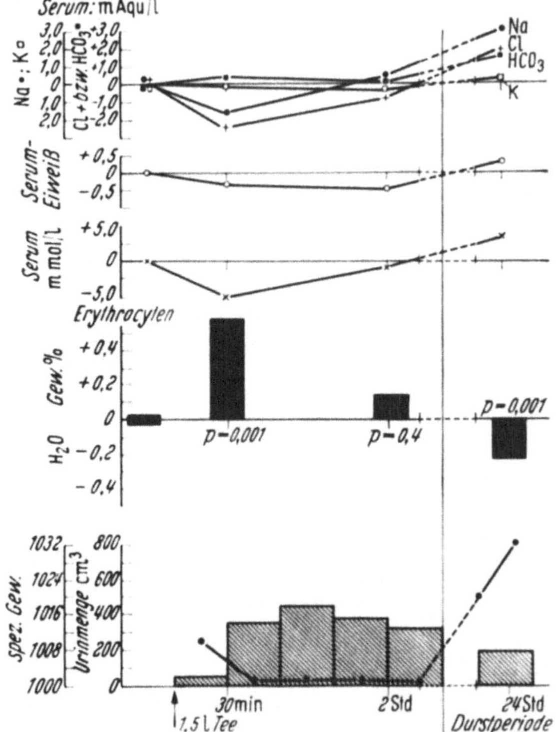

Abb. 1. Wassergehalt von Erythrocyten im Vergleich zu den Veränderungen im extracellulären Flüssigkeitsraum vor und nach oralem Wasserstoß und in der anschließenden Durstperiode (Mittelwerte aus 11 Versuchen). (Aus Riecker, 1957)

Ein bekanntes Beispiel ist die einfache Wasserbelastung nach
VOLHARD (Abb. 1). Bereits wenige Minuten nach Trinken einer
größeren Flüssigkeitsmenge sinkt die osmotische Konzentration
in der extracellulären Flüssigkeit ab und der Wassergehalt in den
Zellen steigt an. Mit dem Wiederanstieg der Serumosmolarität
normalisiert sich auch wieder der Wassergehalt der Zellen. Diese
Veränderungen entsprechen also unseren Vorstellungen einer
Osmometerfunktion. Umgekehrt beim Durstzustand: Auch hier
verhalten sich Serumosmolarität und Zellwassergehalt umgekehrt
proportional bzw. die Wasserkonzentrationen in beiden Phasen
proportional. Das gleiche gilt für pathologische Dehydrations-
zustände, z. B. beim Diabetes insipidus. Praktisch bedeutet das
Funktionieren dieses einfachen Mechanismus zwischen Zellen und
Außenmedium, daß jeder Wasserverlust des recht kleinen Extra-
cellulärraumes z. B. durch Schwitzen, Erbrechen, Diurese usw.
sofort durch Wasserverschiebungen aus dem großen Zellwasser-
depot gedämpft wird und umgekehrt. Es handelt sich also um die
Primitivform einer Volumenregulation zwischen beiden Flüssigkeitsphasen.

Sehr wichtig ist aber der Befund, daß auch bei der einfachen
Wasserbelastung reine Wasserverschiebungen ohne gleichzeitige
Natrium-Kaliumveränderungen der Zelle praktisch nie anzutreffen
sind, was die Deutung enorm kompliziert und zu dem hinführt,

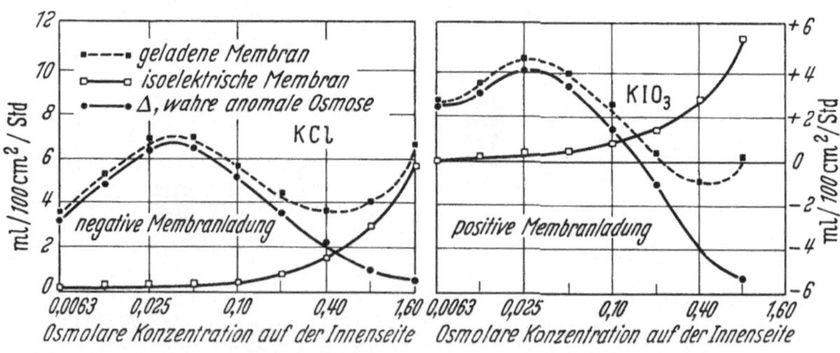

Abb. 2. Osmotische Wasserverschiebungen durch eine geladene und isoelektrische Oxy-
hämoglobin-Kollodiummembran. Auftreten einer anomalen Osmose an der geladenen
Membran $c_i : c_a = 2 : 1$. (Nach SOLLNER, 1952)

was man eine „anomale Osmose" nennt. Dieser Vorgang sei
anhand einer Abbildung von SOLLNER u. a. (1955) erläutert
(Abb. 2): Hier ist an einer künstlichen und ungeladenen Membran
die normale Beziehung zwischen osmolarer Konzentrationsände-
rung und osmotischem Wasserdurchtritt durch die Membran

aufgezeichnet. Die Kurve verläuft mehr oder weniger streng nach dem van't Hoffschen Gesetz ($p \cdot v =$ const.), wonach sich Druck und Volumen eines idealen Osmometers reziprok verhalten. Ist die Membran aber negativ oder positiv geladen, so treten jetzt viel stärkere Wasserverschiebungen auf, als dies nach der Osmometerregel zu erwarten wäre. Treten überproportionale Wasserbewegungen auf, so spricht man von einer positiv anomalen Osmose, und umgekehrt von einer negativ anomalen Osmose. Wie man aus der Abbildung erkennt, beträgt der Wasserdurchtritt an der *geladenen* Membran mengenmäßig ein Vielfaches von demjenigen an der ungeladenen, ideal semipermeablen Membran.

Mit dem Vorgang der anomalen Osmose müssen wir praktisch an allen biologischen Membranen rechnen, und zwar um so mehr, je höherwertig die beteiligten Ionen sind. Es handelt sich dabei um eine Art Elektroosmose in der geladenen Membranpore: der Vorgang ist zwar passager, hat aber deswegen eine Bedeutung, weil hier selbst bei kleinen osmotischen Druckdifferenzen beträchtliche Wasserverschiebungen verursacht werden. So lassen sich nach einem Beispiel von Sollner u. a. (1955) mit isoosmotischen, 0,4 osmolaren Lösungen verschiedener Elektrolyte an selektiven Kollodiummembranen anomal-osmotische Flüssigkeitsverschiebungen in der Größenordnung von 8—30 cm³/100 cm²/h erreichen. Dies ist ein Mehrfaches der normalen intestinalen Wasserresorption. Auch für die Wasserrückresorption in der Niere könnten solche physiko-chemischen Mechanismen eine Rolle spielen. Hierüber ist aber noch wenig bekannt.

Für das Zustandekommen einer anomalen Osmose muß man annehmen, daß die Durchmesser der Membranporen nicht gleich groß sind. Engere Poren sind also etwas weiteren Poren benachbart. Entsprechend ist die Ionendurchgängigkeit dieser Poren untereinander verschieden groß. Hierdurch entstehen dann an den Porenöffnungen verschieden große elektromotorische Kräfte (E+ und e+). Diese erzeugen wiederum entlang ihrem elektrischen Feld eine Teilchenwanderung, z. B. von Natriumionen. Die wandernden Teilchen schleppen dann „elektroosmotisch" Wasser mit. Geht die Richtung der Teilchenwanderung in Richtung des normalen osmotischen Wasserstroms, so wird eine positiv-anomale Osmose erzeugt; eine entgegengesetzt gerichtete Teilchenbewegung reduziert hingegen den normalen osmotischen Wasserdurchtritt, ist also sinngemäß eine negativ-anomale Osmose. Wie schon angedeutet, muß dieser Mechanismus vor allem bei *akuten* Veränderungen der osmolaren Konzentrationen entlang der

Zellmembranen in Betracht gezogen werden. Zum Mechanismus s. a. bei SCHLÖGL (1955).

Eine weitere eingreifende Modifizierung erfährt die Osmometerfunktion von Zellen dann, wenn ein aktiver Stofftransport durch die Zellmembran hinzu kommt. Hier gibt uns der klassische Versuch von VERNEY aus dem Jahre 1948 ein treffendes Beispiel. VERNEY injizierte in die A. carotis von Hunden hypertonische Kochsalz- und Glucoselösungen. Beide Lösungen erzeugten den gleichen osmolaren Anstieg im Blut. In beiden Fällen hatte diese schnelle Erhöhung der extracellulären Osmolarität eine rapide Reduktion der Harnausscheidung zur Folge. VERNEY erklärte diese Reaktion mit einer Reizung von Osmoreceptoren und nachfolgender Ausschüttung von antidiuretischem Hormon. Ganz unterschiedlich dazu verläuft aber die Reaktion, wenn die Serumosmolarität langsam und anhaltend erhöht wurde. Mit der hypertonischen Kochsalzlösung tritt zwar der gleiche Effekt wie bei schneller Injektion ein; mit Glucose ändert sich dagegen die Diurese nicht, obwohl auch hierbei die extracelluläre Osmolarität vergleichbar ansteigt. Wie man sieht, spricht also der Osmoreceptor auf die gleiche Änderung der osmotischen Konzentration der Außenflüssigkeit *zeitlich* ganz verschieden an. Nach den Vorstellungen von der Semipermeabilität der Zellmembran müßte aber das Osmometer in *beiden* Fällen die *gleiche* Veränderung erleiden.

Wir haben nun die gleiche Versuchsanordnung gewählt und die cellulären Veränderungen an unserem Modell der roten Blutzelle untersucht (Abb. 3). Erhöhen wir durch Injektion einer hypertonischen Glucoselösung die Serumosmolarität, so nimmt der Wassergehalt der Zellen ganz entgegen der Erwartung deutlich zu. Dies ist darauf zurückzuführen, daß Glucose in den Zellraum eintritt, und zwar verhältnismäßig mehr, als dem extracellulären Konzentrationszuwachs entspricht, d. h. die Glucosekonzentrationsdifferenz von innen nach außen nimmt zu. Dieser Befund kann nicht durch einfache Diffusion von Glucose in das Zellinnere erklärt werden, hier muß ein aktiver Transportvorgang mitgewirkt haben. Die Einwanderung osmotisch aktiver Teilchen erhöht die Zellosmolarität und errichtet damit einen osmotischen Druckgradienten in dem Sinne, daß sekundär Wasser in die Zellen bis zum osmotischen Druckausgleich einströmt, und zwar trotz der erhöhten Glucosekonzentration im Blut. Die Injektion einer hypertonischen Glucoselösung hat also nicht eine Dehydratation der Erythrocyten, sondern eine Hyperhydratation der Zellen zur Folge, also das Gegenteil von dem, was bisher angenommen worden ist. Zur Kinetik des Glucosedurchtritts durch die Zellmembran s. b. LeFèvre (1954); Wilbrandt (1954); Rosenberg und Wilbrandt (1957).

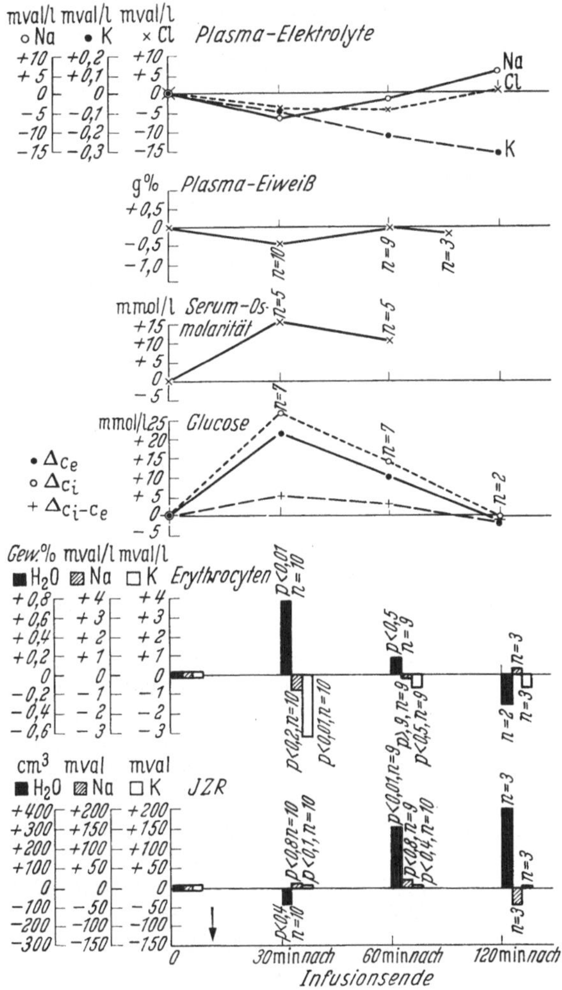

Abb. 3. Die Veränderungen des Wasser- und Elektrolytgehalts von Erythrocyten im Vergleich zur Wasser- und Elektrolytbilanz des gesamten Intracellulärraums nach Infusion 20—26%iger Glucoselösung (Mittelwerte aus 10 Versuchen). Man beachte den Einstrom von Wasser in die Zellen in Abhängigkeit von der Änderung der intra-extracellulären Glucosekonzentrationsdifferenz ($\Delta c_i - c_e$). (Aus Riecker und v. Bubnoff, 1959a)

Mit Hilfe der Chloridverteilung nach dem Vorgehen von ELKINTON und DANOWSKI (1955) haben wir gleichzeitig diese Wasserverschiebungen auch im gesamten Intracellulärraum des Organismus feststellen können. Die beobachteten Veränderungen sind groß genug, um mit dieser recht groben Methode Aussagen zuzulassen. Man erkennt weiter, daß der Wasser- und Glucoseeintritt in die Zellen hier etwas langsamer erfolgt im Vergleich zu den Erythrocyten. Daher bewirkt die erhöhte Osmolarität der extracellulären Flüssigkeit zunächst eine vorübergehende Zell*dehy*dratation. Diese Phase ist mit der schnellen Glucoseinjektion von VERNEY vergleichbar. Der hypothetische Osmoreceptor von VERNEY steht also nur kurz unter dem Einfluß der durch Glucose erhöhten Serumosmolarität, und zwar so lange, bis der aktive Glucosetransport einsetzt, der die Zellosmolarität erhöht und damit dem errichteten Konzentrationsgradienten entgegenwirkt. Einzelheiten s. b. RIECKER und v. BUBNOFF (1959a).

Erhöhen wir aber die Serumosmolarität mit Stoffen, die nicht oder viel langsamer als Glucose in die Zellen eindringen, wie z. B. mit Natriumionen, so tritt mit Ansteigen der Serumosmolarität eine Dehydratation der Zellen ein. Erst im Laufe von Stunden dringt auch Natrium bis zum vollständigen Verteilungsgleichgewicht in den Intracellulärraum des Organismus ein, wie EGGLETON (1951) und WOLF u. McDOWELL (1954) aus Bilanzversuchen schließen. Auch wir kamen mit der Berechnung der Chloridverteilung zu diesem Ergebnis.

Wir müssen aus diesen Versuchen schließen, daß Wasserverschiebungen zwischen Zellen und Extracellulärflüssigkeit nicht nur durch das Osmometerverhalten, sondern auch durch die Vorgänge bei der anomalen Osmose in Abhängigkeit von der Membranladung und durch Teilchentransporte durch die Zellmembran hervorgerufen werden. Dies bedeutet aber, daß die Serumosmolarität nur unter ganz bestimmten Bedingungen allein oder überwiegend das osmotisch wirksame Druckgefälle bestimmt. Dies gilt für Körperzellen im allgemeinen, muß aber auch für gewisse Receptorzellen angenommen werden.

Faktoren, die den cellulären Natrium- und Kaliumgehalt beeinflussen. Auch der Kationengehalt der Zellen ist von einer Vielzahl von Faktoren abhängig. Bekanntlich sind Zellmembranen für Proteine impermeabel und für Ionen selektiv permeabel. Dies führt zu charakteristischen Verteilungsordnungen der Ionen auf beiden Seiten der Membran, die wir Donnan-Gleichgewicht nennen. Dieses Donnansche Verteilungsgleichgewicht wird aber an der lebenden Zelle durch den ständigen, stoffwechselabhängigen,

aktiven Ionentransport gestört und hierdurch im Ungleichgewicht
gehalten. Ausdruck dieser ungleichen Ionen- und damit Ladungs-
verteilung ist das Membranpotential E. Beim Erythrocyten
läßt sich ein Biopotential von rund 10 mV errechnen, wie Marsden
u. Mitarb. (1958) neuerdings auch durch direkte Punktion nachweisen konnten. Der Ionenfluß an der Erythrocytenmembran beträgt nach Solomon (1952) für Natrium rund 3,0 mval/l/h und
für Kalium rund 2,0 mval/l/h. Am Muskel und Nerven betragen
die Umsetzungen dieser Ionen das Mehrhundertfache. Dementsprechend beträgt dort das Membranpotential 80—150 mV. Poten-
tialbestimmend ist am Erythrocyten außerdem noch die hohe
Anionenpermeabilität, wie man sie an anderen Zellen in diesem
Grade nicht kennt. Trotzdem sind die Natrium- und Kaliumkonzentrationen beim Menschen in den Erythrocyten ähnlich
denjenigen in den anderen Körperzellen, was für unsere Untersuchungen besonders wichtig ist.

Erst durch diesen aktiven Natrium-Kaliumtransport wird die
charakteristische Ionenzusammensetzung der Zelle aufrecht erhalten. Es hat sich eingebürgert, den intracellulären Na/K-Quo-
tienten als ein Resultat dieses Fließgleichgewichtes zu verwenden.
Er beträgt beim Menschen, wie bereits erwähnt, rund 0,20 (Tab. 1),
ist also viel niedriger als im Extracellulärraum (33,4). Alle jene Einflüsse, die zu einer Hemmung oder vollständigen Blockierung der
energieliefernden Prozesse führen und damit den Ionentransport
hemmen, verändern auch den Na/K-Quotienten. Hierher gehört
beispielsweise die Kühlung der Zellen, die Vergiftung mit Mono-
jodessigsäure oder Dinitrophenol und der Effekt cytostatischer
Substanzen, wie sie in der Klinik angewendet werden. Unter
solchen Einwirkungen steigt der Na/K-Quotient an, d. h. die
Zelle nähert sich wieder dem physiko-chemischen Gleichgewichtszustand. Der Na/K-Quotient hat sich in solchen Fällen als eine
sehr empfindliche Anzeige der Zellstoffwechselstörung erwiesen.
Die Folge der blockierten Natriumpumpe bedeutet weiter eine
Störung des sekundären Wassertransportes. Dann überwiegt der
Donnan-Druck und der Zellwassergehalt nimmt zu. Hierdurch
erklärt sich die bekannte Schwellung absterbender oder vergifteter
Zellen.

Daneben sind auch Änderungen der H^+-Ionenkonzentration
für den cellulären Elektrolytgehalt von Bedeutung. Die Abb. 4
zeigt die starke Verminderung des cellulären Natrium- *und* Kaliumgehaltes im Verlaufe einer experimentellen metabolischen Acidose.
Auch klinische Fälle metabolischer Acidose zeigen diese Verminderung des Zellkaliumgehaltes auch bei noch normalem

Serumkaliumspiegel. Die Normalisierung des Säure-Basenhaushaltes normalisiert auch den Zellkaliumgehalt wieder, was für die Behandlung klinischer Kaliummangelzustände von Bedeutung ist (v. BUBNOFF und RIECKER 1959b). S. auch DARROW (1957).

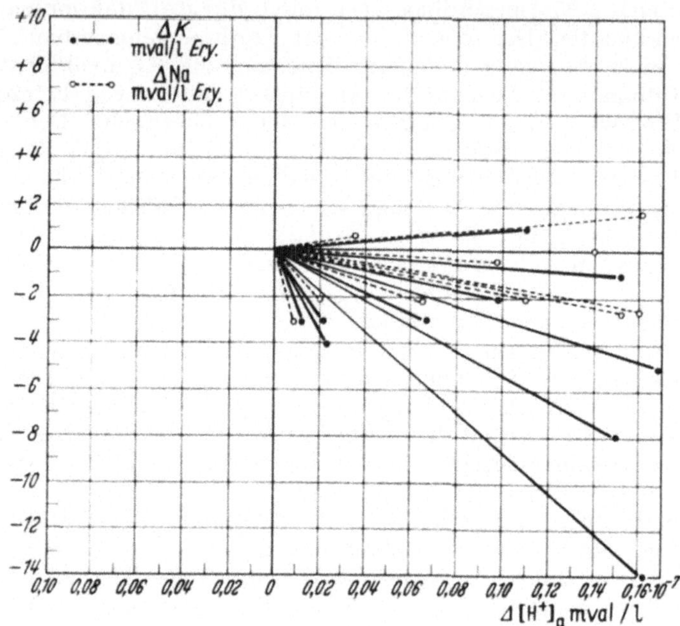

Abb. 4. Veränderungen des Natrium- und Kaliumgehalts der Erythrocyten in Abhängigkeit von der Wasserstoffionenkonzentration bei experimenteller metabolischer Acidose

Volumenregulation. Ausgehend von der Pathogenese des kardialen Ödems haben sich in den letzten Jahren verschiedene Arbeitsgruppen unserer Klinik mit dem Problem der sog. Volumenregulation beschäftigt. Die Gesamtflüssigkeit des Körpers setzt sich aus dem intracellulären, interstitiellen und intravasculären Flüssigkeitsvolumen zusammen. Wenn wir im folgenden von Volumenregulation sprechen, meinen wir damit die Regulation der intravasalen Flüssigkeit, da diese Größe durch ihren Einfluß auf das Funktionieren des Kreislaufs eine unmittelbare biologische Bedeutung hat. Die Einbeziehung der interstitiellen Flüssigkeit in die Volumenregulation, also der Versuch, die gesamte extracelluläre Flüssigkeit als Parameter für eine Volumenregulation zu betrachten, wie dies BARTTER (1958) getan hat, führt nicht zu brauchbaren Resultaten. SCHWIEGK (1959) betrachtet den interstitiellen Raum lediglich als ein „Überlaufgefäß" und Flüssigkeitsdepot des Blutkreislaufs.

Es war schon lange bekannt, daß eine Verkleinerung der Blutmenge mit einer Verminderung der Wasser-, Natrium- und Chloridausscheidung in der Niere einhergeht. Hierher gehört der Aderlaß, der Stehversuch, das Anlegen von Staubinden an die unteren Extremitäten und in der Klinik die Ascitespunktion. Diese Veränderungen der Wasser- und Natriumausscheidung können durch vorherige Bandagierung der Extremitäten, durch Eintauchen des Körpers in Wasser oder durch Blut- bzw. Flüssigkeitsinfusionen verhindert oder abgeschwächt werden (Literaturübersicht bei Schwiegk, 1959). Die renale Wasserretention folgt im allgemeinen einer renalen Natriumretention. Nach den Untersuchungen von Verney (1948) und nach den direkten Adiuretinbestimmungen im Plasma beim Menschen durch Buchborn (1957) wird nämlich die Adiuretinproduktion durch die effektive Serumosmolarität bestimmt. Die Natriumchlorid-Retention führt über einen Anstieg der Serumosmolarität zu einer gesteigerten Adiuretinproduktion und damit zur Wasserretention.

In den letzten Jahren ist nun vielfach gezeigt worden, daß diese volumenbedingte NaCl- und Wasserretention der Niere weniger über eine verkleinerte Filtrationsgröße der Niere zu erklären ist, als vielmehr durch eine vermehrte aktive Rückresorption am Nierentubulus. Dieser Vorgang ist mit der Aldosteronproduktion eng korreliert. Dies gilt für den Aderlaß (Fine, Meiselas und Auerbach, 1956; Wolff, Koczorek und Buchborn, 1956; Bartter, Bieglieri, Pronove und Delea, 1958), für das längere Stehen (Muller, Riondel und Mach, 1956; Wolff und Koczorek, 1959), für die Ascitespunktion (Wolff, Koczorek u. Buchborn 1956; Venning und Dyrenfurth, 1956) sowie für die Volumenverminderung beim chronischen Salzentzug (Bartter u. Mitarb., 1958). Bartter stellte auf Grund dieser Beobachtungen die Hypothese auf, daß die Aldosteronproduktion durch das extracelluläre Flüssigkeitsvolumen über noch unbekannte Volumenreceptoren gesteuert werde. Hierfür schienen Befunde von Gauer und Henry (1956), welche Dehnungsreceptoren im Bereich des linken Vorhofs fanden, zu sprechen.

Unser Arbeitskreis ist nun einem anderen möglichen Auslösungsmechanismus nachgegangen, um diese Verknüpfung von Volumenveränderungen im Kreislauf und hormonaler Beeinflussung der Nierenfunktion zu klären (s. a. Schwiegk, Riecker, Wolff und Koczorek, 1958). Eine Verminderung des Verhältnisses von Natrium zu Kalium in der Nahrung führt zu einer Erhöhung der Aldosteronproduktion (LUETSCHER und AXELRAD, 1954); umgekehrt führt Aldosteron zu einer Erhöhung des Natrium- und zu einer Verminderung des Kaliumbestandes im Organismus. Bei solchen Versuchen ändern sich die extracellulären Natrium- und Kaliumkonzentrationen nicht oder nur wenig. Es war daher daran zu denken, daß das Verhältnis Na/K in der *intra*cellulären Flüssigkeitsphase mit der Auslösung der Aldosteronproduktion in Zusammenhang steht. Wir haben dabei unterstellt, daß solche Veränderungen zwar ganz allgemein in den Zellen des Organismus ablaufen, aber in besonderen Receptorzellen oder gar in der Nebennierenrinde selbst die Aldosteronproduktion steuern können.

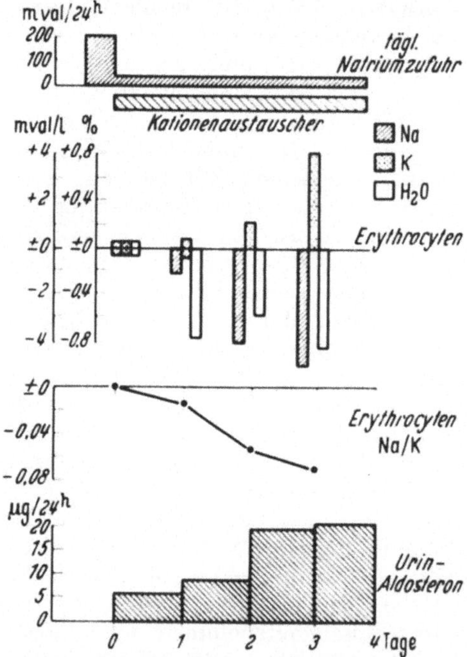

Abb. 5. Einfluß von chronischem Salzentzug auf die renale Aldosteronausscheidung und auf den Wasser- und Elektrolytgehalt von Erythrocyten. Beachte die Verminderung des Zellwassergehalts und des cellulären Na/K-Quotienten bei gleichzeitigem Anstieg der Aldosteronausscheidung im Urin. (Nach SCHWIEGK 1959)

Unsere Untersuchungen am Zellmodell des Erythrocyten zeigen nun, daß bei den verschiedensten Versuchen, die zu einer Verminderung der Blutmenge führen, im Sinne der genannten Arbeitshypothese der Na/K-Quotient dieser Zellen absinkt. Die Abb. 5 zeigt einen mehrtägigen Salzentzug durch Kationenaustauscher. Bereits am 1. Tag vermindert sich der Na/K-Quotient der Zellen und der Zellwassergehalt nimmt ab. In den folgenden Tagen werden diese Abweichungen noch deutlicher. Sie sind gefolgt von einem kontinuierlichen Anstieg der Aldosteronausscheidung im Urin. Insgesamt wurden 13 Versuchspersonen in gleicher Weise untersucht. Die Veränderungen des cellulären Na/K-Quotienten waren hierbei statistisch signifikant.

Ganz ähnlich nach 6stündigem passiven Stehen: hier war bei allen 8 untersuchten Personen ein Absinken des cellulären Na/K-Quotienten, gefolgt von einer gesteigerten Aldosteronausscheidung im Urin zu beobachten, wenngleich die Zellveränderungen bei dieser Versuchsanordnung geringgradiger waren.

Auch nach Blutentnahme von 300—500 cm³ bei insgesamt 7 Personen wurde die geschilderte zeitliche Abfolge von Zellveränderungen und Aldosteronausscheidung festgestellt. Die Abnahme des cellulären Natriumgehaltes und des Na/K-Quotienten hatte nach 24 Std. den maximalen Wert erreicht und war zu diesem Zeitpunkt statistisch signifikant.

Nach Ascitespunktion beobachteten wir die gleiche Veränderung. Durch das Nachströmen von Flüssigkeit in den Bauchraum kommt es hier gleichfalls zu einer Verminderung des Blutvolumens. Bei 5 Fällen kam es innerhalb der ersten 24 Std. zu einer deutlichen Verminderung des Natriumgehaltes und des Na/K-Quotienten; diese Veränderungen zeigten erst nach 2 Tagen rückläufige Tendenz. Die renale Aldosteronausscheidung nahm am 1.—3. Tage zu und blieb dann über längere Zeit deutlich erhöht. Einzelheiten s. b. Schwiegk (1959).

Diese Untersuchungen stützen unsere Arbeitshypothese, daß intracelluläre Elektrolytveränderungen als Auslöser der veränderten Aldosteronproduktion bei Verminderung des Blutvolumens zu diskutieren sind. Dies gibt eine plausible Erklärung für die durch zahlreiche Versuche gesicherte Korrelation von Volumenveränderungen im Kreislauf, Änderungen der Natrium- und Wasserausscheidung in der Niere und der Aldosteronproduktion. Es hat weiter den Anschein, als ob die nun erhöhte Steroidproduktion ihrerseits im Sinne einer Art Rückkopplung den Na/K-Quotienten der Zellen wieder normalisiert.

Es gibt noch andere Hinweise in der Literatur, die dafür sprechen, daß die Mineralocorticoide der Nebennierenrinde das Verhältnis von Na/K in den Zellen beeinflussen können. So ist beim primären Hyperaldosteronismus, also beim Connschen Syndrom, der Natriumgehalt der Muskelzellen deutlich erhöht (Chalmers

u. a., 1956; CONN, 1955; VAN BUCHEM u. a., 1956), ferner steigt unter Substitutionsbehandlung des M. Addison mit Aldosteron der Na/K-Quotient von Erythrocyten deutlich an (KOCZOREK u. a., 1959), ebenfalls unter Aldosterongaben nach experimenteller Adrenalektomie in den Muskelzellen (KRÜCK, 1959) und schließlich in vitro in Erythrocyten durch Hemmung des cellulären Natriumausstoßes (FRIEDMAN und FRIEDMAN, 1958).

Es mag heuristischen Wert haben, den Na/K-Quotienten von Zellen als auslösenden Parameter für die gesteigerte Aldosteronproduktion zu betrachten. Die auf S. 70 geschilderten Acidoseversuche haben aber weiter gezeigt, daß Änderungen der H^+-Ionenkonzentration den Zellkationengehalt beeinflussen. Nach den Gesetzmäßigkeiten der Ionenverteilung an biologischen Grenzflächen wirken sich umgekehrt Veränderungen der Na-Ionenverteilung zwangsläufig auch auf die Verteilung der übrigen Ionen, z. B. Kalium- und Wasserstoffionen, aus (Abb. 4). Es ist daher möglich, daß das Zell-p_H für die Auslösung der Aldosteronproduktion eine Rolle spielt. Hierauf weist ein Versuch von KOCZOREK und WOLFF (1959) hin, die bei experimenteller NH_4Cl-Acidose bei 3 Versuchspersonen neben der Verminderung des Na/K-Quotienten eine beträchtliche Mehrausscheidung von Aldosteron fanden. Umgekehrt konnten wir bei Verabreichung von 100 mg DOCA bei gesunden Versuchspersonen eine metabolische Alkalose erzeugen; auch beim primären Hyperaldosteronismus wurden p_H-Verschiebungen in alkalischer Richtung beobachtet (CONN, 1955; BERNING, RAUSCH-STROOMANN und SAUER 1958).

Es war unsere Absicht, am Modell der roten Blutzelle die Beteiligung des intracellulären Wasser- und Elektrolytstoffwechsels bei bestimmten allgemeinen Zustandsänderungen des Organismus darzustellen. Wichtig erscheint uns die Feststellung, daß die extracellulären Konzentrationsveränderungen noch keinen Einblick in die Verhältnisse des Intracellulärraumes gestatten; erst die Kenntnis der Ionenverteilung und der osmotischen Vorgänge an der Zellmembran erlaubt eine genauere Beurteilung der jeweiligen Stoffwechselsituation. Ferner sind solche intracellulären Vorgänge für die Wechselwirkung zwischen Nierenfunktion und übrigem System von Bedeutung. Die Zellmembran des Erythrocyten des Menschen eignet sich für solche grundlegenden Studien über Grenzflächenprobleme sehr gut und ist an diesen elementaren Zellfunktionen in ähnlicher Weise beteiligt wie andere Zellen; sie kann daher als einfaches Modell für derartige, sonst kaum durchführbare Untersuchungen benutzt werden.

Zusammenfassung

1. Unter verschiedenen experimentellen und klinischen Zustandsänderungen wurde der Natrium-, Kalium- und Wassergehalt von Erythrocyten untersucht. Der Wasser- und Elektrolytgehalt der roten Blutzelle weicht erheblich von der Zusammensetzung der extracellulären Flüssigkeit ab und ist demjenigen anderer Körperzellen sehr ähnlich. Die physiologischen Schwankungen sind gering (Na $16,4 \pm 0,3$ mval/l; K $81,1 \pm 0,96$ mval/l; H_2O $65,7 \pm 0,17$ Gew.-%).

2. Bei der einfachen Wasserbelastung gehorchen die Zellen der Osmometerfunktion; bei Erhöhung der Serumosmolarität durch Glucose kommt es nicht zur Zelldehydratation, sondern als Folge des aktiven Glucosetransportes durch die Zellmembran zu einem erhöhten Wassergehalt der Zelle. Die physiologische Bedeutung dieser Befunde wird am Beispiel des Osmoreceptors von Verney diskutiert.

3. Der Kationengehalt von Zellen wird von physiologisch-chemischen Verteilungsordnungen und vom aktiven, stoffwechselabhängigen Ionentransport bestimmt. Der Na/K-Quotient der Zelle (Normalwert $0,20 \pm 0,0087$) hat sich als brauchbarer Indicator für Änderungen des Fließgleichgewichtes der Kationenverteilung an Zellmembranen erwiesen. Hemmung der energieliefernden Prozesse, Einflüsse durch Steroide und Veränderungen der intracellulären H^+-Ionenkonzentration beeinflussen den cellulären Kationengehalt.

4. In weiteren Versuchen wurden die cellulären Wasser- und Elektrolytveränderungen bei Verminderung des Blutvolumens (Aderlaß, Stehversuch, Salzentzug, Ascitespunktion) untersucht. Dabei fanden wir, daß dem Anstieg der Aldosteronausscheidung im Urin regelmäßig ein Absinken des cellulären Na/K-Quotienten voranging. Diese Versuchsergebnisse stützen die Arbeitshypothese von Schwiegk, daß Veränderungen metabolischer Natur in noch unbekannten Receptorzellen die Aldosteronproduktion auslösen.

Summary

1. The sodium, potassium, and water content of the erythrocytes was investigated under various experimental and clinical conditions. The water and electrolyte content of the red blood corpuscles differs considerably from the composition of the extracellular fluid and closely resembles that of other cells in body. The physiological fluctuations are very small (Na 16.4 ± 0.3 mval/l.; K 81.1 ± 0.96 mval/l.; H_2O 65.7 ± 0.17 weight %).

2. When a simple water load is imposed, the cells function as an osmometer; when the serum osmolarity is increased with glucose, this results not in dehydration of the cell, but in a rise in its water content due to the active transport of glucose through the cell membrane. The physiological significance of these findings is discussed by reference to the example of Verney's osmoreceptor.

3. The cation content of the cells is determined by physiological chemical mechanisms governing the distribution of the cations and by the active transport of ions which depends on metabolism. The Na/K quotient of the cell (normal value 0.20 ± 0.0087) has proved a useful indicator of differences in the flow balance of the cations. Inhibition of the energy-supplying processes, influences due to steroids, and changes in the intracellular H^+ ion concentration affect the cation content of the cells.

4. In further experiments, alterations in the water and electrolyte content of the cell were studied in response to diminution of the blood volume (venesection, standing test, salt withdrawal, ascites paracentesis). We found that the rise in urinary aldosterone excretion was invariably preceded by a decrease in the cellular Na/K quotient. The results of these experiments afford evidence in favour of SCHWIEGK's working hypothesis that aldosterone production is precipitated by changes of a metabolic nature in receptor cells as yet unidentified.

Résumé

1. Les auteurs ont étudié la teneur des érythrocytes en sodium, potassium et eau dans diverses conditions expérimentales et cliniques. La teneur des érythrocytes en eau et en électrolytes est très différente de celle du liquide extra-cellulaire et ressemble beaucoup à celle d'autres cellules de l'organisme. Les variations physiologiques sont faibles (Na $16,4 \pm 0,3$ mval/l; K $81,1 \pm \pm 0,96$ mval/l; H_2O $65,7 \pm 0,17$ poids %).

2. En cas de surcharge hydrique simple, les cellules obéissent à la fonction osmométrique; lorsqu'on augmente l'osmolarité du sérum par du glucose, il n'y a pas de déshydratation cellulaire, mais — par suite du transport actif de glucose à travers la membrane cellulaire — une augmentation de la teneur cellulaire en eau. La signification physiologique de ces constatations est examinée en se fondant sur l'exemple des osmorécepteurs de VERNEY.

3. Le taux des cations dans les cellules est déterminé par des mécanismes de répartition chimio-physiologiques et par le transport actif d'ions en rapport direct avec le métabolisme. Le quotient Na/K de la cellule (chiffre normal: $0,20 \pm 0,0087$) s'est révélé un bon indice des modifications de l'équilibre fluide des cations. Une inhibition des processus énergétiques, l'effet des stéroïdes et des modifications de la concentration intracellulaire des ions H^+ modifient le taux des cations dans la cellule.

4. Dans d'autres expériences, les auteurs ont étudié les modifications cellulaires de l'eau et des électrolytes lorsque le volume du sang diminue (saignée, test orthostatique, privation de sel, ponction d'ascite). Ils ont trouvé que l'augmentation de l'excrétion urinaire d'aldostérone est régulièrement précédée d'une baisse des quotients cellulaires Na/K. Les résultats de ces expériences confirment l'hypothèse de travail de SCHWIEGK, d'après laquelle des modifications de nature métabolique déclenchent la production d'aldostérone dans des cellules réceptrices encore inconnues.

Literatur

BARTTER, F. C., E. G. BIGLIERI, P. PRONOVE and C. S. DELEA: In: An International Symposium on Aldosterone. Hg.: A. F. MULLER and C. M. O'CONNOR. London: Churchill 1958, p. 100. — BARTTER, F. C., G. W. LITTLE, L. L. DUNCAN and C. S. DELEA: J. Clin. Invest. **35**, 688 (1956). — H. BERNING, J. G. RAUSCH-STROOMANN u. H. SAUER: Dtsch. med. Wschr. **83**, 785 (1958). — BUBNOFF, M. v., u. G. RIECKER: (a) Biochem. Zschr. 1959 (im Druck). (b) 1959, in Vorbereitung. — BUCHBORN, E.: Klin. Wschr. **35**, 717 (1957). — BUCHEM, F. S. P. VAN, H. DOORENBOS and H. S. ELINGS: Lancet 1956 II, 235.
CHALMERS, T. M., M. G. FITZGERALD, A. H. JAMES and H. SCARBOROUGH: Lancet 1956 I, 127. — CONN, J. W.: J. Laborat. Clin. Med. **45**, 3 (1955); **45**, 661 (1955).

Darrow, D. C.: J. Pediatr. **26**, 519 (1945); in: Metabolic Aspects of transport across cell membranes. Madison: The University of Wisconsin Press, 1957, p. 23.

Eggleton, M. G.: J. Physiol. **115**, 482 (1951). — Elkinton, J. R., and T. S. Danowski: The body fluids. Baltimore: Williams and Wilkins 1955.

Fine, D., L. E. Meiselas and Ch. Auerbach: Clin. Res. Proc. **4**, 126 (1956). — Friedman, S. M., and C. L. Friedman: Experientia (Basel) **14**, 1 (1958).

Gauer, O. H., u. J. P. Henry: Klin. Wschr. **34**, 356 (1956).

Koczorek, Kh. R., J. Karl, G. Riecker, M. Eicke u. H. P. Wolff: Dtsch. med. Wschr. **84**, 1134 (1959). — Koczorek, Kh. R., u. H. P. Wolff: Unveröffentlicht 1959. — Krück, F.: Klin. Wschr. **37** (1959) (im Druck).

Le Fèvre, P. G.: In: Active transport and secretion. Symposia No. 8, Soc. Exper. Biol. (Bangor, July 1953). Cambridge: Acad. Press 1954, p. 118. — Luetscher, J. A., and B. J. Axelrad: Proc. Soc. Exper. Biol. Med. **87**, 650 (1954).

Maizels, M.: In: Active transport and secretion. Symposia No. 8. Soc. Exper. Biol. (Bangor, July 1953). Cambridge: Acad. Press 1954, p. 202. — Marsden and Neihoff: Meeting Uppsala Med. Soc. 1958. — Muller, A. F., A. M. Riondel and R. S. Mach: Lancet **1956** I, 831.

Nichols, G., u. N. Nichols: J. Clin. Invest. **32**, 113 (1953).

Riecker, G.: Klin. Wschr. **35**, 1158 (1957) — Riecker, G. u. M. v. Bubnoff: Klin. Wschr. **36**, 556 (1958); (a) **37**, 18 (1959). (b) Zschr. exper. Med. **132**, 102 (1959). — Rosenberg, Th., u. W. Wilbrandt: Helvet. physiol. pharmacol. acta **15**, 168 (1957). — Roughton, F. J. W.: Handbook of respiratory Physiology. Randolph Field. Texas 1954.

Schlögl, R.: Zschr. physik. Chem., N. F. **3**, 73 (1955). — Schwiegk, H.: Verh. Dtsch. Ges. Kreisl.-forsch., 1956; 1959. — Schwiegk, H., G. Riecker, H. P. Wolff u. Kh. R. Koczorek: Internat. Kongr. Biochemie, Wien, Sept. 1958. — Slyke, D. D. van, H. Wu and F. C. McLean: J. Biol. Chem. **56**, 765 (1923). — Sollner, K., Sh. Dray, E. Grim and R. Neihof: In: Electrochemistry in Biology and Medicine. New York: John Wiley & Sons, Inc./London: Chapman & Hall 1955. — Solomon, A. K.: J. Gen. Physiol. **36**, 57 (1952/53). — Streeten, D. H. P., u. G. W. Thorn: J. Laborat. Clin. Med. **49**, 661 (1957).

Ussing, H. H.: In: Ion transport across membranes. New York: Academic Press 1954.

Venning, E. H., and I. Dyrenfurth: J. Clin. Endocr. **16**, 426 (1956). — Verney, E. B.: Naunyn-Schmiedebergs Arch. exper. Path. **205**, 387 (1948).

Wilbrandt, W.: Pflügers Arch. Physiol. **241**, 302 (1939). In: Hoppe-Seyler-Thierfelders Handbuch der physiologisch-und pathologisch-chemischen Analyse etc. 10. Aufl., Bd. II, Berlin 1955, p. 49; Schweiz. med. Wschr. **89**, 363, 1959. — Wolf, A. V., and M. E. McDowell: Amer. J. Physiol. **176**, 207 (1954). — Wolff, H. P., u. Kh. R. Koczorek: Persönliche Mitt. 1959. — Wolff, H. P., Kh. R. Koczorek u. E. Buchborn: Verh. Dtsch. Ges. inn. Med. **62**, 480 (1956); Schweiz. med. Wschr. **87**, 163 (1957); In: An International Symposium on Aldosterone. Hg.: A. F. Muller and C. M. O'Connor. London: Churchill 1958, p 183.

Diskussion

HOLTMEIER: Haben Sie Kationenaustauscher benutzt, in denen Kalium vorhanden war? Wenn Sie bei Untersuchungen des Na^+/K^+-Quotienten gleichzeitig mit Kationenaustauschern arbeiten, muß man skeptisch sein.

RIECKER: Es wurden NH_4-beladene oder K-beladene Austauschersubstanzen verwendet. Bei beiden sind die Veränderungen gleichartig.

HOLTMEIER: Haben Sie Stuhluntersuchungen gemacht bzw. vollständige Mineralbilanzen, um die Kationenaustauscherwirkung zu kontrollieren?

RIECKER: Es handelt sich hierbei nicht um Bilanzuntersuchungen, sondern ausschließlich um Erythrocytenanalysen während eines Natriumentzuges. Die Tatsache des verminderten Natriumbestandes geht aus dem Absinken der Serum-Natriumkonzentration und der stark verminderten Urinnatriumausscheidung hervor.

HERKEN: Was führt denn nun nach Ihrer Ansicht primär zu der Veränderung des Na/K-Quotienten? Und welche Möglichkeiten haben Sie, diese Differenzen so genau zu messen? Sie haben ja vorhin gesagt, daß Sie den Plasmafehler mit Inulin bestimmt und 2,25% gefunden haben, das ist also etwas mehr, als ØRSKOV bei seinen Versuchen angegeben hat (1,7). Tritt nicht mit der Veränderung des Na/K-Quotienten auch eine Quellung der Erythrocyten ein? Haben Sie das alles mit berücksichtigt? Entsteht dadurch nicht eine große Unsicherheit bei der Auswertung?

RIECKER: Der Analysenfehler durch beigemischtes Plasma beträgt bei unserer Methodik im Mittel 2,28 Vol.-% ($s = \pm 0,44$). Dieser Analysenfehler geht in die berechnete Gesamtstreuung der Wasser- und Elektrolytanalyse mit ein. Die normalen Schwankungen des Natrium-, Kalium- und Wassergehaltes in Erythrocyten sind sehr klein (Na $\pm$ 0,30 mval/l; K $\pm$ 0,96 mval/l; Na/K $\pm$ 0,0087; H_2O $\pm$ 0,17 Gew.-%).

HERKEN: Die Erythrocyten werden gewaschen?

RIECKER: Die Erythrocyten werden innerhalb 15 min nach Entnahme aus dem Armvenenblut aufgearbeitet. Sie werden nicht gewaschen, weil sich dabei die Wasser- und Elektrolytkonzentration in den Zellen ändern könnte. Deshalb sind wir auf die erwähnte genaue Bestimmung des Plasmafehlers angewiesen. Die mitgeteilten Werte sind unkorrigierte Werte.

HERKEN: Ich hätte gern noch eine Antwort auf meine erste Frage, welche Störungen nach Ihrer Ansicht zu der Veränderung des Na/K-Quotienten führen, ich meine damit den auslösenden Faktor.

RIECKER: Zur Frage, welche zeitliche Folge bei den Veränderungen nach Aderlaß, Stehen, Ascitespunktion besteht: Die Abbildungen zeigten deutlich, daß zuerst der Natriumgehalt bzw. der Na/K-Quotient absinken und Stunden bis Tage danach die Aldosteronausscheidung ansteigt. Es handelt sich dabei um eine durchgehende zeitliche Korrelation zwischen Zellveränderung und Hormonausscheidung. Wie gesagt, wir nehmen als Arbeitshypothese an, daß ähnliche Veränderungen auch in anderen Zellen des Organismus, z. B. in noch unbekannten Receptorzellen oder in den Zellen der NNR selbst, ablaufen und als Auslöser der Hormonproduktion wirken können. Es wäre auch denkbar, daß neben dem Verhältnis einzelner Kationen zueinander, wie dem Na/K-Quotienten, die absoluten Kationenkonzentrationen oder intracelluläre p_H-Veränderungen auslösend auf die

Hormonproduktion wirken. Andererseits wirken sich p_H-Veränderungen auch auf die Zellelektrolytbestände aus, wie unsere Versuche zeigten und es schon lange bekannt ist.

SCHWIEGK: Wenn ich die Frage von Herrn HERKEN noch etwas ergänzend beantworten darf: Herr RIECKER hat gezeigt, daß für diese intracellulären Änderungen sehr verschiedene Ursachen in Frage kommen können. Beim Wasserversuch handelt es sich im wesentlichen um osmotische Vorgänge, die eine Wassereinwanderung in die Erythrocyten zur Folge haben. Nach Glucoseinfusion kommt es zu einem aktiven Transport von Glucose in die Erythrocyten, dabei wieder aus osmotischen Gründen zu einem Wassereinstrom. Bei der Acidose kommt es zu Veränderungen des Zell-p_H und damit zu Veränderungen der Eiweißdissoziation, die zu charakteristischen Verteilungsänderungen der Ionen auf beiden Seiten der Zellmembran führen, nach Maßgabe der Donnan-Regeln. Dadurch verlassen Natrium und Kalium die Zelle in einem Verhältnis, das zu einem Absinken des Na/K-Quotienten führt. Dem Absinken des Na/K-Quotienten in der Zelle folgt ein Anstieg der Aldosteronausscheidung. Bei Volumenverkleinerungen im Kreislauf, also nach Aderlaß, im Stehversuch, nach Ascitespunktion, nach Salzentzug, bei Kollapszuständen, z. B. nach Herzinfarkt, nach Operationen gehen Natrium und Wasser aus den Zellen heraus, der intracelluläre Na/K-Quotient sinkt ab. Alle diese Volumenverkleinerungen im Kreislauf sind von einem Anstieg der Aldosteronausscheidung gefolgt, wie von unserer Arbeitsgruppe und von anderen Untersuchern gezeigt worden ist. Gleichzeitig nimmt bei all diesen Volumenverkleinerungen die Natrium- und Wasserausscheidung in der Niere ab. Diese Änderungen der Nierenfunktion sind, wie von zahlreichen Autoren sorgfältig untersucht worden ist, nicht durch Veränderungen des Glomerulumfiltrates, sondern nur durch Veränderung der Wasser- und Natriumrückresorption zu erklären, die wiederum durch Aldosteron und Adiuretin gesteuert wird. An der Tatsache, daß die vermehrte Natriumretention in der Niere unter diesen Umständen durch eine vermehrte Aldosteronproduktion zu erklären ist, ist nach den vielen vorliegenden Untersuchungen kein Zweifel. Offen ist, auf welche Weise diese vermehrte Aldosteronproduktion ausgelöst ist. Hierfür bieten sich als Erklärung einmal die noch hypothetischen Volumenreceptoren verschiedenster Lokalisation an, die H. SMITH im vorigen Jahr ausführlich diskutiert hat. Das wäre eine rein hämodynamische Erklärung dieser Vorgänge. Nachdem von RIECKER und v. BUBNOFF festgestellt worden ist, daß bei diesen Volumenveränderungen im Kreislauf aus Gründen des intraextracellulären Wasser- und Elektrolytaustausches intracelluläre Veränderungen des Natriumgehaltes, des Wassergehaltes und des Na/K-Quotienten eintreten, haben wir uns die Frage vorgelegt, ob nicht auch diese intracellulären Veränderungen — Receptoren sind ja auch Zellen — die Aldosteronproduktion steuern könnten. Die genannten Vorgänge verlaufen ja einheitlich so, daß die Abnahme des Natriumgehaltes, des Na/K-Quotienten und des p_H in den Erythrocyten in Korrelation steht zur gesteigerten Aldosteronproduktion. Von den Mineralocorticoiden, also auch vom Aldosteron, wissen wir ja eines sicher, daß sie die Natrium- und Kaliumbestände des Organismus und die Natrium- und Kaliumausscheidung in der Niere ändern. Es liegt daher die Arbeitshypothese nahe, daß Veränderungen des Natrium- und Kaliumgehaltes der Zellen, und damit auch bestimmter Receptorzellen, die Aldosteronproduktion ändern, zumal da in den genannten Untersuchungen festgestellt worden ist, daß die bei Volumenverkleinerungen auftretende Verkleinerung des Natriumgehaltes, des Na/K-Quotienten und des p_H in Korrelation steht mit einer vermehrten Aldosteronproduktion. Bei allen derartigen Zuständen mit Verkleinerung der Blutmenge kommt es zur Abnahme des Minutenvolumens und der Organdurchblutung, damit zur auch im Serum nachweisbaren Verschiebung des p_H in Richtung zur Acidose, die sich auch — wie Herr RIECKER nachgewiesen hat — auf die Erythrocyten überträgt. Es ist damit eine Brücke geschlagen zwischen Volumenveränderungen im Kreislauf und Elektrolyt- und p_H-Veränderungen in den Zellen.

HERKEN: Ich sehe noch keine rechte Brücke zwischen diesen Vorgängen. Ich weiß nicht, ob es zweckmäßig ist, in diesem Zusammenhang über Volumenreceptoren zu diskutieren, zumal man beim Ödem die etwas umständliche Annahme machen müßte, daß diese Volumenreceptoren versagen. Mir ist Folgendes noch nicht ganz klar. Wenn Sie sagen, daß bestimmte Veränderungen im p_H für die Natriumeinwanderung und die Kaliumauswanderung verantwortlich zu machen sind, dann sehe ich noch keine rechte Beziehung zum Aldosteron, oder soll die Änderung der Wasserstoffionenkonzentration ursächliche Bedeutung für die Steigerung der Aldosteronproduktion haben?

SCHWIEGK: Wir diskutieren als Arbeitshypothese, daß die intracellulären Veränderungen entweder des Natrium- oder des Na/K-Quotienten oder des p_H die Aldosteronproduktion steuern.

KUSCHINSKY: Wenn auch die Erythrocyten als Zellmodell in vielen Fällen ausgezeichnet brauchbar sind, sollte man doch an ein paar Besonderheiten denken. Herr RIECKER hat selbst schon darauf hingewiesen, daß das Membranpotential in der Gegend von 8 mV liegt, während eine Muskelzelle 80 mV hat. Noch schwerwiegender ist der große Unterschied im Chloridgehalt. Während man sonst im ganzen Körper damit rechnet, daß intracellulär praktisch kein Chlorid vorkommt, sind hier Chlorionen vorhanden. Man sollte deshalb mit einer Übertragung von Schlußfolgerungen auf andere Zellen sehr vorsichtig sein.

Sie erwähnen ferner den Versuch von VERNEY, der bei intravenöser Infusion von Glucose keinen Erfolg hatte, weil die Glucose so schnell in die Zellen geht. Ich möchte einwenden, daß sie vielleicht so schnell in die Zellen geht, daß sie gar nicht oben an die Receptoren kommt, weil sie unterwegs schon in die Zellen gegangen ist. Hat man den Glucoseabfall gemessen?

RIECKER: Es ist richtig, daß die Anionenpermeabilität am Erythrocyten eine andere ist als beispielsweise an Muskelzellen. Vergleichbar sind aber die stationären Kationenkonzentrationen und die Eigenart aktiver Ionentransporte, wenngleich quantitativ verschieden.

Der Glucoseabfall nach einer hypertonischen Glucoseinfusion dauert mehr als 60′. Dies bedeutet, daß auch bei langsamer intravenöser Infusion eine erhöhte Glucosekonzentration die zentralen Osmoreceptoren erreicht.

GROSS: Wenn wir über extra- und intracelluläre Elektrolytverteilung sprechen, dann müssen wir uns klar darüber sein, daß die Elektrolytverteilung in den verschiedenen Zellen nicht gleich ist, sondern daß wir in verschiedenen Geweben ganz verschiedene Elektrolytkonzentrationen haben. Dies gilt besonders für Natrium und Kalium. Wenn man am Tier vergleichend unter besonderen Belastungen, z. B. mit Kochsalz und mit Desoxycorticosteron, verschiedene Gewebe analysiert, so findet man stark abweichende Verhältnisse. Wir haben Aorta, Skeletmuskel, Herzmuskel und Niere untersucht. Dabei können sogar gleiche Gewebe Verschiedenheiten aufweisen, z. B. einzelne Skeletmuskeln. Es ist also keineswegs so, daß in jeder Zelle mit den gleichen Verhältnissen zu rechnen ist. Eine nicht differenzierte Bindegewebszelle oder ein Erythrocyt verhält sich ganz anders als eine Nervenzelle oder eine Muskelzelle, bei der für die spezifische Funktion die Aufrechterhaltung eines extra-intracellulären Kationengradienten entscheidend ist. Bei den Erythrocyten ist gerade der Kationengehalt sehr unspezifisch bzw. spielt für deren Funktion keine Rolle. Bei verschiedenen Tierarten, wie Hund oder Rind, ist der Kationengehalt der Erythrocyten praktisch gleich dem des Plasmas, und sogar verschiedene Rassen, z. B. von Schafen, verhalten sich unterschiedlich. Eine Schafrasse zeigt ähnliche Werte wie der Mensch, und eine andere verhält sich wie der Hund. Teilweise ändert sich die Kationenzusammensetzung der Erythrocyten auch in den ersten Wochen nach der Geburt.

Ich frage mich daher, ob der Erythrocyt als Zelle nicht gerade ein besonders ungünstiges Beispiel für die Beurteilung des Kationenaustausches in vivo ist, weil es offenbar für seine spezifische Funktion des Sauerstofftransportes gleichgültig ist, daß das Na/K-Verhältnis in der Zelle konstant gehalten wird.

Und dann habe ich noch eine Frage an Sie: Was passiert, wenn Sie beim Normalen, wo Sie finden, daß unter den Bedingungen, unter denen die endogene Aldosteronproduktion gesteigert ist, auch der Natriumgehalt der Erythrocyten ansteigt, was passiert, wenn Sie dann Aldosteron langsam infundieren und damit ähnliche Verhältnisse schaffen wie bei endogener Sekretionssteigerung?

Riecker: Es liegt uns vollkommen fern, den Wasser- und Elektrolytstoffwechsel von Erythrocyten in jeder Einzelheit dem anderer Körperzellen gleichzusetzen. Wir dürfen aber annehmen, daß diese Elementarvorgänge des Ionentransportes und der osmotischen Wasserbewegungen ganz ähnlich denjenigen sind, wie wir sie von anderen Zellen kennen. Ich erinnere an die Untersuchungen von Wilbrandt, Solomon und zahlreichen anderen aus alter und neuerer Zeit. Unterschiede gegenüber anderen Zellen bestehen vor allem hinsichtlich der Art der energieliefernden Prozesse, der Größe des Membranpotentials (am Erythrocyten etwa 10 mV, an Nervenzellen über 100 mV), der Anionenpermeabilität und der aktiven Ionenumsetzungen. So beträgt beispielsweise der Natriumefflux am Erythrocyten rund 3 mval/l/Std., an Muskelzellen das Hundertfache, an Nierentubuluszellen das Tausendfache (Ussing). So werden Erythrocyten z. B. langsamer reagieren als die genannten anderen Zellen. Die rote Blutzelle erscheint uns aber wie den anderen Untersuchern geeignet, die elementaren Vorgänge der Ionenverteilung und des osmotischen Gleichgewichtes an biologischen Grenzflächen zu studieren, vor allem angesichts der Tatsache, daß andere Methoden, das Zellmilieu beim Menschen exakt zu untersuchen, praktisch nicht zur Verfügung stehen. Ich habe bereits darauf hingewiesen, daß bei Untersuchungen von Gewebezellen die Beimischung von extracellulärer Flüssigkeit für chemische Analysen die größten Schwierigkeiten bietet. Ich darf daran erinnern, daß sogar das Froschhautmodell von Ussing entscheidende Einsichten bezüglich des Kationentransportes durch Zellmembranen gegeben hat. Deshalb werden Erythrocyten für die Bearbeitung derartiger Fragen in steigendem Maße verwendet.

Ich muß leider Ihrer Behauptung widersprechen, daß der Kationengehalt der roten Blutzellen für ihre Funktion unwichtig sei und daher nicht konstant erhalten zu werden braucht im Vergleich zu anderen Körperzellen. Jeder protein- und ionenhaltige Inhalt eines membranumschlossenen Flüssigkeitsvolumens übt auf Grund der Donnan-Verteilung von Ionen einen osmotischen Überdruck gegenüber der Außenflüssigkeit aus. Dies ist der sog. Donnan-Druck. Er würde zum dauernden Anschwellen der Zellen führen, wenn nicht ein stoffwechselabhängiger Teilchentransport in den extracellulären Flüssigkeitsraum stattfinden würde, der diesem osmotischen Zellinnendruck entgegenwirkt. Erst hierdurch ist ein konstanter Wassergehalt von Zellen, auch der roten Blutzelle, physikalisch-chemisch gewährleistet.

Die Kationenkonzentrationen des menschlichen Erythrocyten sind von der Zusammensetzung der extracellulären Flüssigkeit weitgehend unabhängig. Dieses Ungleichgewicht wird an der roten Zelle durch den Stoffwechsel aufrechterhalten. Auch hierin gleichen sich die meisten Zellen untereinander. Bei Patienten mit niedrigem Natriumgehalt des Serums, z. B. als Folge einer schweren Herzinsuffizienz, können wir abnorm hohe Natriumkonzentrationen in den Erythrocyten antreffen. Jedenfalls spiegelt der Kationengehalt der roten Blutzelle beim Menschen *nicht* einfach die extracellulären Veränderungen wider. Das ist bei bestimmten Tierrassen verschieden. Hundeerythrocyten haben einen sehr niedrigen Energieumsatz, kernhaltige Vogelerythrocyten einen hohen. Die menschlichen Erythrocyten liegen offenbar in der Mitte.

Nebennierenrindensteroide wirken beim gesunden Menschen erst in hoher Dosierung auf die Natriumausscheidung in der Niere und auf den Natriumgehalt der Erythrocyten. Mit Aldosteron konnten wir eine leichte, wenngleich statistisch signifikante Erhöhung des Na/K-Verhältnisses in einem Dosisbereich von 0,5—3,0 mg erreichen. Hierbei war die Natriumausscheidung im Urin leicht, aber verwertbar vermindert. Um mit DOCA dieselben Veränderungen zu erzielen, muß man Dosen bis zu 100 mg verabreichen.

SCHWIEGK: Ich darf vielleicht ganz kurz auch noch etwas dazu sagen, damit nicht die Meinung entsteht, daß wir glauben, vom Erythrocyten aus könne man die ganze Welt erklären. Aber es ist einfach so, daß sich vom Menschen kein anderes Zellmaterial gewinnen läßt, das weitgehend frei von extracellulärer Flüssigkeit ist. Wenn Sie Muskulatur exstirpieren, dann machen Sie zuerst eine Novocaininjektion, dann holen Sie das Stück heraus; vorher müssen Sie aber, um überhaupt etwas aussagen zu können, Inulin injiziert haben, damit Sie den Inulinraum in diesem Muskelstück bestimmen können. Erst dann läßt sich die intracelluläre Na/K-Konzentration ermitteln. Und wie oft können Sie einem Menschen ein Stück Muskel herausschneiden oder ein Stück von der Niere herausnehmen ? Wenn man solche Versuche machen will, muß man zunächst nach einem Modell suchen, das zugänglich ist, und man muß unterstellen, daß gewisse Elementarfunktionen gemeinsam vorhanden sind. Und dazu gehört ja seit der Zeit, wo sich irgendein Lebewesen im Meerwasser vor Jahrmilliarden gebildet hat, die Wasser- und Salzregulation. Dies sind ja ganz elementare Prozesse; die einen untersuchen es an der Kartoffelscheibe, weil es bei den Pflanzen auch so ist, die anderen an Erythrocyten und andere machen Bilanzversuche, die technisch noch schwieriger sind. Derartige Untersuchungen sind auch am Tier nicht ohne störende operative Eingriffe zu machen.

HUNGERLAND: Ich habe mich gefreut, daß Sie auf das Hirnödem hingewiesen haben, dessen Behandlung mit hypertonischen Glucoselösungen immer wieder geübt wird, obwohl der Neurochirurg bei direkter Beobachtung keine Wirkung beobachten kann. Aber es ist doch auch so, daß bei dieser Behandlungsform der eine oder andere gelegentlich doch den Eindruck einer günstigen Wirkung gehabt hat.

Tatsächlich vermuten wir ja häufig nur das Hirnödem und injizieren Glucoselösung. Wir wissen also noch nicht einmal so ganz genau, ob wirklich ein Hirnödem vorgelegen hat, und wir sehen dann manchmal eine gute Wirkung. Aber das kann auch darauf beruhen, daß in solchen Fällen wahrscheinlich eine Hypoglykämie oder Sauerstoffmangelzustände, die ja auch einen vermehrten Glucoseverbrauch des Gehirns bedingen, bestanden haben.

Zur Frage der Erythrocytenuntersuchungen muß gesagt werden, daß praktisch eben keine anderen Zellen zur Verfügung stehen. Sicher ist aber, daß Bilanzuntersuchungen wahrscheinlich doch zuverlässiger sind und oft sehr interessante Hinweise geben. Wir haben solche Bilanzuntersuchungen bei Kindern mit nephrotischen Ödemen durchgeführt, und ich möchte hier nur die wesentlichen Dinge schildern. Wenn wir etwa genau feststellen, wieviel Natrium und Chlor der Patient ausscheidet und dabei annehmen, daß die Zusammensetzung des nephrotischen Ödems etwa der extracellulären Flüssigkeit entspricht, wozu wir ohne weiteres berechtigt sind, dann müßten die Bewegungen des Körpergewichts sich so verhalten, wie wenn die überschüssig ausgeschiedene oder retinierte Natriummenge etwa als physiologische Kochsalzlösung ausgeschieden oder retiniert wäre. Das ist aber tatsächlich in gar keiner Weise der Fall. Manchmal entspricht der Gewichtsverlust fast auf das Gramm genau der überschüssig ausgeschiedenen Natriummenge, dann aber sehen wir wieder, daß die Natriumbilanz in gar keiner Weise das Verhalten des Körpergewichts erklärt. Das sehen wir auch manchmal, wenn bei der Ausschwemmung des nephrotischen Ödems ein Harn ausgeschieden wird, dessen Zusammensetzung sehr weitgehend der des Serums entspricht.

Das gleiche gilt für die Ödeme des Säuglings, die aus verschiedenen Ursachen auftreten können. Wir haben auch gesehen, daß bei einem Säugling Ödeme vollständig verschwanden, ohne daß sich aber das Gewicht geändert hatte. Das kann nur so erklärt werden, daß eine Verschiebung der Elektrolyte zwischen dem extra- und intracellulären Raum stattgefunden hat. Aber aus allen Bilanzen geht nicht nur diese Tatsache hervor, sondern auch die andere, daß eine sog. „trockene Natriumretention" bestehen muß.

Ich möchte noch auf eine zweite Tatsache hinweisen, die wir aus unseren Bilanzuntersuchungen entnehmen können, nämlich, daß wir bei einem Vergleich der Natrium- und Chlorbilanz beim gesunden Kind und beim Kind mit nephrotischem Syndrom ohne weiteres feststellen können, daß das gesunde mehr Natrium und Chlor retiniert als etwa ein Kind mit nephrotischem Syndrom, bei dem Ödeme auftreten, während das gesunde Kind keine Ödeme zeigt.

Aus diesen Bilanzen geht aber noch etwas hervor: Wenn Herr Riecker sagte, daß wir den Darm nur als Resorptionsorgan betrachten müßten, dann trifft das sicher nicht zu, sondern er ist ganz sicher auch ein Exkretionsorgan, und wir müssen deshalb bei allen Bilanzen sorgfältig bestimmen, welche Elektrolytmengen mit dem Stuhl ausgeschieden werden. Die Größe dieser Menge ist manchmal ganz erstaunlich. Das gilt ganz besonders für die Zeit des Ödemstadiums bei nephrotischem Syndrom. Hier kann die Natriumausscheidung im Stuhl ein Vielfaches der Natriumausscheidung im Harn betragen, und dabei beträgt auch die Natriumausscheidung mit dem Stuhl ein Vielfaches von dem, was normalerweise mit dem Stuhl ausgeschieden wird. Das gleiche gilt, wenn auch weniger ausgesprochen, für das Chlor. Auffallend ist auch das Verhältnis der Natriumkonzentration im Harn und Stuhl. Stellen wir die Konzentrationen gegenüber, so zeigt sich, daß normalerweise die Natriumkonzentration im Harn etwa 150—200 mäq/l betragen kann und dabei im Stuhl nicht mehr als 50 mäq/kg beträgt. Im Ödemstadium ist es beinahe umgekehrt. Hier ist die Natriumkonzentration im Harn höchstens 100 mäq, meistens aber nur etwa 10—30 mäq/l, während die Konzentration im Stuhl 50—150 mäq/kg beträgt. Im Stadium der Ödemausschwemmung, unter Behandlung mit Prednisolon, verhält sich die Natriumkonzentration etwa normal.

Auffallend ist die außerordentlich starke Natriumausscheidung, die einsetzt, wenn das nephrotische Ödem ausgeschwemmt wird. Ich erwähnte schon, daß sie häufig nicht den Gewichtsverlusten, die sich aus der ausgeschiedenen Natriummenge errechnen lassen, entspricht. Aber ebenso auffallend ist, daß die gleichzeitig ausgeschiedenen Chlormengen nicht dem Natrium entsprechen, sondern daß sie merkwürdig nachhinken, d. h. wenn große Mengen Natrium ausgeschieden werden, dann wird keine entsprechende Menge, sondern weniger Chlor ausgeschieden, dabei müßte eine Ausscheidung von Chlor und Natrium erfolgen, die sich etwa wie 10 zu 14 verhalten würde. Wir sehen dann, wenn Natrium schon nicht mehr überschießend ausgeschieden wird, noch eine stark überschießende Chlorausscheidung. Die Kaliumbilanzen sind gegenüber dem Gesunden und in den verschiedenen Stadien des nephrotischen Syndroms kaum verändert. Auffallend ist vielleicht, daß auf Prednisolon im Stadium der Ausschwemmung und im Ödemstadium die Stuhlkonzentration des Kaliums sicher etwas höher liegt als normalerweise und sich zwischen 50—150 mäq/kg bewegt, während dabei die Konzentration im Harn kaum über 50 mäq/l ansteigt, während im Ödemstadium die Kaliumkonzentration zwischen 50—100 mäq/l liegt und im Stuhl meist nicht 100 mäq/kg überschreitet.

Wir müssen jedenfalls den Schluß ziehen, daß Natrium nicht nur im extracellulären Raum retiniert wird, und wenn Sie Ihre Untersuchungen an den Erythrocyten zu dem gleichen Schluß geführt haben, so finde ich Ihre Tatsachen außerordentlich wichtig, auch dann, wenn diese Zellen vielleicht kein sehr glückliches Objekt sind.

Ich glaube übrigens, daß Bilanzen über 2 Std. nicht ausreichend sind. Solche Untersuchungen müssen unbedingt über längere Zeit ausgedehnt werden. Vielleicht ist auch noch zu sagen, daß die Berechnung eines Na/K-Quotienten immer etwas Bedenkliches an sich hat, da ein solcher Quotient sich sowohl bei der Änderung des Zählers wie des Nenners ändern kann und auf diese Weise die tatsächlichen Verhältnisse oft verwischt dargestellt werden. Beispielsweise ändert sich in unseren Untersuchungen die Kaliumbilanz kaum. Würden wir aber einen K/Na-Quotienten errechnen, so würden wir außerordentlich große Schwankungen beobachten.

HOLTMEIER: Was den Na/K-Quotienten betrifft, scheint sich mir dieser bei Ödembildung vornehmlich allein durch die Natriumausscheidung zu ändern und durch die Kaliumausscheidung wesentlich geringer.

HUNGERLAND: Meine Bemerkung sollte darauf hinzielen, daß für den Fall, daß ich auf Grund der Bilanz Quotienten aufstellen würde, eine Änderung des Natriumquotienten im wesentlichen allein durch eine Änderung der Natriumausscheidung bedingt sein würde.

V. FRIEDBERG: Ich möchte nicht glauben, daß dem Na/K-Quotienten in den Gewebszellen für die Regulation der Aldosteron-Sekretion eine ausschlaggebende Bedeutung zukommt. Wir haben während der Operation den Na/K-Quotienten sowohl in den Erythrocyten als auch in der Rectusmuskulatur bestimmt. Wir entnehmen bei Beginn und am Ende der Operation Gewebe und Blut zu diesen Untersuchungen. Bei verschiedenen Fällen stellt man eine gewisse Übereinstimmung zwischen dem Verhalten des Elektrolyt-Quotienten in den Erythrocyten zur Aldosteronausscheidung fest, da in der postoperativen Phase die Aldosteronausscheidung oft beträchtlich ansteigt. Wenn man aber während und nach der Operation zur Konstanterhaltung des intravasalen Volumens fortlaufend im Dauertropf Dextran zuführt, dann verändert sich nur der Na/K-Quotient in den Erythrocyten, während die Aldosteron-Ausscheidung nicht ansteigt. Das würde nach meiner Ansicht dafür sprechen, daß dem Verhalten des intravasalen Volumens eine größere Bedeutung für die Aldosteronsekretion zukommt als der Verschiebung des Na/K-Quotienten.

Riecker: Die Ergebnisse von Herrn Friedberg bestätigen z. T. unsere Erfahrungen. Während der Operation (11 Fälle, extracorporaler Kreislauf) kommt es zu einer acidotischen Verschiebung des Blut-p_H, zu einem Absinken des Na/K-Quotienten in den roten Blutzellen bis etwa 1 Tag post operationem. Mit Ansteigen der Aldosteronausscheidung im Urin in den folgenden Tagen (Wolff und Koczorek) normalisiert sich das p_H im Blut, oder es wird sogar alkalotisch (renale Bicarbonatretention?), und der Na/K-Quotient der Zellen steigt stark an. Auch diese Beobachtungen würden zu unserer Arbeitshypothese über die Auslösermechanismen bei der Volumenregulation passen. Ich möchte aber einräumen, daß die zeitlichen Relationen solcher Veränderungen von Gewebe zu Gewebe sehr verschieden sein können, und zwar entsprechend den verschieden großen Ionenumsetzungen einzelner Zellarten.

V. Friedberg: Wenn ich nun die Volumenreceptoren von Gauer hier heranziehe?

Riecker: Die Gauerschen Volumenreceptoren erzeugen eine akute Wasserdiurese, keine Elektrolytausscheidung. Außerdem ist der Gauer-Henry-Reflex im chronischen Versuch nicht nachzuweisen.

Muller: Wie erklären Sie sich dann die Tatsache, daß Herr Friedberg durch Dextran das Ansteigen des Aldosterons verhindern kann, obwohl der Na/K-Quotient in den Erythrocyten tief bleibt, d. h. sich nicht unterscheidet vom postoperativen Quotienten ohne Dextran?

Zweitens: Wie erklären Sie sich die Tatsache, daß im Falle Ihrer experimentellen Acidose der Aldosteronanstieg erst nach 24 Std. erfolgt? Andererseits wissen wir, daß sich durch Lagewechsel die Aldosteronausscheidung in 30—60 min ändern kann. War die Zellacidose wirklich das auslösende Moment, so sind solche Zeitunterschiede schwer zu verstehen.

Drittens: Wie erklären Sie sich im Rahmen Ihrer Theorie die Barrterschen Versuche, in denen er zeigen konnte, daß die Vagusdurchtrennung die Aldosteronregulation ändert? Wäre es nicht möglich, die Volumenreceptoren unter dem gleichen Gesichtspunkt wie die Baroreceptoren zu betrachten, d. h. lokale Veränderungen des Blutdrucks oder des Blutdurchflusses als verantwortliche Stimuli zu bezeichnen?

Riecker: 1. Zu den bisher unveröffentlichten Versuchen von Herrn Friedberg kann ich erst Stellung nehmen, wenn ich die genauen Versuchsbedingungen und Ergebnisse kenne.

2. Die intracellulären Elektrolytveränderungen treten in unseren Untersuchungen sowohl im Stehversuch als auch nach Aderlaß auf. Hierbei steigt auch — nach den Untersuchungen von Wolff und Koczorek aus unserer Untersuchungsgruppe — die Aldosteronproduktion schnell an. Hier handelt es sich also um akute und brüske hämodynamische Veränderungen. Nach Ascitespunktion, Salzentzug und Acidose durch mehrtägige

Gaben von Ammoniumchlorid dagegen sind die Elektrolytveränderungen der Erythrocyten progredient über mehrere Tage. Auch der Aldosteronanstieg erreicht erst nach einigen Tagen seine volle Höhe. Eine weitere Möglichkeit wäre, wofür eine ganze Reihe von experimentellen Befunden spricht, daß es auch eine direkte, nervale Beeinflussung der Aldosteronproduktion gibt (FARRELL), so daß es neben den langsamer anlaufenden humoralen eine schneller anlaufende nervale Steuerung der Aldosteronproduktion geben könnte. Bei der akuten Regulation von HENRY und GAUER handelt es sich um eine reine Wasserdiurese.

Es kommt uns lediglich darauf an, festzustellen, daß celluläre Veränderungen der Kationenkonzentration der erhöhten Aldosteronausscheidung vorausgehen, wenn man auf irgendeine Weise das Blutvolumen vermindert.

MULLER: Ja, wenn Sie natürlich die Sache auseinanderreißen in eine akute und eine chronische Aldosteronregulation, dann kann man darüber nicht diskutieren. Für den akuten Aldosteronwechsel scheint mir die hämodynamische Theorie immer noch etwas glaubhafter als Schwankungen in der Zellkomposition.

HOLTMEIER: Es ist eigenartig, daß bei der Bilanzuntersuchung unter Gabe eines Diureticums ungefähr 3 Tage nach der Diurese die Urinausscheidung von Natrium bei einer größeren Anzahl von Patienten auf enorm niedrige Werte absinkt. Wir vermuteten, daß zu diesem Zeitpunkt bereits (oder erst) eine Aldosteronausschüttung einsetzen könnte. Die Patienten scheiden die Ödeme aus, und ganz plötzlich sinkt Natrium im Urin evtl. von Werten von etwa 100 mäq/Tag auf 0,1 ab. Dieser Zustand kann tagelang andauern, ohne Gewichtszunahme. Demnach wäre ein Einsetzen der Aldosteronausschüttung bereits zu diesem Zeitpunkt möglich.

Ich möchte noch etwas kritisch bemerken. Ich bin nicht ganz einverstanden, daß Sie von einem Na^+/K^+-Quotienten als Anreiz zur Aldosteronausschüttung sprechen. Zur Natriumausscheidung bzw. Veränderungen im Natriumhaushalt besteht nach allen Literaturberichten zweifellos ein Zusammenhang. Aber ich sehe keinen Beweis, warum die Aldosteronausschüttung etwas mit Kalium zu tun haben soll; denn Aldosteron hat zu Kalium keine allzu große Affinität. Wenn Sie Natrium in der Zufuhr drosseln und geben Aldosteron, dann geschieht im Kaliumhaushalt „nichts". Es wird nicht im Urin vermehrt ausgeschieden. Wenn Sie aber Natrium zugeben, wird sofort eine bestimmte Menge Kalium für das retinierte Natrium eliminiert. Es besteht also nur über den Weg der Natriumretention eine Beziehung zum Kaliumhaushalt. Dieser Mechanismus des $Na^+ \rightarrow K^+$-Austausches spielt ja in vielen Situationen eine Rolle und kann artefiziell erzeugt werden. Wenn Sie z. B. einem Gesunden Natriumbicarbonat geben, scheidet er auch ohne Aldosteron Kalium dafür aus. Selbstverständlich muß eine ausreichende Belastung stattfinden. Wenn Sie Natriumbicarbonat in Tabletten geben oder eine Na-Lactatlösung lange genug infundieren, können Sie eine Hypokaliämie erzeugen. Genügt es nicht, wenn Sie die Aldosteronausschüttung nur vom Natrium abhängig machen? Zwangsläufig tritt mit jeder Änderung des Natriumhaushaltes eine Quotientenveränderung auf, so daß Sie schon beweisen müssen, warum ausgerechnet Kalium eine Rolle spielt. Schließlich kann man auch zum Ca^{++} und Mg^{++} einen Quotienten bilden, der auch funktionieren würde, weil sich das Natrium ändert.

Der Quotient Na^+/K^+ muß irgendwie bewiesen werden. Er darf nicht ein rechnerischer Quotient sein. Wenn z. B. ein Patient 10 l Ödem ausschwemmt, dann schwemmt er viel Natrium, aber wesentlich weniger

Kalium aus. Aber da eben viel Natrium ausgeschieden wird, ist der Quotient zwangsläufig stark verändert. Was hat das im Grund genommen mit Kalium zu tun? Ein Ca^{++} oder Mg^{++}-Quotient würde sich genau so zu Natrium verändern und in diesem Fall berechnen lassen.

SCHWIEGK: Herr Holtmeier, Sie polemisieren gegen die Bedeutung des Na/K-Quotienten. Der Nachweis des Aldosteron im Tierversuch beruht ja darauf, daß einer nebennierenlosen Ratte Aldosteron injiziert wird und daß dann Natrium vermehrt retiniert und Kalium vermehrt ausgeschieden wird, wobei vergleichsweise mehr Natrium retiniert als Kalium ausgeschieden wird. Der Addison-Kranke hat sowohl intra- wie extracellulär einen niedrigen Natrium- und einen hohen Kaliumgehalt. Beim Connschen Syndrom ist der Natriumgehalt in der Muskulatur hoch, der Kaliumgehalt tief. Es liegt also nahe, bei Aufstellung von Beziehungen zur Aldosteronwirkung sowohl das Natrium als auch das Kalium zu berücksichtigen. Unsere Untersuchungen beziehen sich ja ausschließlich auf intracelluläre Veränderungen. Sie sagen, wenn Sie Natrium in der Zufuhr drosseln und Aldosteron geben, dann geschieht im Kaliumhaushalt gar nichts. Sie haben aber die intracellulären Veränderungen überhaupt nicht untersucht. Sie sagen, wenn man einem Gesunden Natriumbicarbonat gibt, dann scheidet er auch ohne Aldosteron Kalium aus. Sie haben die Aldosteronproduktion unter diesen Bedingungen aber gar nicht untersucht. Wenn Sie mit Natriumbicarbonat oder Natriumlactat eine intracelluläre Alkalose erzeugen, ändern sich die intracellulären Elektrolytkonzentrationen, wie Herr Riecker gezeigt hat. Wenn Sie sagen, daß bei jeder Änderung des Natriumhaushaltes eine Quotientenveränderung auftritt, so kann ich nur sagen, dafür bleiben Sie jeden Beweis schuldig, falls Sie den intracellulären Quotienten meinen. Wenn ein Patient 10 l Ödem ausschwemmt, dann schwemmt er vornehmlich extracelluläre Flüssigkeit, d. h. viel Natrium und wenig Kalium aus; dadurch braucht der intracelluläre Quotient keineswegs zwangsläufig stark verändert zu werden, wie Sie sagen. Herr Riecker hat ja gezeigt, daß tatsächlich Korrelationen zwischen dem intracellulären Na/K-Quotienten und der Aldosteronproduktion bestehen. Er hat aber auch betont, daß das intracelluläre p_H sich ändert. Vielleicht könnte man auch eine Beziehung zum intracellulären Natriumquotienten errechnen. Worauf es uns ankam ist, zu zeigen, daß sich überhaupt unter diesen Bedingungen intracelluläre Wasser- und Elektrolytveränderungen abspielen. Der Na/K-Quotient ist in diesem Zusammenhang keineswegs ein unbegründeter rechnerischer Quotient. Ob der Na/K-Quotient die beste und engste Korrelation bietet, ist noch offen. Es gibt eine ganze Reihe von Einflüssen, die auch neben dem Aldosteron den intracellulären Na/K-Quotienten verändern können. Das Natrium ist in der Zelle offenbar im wesentlichen osmotisch frei, das Kalium zu großen Teilen gebunden an Glykogen und Eiweiß; immer wenn Glykogen und Eiweiß aufgebaut werden, wird intracellulär auch Kalium gebraucht. Wir wissen nicht, wieviel von dem intracellulären Kalium in organischer Bindung und wieviel als osmotisch frei zu betrachten ist. Aber wir haben im Augenblick nichts Besseres. Wir haben lediglich Korrelationen zwischen Aldosteronausscheidung und intracellulären Natrium-Kalium-Veränderungen aufgestellt.

HOLTMEIER: Die Beispiele sekundärer Kaliumverluste nach „Natriumbelastungen" sollen lediglich die engen Beziehungen zwischen Natrium- und Kaliumhaushalt bestätigen, die Herr Riecker aufzeigte. Der $Na^+ \rightleftharpoons K^+$-Austausch ist einer der wichtigsten physiologischen Elektrolytreaktionen, die wir kennen, die nicht nur bei energetischen Vorgängen ablaufen, sondern praktisch immer dann, wenn einer der beiden Partner reduziert oder vermehrt wird. Wenn man der Zelle Natrium nimmt, tritt dafür Kalium an seine Stelle und umgekehrt. Aber weil dieser Mechanismus so häufig und wichtig ist, müssen erst recht Beweise oder wenigstens irgendwelche Anhaltspunkte genannt werden, aus denen hervorgeht, daß dieser „selbstverständliche" Mechanismus auch die auslösende Ursache zur Aldosteronausschüttung bilden soll. Die Untersuchungen am adrenalektomierten Tier führen uns auf eine falsche Fährte, da infolge Nebennierenrindenausfalls zwangsläufig wiederum für das verlorengegangene Natrium jetzt Kalium eingewandert ist. Geben Sie später Natrium und Aldosteron, wird Kalium wieder (aber nur infolge der Natriumretention) ausgeschieden. Dies beweist aber noch keine Abhängigkeit des Kaliums vom Aldosteron. Denn — und das ist am wichtigsten — wenn Sie die Natriumzufuhr dieser adrenalektomierten Tiere drosseln, wird kein Kalium trotz hoher Hormondosen mehr ausgeschieden, sondern die Tiere sterben kurz darauf an Hyperkaliämie und Hyponatriämie. Der Einfluß auf den Kaliumhaushalt geht eben auch hier nur über den Natriumhaushalt und ist sekundärer Natur. Wird beim Gesunden die Natriumzufuhr gedrosselt, bleibt Aldosteron auf die Kaliumausscheidung ebenfalls wirkungslos.

RIECKER: Die Aldosteronproduktion wird gesteigert, wenn man Natrium entzieht oder wenn man bei gleichbleibender Natriumzufuhr vermehrt Kalium zuführt, wie LUETSCHER und AXELRAD (1954) gezeigt haben, was auch den Beobachtungen von WOLFF und KOCZOREK (1957) entspricht. Diese Beobachtung war einer der Gründe dafür, daß wir für unsere Korrelationen sowohl das intracelluläre Natrium als auch das Kalium berücksichtigt haben.

SIEGENTHALER: Die Untersuchungen von Herrn RIECKER, mit Hilfe der Erythrocyten einen Einblick in die intracellulären Verhältnisse des Wasser- und Elektrolythaushaltes zu erhalten, scheinen uns sehr wertvoll. Man muß sich dabei allerdings bewußt sein, daß die in den Erythrocyten erhobenen Werte nicht mit denjenigen anderer Zellen übereinzustimmen brauchen. Eigene Erythrocyten-Untersuchungen bei Ödempatienten haben keine derart schlüssigen Resultate ergeben, wie sie von Herrn RIECKER bei hydropischen Krankheiten gefunden wurden. Immerhin scheinen uns vom klinischen Standpunkt aus weitere Untersuchungen dieser Art lohnenswert.

ULLRICH: In diesem Zusammenhang möchte ich auf Befunde aufmerksam machen, die Herr KOVACH (Budapest) auf dem diesjährigen Physiologenkongreß in Bad Nauheim vortrug. Injektion von hypertonischer Kochsalzlösung in die Arteria carotis führte auch bei gekreuztem Kreislauf zu einer gesteigerten Natriumausscheidung. Weitere Modifikationen der Versuchsanordnung brachten Ergebnisse, die dafür sprechen, daß die Beeinflussung der renalen Natriumausscheidung vom Cerebrum aus über nervöse Änderungen der Nebennierenrindensekretion zustande kommt.

GESSLER: Ich möchte fragen, wie bei Alkalose die Erythrocytenverhältnisse sind.

RIECKER: Bei einer metabolischen Alkalose durch einmalige Gabe von 20 g $NaHCO_3$ nimmt das Zell-p_H weniger stark zu als in der extracellulären Flüssigkeit (Donnan-Regel); ferner steigen die Natrium- und Kaliumkonzentrationen in den Zellen an. Der Vorgang ist demjenigen bei metabolischer Acidose entgegengesetzt.

Der Zuwachs an Zell-Kalium in den roten Zellen geht mit einer Hypokaliämie einher. Umgekehrt geht die Verminderung des Zellkaliums bei metabolischer Acidose mit einer leichten Steigerung des Serumkaliums einher. Wir sehen also, daß sich der Zellinhalt p_H-abhängig ändert, und zwar nicht gleichsinnig den extracellulären Konzentrationen. Ich verweise auf die früheren Befunde von Darrow an Muskelzellen mit ähnlichem Resultat.

Richterich: Wie verhalten sich die Erythrocyten-Elektrolyte bei einer respiratorischen im Gegensatz zur metabolischen Acidose? Stehen die dabei erhobenen Befunde in Übereinstimmung mit Ihrer Hypothese?

Riecker: Respiratorische Acidosen haben wir nicht untersucht. Neuere Versuche von Platts und Greaves in Sheffield an Erythrocyten zeigen aber ähnliche Veränderungen wie bei metabolisch entstandener Acidose. Bei klinischen Zuständen metabolischer Acidose (Diabetes mellitus, renalen Insuffizienzen) fanden wir, ähnlich der experimentellen NH_4Cl-Acidose, eine Verminderung des Natrium- und Kaliumgehaltes; dabei war der Anstieg der H^+-Ionenkonzentration in den Zellen um einen deutlichen Betrag kleiner im Vergleich zur extracellulären Flüssigkeit. Nichols und Nichols haben schon 1952 diese intracellulären Veränderungen an Erythrocyten bei der diabetischen Acidose untersucht.

Nieth: Es würde mich noch interessieren, wie groß die p_H-Verschiebungen waren, die Sie gemessen haben.

Riecker: Unser normales Zell-p_H liegt um 0,12 p_H-Einheiten niedriger als das extracelluläre, im Venenblut also bei 7,22—7,32. Das niedrigste Zell-p_H bei metabolischer Acidose betrug 7,09 E. Größenordnungsmäßig sind dies Werte, wie sie jüngst von Waddell und Butler[1] auch an Skeletmuskeln gefunden wurden.

Schwiegk: Wie interessant diese Probleme sind und wie schwierig ihre völlige Klärung ist, geht aus der sehr lebhaften Diskussion hervor. Ich darf nur noch einmal abschließend sagen, daß im Organismus ja zahlreiche Regelungs- und Steuerungsmechanismen ineinandergreifen. Es ist im höchsten Maße wahrscheinlich, daß es auch für die Volumenregulation mehrfache Beziehungen gibt; zumindestens gibt es noch eine, von der hier überhaupt nicht gesprochen worden ist, die rein hämodynamische, d. h. die Engerstellung und Weiterstellung der Gefäße, insbesondere der Bezirke, die Gauer und Henry als Niederdrucksystem zusammenfassen. Dazu kommt die Änderung der Nierensekretion durch direkte Änderung der Hämodynamik der Niere. Dann kann es nervös reflektorische Wege für die Wasserausscheidung geben, wie z. B. die von Gauer und Henry sowie von Paintal vermuteten Volumenreceptoren. Sie bezieht sich daher auch auf eine Adiuretinproduktion und nicht auf eine Aldosteronproduktion. Aber bei länger dauernden Volumenänderungen und Flüssigkeitsverschiebungen im Kreislauf sind Wasserausscheidung und Natriumausscheidung eng verknüpfte Funktionen. Bis heute weiß niemand definitiv, was Volumenregulatoren sind; alles das, was bisher gemacht worden ist, sind Versuche, Korrelationen herzustellen, und als mehr soll man das auch wohl nicht auffassen.

---

[1] J. Clin. Invest. **38**, 720 (1959).

Enzymatische Vorgänge bei der Harnbereitung: Biochemie

Von

R. Richterich

Le rein ne doit donc pas être considéré comme un filtre d'une manière absolue; il faut tenir compte de l'action propre sur les produits qui le traversent.

C. Bernard 1858

I. Klassifikation der Transportmechanismen

Die Konstanthaltung der cellulären Zusammensetzung im steten Wandel der Bausteine und der pericellulären Flüssigkeit ist wohl die erstaunlichste Leistung der lebenden Zelle. Bei ununterbrochen wechselndem Angebot an Elektrolyten und Metaboliten trifft sie ihre Auswahl, transportiert geeignete Substanzen in ihr Inneres, speichert diese, wandelt sie um und eliminiert nicht mehr weiter verwertbare Stoffe. Mit der Evolution der Lebewesen und der gleichzeitig erfolgten Spezialisierung der Organfunktionen hat die Niere für den Organismus die Aufgabe der selektiven Stoffeliminierung übernommen (*1*). In diesem Organ sind die Fähigkeiten der Stoffauswahl, der Stoffaufnahme und des Transportes gegen einen Konzentrationsgradienten zu einer unerhörten Vollkommenheit gereift. Diese Prozesse lassen sich, wie die physiologische Forschung gezeigt hat, auf drei Grundmechanismen reduzieren: die Filtration, die Rückresorption und die Sekretion (*2, 3*). Bei diesen drei Vorgängen spielen einerseits physikalisch-chemische, andererseits biochemische Reaktionen eine Rolle. Für eine systematische Darstellung der enzymatischen Mechanismen der Harnbereitung ist allerdings die Zeit noch nicht reif, und die vorliegende Darstellung wird sich darauf beschränken müssen, auf einzelne Schnittpunkte der physiologischen und biochemischen Forschung hinzuweisen. Dazu scheint es vorteilhaft, zunächst eine kurze Einteilung der wichtigsten Transportmechanismen der Niere zu geben (*4—10*).

1. Bei allen Permeabilitätsprozessen spielen *physikalisch-chemische Vorgänge* eine wesentliche Rolle. So wird z. B. die

Bildung des Primärharnes durch die glomeruläre Filtration rein mechanistisch gedeutet und das Glomerulum dabei als passiver Filter aufgefaßt. Dementsprechend erwarten wir eine relativ geringe biochemische Differenzierung dieser Struktur.

Zur Biochemie des Glomerulums. Durch Sieben und fraktionierte Zentrifugation kann Nierengewebe in eine glomeruläre und eine tubuläre Fraktion getrennt werden. Nach den Untersuchungen von Lowell (11) liegt der Sauerstoffverbrauch der tubulären Fraktion etwa zwischen demjenigen von Nierenschnitten und Homogenaten. In den Tubuli ließen sich die oxydative Phosphorylierung, der Zuckerabbau, die Synthese von p-Amino-hippursäure aus Benzoesäure, eine Glucose-6-Phosphatase, sowie verschiedene Intermediärprodukte des Krebs-Cyclus demonstrieren. Die Konzentration dieser Komponenten in der Glomerulumfraktion war so gering, daß sich keine kinetischen Gesetzmäßigkeiten nachweisen ließen. Barclay und Singh (12) konnten folgende Enzyme in isolierten Glomerula beobachten: Glutaminase, Esterase, Lipase, Dipeptidase, Kathepsin, Cystein-Desulfhydrase, Succinat-Dehydrogenase, d-Aminosäuren-Oxydase, alkalische Phosphatase und α-Glycerophosphat-Dehydrogenase. Quantitativ betrachtet lagen aber alle diese Enzyme in außerordentlich kleinen Mengen vor. McCann (13) fand in manuell isolierten Glomerula ebenfalls ein quantitativ sehr wenig differenziertes Enzymprofil (Tab. 1). Besonders auffallend war der geringe Gehalt an Fumarase, einem Enzym des Krebs-Cyclus.

Es muß hier allerdings darauf hingewiesen werden, daß die Intaktheit der verschiedenen elektronenoptisch erkennbaren Feinstrukturen des Glomerulums (14) an die Stoffwechseltätigkeit der Glomerulumzellen gebunden ist und daß diese Zellen wahrscheinlich unter pathologischen Verhältnissen, z. B. bei der Nephrose, eine entscheidendere Rolle in der Pathogenese spielen, als bisher angenommen wurde.

Weitere physikalisch-chemisch determinierte Transportvorgänge sind die Rückdiffusion filtrierter Komponenten, wie Harnstoff, Kohlendioxyd und Ammoniak, die vom Urin-p_H abhängige Diffusion nicht-ionisierter schwacher Säuren und Basen (15) und die osmotische Rückresorption von Wasser und Elektrolyten.

2. Im Gegensatz zu diesen Vorgängen, die sich mehr oder weniger passiv abspielen, stehen alle jene Prozesse, die wir als *aktiven Transport* oder *Transfer* bezeichnen. Hierher rechnen wir zunächst den "facilitated transport", die physiologische oder selektive Permeabilität (16, 17), bei der der Transport zwar einem Konzentrationsgradienten folgt („bergab"), eine besondere Differenzierung der vitalen Zellmembran jedoch eine selektive Auswahl bestimmter Moleküle ermöglicht. Ebenfalls zu dieser Kategorie von Transportmechanismen ist wahrscheinlich der Ionen-Austausch und die Rückresorption und Sekretion von Elektrolyten zu zählen, auf die Dr. Pitts näher eingehen wird.

3. Eine relativ gut charakterisierte Gruppe bilden die *enzymatisch determinierten Transportvorgänge*. Als Beispiele seien erwähnt: die Ammoniakproduktion durch enzymatische Spaltung (Glutaminase I, l- und d-Aminosäuren-Oxydasen) von Glutamin und Aminosäuren, die Bicarbonat-Rückresorption durch die Carbonat-Anhydratase und die Ausscheidung von Intermediärprodukten des Krebs-Cyclus. Bei allen diesen Vorgängen wird das Substrat filtriert, rückresorbiert, intracellulär umgewandelt und ein Reaktionsprodukt sezerniert.

4. An letzter Stelle erwähnen wir jene Transportmechanismen, bei denen es bisher nicht gelang, eine biochemische Umwandlung oder Bindung der transportierten Substanz nachzuweisen, die aber an die Intaktheit bestimmter *energieproduzierender Enzymsysteme* der Zelle gebunden sind. Als Beispiele mögen die Rückresorption von Glucose und Aminosäuren, und die Sekretion von p-Aminohippursäure und N^1-Methylnicotinamid dienen.

Schon aus diesen wenigen Angaben geht hervor, daß die formal als Filtration, Rückresorption und Sekretion bezeichneten Vorgänge eine heterogene Gruppe bilden, und daß diese Klassifikation eine künstliche, vorwiegend methodisch bedingte ist. Es wird eine der Hauptaufgaben der zukünftigen Nierenphysiologie sein, die grob als Filtration, Rückresorption und Sekretion bezeichneten Vorgänge in ihren physikalisch-chemischen und biochemischen Einzelheiten näher abzuklären.

II. Eigenheiten der enzymatisch determinierten Transportsysteme

Von diesen vier Typen von Transportmechanismen seien die beiden letzten herausgegriffen und in der Folge etwas ausführlicher dargestellt. Als erstes stellt sich die Frage nach den gemeinsamen Merkmalen und Eigenschaften dieser äußerlich so verschiedenartig erscheinenden Vorgänge. Wir glauben, daß die folgenden sechs Eigenheiten typisch für Transportvorgänge sind, die wenigstens z. T. durch biochemische Faktoren determiniert werden.

1. *Der Transport ist gerichtet*, d. h. erfolgt immer nur in einer bestimmten Richtung durch die Zelle. Für die Niere bedeutet dies, daß ein Rückresorptionsmechanismus ausschließlich Moleküle aus dem Tubulusharn in den peritubulären Raum transferiert und ein Sekretionssystem den Transfer ausschließlich in der umgekehrten Richtung gewährleistet. Ein großer Teil dieser Prozesse spielt sich in den proximalen Tubuli ab, die eine ausgesprochen polare Struktur aufweisen; wahrscheinlich das morphologische Korrelat zum gerichteten Transport.

Der Transport von Phenolrot durch explantierte Tubulusepithelzellen.
Für die Niere wurde der Nachweis des gerichteten Transportes am eindrück-
lichsten für die Sekretion von Phenolrot (Phenolsulphophthalein) an explantierten Zellen erbracht. Chambers u. Mitarb. (*18—21*) konnten mit Hilfe der
Gewebszüchtung nachweisen, daß Zellen des explantierten Mesonephrons
des Hühnchens und des Metanephrons eines $3^{1}/_{2}$ Monate alten menschlichen
Embryos aus dem Medium Phenolrot aufnehmen und im zystisch deformier-
ten Lumen der Zellschläuche speichern. Der Transport erfolgt dabei ausschließlich durch Zellen des proximalen Tubulus contortus. Anoxie, Senken
der Temperatur, sowie verschiedene Zellgifte wie Cyanid ($5 \cdot 10^{-3}$ M) und
Jodacetat ($2 \cdot 10^{-4}$ M) blockieren diese Sekretion von Phenolrot.

Die Frage eines Transportes in beiden Richtungen war während
der letzten Jahre wiederholt Gegenstand von Diskussionen.
Berliner et al. (*22, 23*) wiesen als erste nach, daß Kaliumionen
sowohl rückresorbiert als auch sezerniert werden. Diese Beobachtung ist aber kein Argument gegen den gerichteten Transport, da
die Rückresorption im proximalen Anteil des Tubulus erfolgt, die
Sekretion hingegen im distalen. Es handelt sich dabei somit um
zwei räumlich getrennte Mechanismen. Vor kurzem berichtete
Kinter (*24*) über Transport von Diodrast-I^{131} und p-Aminohippursäure bei Necturus. Auf Grund von allerdings indirekten Hinweisen
kommt der Autor zum Schluß, daß bei diesem Molch in denselben
Zellen sowohl eine Sekretion als auch eine Rückresorption der
durch denselben Mechanismus transportierten Substanzen erfolgen
kann. Sollte es gelingen, diese Beobachtungen zu wiederholen, so
wäre dadurch das Kriterium des gerichteten Transportes von
neuem in Frage gestellt. Besonders wesentlich wird dabei sein, den
Nachweis zu erbringen, daß sich die entgegengesetzt ablaufenden
Vorgänge in derselben Zelle abspielen. Vielleicht wird die Autoradiographie, die bisher zur Klärung von Transportfragen noch
ungenügend ausgenützt wurde, eine Entscheidung dieser Fragen
ermöglichen.

2. Kinetisch ist der enzymatisch determinierte Transfer dadurch ausgezeichnet, daß eine *maximale Transfergeschwindigkeit*
erreicht wird. Diese maximale Leistung wird bei der Niere als Tm
(tubular mass) bezeichnet und ist für jeden Transportmechanismus,
sei er rückresorbierender oder sezernierender Art, charakteristisch.

Hypothese von Shannon (*4*). Shannon versuchte mit Hilfe des
Massenwirkungsgesetzes die Kinetik der Rückresorption der Glucose zu
deuten. Er nahm an, daß die Glucose (A) mit einer Zellkomponente (B), die
in konstanter, aber nicht unbeschränkter Menge zur Verfügung steht, eine
reversible Bindung (AB) eingeht und daß dieser Komplex anschließend
wieder in Glucose distal vom Transportmechanismus (T) und Zellkomponente (B) zerfällt:

$$A + B \overset{(I)}{\leftrightharpoons} AB \overset{(II)}{\rightarrow} T + B.$$

Damit es in einem solchen System zu einem Tm kommt, muß der Zerfall von AB (II) eine Reaktion erster Ordnung und seine Geschwindigkeit langsamer als diejenige der Reaktion (I) sein. Die auf Grund solcher Überlegungen berechnete Kurve der Glucose-Rückresorption stimmt erstaunlich gut mit den tatsächlichen Beobachtungen überein. Während bei der Glucose die Rückresorption bis zum Tm fast vollständig erfolgt, wird beim Glykokoll schon bei niedriger Filtratkonzentration ein relativ großer Teil ausgeschieden. Pitts (25) konnte nachweisen, daß die Hypothese von Shannon sich auch auf die Rückresorption des Glykokolls anwenden läßt, daß in diesem Fall aber die Reaktion II im Vergleich zur Reaktion I relativ rascher abläuft. Noch Gegenstand von Diskussionen ist die Ursache des "splays", der Depression der Werte bei Annäherung des Tm, die Natur der Eigendepression des Tm bei sehr hohen Filtratkonzentrationen und die Beobachtung, daß gewisse Transportmechanismen bei wiederholter Belastung „Ermüdungserscheinungen" aufweisen können.

Die Zellkomponente B wird bei dieser Hypothese bald als Enzym, bald als nicht-enzymatischer Träger (Carrier) aufgefaßt. Eine Entscheidung dieser Frage wird erst dann möglich sein, wenn es gelingt, diese Zellkomponente zu isolieren oder mindestens die Natur der Bindung zwischen A und B einwandfrei abzuklären. In den letzten Jahren hat sich Wilbrandt (5, 17) besonders eingehend mit der Kinetik solcher Transportmechanismen beschäftigt. Er konnte nachweisen, daß diese Vorgänge auch als Enzym-Substrat-Reaktionen gedeutet werden können und daß die Kinetik in guter Übereinstimmung mit der Gleichung von Michaelis-Menten steht. In diesem Fall wird der Träger A gleich dem Enzym, die transportierte Substanz B gleich dem Substrat. Je nach Systembedingungen konnte Wilbrandt verschiedene Reaktionstypen postulieren, die sich in ausgewählten Modellversuchen auch demonstrieren ließen. In neueren Arbeiten vertritt Wilbrandt (26) die Ansicht, daß beim Ionentransport möglicherweise Corticoide als Trägermoleküle fungieren und daß es beimTransfer zu einer reversiblen Corticoidchelatbildung kommt.

3. Die Transportvorgänge können *durch geeignete Enzyminhibitoren gehemmt* werden. Die Bedeutung der Hemmkörper für die biologische Forschung ist groß, darf aber nicht überschätzt werden. Mit Recht hebt Taggart (8) hervor, daß die meisten Hemmkörper Stoffwechselgifte sind, die wahrscheinlich auch zu subtilen, mit konventionellen Methoden nicht erfaßbaren morphologischen Schädigungen der Zellmembran führen und nicht nur, wie dies eigentlich gefordert werden muß, zu einer „biochemischen Läsion". Dazu kommt, daß die Mehrzahl der bekannten Inhibitoren unspezifisch ist und eine ganze Reihe von Enzymen zu blockieren vermögen. Bei der Erforschung der Nierenphysiologie gelangten bisher vor allem drei Typen von Hemmkörpern zur Verwendung:

Zunächst Substanzen, die durch kompetitive Hemmung ein Transportsystem blockieren. Da bei den enzymatisch determinierten Prozessen, im Gegensatz etwa zum Ionentransport, ein Tm nachweisbar ist, führt Belastung eines Transportsystems mit mehreren Substraten zu einer gegenseitigen Hemmung, wobei die relative Affinität der einzelnen Substanzen zum Transportsystem die quantitativen Aspekte bestimmt. Es handelt sich somit, wie bei der kompetitiven Enzymhemmung, um einen Spezialfall des „biologischen Antagonismus". Als Beispiel sei die Hemmung der p-Aminohippursäure-Sekretion durch Phenolrot, p-Chlorphenolrot, Diodrast und Penicillin erwähnt. An zweiter Stelle folgt die spezifische Enzymhemmung, die kompetitiv [z. B. Hemmung der Succinat-Dehydrogenase durch Malonsäure (*26a*)], nicht-kompetitiv oder unkompetitiv [z. B. Hemmung der Carbonat-Anhydratase durch Acetazolamid (*27*)] sein kann. Schließlich kennen wir noch die unspezifische Hemmung durch Zellgifte, die den Energiestoffwechsel an irgendeiner Stelle unterbrechen und so die Energiebereitstellung für endergone Transportmechanismen blockieren (z. B. Cyanid, Jodacetat, 2,4-Dinitrophenol).

4. Der Transport ist an die *morphologische Intaktheit bestimmter Zellen* gebunden und in bezug auf die Lokalisation des Mechanismus in einem bestimmten Zelltyp spezifisch. So erfolgt die Sekretion von Phenolrot in explantierten Nierenzellen, in isolierten Tubuli und in Nierenschnitten ausschließlich durch die Zellen des proximalen Tubulus contortus. Verletzung der Zellen, z. B. durch Anschneiden (*28*), hat zur Folge, daß der Transport ausfällt. Über die Beteiligung der submikroskopischen Organellen bei Transferprozessen sind wir noch schlecht orientiert. Beim Phenolrot-Transport kommt es zu einer diffusen Anfärbung der Transportzellen und nicht zu einer selektiven Anhäufung in bestimmten Zellbezirken. Die Abhängigkeit dieses Prozesses von der Zellatmung und vom Krebs-Cyclus läßt aber eine Beteiligung der Mitochondrien als sehr wahrscheinlich erscheinen. Interessant sind in diesem Zusammenhang einige Beobachtungen über die Eiweiß-Rückresorption.

Beziehungen zwischen Mitochondrien und rückresorbiertem Eiweiß. Straus und Oliver (*29, 30*) analysierten die Rückresorption verschiedener Eiweiße mit morphologischen und biochemischen Methoden. Die Sichtbarmachung des Eiweißes erfolgte durch die Verabreichung von Hühner-Eiweiß (PAS-Färbung von Ovomucoid) oder Hämoglobin (histochemische Eisendarstellung). Nach diesen Untersuchungen verteilt sich rückresorbiertes Eiweiß zunächst diffus in der ganzen Zelle und bildet in einer zweiten Phase kleine und große Tröpfchen. Immunologisch konnte das Hühner-Eiweiß in den Tröpfchen einwandfrei nachgewiesen werden. Durch fraktionierte Zentrifugation konnten neben den üblichen Zellfraktionen auch solche mit kleinen und großen Tröpfchen erhalten werden. Bei diesen Tröpfchen scheint es sich um durch die Eiweiß-Aufnahme veränderte Mitochondrien zu handeln. Dafür sprechen die Beobachtungen, daß sie sich mit Janusgrün anfärben und einen ähnlichen Phospholipid- und Ribonucleinsäurengehalt aufweisen wie die Mitochondrien. Auch ist ihr Gehalt an saurer Phosphatase ähnlich hoch wie derjenige der Mitochondrienfraktion. Daneben wurden aber auch Unterschiede beobachtet, indem z. B. der Gehalt an ATP-ase, Katalase, Cytochrom-Oxydase und Succinat-Dehydrogenase geringer ist als bei den Mitochondrien. Wir kennen hier somit ein Rückresorptionssystem, bei dem es zu groben morphologischen Veränderungen der Mitochondrien kommt, Veränderungen, die so eingreifend sind, daß man sich fragen muß, ob sie tatsächlich reversibel sind.

Daß bei diesen Transportmechanismen, auch wenn es um dieselbe Substanz geht, Speciesdifferenzen vorkommen, zeigen Untersuchungen über den Transport von p-Aminohippursäure und über die Ammoniakausscheidung. Mit diesen Beispielen soll vor allem vor unberechtigten Verallgemeinerungen auf Grund einiger Modellexperimente gewarnt werden.

Speciesdifferenzen beim p-Aminohippursäure-Transport. FORSTER (*31*) beobachtete 1948, daß Froschnierenschnitte unter geeigneten Bedingungen Phenolrot aus dem Medium aufnehmen und im Lumen der Tubuli konzentrieren. Als noch geeigneter erwiesen sich Zupfpräparate aus der bindegewebsreichen Niere des Flunders (Pseudopleuronectes americanus), bei denen sich schon nach 5 min Inkubationsdauer eine intensive Anfärbung des Tubuluslumens mit Phenolrot nachweisen ließ (*32, 33*). Bei der Säugetierniere werden andere Verhältnisse beobachtet. Hier erfolgt zwar ein Transport des Phenolrotes in die proximalen Tubuluszellen, doch unterbleibt ein Übertritt in das Lumen der Harnkanälchen (*34*). FORSTER und COPENHAVER (*35*) erklären diese Speciesdifferenzen teleologisch damit, daß bei Kaltblütern mit ihrer außerordentlich schwankenden glomerulären Filtration eine Sekretion notwendig ist, während die Elimination bei Säugetieren mit ihrer hohen und relativ konstanten Filtration durch einfache Diffusion aus dem Zellinnern in den Urin garantiert wird. Bereits erwähnten wir, daß bei Necturus gleichzeitig eine Sekretion und Rückresorption von Diodrast und p-Aminohippursäure erfolgen soll (*24*); diese Erscheinung steht möglicherweise, wie auch die jahreszeitlichen Schwankungen in der Aktivität des Transportsystems, mit der bald terrestrischen, bald aquatischen Lebensweise der Molche in Beziehung.

Speciesdifferenzen in der Ammoniakausscheidung. PALMER und HENDERSON (*36*) wiesen mit Hilfe der von ihnen eingeführten Methode zur p_H-Bestimmung als erste eine Korrelation zwischen Urin-p_H und Ammoniakausscheidung beim Menschen nach. CLARKE et al. (*37*) zeigten auf Grund eigener und Daten von STANBURY et al. (*38*), daß mit abnehmendem Urin-p_H beim Menschen eine logarithmische Zunahme der Ammoniakausscheidung erfolgt. Die Kurve für den Menschen auf Abb. 1 wurde nach ihren Angaben konstruiert. Beim Hund analysierten ORLOFF und BERLINER (*39*) diese Verhältnisse und erhoben ähnliche Befunde wie beim Menschen. Ihren Angaben entstammt die entsprechende Kurve auf Abb. 1. Die Kurve für die Ratte entnahmen wir eigenen und Untersuchungen von LEONARD und ORLOFF (*40*). Bei einer Analyse der Ammoniak-Ausscheidung beim Meerschweinchen fanden wir, daß diese beträchtlich niedriger ist als diejenige der oben erwähnten Tiere und weiter, daß eine Zunahme der Ammoniakausscheidung 'nicht nur bei abnehmendem Urin-p_H, sondern auch bei der

Produktion einer Alkalose beobachtet wird (*41, 42, 43*). Eine Ausdehnung dieser Beobachtungen auf das Kaninchen ergab ähnliche Verhältnisse wie beim Meerschweinchen (*43*). Dieses grundsätzlich verschiedene Verhalten hat, wie bereits älteren Forschern auffiel, wichtige physiologische und pathophysiologische Konsequenzen. In seinem Buch «Introduction à l'étude expérimentale de la médecine» berichtete Bernard (*44*), wie es ihm durch Verabreichung einer Fleischernährung bei Pflanzenfressern gelang, den physiologischerweise alkalischen Urin in einen sauren umzuwandeln. Er

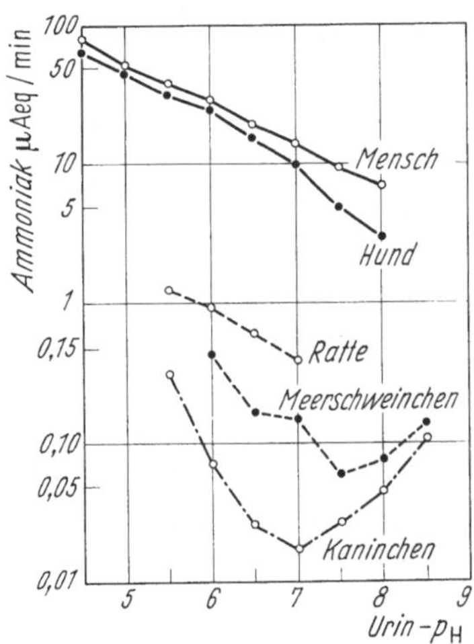

Abb. 1. Beziehung zwischen Urin-pH und Ammoniakausscheidung beim Menschen, Hund, bei der Ratte, beim Meerschweinchen und Kaninchen

wies damit als erster auf überzeugende Weise nach, daß die Wasserstoffionenkonzentration des Urins das Säure-Basen-Gleichgewicht des Organismus widerspiegelt und damit auch eine wesentliche Rolle bei der Aufrechterhaltung des «milieu intérieur» spielt. Wenige Jahre später veröffentlichte Salkowski (*45*) seine grundlegenden Beobachtungen über die Veränderungen des Urins bei der „Säurevergiftung", d. h. bei der akuten metabolischen Acidose. Ihm verdanken wir den ersten Hinweis darauf, daß es bei dieser Störung des Elektrolyt- und Wasserstoffionenhaushaltes zu einer starken Zunahme der renalen Ammoniakausscheidung kommt. Es fiel ihm auch bereits auf, daß der Hund eine viel höhere Ammoniakausscheidung besitzt als das Kaninchen. Walter (*46*) an der Klinik von Naunyn untermauerte diese Erkenntnisse durch sorgfältige quantitative Studien. Er wies nach, daß z. B. ein Kaninchen bereits durch 0,9 g/kg Salzsäure getötet wird, während der Hund diese Dosis leicht erträgt. Besonders bedeutungsvoll war seine Folgerung, daß die Säuretoleranz des Hundes mit dessen sehr hoher Ammoniakausscheidung in kausaler Beziehung stehen müsse. Er interpretierte damit teleologisch die Ammoniaksekretion als wichtigen Mechanismus für die Protektion des Organismus gegen eine Vergiftung mit metabolischen oder fixen, d. h. durch Ausatmung nicht eliminierbaren Säuren. Eine Betrachtung der Abb. 1 zeigt, daß die Ammoniakausscheidung beim Kaninchen und Meerschweinchen einerseits, beim Hund und Menschen andererseits um einen Faktor von 10 000 differiert, und da die Ammoniakausscheidung der wichtigste Mechanismus zur Eliminierung von Wasserstoffionen ist, überraschen die großen Speciesdifferenzen in bezug auf die Säuretoleranz nicht. Weshalb es bei Herbivoren auch bei alkalischem Urin-pH zu einer Zunahme der Ammoniakausscheidung kommt, kann z. Z. noch nicht erklärt werden.

5. *Die Transportmechanismen sind spezifisch in bezug auf die transportierte Substanz, d. h. das Substrat.* Jeder Mechanismus vermag nur eine beschränkte Zahl von chemisch meist in irgendeiner Beziehung ähnlichen Substanzen zu transportieren. Besonders

vielversprechend für die Erforschung der Spezifität scheinen die neueren klinischen Forschungen über die hereditären biochemischen Mißbildungen der Niere. Von diesen sei die renale Aminoacidurie als Beispiel herausgegriffen.

Aminosäuren-Rückresorption und renale Aminoacidurien (*47, 48*). Auf Grund von tierexperimentellen Beobachtungen wurden für die Rückresorption der Aminosäuren drei Mechanismen postuliert: einen für die Rückresorption von Arginin, Histidin und Lysin, einen für Leucin und Isoleucin und einen dritten für das Glykokoll. Während der letzten Jahre wurden verschiedene Aminoacidurien beobachtet, von denen einzelne auf einen hereditären Ausfall eines bestimmten Systems zur Rückresorption der Aminosäuren zurückzuführen waren. An erster Stelle erwähnen wir die klinisch bedeutungslose Ausscheidung von β-Aminoisobuttersäure bei etwa 5% der Bevölkerung (*49*). Die Clearance dieser Aminosäure beträgt beim Nicht-Betroffenen etwa 0—4 ml/min, beim Betroffenen um 85 ml/min (*50*). Ein zweiter Transportmechanismus fällt bei der Cystinurie aus. Hier ist die Rückresorption von Cystin, Lysin, Ornithin und Arginin defekt (*51*). Aus Untersuchungen an Heterozygoten konnte der Nachweis erbracht werden, daß das Transportsystem eine größere Affinität für Arginin und Ornithin als für Cystin und Lysin aufweist (*52*). Vor zwei Jahren gelang der Nachweis eines weiteren Enzymsystems bei einem Patienten mit einer mit Steinbildung einhergehenden Nephropathie. Bei dieser Glycinurie (*53*) erscheint auf Grund eines isolierten Defektes in der Rückresorption als einzige Aminosäure Glykokoll im Urin. Komplex und noch ungenügend abgeklärt sind schließlich die Verhältnisse bei der Hartnupschen Erkrankung (*54*), einem merkwürdigen Syndrom, bei dem unter anderem eine renale Aminoacidurie in Erscheinung tritt. Dabei scheint der Rückresorptionsmechanismus für Alanin, Serin, Asparagin, Glutamin, Valin, Leucin, Isoleucin, Phenylalanin, Tyrosin und Tryptophan defekt, während die Ausscheidung und Rückresorption von Prolin, Oxyprolin, Methionin, Arginin und Taurin ungestört verläuft. Allen diesen Erkrankungen ist gemeinsam, daß sie 1. erblich sind, 2. die Plasmakonzentration der entsprechenden Aminosäure normal oder erniedrigt ist, und daher 3. die pathologische Ausscheidung auf eine Störung der Rückresorption zurückzuführen ist. Formal entsprechen diese Erkrankungen, obschon wir die Natur des Trägers nicht kennen, den hereditären Hyp- und Anenzymien (*55*), also Erkrankungen, bei denen auf Grund eines Genausfalles die Synthese eines bestimmten Enzyms unterbleibt.

Auf Grund des Studiums der Nierenphysiologie einer großen Zahl solcher Individuen, besonders auch heterozygoter Merkmalsträger, wird es vielleicht einmal möglich sein, eine Genkarte der Nierenfunktionen der verschiedenen Nephronanteile zu konstruieren, ähnlich wie dies von den Genkarten der Drosophila her bekannt ist. Allerdings muß hier darauf hingewiesen werden, daß diese Erkrankungen nicht ohne weiteres als biochemische Mißbildungen aufgefaßt werden dürfen. Die Untersuchung isolierter Nephronen einzelner Patienten mit hereditären Nephropathien solcher Art hat nämlich gezeigt, daß die Struktur verändert sein kann. So ist z. B. beim De Toni-Fanconi-Syndrom der unmittelbar an das Glomerulum anschließende Teil des Nephrons schwanenhalsartig verlängert und das Segment des proximalen Tubulus verkürzt (*56*). Falls wir annehmen, daß die Rückresorptionsprozesse an einige wenige Tubuluszellen gebunden sind, so könnte es sich bei einzelnen dieser Erkrankungen um einen morphologischen Defekt des Nephrons handeln. Dem widerspricht allerdings unsere gegenwärtige Vorstellung über die Lokalisation der Rückresorptionsmechanismen.

6. *Fähigkeit zur enzymatischen oder metabolischen Adaptation.* Ein charakteristisches Merkmal der lebenden Zelle ist ihre Fähigkeit, unter bestimmten exogenen Einflüssen ihr Enzymprofil quantitativ zu verändern und bestimmten Umweltbedingungen anzupassen. Diese gelegentlich zweckmäßig erscheinende, gelegentlich aber auch rätselhafte Veränderung des Enzymmusters wird als Adaptation oder Induktion bezeichnet, das auslösende Agens als Induktor. Bei der Niere wurde dieses Phänomen bisher noch wenig untersucht. Am meisten Unterlagen besitzen wir über die Veränderungen einiger Ammoniak-produzierender Enzyme.

Adaptation der enzymatischen Ammoniakproduktion. Schon vor über 25 Jahren wurde beobachtet, daß es beim Menschen nach der Verabreichung von Ammoniumchlorid zu einer gesteigerten Ammoniakausscheidung kommt, die am 3.—5. Tag ihr Maximum erreicht, um dann nicht mehr weiter anzusteigen (*57—62*). Wie die auf Abb. 2 dargestellten Kurven

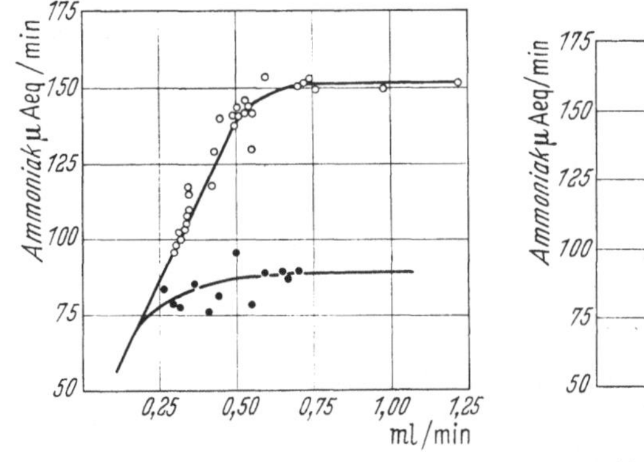
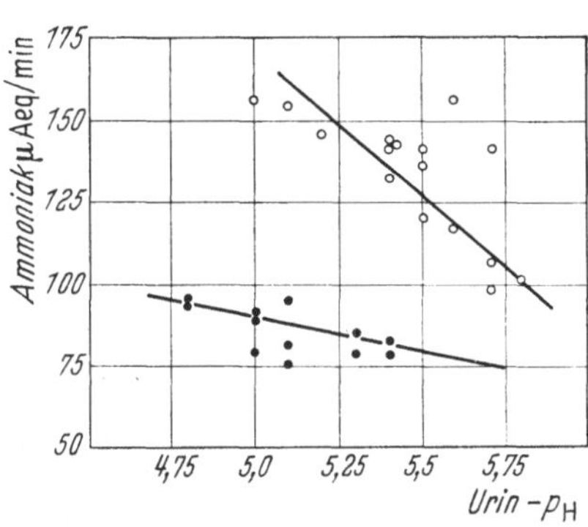

Abb. 2a u. b. Adaptive Zunahme der Ammoniakausscheidung nach Ammoniumchlorid beim Menschen in Beziehung zum Urinzeitvolumen (*a*) und zum Urin-pH (*b*). Die Unterlagen entstammen einem Experiment von RYBERG (62). ● Ammoniakausscheidung am 2. Versuchstag (vor der Adaptation), ○ Ammoniakausscheidung am 6. und 10. Tag des Versuches (nach der Adaptation)

zeigen, erfolgt diese Zunahme der Ammoniakausscheidung beim Menschen weitgehend unabhängig vom Urinzeitvolumen und Urin-pH. Die vermehrte Ammoniakausscheidung hat zur Folge, daß die unter Ammoniumchlorid zunächst ansteigende Natriumausscheidung reziprok zum Anstieg der

Ammoniakausscheidung langsam abfällt; die experimentelle Grundlage der intermittierenden diuretischen Therapie mit Ammoniumchlorid. Eine solche Steigerung der Ammoniakausscheidung nach Ammoniumchlorid wurde, außer beim Menschen (*57—62*), auch beim Hund (*63*), bei der Ratte (*64*) und beim Meerschweinchen (*42*) nachgewiesen. DAVIES und YUDKIN (*65, 66*) zeigten, daß es bei der Ratte parallel zur gesteigerten in vivo Ammoniakproduktion zu einer Zunahme der Konzentration der Glutaminase, der l-Aminosäuren-Oxydase und der Glykokoll-Oxydase kommt. RECTOR et al. (*67*) bestätigten die Beziehung zwischen renaler Glutaminase-Konzentration und in vivo Ammoniakausscheidung. Ein ähnlicher Anstieg der Glutaminase-Konzentration wurde auch bei Kaliummangel (*68*) und nach Acetazolamid (*69*) beobachtet, beides Zustände, bei denen es wahrscheinlich zu einer intracellulären Acidose kommt. Bicarbonatverabreichung hemmt bei der Ratte die Enzymadaptation (*65, 66, 67*) und hält die Ausscheidung auf sehr niedrigen Werten. Beim Meerschweinchen wird im Gegensatz dazu nach Bicarbonat-Verabreichung eine Zunahme der Nieren-Glutaminasen beobachtet (*70*). Welche Faktoren für dieses andersartige Verhalten der Herbivoren verantwortlich sind, kann z. Z. nicht entschieden werden.

Diese Beobachtungen sprechen für die Existenz einer metabolischen Adaptation durch gesteigerte Enzymsynthese in der Niere. Es sei allerdings betont, daß manche Fragen noch unentschieden sind. So ist die Frage des Induktors (intracelluläres p_H ?) noch ungelöst. Auch soll beim Hund die adaptive Zunahme der in vivo Ammoniakausscheidung nicht mit einer gleichzeitigen Vermehrung Ammoniak-produzierender Enzyme einhergehen (*63*). Zahlreiche Experimente werden noch notwendig sein, um diese Fragen zu beantworten. Leider liegen über ein adaptives Verhalten anderer Transportmechanismen bisher noch keine Unterlagen vor.

III. Biochemie der Niere und Transportfunktionen

Die biochemischen Aufgaben der Leber und der Niere sind grundsätzlich verschieden. In der Leber steht der Intermediärstoffwechsel der biologischen Substanzen im Vordergrund; in der Niere erwarten wir Mechanismen, die mit den beiden Fundamentalreaktionen, der Rückresorption und der Sekretion, in Beziehung stehen. Die bisherigen Untersuchungen haben jedoch ein eher enttäuschendes Resultat ergeben: das Enzymprofil der beiden Organe ist im großen ganzen kaum unterscheidbar. In beiden Organen erstaunt die Mannigfaltigkeit der biochemischen Reaktionen, und es besteht kein Zweifel, daß die Niere der Leber in bezug auf die Vielfalt ihrer chemischen Funktionen kaum nachsteht.

Energiestoffwechsel (*55, 71*). Die Sauerstoffaufnahme der Niere, gemessen an der arteriovenösen Differenz und der Durchblutung, ist unter verschiedenen experimentellen Bedingungen auffallend konstant (*72*). Die Niere scheint, ähnlich wie der Herzmuskel, zu denjenigen Organen zu gehören, bei denen die Durchblutung die Sauerstoffzufuhr reguliert. Dies mag allerdings z. T. dadurch zu erklären sein, daß die Mehrzahl der oxydativen Reaktionen an relativ kleine Tubulusabschnitte gebunden ist, so daß erst eine außergewöhnliche Belastung sich in einer Steigerung der Gesamt-Sauerstoffextraktion auswirken würde. Es ist auch bekannt, daß nicht alle Transportvorgänge von oxydativen Prozessen abhängig sind. So wird durch Vergiftung mit 2,4-Dinitrophenol (73), das die aerobe Phosphorylierung blockiert, einzig die p-Aminohippursäure-Sekretion gehemmt, die Rückresorption von Elektrolyten, Glucose und Aminosäuren und die Sekretion von N^1-Methylnicotinamid jedoch nicht beeinträchtigt. Trotzdem weist die Niere pro Gewichtseinheit den höchsten Sauerstoffverbrauch aller Säugetierorgane auf und steht selbst in absoluten Einheiten an vierter Stelle (hinter Muskulatur, Haut und Leber). Etwa ein Drittel des Sauerstoffes wird zur Verbrennung von Glucose verbraucht (74); über die weiteren Substrate der Zellatmung liegen keine Angaben vor. Es wäre wertvoll, die von BING (75) zum Studium des Myokard-Stoffwechsels entwickelte Methodik auch auf die Niere anzuwenden.

Intermediärstoffwechsel (55, 71). Beim Kohlenhydratstoffwechsel liegen ähnliche Verhältnisse wie in der Leber vor. Alle Enzyme und Intermediärprodukte der Glykogenolyse, der Glykolyse und des Krebs-Cyclus wurden nachgewiesen. Interessanterweise scheint die Glucose-Oxydation in der Niere eine quantitativ bedeutungsvollere Rolle zu spielen als in der Leber. Möglicherweise bestehen Beziehungen zwischen dem Dickens-Shunt und den Transportmechanismen. Es sei daran erinnert, daß bei gewissen hereditären hämolytischen Anämien (Primaquine, Favismus) das Fehlen der Glucose-6-phosphat-Dehydrogenase in den Erythrocyten für die Permeabilitätsstörung verantwortlich gemacht wird. Auch der Abbau und die Synthese verschiedener Lipide wurden in der Niere nachgewiesen. Pathophysiologisch bedeutungsvoll ist die Beobachtung, daß bei Acidose gebildete Ketosäuren nicht nur durch die Niere als Puffer ausgeschieden, sondern in diesem Organ auch vorzugsweise oxydiert werden. Auch in bezug auf den Aminosäurenstoffwechsel steht dieses Organ kaum hinter der Leber zurück. Zahlreiche Enzyme des Intermediärstoffwechsels wie Transaminasen und Dehydrogenasen wurden in der Niere gefunden, doch ist deren physiologische Aufgabe noch weitgehend ungeklärt.

Die bisher referierten Beobachtungen tragen somit wenig zum Verständnis der Transportvorgänge bei. Dies mag aber z. T. eine Folge der Untersuchung von Nierenhomogenaten sein. Morphologisch ist die Niere ein Kompositum aus verschiedensten Elementen, von den wenig differenzierten, stoffwechselträgen Glomerulumzellen bis zu den metabolisch ausgereiften Zellen der proximalen Tubuli contorti. Viel bedeutungsvoller sind daher Versuche, Enzyme und Stoffwechselvorgänge in bestimmten Abschnitten des Nephrons zu lokalisieren. Bereits eine einfache Trennung in Rinde, inneres und äußeres Mark und Papille kann in dieser Hinsicht aufschlußreich sein.

Die Verteilung der Glutaminasen in verschiedenen Abschnitten der Niere (76, 77). Durch Verabreichung von Salzsäure wurde bei Hunden, Ratten, Kaninchen und Meerschweinchen die maximale Ammoniakausscheidung in vivo gemessen (µäq/min). Am nächsten Tage wurden die Tiere getötet und die Niere in Cortex, äußere und innere Medulla (Hund, Kaninchen) oder Cortex und Medulla (Ratte, Meerschweinchen) getrennt. Durch Wägen (unipapilläre Tiere) oder mit einer Zeichenmethode wurde anschließend der quantitative Anteil der einzelnen Nierenteile an der Gesamtniere bestimmt. Histologische Kontrollen ergaben, daß in der inneren Medulla nur Sammelrohre und Henlesche Schleifen nachweisbar waren. In jedem dieser Abschnitte wurden die Glutaminase I, die Glutamin-α-Ketosäuren-Transaminase-Deamidase und die Glutamin-Synthese bestimmt (*78—81*). Die hydrolytische Glutaminase I kommt sowohl in der Rinde wie im Mark vor. Im Gegensatz dazu ist die Glutamin-Synthese eine exklusive Funktion der Nierenrinde. Ammoniak ist nach den Untersuchungen von BEESON und ROWLEY (*82*) ein starker Hemmkörper des Komplementes, und die Infektanfälligkeit der Niere wurde mit dieser durch das Ammoniak verursachten Resistenzverminderung in Zusammenhang gebracht. Das Fehlen einer Ammoniakentgiftung durch Glutaminsynthese in der besonders infektanfälligen Papille würde ein weiteres Glied in dieser Kette von Ereignissen darstellen. Wird die Glutaminase I-Konzentration in der inneren Medulla mit deren Gewicht multipliziert und so grob die Menge der Glutaminase I in den Sammelrohren und den Henleschen Schleifen bestimmt, so läßt sich eine Beziehung zwischen dem erhaltenen Wert und der von Species zu Species stark schwankenden Ammoniakausscheidung in vivo nachweisen (Abb. 3). Bereits die Mikropunktionsversuche von WALKER (*83*) ließen eine vorwiegende Lokalisation der Ammoniakausscheidung in den Sammelrohren vermuten.

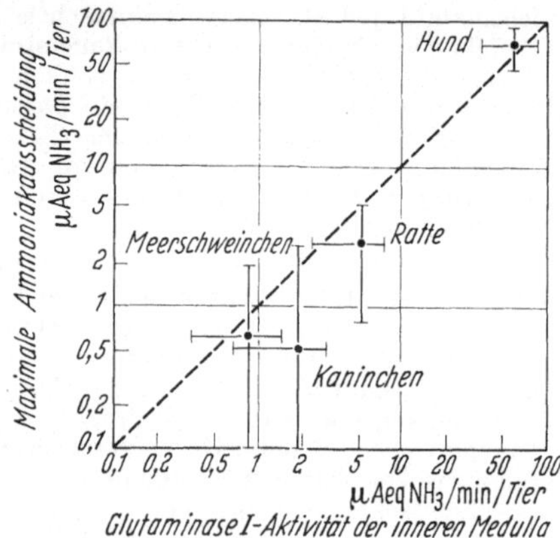

Abb. 3. Beziehung zwischen der Ammoniakausscheidung in vivo (in µäq NH₃/min/Tier) und der Glutaminase I-Aktivität der inneren Medulla (Sammelrohre und Henlesche Schleifen, in µäq NH₃/min/Tier) beim Hund, Meerschweinchen, Kaninchen und bei der Ratte

Untersuchungen von McCann (*13*). Zur Markierung der proximalen Tubuli contorti wurde einem Hund Trypanblau verabreicht. Nach Töten des Tieres wurden mit dem Gefriermikrotom 30 µ dicke Schnitte hergestellt, kleinste Nierenpartikel unter dem Mikroskop herauspräpariert und auf den Gehalt an einigen Enzymen analysiert (Tab. 1). Die Konzentration der alkalischen Phosphatase ist in den proximalen Tubuli besonders hoch; diese Beobachtung bestätigt ältere histochemische Befunde (*84*) und spricht für die Zuverlässigkeit der hier verwendeten Trennmethode. Die Aldolase und Phosphohexose-Isomerase als typische Beispiele glykolytischer Enzyme kommen etwa in gleicher Konzentration in allen Tubulusabschnitten vor. Am interessantesten scheint uns das Verhalten der Fumarase, eines Enzymes des Krebs-Cyclus. Dieses fällt in den Henleschen Schleifen und in den Sammelrohren auf extrem niedrige Werte ab. Hier ist zu erwähnen, daß bereits in den dreißiger Jahren beobachtet wurde, daß das Nierenmark im Gegensatz zur Rinde mit ihrer intensiven Zellatmung eine hohe aerobe

Glykolyse aufweist (*85, 86*). Das bereits erwähnte Fehlen der ATP-abhängigen Glutamin-Synthese dürfte damit ebenfalls in Zusammenhang stehen.

Tabelle 1. *Lokalisation einiger Enzyme in manuell isolierten Abschnitten des Nephrons.* [Nach McCann (*13*)]

Vorwiegende Zelltypen	Alkalische Phosphatase	Hexokinase	Aldolase	PhosphohexoseIsomerase	Fumarase
Glomerula	0,7		0,7		0,9
90% prox. Tubuli cont. . . .	12—14	0,4—0,6	2,6	32—40	25—31
90% dist. Tubuli cont. . . .	2—3	0,4	2,6	27—33	32—40
Pars recta d. prox. Tub., Henlesche Schleifen, Sammelrohre.	0,5—0,7	0,6—2,0	1,9—2,7	33—56	35—51
Henlesche Schleifen, Sammelrohre.	0,1—0,5	0,3—0,5	1,1—1,5	26—32	1,3—13

Untersuchungen von Weil u. Mitarb. (*87, 88*). Diese Forscher versuchten mit der bekannten Technik von Linderstrøm-Lang Aufschluß über die Lokalisation einiger Enzyme in der Niere des Kaninchens zu erhalten. Leider ist dieses Organ im Gegensatz zum geschichteten Magen-Darm-Trakt für diese Methode relativ ungeeignet. Immerhin konnten die Autoren zeigen, daß eine Dipeptidase, eine Esterase, ein Kathepsin und eine Aminopolypeptidase in den proximalen und distalen Tubuli in einer doppelt so hohen Konzentration wie in den Henleschen Schleifen und in einer viermal so hohen Konzentration wie in den Sammelrohren vorkommt. Glykolytische Enzyme („Amylase") fanden sich in allen Abschnitten, während die Arginase ausschließlich an die proximalen Tubuli contorti gebunden war.

Histochemische Beobachtungen (*55, 89*). Dr. Hess wird ausführlicher auf die Lokalisation von Enzymen in den einzelnen Abschnitten des Nephrons zu sprechen kommen. Hier sei bloß erwähnt, daß die ATPase, die Succinat-Dehydrogenase und die Cytochrom-Oxydase, die alle bei der Zellatmung eine Rolle spielen, in den Sammelrohren fehlen. Auffallend ist anderseits das Vorkommen der DPN- und TPN-Diaphorasen, die beide auch im anaeroben Energiestoffwechsel eine Rolle spielen. Diese biochemischen Beobachtungen stehen in guter Korrelation mit morphologischen Erhebungen, wonach die Zellen der Henleschen Schleifen und der Sammelrohre relativ wenig differenziert sind und nur wenige, kleine Mitochondrien enthalten (*14*).

Durch Kombination dieser Einzelbeobachtungen vermögen wir uns allmählich eine Vorstellung von der biochemischen Struktur des Nephrons zu machen. Vom metabolisch inerten Glomerulum, über die biochemisch hochdifferenzierten Zellen des proximalen Tubulus contortus mit Krebs-Cyclus, oxydativer Phosphorylierung und intensiver Zellatmung, bis zu den Sammelröhren, in denen vorwiegend die phylogenetisch primitive Glykolyse als Energiequelle dient, löst ein morphologisch und biochemisch spezifischer Zelltyp den anderen ab. Es ist zu hoffen, daß die Entwicklung neuer Separationsmethoden und histochemischer Enzymreaktionen eine Lokalisation weiterer Enzyme und Stoffwechselvorgänge ermöglichen wird. Als Endziel dieser Untersuchungen sehen wir die Feststellung des spezifischen Enzymprofils jedes Nephronabschnittes, das dann mit den entsprechenden morphologischen Strukturen und schließlich auch mit den physiologischen Aufgaben, wie sie ja mit der Stop-Flow-Technik bereits relativ gut zu lokalisieren sind (*90*), in Übereinstimmung gebracht werden kann. Bereits läßt sich erahnen, daß die Biochemie der Nephronzellen außerordentlich unterschiedlich ist, und daß eine Sammelrohrzelle ebenso verschieden von einer Zelle des proximalen Tubulus contortus ist, wie eine Bindegewebszelle von einer Leberzelle.

IV. Transportmechanismen als biokatalytische Systeme

Beim Versuch, in vitro Enzymuntersuchungen mit physiologischen Beobachtungen zu korrelieren, treten mannigfache Schwierigkeiten auf. Bei Analysen im Reagenzglas streben wir optimale Bedingungen an, so daß die Enzymmenge zum einzigen limitierenden Faktor wird. In der lebenden Zelle sind die Enzyme jedoch meist im Überschuß vorhanden und haben somit keine steuernde Wirkung auf den Reaktionsablauf. In vitro arbeiten wir mit einem Substratüberschuß, in vivo dürfte in vielen Fällen das Substratangebot, das seinerseits von der Durchblutung, der Permeation, dem Intermediärstoffwechsel, alternativen Abbauwegen und hormonalen Einflüssen abhängig ist, als „Schrittmacher" (*91*) fungieren. Im Reagenzglas streben wir eine möglichst homogene Katalyse an, in der lebenden Zelle spielt die intracelluläre Topographie, die Integrität submikroskopischer Organellen und die Beziehungen zwischen verschiedenen Enzymsystemen eine wesentliche Rolle. Über die Bedeutung von Aktivatoren und Inhibitoren für die Regulation des Zellstoffwechsels ist fast nichts bekannt; im Gegensatz dazu lassen sich diese in vitro leicht analysieren. Diese grundsätzlichen Unterschiede im Verhalten von Enzymen in vivo und in vitro veranlaßten uns an anderer Stelle, bei den intracellulär wirkenden Enzymen von biokatalytischen Systemen (*55*) zu sprechen. Ihre Reaktionsgeschwindigkeit wird im Gegensatz zu isolierten Enzymen nicht durch die Enzymmenge, sondern durch andere Faktoren, sei es das Substratangebot, Milieu- oder Systemfaktoren, limitiert (Abb. 4). Die Geschwindigkeit eines Reaktionsablaufes wird ja immer vom kritischsten, limitierenden Faktor, vom „Schrittmacher" (*91*) gesteuert. Wenn der Physiologe von einer Stimulierung eines Prozesses, etwa der Ammoniakausscheidung spricht, so versteht der Biochemiker darunter die Enthemmung eines suboptimal wirkenden Systems durch Rückdrängung des limitierenden Faktors. Die Bedeutung solcher limitierender Faktoren für die Regulation der cellulären Stoffwechselvorgänge wurde vor einem Jahr am „Ciba Foundation Symposium" unter der Leitung von H. KREBS

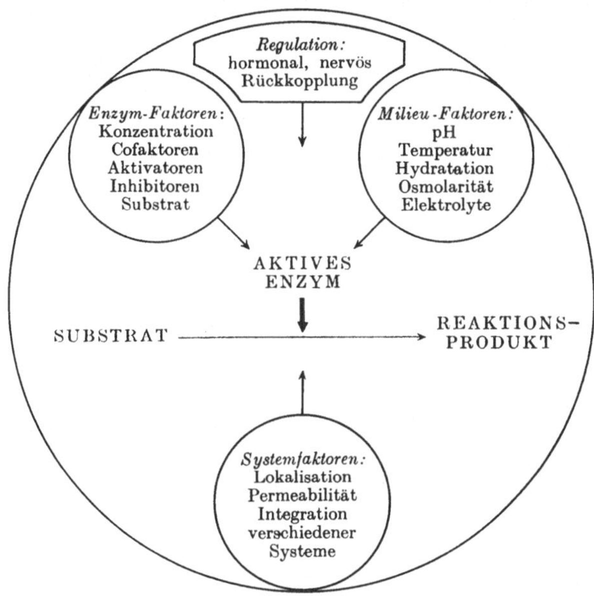

Abb. 4. Schematische Darstellung eines biokatalytischen Systemes [aus RICHTERICH (55)]

(91a) eingehend diskutiert. In der Folge sei an einigen ausgewählten Beispielen versucht, die Bedeutung und Verschiedenartigkeit solcher limitierender Faktoren für enzymatische Transportvorgänge in der Niere zu illustrieren.

Die enzymatische Produktion des Ammoniakes. Das Substrat der renalen Ammoniakproduktion war lange nicht bekannt, und es wurde zunächst angenommen, daß die Spaltung von Harnstoff durch eine Urease für die Bildung des Ammoniaks verantwortlich sei (92). Da es jedoch nie gelang, in der Niere eine Urease nachzuweisen (93), mußte nach alternativen Stoffwechselvorgängen gesucht werden. VAN SLYKE et al. (94) konnten demonstrieren, daß während der Nierenpassage Glutamin verbraucht wird und daß dessen Verschwinden in quantitativer Beziehung zur Ammoniakausscheidung steht. Als maßgebliches Enzym schien vor allem die Glutaminase I in Frage zu kommen, die in der Gegenwart von Phosphationen Glutamin in Ammoniak und Glutaminsäure spaltet (78, 95). Außer durch Glutamin läßt sich die Ammoniakausscheidung aber auch durch die parenterale Verabreichung verschiedener Aminosäuren steigern, und diese Beobachtung veranlaßte bereits EPPINGER (96) zu postulieren, daß diese ein Substrat für die renale Ammoniakproduktion darstellen. Diese Auffassung wird durch die bereits erwähnten Untersuchungen über das adaptive Verhalten von Glutaminasen und Aminosäuren-Oxydasen gestützt. Nach der Verabreichung von Säure wird bei allen bisher analysierten Species ein Anstieg der Ammoniakausscheidung beobachtet, der aber schließlich ein Maximum erreicht, das species-spezifisch ist (vgl. Abb. 1). Es scheint daher wahrscheinlich, daß bei dieser maximalen Ausscheidung die Enzymmenge limitierend wird und daß unter dieser Stimulierung das biokatalytische System der Ammoniakproduktion maximal enthemmt ist (Abb. 5). Die Limitierung durch die Enzymmenge spielt wahrscheinlich auch bei Kindern

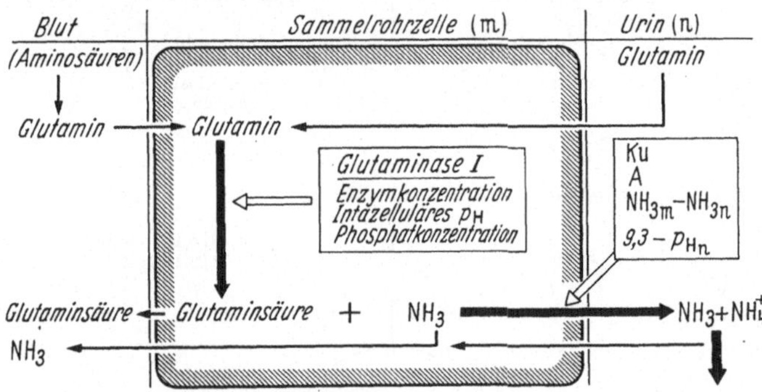

Abb. 5. Ammoniakproduktion in der Niere durch hydrolytische Spaltung von Glutamin in Glutaminsäure und Ammoniak. Der Transfer des Ammoniakes aus der Zelle in den Urin wird z. T. durch physikalisch-chemische Faktoren determiniert

eine Rolle, deren Säureintoleranz möglicherweise auf die niedrige Glutaminase-Konzentration der Niere zurückzuführen ist (95). Auch bei einer schweren Acidose, z. B. beim Coma diabeticum, erreicht die Wasserstoffioneneliminierung durch Ammoniakausscheidung ein Maximum (58, 97), dessen Größe von der Menge des zur Verfügung stehenden Enzyms abhängig ist. Welche Faktoren bei der chronischen Nephritis mit Acidose (36) limitieren, kann z. Z. nicht entschieden werden. Auch hier wird eine Abnahme der Glutaminase beobachtet, doch ist nicht ausgeschlossen, daß bei stark erniedrigter glomerulärer Filtration und Plasmadurchströmung das Substratangebot die Ammoniakausscheidung limitiert. Anderseits spielt möglicherweise ein Fehlen der Glutaminase bei gewissen hereditären Nephropathien mit defekter Ammoniakausscheidung und normaler Wasserstoffionensekretion eine Rolle (98). Entsprechende Analysen wurden jedoch noch nicht durchgeführt.

Es ist eine allgemeine Erfahrung, daß unter physiologischen Bedingungen das Enzym meist im Überschuß vorliegt, und nur dann limitierend wirkt, wenn durch Krankheit entweder die Enzymsynthese defekt ist (Nephritis?) oder extreme Ansprüche an ein bestimmtes biokatalytisches System gestellt werden (Acidose). Seit 1948 wurden eine Reihe von Krankheiten entdeckt, bei denen ein hereditärer Genausfall zum Ausbleiben der Synthese eines bestimmten Enzyms führt: die hereditären Hypenzymien (*55*). Diese Naturexperimente erlauben nicht selten physiologische Erkenntnisse, die im Tierversuch nicht erzielt werden können. Es ist wahrscheinlich, daß bei solchen Erkrankungen die Enzymmenge zum kritischen Faktor der entsprechenden biokatalytischen Systeme wird. Wir möchten das Verhalten der alkalischen Phosphatase bei der Hypophosphatasie (*55, 99, 100*) und dasjenige der Glucose-6-Phosphatase bei der Glykogenspeicherkrankheit (*55, 101, 114*) als Ausgangspunkt zu einigen Betrachtungen über die Glucose-Rückresorption nehmen.

In memoriam Phosphorylierungshypothesen der Glucose-Rückresorption. Höber (*102*) wies bereits um die Jahrhundertwende nach, daß Glucose im Darm rascher als die übrigen Hexosen resorbiert wird. Dieses eigengesetzliche Verhalten führte zur Entwicklung des Begriffes der physiologischen, im Gegensatz zur physikalischen Permeabilität (*16*). Die Fähigkeit der Selektion geht post mortem oder nach Schädigung der Darmwand durch Abkühlen, Erhitzen oder Vergiften mit Fluorid verloren (*103*). Von Mering hatte bereits 1885 (*104*) die Glykosurie nach Phlorrhizinvergiftung beschrieben, und Nakasawa (105) berichtete 1922, daß dieses Gift auch die selektive Zuckerresorption im Darm hemmt, während umgekehrt Phosphat diesen Vorgang steigert (*106*). Lundsgaard (*107, 108*) konnte als erster nachweisen, daß Phlorrhizin im Muskelbrei die Bildung von Hexosephosphaten blockiert. Verzár (*109*) postulierte wenig später seine Phosphorylierungshypothese der Glucose-Resorption und -Rückresorption, nach der es intermediär zur Synthese eines Phosphatesters kommt, der anschließend hydrolytisch gespalten wird. Diese Hypothese stimulierte zahlreiche Arbeiten über die Zusammenhänge zwischen Glucose-Resorption, alkalischer Darm- und Nierenphosphatase und Nebennierenfunktion (*110*). Die Entdeckung der Bedeutung der energiereichen Phosphate (*111*) veranlaßte eine Neuformulierung der Hypothese, indem jetzt angenommen wurde, daß die Glucose an der Zelloberfläche durch die Hexokinase phosphoryliert wird und daß die Dephosphorylierung an der Zellbasis durch die alkalische Phosphatase oder die Glucose-6-Phosphatase erfolgt. Auch der Angriffspunkt des Phlorrhizins, das nach den Arbeiten von Shapiro (*112*) und Lotspeich (*113*) gewisse Dehydrogenasen des Krebs-Cyclus und damit die Generation energiereicher Phosphate hemmt, wurde entsprechend umgedeutet.

Diese brillante Hypothese kann heute, man möchte fast sagen leider, nicht mehr aufrechterhalten werden. Dafür spricht erstens die Beobachtung, daß bei der Glykogenspeicherkrankheit, bei der die Konzentration der Glucose-6-Phosphatase in der Niere stark erniedrigt ist (*55, 101, 114*), keine Störung der Glucose-Rückresorption bekannt ist. Ein zweites Argument gegen die Phosphorylierungshypothese sehen wir darin, daß bei der Hypophosphatasie, bei der die alkalische Phosphatase in der Niere auf sehr niedrige Werte absinkt (*55, 99, 100*), ebenfalls kein Defekt der Glucose-Rückresorption beobachtet wird. Drittens ist nach den Untersuchungen von Long (*115*) die Hexokinase-Konzentration in der Niere zu klein, um einen Glucosetransport zu gewährleisten. Viertens liegt die Hexokinase, wie aus den Untersuchungen von McCann (*13*) hervorgeht (vgl. Tab. 1), weniger in den proximalen Tubuli contorti, wo die Glucose-Rückresorption auf Grund physiologischer Beobachtungen wahrscheinlich zu lokalisieren ist, sondern vorwiegend in der Pars recta des proximalen Tubulus. Fünftens weisen auch

Tiere mit aglomerulären Nieren eine ansehnliche Konzentration der alkalischen Phosphatase im Stäbchensaum der proximalen Tubuli contorti auf (*116, 117*). Sechstens ließ sich mit radioaktivem Phosphor nachweisen, daß der turn-over des Glucose-6-Phosphates in der Niere zu gering ist, als daß diese Substanz als Intermediärprodukt der Glucose-Rückresorption eine Rolle spielen könnte. Auch wird er weder durch Phlorrhizinverabreichung, noch durch Glucosebelastung verändert (*118*). Siebtens sollte die Zellmembran bei der Phosphorylierungshypothese für Glucose permeabel sein; demgegenüber ist jedoch bekannt, daß Glucose nicht in Tubulusepithelzellen zu permeieren vermag (*8*). Schließlich hat WILBRANDT (*5*) gezeigt, daß bei der Phosphorylierungshypothese eine celluläre Barriere für die Rückdiffusion postuliert werden muß, die aber nicht nachgewiesen werden kann.

Das Beispiel der Glucose-Rückresorption zeigt, wie außerordentlich komplex solche Transportmechanismen sind und wie schwierig es sein kann, Experimente zu entwerfen, die eine bestimmte Hypothese stützen oder widerlegen sollen. Das hereditäre Fehlen eines Enzyms ermöglicht in solchen Fällen nicht selten, die limitierende Wirkung der Enzymmenge auf überzeugende Weise zu erfassen. Etwas Ähnliches versuchen wir bei der Verwendung spezifischer Enzyminhibitoren, die ebenfalls ermöglichen sollten, die Menge des Enzyms so herabzudrücken, daß dieses für ein bestimmtes biokatalytisches System limitierend wird. Ein Beispiel dieser Art sind die Untersuchungen von SCHWARTZ et al. (*27*) über die Hemmung der Carbonat-Anhydratase.

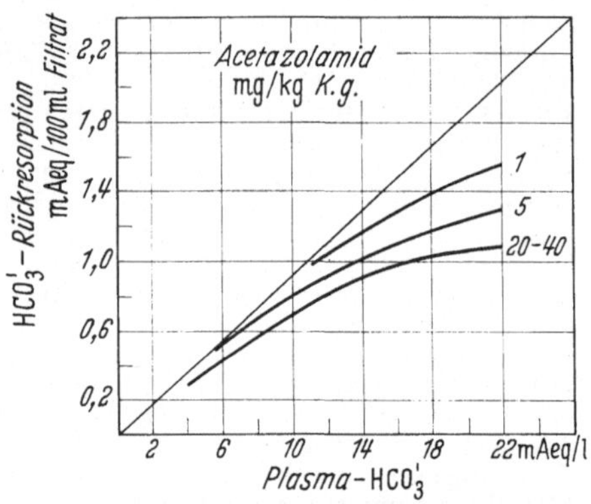

Abb. 6. Hemmung der Bicarbonat-Rückresorption durch Verabreichung des Carbonat-Anhydratase-Inhibitors Acetazolamid beim Hund [nach SCHWARTZ, FALBRIARD und RELMAN (*27*)]

Wirkung von Acetazolamid auf die Bicarbonat-Rückresorption. ROBLIN und CLAPP (*119*) synthetisierten das Acetazolamid, einen Hemmkörper der Carbonat-Anhydratase. Dieses Enzym spielt bei der Rückresorption von Bicarbonat, bzw. der Wasserstoffionensekretion eine Rolle. SCHWARTZ, FALBRIARD und RELMAN (*27*) analysierten die Bicarbonat-Rückresorption beim Hund bei verschiedenen Plasma-Bicarbonat-Konzentrationen unter dem Einfluß von Acetazolamid (Abb. 6). Ohne Inhibitor war eine lineare Beziehung zwischen der Plasma-Bicarbonat-Konzentration und der Rückresorption nachweisbar. Nach Acetazolamid trat bei allen Plasma-Bicarbonat-Konzentrationen eine deutliche Hemmung der Bicarbonat-Rückresorption auf. Mit Hilfe von drei — wahrscheinlich zulässigen — Annahmen konnten die Autoren zeigen, daß die Kinetik der Hemmung der Bicarbonat-

Rückresorption derjenigen einer enzymatischen Hemmung entspricht. Eine Analyse nach Lineweaver-Burk ergab, daß unter der Wirkung von Acetazolamid tatsächlich die verbleibende aktive Carbonat-Anhydratase zum limitierenden Faktor für die Bicarbonat-Rückresorption wird. Unter physiologischen Verhältnissen liegt jedoch das Enzym im Überschuß vor, und limitierend wirkt wahrscheinlich einzig die Menge des filtrierten Bicarbonates, also des Enzymsubstrates.

Schließlich sei noch an einem letzten Beispiel das Zusammenwirken verschiedener Teilprozesse beim biokatalytischen System des p-Aminohippursäure-Transportes dargestellt. Diese Untersuchungen illustrieren besonders deutlich die bisher meist vernachlässigten cellulären Faktoren und das Zusammenwirken verschiedener, räumlich getrennter Teilmechanismen.

Kinetik des in vitro p-Aminohippursäure-Transportes. Foulkes und Miller (*120*) analysierten in Säugetier-Nierenschnitten den Transfer von C^{14}-markierter p-Aminohippursäure. Es gelang ihnen, zwei verschieden intensiv an das Nierengewebe gebundene Fraktionen zu isolieren. Auf Grund geeigneter Modellversuche kamen sie zum Schluß, daß vier verschiedene Einzelmechanismen beim Transfer von p-Aminohippursäure vom peritubulären Raum ins Tubuluslumen eine Rolle spielen: 1. die Diffusion in den extracellulären Raum, 2. ein erleichterter ("facilitated") Transport über die peritubuläre Zellmembran, 3. die Aufnahme in die Zelle und 4. die Diffusion ins Tubuluslumen. Limitierend für den ganzen Prozeß scheint der Transfer in die Zelle, während Reaktion IV spontan rasch abläuft. Dafür spricht auch die Beobachtung, daß in vivo beim Hund die p-Aminohippursäure-Konzentration im Urin und in den Tubuluszellen unter geeigneten Bedingungen identisch ist (*116*). Es gelang den Autoren auch, den Angriffspunkt einzelner Inhibitoren genauer zu lokalisieren. So blockieren Benemid und 9-α-Fluorohydrocortison die Reaktion II, 2,4-Dinitrophenol, Octanoat und Diodrast die Reaktionen II und III.

Wir hoffen mit diesen Ausführungen gezeigt zu haben, daß der Nachweis eines Enzyms nicht ohne weiteres als Hinweis auf eine physiologische Tätigkeit dieses Eiweißes gelten kann, daß vielmehr in jedem einzelnen Fall durch verschiedenartige Methoden und Experimente das entsprechende biokatalytische System analysiert werden muß.

V. Energieproduktion als limitierender Faktor

Die enzymatische Ammoniakproduktion und die durch die Carbonat-Anhydratase katalysierte Bicarbonat-Rückresorption verlaufen exergon, d. h. sie benötigen keine von außen zugefügte Energie. Im Gegensatz zu diesen monoenzymatischen Prozessen ist zum Transport der meisten Substanzen Energie notwendig, die vom Zellstoffwechsel zugeführt werden muß. Am besten abgeklärt sind diese Verhältnisse beim bereits mehrfach erwähnten Transport von p-Aminohippursäure.

Hemmung und Aktivierung des p-Aminohippursäure-Transportes. Cross und Taggart (*122*) wiesen als erste nach, daß Kaninchennierenschnitte in einem geeigneten Milieu p-Aminohippursäure aufzunehmen und auf ein Mehrfaches zu konzentrieren vermögen. Spätere Beobachtungen ergaben, daß dasselbe System auch für den Transport von Phenolrot, p-Chlorphenolrot, Diodrast, Penicillin, Bromcresolblau und andere Carboxyl- und Sulfonsäuren verantwortlich ist (*8, 28, 31—35, 120, 122, 123*) und daß diese einzelnen Substanzen um das Transportsystem kompetitieren. Die Affinität der Stoffe zum Trägersystem kommt besonders deutlich beim Herausdiffundieren aus dem Schnitt zum Ausdruck (*35*). Die Aktivität des Transportes hängt u. a. vom p_H und von der Anionen- und Kationen-Konzentration ab (*128*). Unter den Inhibitoren (*8, 28, 32—35, 117, 120, 123—125*) dieses Transportsystems erwähnen wir neben den bereits angeführten kompetitiven Substraten 2,4-Dinitrophenol, Cyanid, Acid, Fluorid, Dehydroessigsäure, Jodacetat, Malonsäure, Quecksilberchlorid, Phlorrhizin, Carinamid, α-Ketoglutarat, Fumarsäure, sowie alle direkt über den Krebs-Cyclus abgebauten Aminosäuren und Fettsäuren mit einer Kettenlänge von C_6—C_{12}. Umgekehrt führt Acetat zu einer Steigerung des p-Aminohippursäure-Transportes (*123, 125*).

Als erstes stellt sich die Frage, ob sich diese Inhibitorwirkung auch am intakten Tier nachweisen läßt. Dies ist tatsächlich der Fall. So führt 2,4-Dinitrophenol zu einer selektiven Hemmung des

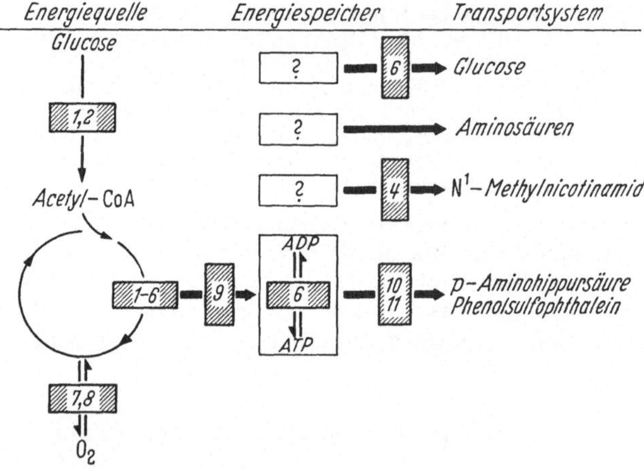

Abb. 7. Angriffspunkt verschiedener Inhibitoren bei renalen Transportmechanismen. Legende s. Tab. 2

p-Aminohippursäure-Transportes ohne Beeinflussung der Rückresorption von Elektrolyten, Glucose und Aminosäuren (*73*). Auch Phlorrhizin hemmt den p-Aminohippursäure-Transport, während umgekehrt nach Acetat eine Stimulierung des Sekretionsprozesses beobachtet wird (*126*). Auf die auch in vivo geltenden kompetitiven

Hemmphänomene wiesen wir bereits oben hin. Als nächstes ist auf das Problem des Angriffspunktes der Inhibitoren etwas näher einzugehen (Abb. 7). Jodacetat gehört zu den alkylierenden Reagentien und blockiert die —SH-Gruppen zahlreicher Enzyme, z. B. der Phosphotriose-Dehydrogenase der Glykolyse und der Succinat-Dehydrogenase des Krebs-Cyclus. Quecksilberchlorid führt zu einer Mercaptidbindung und hemmt damit ebenfalls eine große Zahl von Enzymen mit —SH-Gruppen. Die Malonsäure ist strukturell der Bernsteinsäure, dem Substrat der Succinat-Dehydrogenase, ähnlich und führt daher zu einer kompetitiven Hemmung dieses wichtigen Enzymes des Krebs-Cyclus (*26*). Dasselbe Enzym wird auch durch Dehydroessigsäure und Cinchophen (*124, 127*) inhibiert. Der Angriffspunkt des Phlorrhizins ist noch nicht einwandfrei abgeklärt. Dieses hemmt Dehydrogenasen des Krebs-Cyclus und phosphorylierende Enzyme und hat wahrscheinlich auch eine direkte Wirkung auf die Membranpermeabilität (*8*).

Tabelle 2. *Beispiele einiger Enzym-Inhibitoren, die in vitro den Transport von p-Aminohippursäure in Nierenschnitten hemmen* (vgl. Abb. 7)

Nr.	Inhibitor	Konzentration	Gehemmte Enzyme
1	Jodacetat	$3{,}0 \cdot 10^{-2}$ M	Phosphotriose-Dehydrogenase, Succinat-Dehydrogenase
2	Quecksilberchlorid	$1{,}0 \cdot 10^{-3}$ M	Phosphotriose-Dehydrogenase, Succinat-Dehydrogenase
3	Malonsäure	$1{,}0 \cdot 10^{-3}$ M	Succinat-Dehydrogenase
4	Dehydroessigsäure	$1{,}2 \cdot 10^{-4}$ M	Succinat-Dehydrogenase
5	Cinchophen	$3{,}5 \cdot 10^{-3}$ M	Succinat-Dehydrogenase
6	Phlorrhizin	$5{,}0 \cdot 10^{-3}$ M	Succinat-Dehydrogenase, Pyruvat-Kinase
7	Phenylhydrazin	$5{,}0 \cdot 10^{-3}$ M	Cytochrom-Oxydase
8	Cyanid	$5{,}0 \cdot 10^{-4}$ M	Cytochrom c
9	2,4-Dinitrophenol	$5{,}0 \cdot 10^{-5}$ M	Oxydative Phosphorylierung
10	Carinamid	$2{,}1 \cdot 10^{-4}$ M	
11	Diodrast	$1{,}0 \cdot 10^{-3}$ M	Kompetitive Hemmung

Phenylhydrazin ist ein häufig verwendeter Inhibitor der Cytochrom-Oxydase (*129*), während Cyanid ziemlich selektiv das Cytochrom c blockiert (*130*). 2,4-Dinitrophenol ist eine besonders interessante Substanz, da sie einerseits die Zellatmung steigert, anderseits aber durch Entkopplung der Phosphorylierung von der Oxydation die Bildung energiereicher Phosphate hemmt. Wie diese Zusammenfassung zeigt, blockieren alle jene Substanzen, die den p-Aminohippursäure-Transport hemmen, an irgendeiner Stelle die aerobe Phosphorylierung. Daneben kennen wir aber Transportsysteme, die nicht von dieser aeroben Phosphorylierung abhängig

sind, so z. B. die Rückresorption der Glucose, die nur durch Phlorrhizin gehemmt wird, und die Sekretion von N^1-Methylnicotinamid,
die von den erwähnten Inhibitoren einzig durch die Dehydroessigsäure blockiert wird (*124*). Wir müssen annehmen, daß die Energiebereitstellung für jedes System besonderen Pfaden folgt und daß
interessanterweise die anaerobe Energieproduktion eine relativ
wichtige Rolle bei den Transportvorgängen spielt.

**Hemmung durch Aminosäuren und Fettsäuren und Aktivierung durch
Acetat.** Die inhibierende Wirkung gewisser Aminosäuren und Fettsäuren
auf den Transport von p-Aminohippursäure konnte von SCHACHTER et al.
(*131*) abgeklärt werden. Die Niere enthält Enzyme, die aus Acetat und Fettsäuren in der Gegenwart von ATP und CoA die entsprechenden aliphatischen
Acylderivate des CoA bilden, die in einem zweiten Schritt durch eine
Glycin-N-Acylase in die entsprechenden aliphatischen Acylglycine umgewandelt werden. Es zeigte sich nun, daß die stabilen Acylglycine mit
p-Aminohippursäure um das Transportsystem kompetitieren und auf diese
Weise eine Hemmwirkung ausüben. Acylglycine mit kurzer Kettenlänge,
z. B. Acetylglycin haben diesen Effekt nicht, da sie nicht stabil sind, sondern
in der Niere abgebaut werden. Die Zufuhr von Acetat hat zur Folge, daß
große Mengen Acetyl-CoA und anschließend Acetylglycin auf Kosten der
langkettigen Derivate gebildet werden, wodurch es zu einer Stimulierung,
oder besser Enthemmung, des Transportmechanismus kommt.

Diese Beobachtungen sind von großem theoretischem Interesse,
weisen sie doch darauf hin, daß physiologischerweise das p-Amino-
hippursäure-System durch die Bildung von kompetitiven Inhibitoren gebremst wird und daß in diesem Fall die Steuerung durch
Enthemmung erfolgt und der limitierende Faktor der Inhibitor-
produktion entspricht.

**Substratspezifität und Bindungstyp beim Transport von p-Aminohippur-
säure** (*8, 123*). Bei Durchsicht der transportierten Substanzen fällt auf, daß
es sich dabei entweder um Carboxylsäuren (Diodrast, Penicillin, Methol-
Glucuronid) oder Sulfonsäuren (Phenolrot, p-Chlorphenolrot, Resorcinol-
disulfat) handelt. Es wurde daher angenommen, daß es intermediär zu einer
Bindung zwischen Trägersystem und den Carboxyl- oder Sulfonsäurengruppen
kommt. Als erster Reaktionstyp wurde diskutiert, ob p-Aminohippursäure
zunächst durch die Hippuricase in Glycin und p-Aminobenzoesäure hydroli-
siert und anschließend wieder konjugiert wird. Für eine solche Deutung
könnte z. B. die Beobachtung sprechen, daß Benemid in einer Konzentration
die p-Aminohippursäure-Synthese hemmt, bei der es noch keine Wirkung
auf die Zellatmung oder oxydative Phosphorylierung ausübt. Eine Hippuricase kann in der Niere der meisten Species nachgewiesen werden, fehlt aber
ausgerechnet beim Kaninchen, bei dem die meisten Versuche über den
in vitro-Transport durchgeführt wurden. Gegen eine solche Deutung spricht
auch die Beobachtung, daß mit C^{14} markierte Carboxylgruppen von p-Aminohippursäure nach intravenöser Verabreichung im Urin noch dieselbe spezifische Aktivität aufweisen, während bei einer intermediären Hydrolyse und
Resynthese eine Verdünnung durch nicht markiertes Glykokoll zu erwarten
wäre. Die Acetataktivierung ließ als zweite Möglichkeit an die Bildung
von CoA-S-Aminohippuryl denken. Aber wie bereits oben besprochen, ist der
Acetateffekt durch Verhinderung der Bildung von Inhibitoren zu deuten.

Um näheren Aufschluß über den Bindungstyp zu erhalten, verabreichte Taggart (*133*) p-Aminohippursäure, die in der Carboxylgruppe mit O^{18} markiert war. Da kein Verlust von O^{18} nachweisbar war, können die meisten einfachen Bindungstypen ausgeschlossen werden. Somit steht die Frage des Bindungstyps nach wie vor offen. Die kürzlich gemachte Beobachtung, daß auch Chlorothiazid durch dieses System transportiert wird (*8*), hat die Fragestellung noch weiter kompliziert, indem diese Substanz weder den Carboxyl- noch den Sulfonsäuren zuzurechnen ist. Es scheint daher heute wieder wahrscheinlicher, daß es gar nicht zu einer kovalenten Bindung kommt, sondern daß möglicherweise ein anderer Bindungstyp eine Rolle spielt, wie dies von Wilbrandt (*17, 26*) für den Transport der Elektrolyte vorgeschlagen wurde.

Besonders komplexe und einer Analyse schwer zugängliche Verhältnisse liegen dann vor, wenn eine Substanz nicht nur rückresorbiert und sezerniert, sondern auch gleichzeitig im Intermediärstoffwechsel umgesetzt wird. Bei der üblichen Clearance-Technik wird nur die glomeruläre Filtration und die Ausscheidung gemessen und das differentielle Gesamtverhalten als Rückresorption oder Sekretion interpretiert. Solche Untersuchungen dürfen aber streng genommen nur dann auf diese Weise interpretiert werden, wenn die analysierten Substanzen nachgewiesenermaßen durch die Niere nicht verändert werden. So schließt z. B. das Fehlen einer Urease in der Säugerniere eine Spaltung des Harnstoffes in Ammoniak und Kohlendioxyd aus. Dabei ist zu berücksichtigen, daß im menschlichen Organismus überraschend viele Enzymsysteme auch für die Umwandlung körperfremder Substanzen (z. B. Barbitursäuren und Alkaloide) vorkommen. Sicher spielt der Eigenstoffwechsel der Niere bei der Ausscheidung aller Intermediärprodukte des Kohlenhydrat-, Eiweiß- und Lipoidstoffwechsels eine Rolle. Es ist daher notwendig, bei der Untersuchung der renalen Eliminierung dieser Substanzen gleichzeitig mit der Clearance-Untersuchung auch die Extraktion zu messen. Aus solchen Analysen geht hervor, daß z. B. Milchsäure, Acetessigsäure, Brenztraubensäure und α-Ketoglutarsäure nicht nur rückresorbiert, sondern auch abgebaut werden und daß der Abbau und die Rückresorption durch verschiedene experimentelle Eingriffe verschieden beeinflußt werden. In dieser Hinsicht sind einige Beobachtungen über die Ausscheidung von Intermediärprodukten des Krebs-Cyclus von Interesse.

Ausscheidung von Intermediärprodukten des Krebs-Cyclus. Vishwakarma und Lotspeich (*134*) untersuchten mit der üblichen Clearance-Technik am Hund die Ausscheidung von l-Apfelsäure nach der intravenösen Infusion von Citronensäure, α-Ketoglutarsäure und Bernsteinsäure, wobei sie allerdings die Extraktion nicht maßen. Nach der Verabreichung von Citronensäure, Bernsteinsäure und α-Ketoglutarsäure wurde eine tubuläre Sekretion von l-Apfelsäure beobachtet. Nach vorgängiger Verabreichung von

Malonsäure, einem kompetitiven Inhibitor der Succinat-Dehydrogenase, wurde die l-Apfelsäure nur noch rückresorbiert, aber nicht mehr sezerniert. Auch die alleinige Gabe von Fumarsäure und l-Apfelsäure führte bloß zu einer Rückresorption.

Diese Beobachtungen können nur durch die Annahme interpretiert werden, daß der Krebs-Cyclus bei der Sekretion von l-Apfelsäure eine wichtige Rolle spielt (Abb. 8). Die Steigerung der Sekretion von l-Apfelsäure nach Citronensäure, α-Ketoglutarsäure und Bernsteinsäure spricht dafür, daß diese rückresorbiert und intracellulär über den Krebs-Cyclus in l-Apfelsäure umgewandelt und anschließend als solche sezerniert werden. Hemmung dieses Vorganges durch Malonsäure, einem Inhibitor der Succinat-Dehydrogenase, hat zur Folge, daß die Umwandlung unterbleibt und einzig die Rückresorption der l-Apfelsäure eine Rolle spielt. Weshalb es nach Fumarsäure und Apfelsäure-Infusion nicht zu einer Zunahme der Sekretion kommt, ist unklar. Es wurde vermutet, daß der Konzentrationsgradient zwischen Lumen und Zelle zu einer Hemmung der

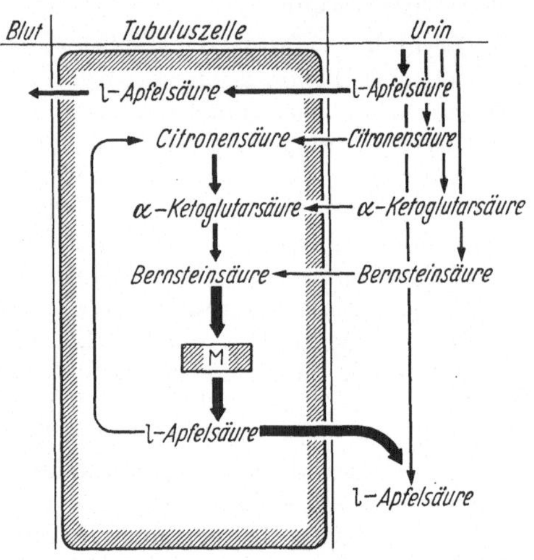

Abb. 8. Ausscheidung von l-Apfelsäure nach der Verabreichung verschiedener Intermediärprodukte des Krebs-Cyclus. *M* Malonsäure (Inhibitor der Succinat-Dehydrogenase)

Sekretion führen könnte (*134*). Die Beobachtung, daß es bei Alkalose verschiedenster Art zu einer gesteigerten Ausscheidung organischer Säuren wie Citronensäure und α-Ketoglutarsäure kommen kann, wurde meist als Spezialfall der nicht-ionischen Diffusion schwacher Säuren interpretiert. Die neueren Untersuchungen (*135*) zeigen jedoch mit aller Deutlichkeit, daß nicht physikalisch-chemische Faktoren wie Urin-p_H die Ausscheidung determinieren, sondern der intracelluläre Stoffwechsel in den Nierenzellen. Die Beziehung zwischen Urin-p_H und Ausscheidung von organischen Säuren ist somit ein korrelatives und kein kausales Verhältnis.

Zusammenfassung

Von den verschiedenen in der Niere realisierten Transportmechanismen werden die sog. enzymatisch determinierten Prozesse näher besprochen. Als Merkmale dieser Vorgänge gelten die folgenden 6 Eigenschaften: 1. Der Transport erfolgt gerichtet, 2. es wird eine maximale Transfergeschwindigkeit erreicht, 3. geeignete Inhibitoren hemmen den Transport, 4. der Transport ist an die Intaktheit spezifischer Zelltypen gebunden, 5. die Transportsysteme sind substratspezifisch und 6. in einzelnen Fällen gelingt der Nachweis einer Enzymadaptation. Besonders wichtig für die Erforschung der Biochemie der Niere ist der Nachweis von Enzymen und Stoffwechselvorgängen in isolierten Zelltypen des Nephrons. Das Enzymprofil dieser Zellen steht im engen Zusammenhang mit ihren physiologischen Aufgaben. In der lebenden Zelle — im Gegensatz zur in vitro-Analyse — ist die Enzymkonzentration nur selten limitierend für die Reaktionsgeschwindigkeit. An Beispielen wird gezeigt, daß die Substratkonzentration, die Inhibitorkonzentration, räumliche Faktoren, die biologische Permeabilität und gelegentlich auch die Enzymkonzentration als „Schrittmacher" bei Transportvorgängen eine Rolle spielen. Besonders komplexe Verhältnisse liegen bei jenen Transportmechanismen vor, die vom Energiestoffwechsel der Zelle abhängig sind, also z. B. beim Transport von Phenolrot.

Summary

Among the various transport mechanisms occurring in the kidney, the so-called enzymatically determined processes are discussed in detail. Typical of these processes are the following 6 characteristics: 1. Transport takes place in a pre-determined direction; 2. A maximum transfer velocity is attained; 3. Appropriate inhibitors impede transport; 4. Transport is dependent on certain specific types of cell being intact; 5. The transport systems are substrate-specific; and 6. In certain cases it is possible to demonstrate enzyme adaptation. Of particular importance for research into the biochemistry of the kidney is the demonstration of enzymes and metabolic processes in isolated types of cells within the nephron. The enzymatic profile of these cells is closely bound up with their physiological functions. In the living cell — in contrast to analyses in vitro — the enzyme concentration only rarely imposes limits on the speed of reaction. Examples are given to show that the substrate concentration, the inhibitor concentration, spatial factors, the biological permeability, and occasionally the enzyme concentration, too, act as "pacemakers" in transport processes. The situation is particularly complicated in the case of those transport mechanisms dependent on the cell's energy metabolism, e. g. in the transport of phenol red.

Résumé

L'auteur étudie en détail les processus «enzymatiques», qui font partie des divers mécanismes de transport au niveau du rein. Les 6 propriétés suivantes peuvent les caractériser: 1° le transport se fait dans une direction bien déterminée; 2° il atteint une vitesse de transfert maximum; 3° des inhibiteurs appropriés freinent le transport; 4° le transport dépend de l'intégrité de certains types de cellules spécifiques; 5° les systèmes de transport sont spécifiques du substrat et 6° dans certains cas, on peut mettre en évidence une adaptation enzymatique. Pour l'étude de la biochimie rénale, la mise en évidence d'enzymes et de processus métaboliques dans certains types de cellules isolées du néphrone est particulièrement importante. Le «profil enzymatique» de ces cellules est en corrélation étroite avec leurs fonctions physiologiques. Dans la cellule vivante — contrairement aux analyses «in vitro» — la concentration enzymatique ne limite que rarement la vitesse de réaction. A l'aide d'exemples divers, l'auteur montre que la concentration du substrat et celle de l'inhibiteur, certains facteurs spatiaux, la perméabilité biologique et à l'occasion aussi la concentration enzymatique jouent le rôle de régulateurs dans ces processus de transport. La situation est spécialement complexe pour les mécanismes de transport particuliers qui dépendent du métabolisme énergétique de la cellule, donc par exemple pour le transport du rouge phénol.

Literatur

1. SMITH, H. W.: From fish to philosopher. Boston, Mass.: Little, Brown and Comp. 1954.
2. SMITH, H. W.: The kidney, structure in health and disease. New York: Oxford University Press 1951.
3. SMITH, H. W.: Principles of renal physiology. New York: Oxford University Press 1956.
4. SHANNON, J. A.: Physiol. Rev. **19**, 63 (1939).
5. WILBRANDT, W.: Secretion and transport of non-electrolytes. In: Active transport and secretion. New York: Academic Press 1954.
6. ROSENBERG, T.: The concept and definition of active transport. In: Active transport and secretion. New York: Academic Press 1954.
7. PITTS, R. F.: Klin. Wschr. **33**, 365 (1955).
8. TAGGART, J. V.: Amer. J. Med. **24**, 774 (1958).
9. HARRIS, E. J.: Transport and accumulation in biological systems. New York: Academic Press 1956.
10. LE FÈVRE, P. G.: Active transport through animal cell membranes. Wien: Springer 1955.
11. LOWELL, D. I., S. A. GREENSPON, C. A. CRAKOWER and I. A. BAIN: Amer. J. Physiol. **172**, 709 (1953).
12. BARCLAY, J. A., and I. D. SINGH: Acta med. Scand. **154**, 483 (1956).
13. McCANN, W. P.: Amer. J. Physiol. **185**, 372 (1956).
14. RHODIN, J.: Amer. J. Med. **24**, 661 (1958).
15. MILNE, M. D., B. H. SCRIBNER and M. A. CRAWFORD: Amer. J. Med. **24**, 709 (1958).
16. HÖBER, R.: Physikalische Chemie der Zelle und der Gewebe. 6. Aufl. Leipzig: Engelmann 1926.
17. WILBRANDT, W.: Dtsch. med. Wschr. **82**, 1153 (1957).
18. CHAMBERS, R., L. V. BECK and M. BELKIN: J. Cellul. Comp. Physiol. **6**, 425 (1935).
19. CHAMBERS, R., and C. CAMERON: J. Cellul. Comp. Physiol. **2**, 99 (1932).
20. CHAMBERS, R., and R. T. KEMPTON: J. Cellul. Comp. Physiol. **3**, 131 (1933).
21. CAMERON, G., and R. CHAMBERS: Amer. J. Physiol. **123**, 482 (1938).
22. BERLINER, R. W., and J. ORLOFF: Pharmacol. Rev. 8, 137 (1956).
23. BERLINER, R. W., T. J. KENNEDY and J. ORLOFF: Amer. J. Med. 11, 274 (1951).
24. KINTER, W. B.: Amer. J. Physiol. **196**, 1141 (1959).
25. PITTS, R. F.: Amer. J. Physiol. **140**, 535 (1944).
26. WILBRANDT, W.: Schweiz. med. Wschr. **89**, 363 (1959).
26a. QUASTEL, J. H., and W. R. WOOLRIDGE: Biochem. J. **22**, 689 (1928).

27. Schwartz, W. B., A. Falbriard and A. S. Relman: J. Clin. Invest. **37**, 744 (1958).
28. Beyer, K. H., R. H. Painter and V. D. Wiebelhaus: Amer. J. Physiol. **161**, 259 (1950).
29. Straus, W.: J. Biol. Chem. **207**, 745 (1954).
30. Straus, W., and J. Oliver: J. Exper. Med. **102**, 1 (1955).
31. Forster, R. P.: Science **108**, 65 (1948).
32. Taggart, J. V., and R. P. Forster: Amer. J. Physiol. **161**, 167 (1950).
33. Forster, R. P., and J. V. Taggart: J. Cellul. Comp. Physiol. **36**, 251 (1950).
34. Forster, R. P., and J. H. Copenhaver: Amer. J. Physiol. **186**, 167 (1956).
35. Copenhaver, J. H., and R. P. Forster: Amer. J. Physiol. **195**, 327 1958).
36. Palmer, W. W., and L. J. Henderson: Arch. Int. Med. **16**, 109 (1915).
37. Clarke, E., B. M. Evans, I. McIntyre and M. D. Milne: Clin. Sc. **14**, 421 (1955).
38. Stanbury, S. W., and A. E. Thomson: Clin. Sc. **11**, 357 (1952).
39. Orloff, J., and R. W. Berliner: J. Clin. Invest. **35**, 223 (1956).
40. Leonard, E., and J. Orloff: J. Physiol. **182**, 131 (1955).
41. Richterich, R., L. Goldstein and E. H. Dearborn: Science **124**, 74 (1956).
42. Richterich, R., and L. Goldstein: Experientia (Basel) **13**, 30 (1957).
43. Richterich, R., L. Goldstein and E. A. Dearborn: Amer. J. Physiol. **192**, 392 (1958).
44. Bernard, C.: An introduction to the study of experimental medicine. Translated by H. C. Green. New York: Macmillan 1927.
45. Salkowski, E.: Virchows Arch. path. Anat. **58**, 1 (1873).
46. Walter, F.: Naunyn-Schmiedebergs Arch. exper. Path. **7**, 148 (1877).
47. Harris, H.: Brit. Med. Bull. **13**, 26 (1957).
48. Mudge, G. H.: Amer. J. Med. **24**, 785 (1958).
49. Crumpler, H. R., C. E. Dent, H. Harris and R. G. Westall: Nature (Lond.) **167**, 307 (1951).
50. Evered, D. F.: Biochem. J. **62**, 416 (1956).
51. Dent, C. E., and H. Harris: Ann. Eugen. **16**, 60 (1951).
52. Dent, C. E., and G. A. Rose: Quart. J. Med. **20**, 205 (1951).
53. Vries, A. de, S. Kochwa, J. Lazebnik, M. Frank and M. Djaldetti: Amer. J. Med. **23**, 408 (1957).
54. Baron, D. N., C. E. Dent, H. Harris, E. W. Hart and J. B. Jepson: Lancet **1956 II**, 421.
55. Richterich, R.: Enzymopathologie, Enzyme in Klinik und Forschung. Berlin-Göttingen-Heidelberg: Springer 1958.
56. Darmady, E. M.: Renal lesions in relation to amino-aciduria and water diuresis. In: CIBA Foundation Symposium on the Kidney. Hg.: A. A. G. Lewis u. G. E. W. Wolstenholme. London: Churchill 1954, p 27.
57. Gamble, J. L., K. D. Blackfan and B. Hamilton: J. Clin. Invest. **1**, 359 (1925).
58. Atchley, D. W., R. F. Loeb, D. W. Richards, E. M. Benedict and M. E. Driscoll: J. Clin. Invest. **12**, 297 (1933).
59. Sartorius, O. W., J. C. Roemmelt and R. F. Pitts: J. Clin. Invest. **28**, 423 (1949).

60. FØLLING, A.: Acta med. Scand. **71**, 221 (1929).
61. WOOD, F. J. Y.: Clin. Sc. **14**, 81 (1955).
62. RYBERG, C.: Acta physiol. Scand. **15**, 161 (1948).
63. RECTOR, F. C., and J. ORLOFF: J. Clin. Invest. **38**, 366 (1959).
64. RECTOR, F. C., D. W. SELDIN, A. D. ROBERTS and J. H. COPENHAVER: Amer. J. Physiol. **179**, 353 (1954).
65. DAVIES, B. M. A., and J. YUDKIN: Nature (Lond.) **167**, 117 (1951).
66. DAVIES, B. M. A., and J. YUDKIN: Biochem. J. **52**, 407 (1952).
67. RECTOR, F. C., D. W. SELDIN and J. H. COPENHAVER: J. Clin. Invest. **34**, 20 (1955).
68. IACOBELLIS, M., E. MUNTWYLER and G. E. GRIFFIN: Amer. J. Physiol. **178**, 477 (1954).
69. IACOBELLIS, M., E. MUTWYLER and G. E. GRIFFIN: Amer. J. Physiol. **183**, 395 (1955).
70. GOLDSTEIN, L., R. RICHTERICH and E. H. DEARBORN: Proc. Soc. Exper. Biol. Med. **93**, 284 (1957).
71. BÉNARD, H., et A. GAJDOS: Activité métabolique du rein et son rôle dans l'excrétion urinaire. Paris: Masson 1954.
72. LEVY, M. N.: Amer. J. Physiol. **196**, 937 (1959).
73. MUDGE, G. H., and J. V. TAGGART: Amer. J. Physiol. **161**, 173 (1950).
74. HEMINGWAY, A., and H. J. PHELPS: J. Physiol. **80**, 369 (1934).
75. BING, R. J.: Circulation **12**, 635 (1955).
76. RICHTERICH, R., L. GOLDSTEIN and E. H. DEARBORN: Nature (Lond.) **178**, 698 (1956).
77. RICHTERICH, R., L. GOLDSTEIN and E. H. DEARBORN: Amer. J. Physiol. **195**, 316 (1958).
78. RICHTERICH, R., L. GOLDSTEIN and E. H. DEARBORN: Enzymologia **18**, 190 (1957).
79. GOLDSTEIN, L., R. RICHTERICH and E. H. DEARBORN: Enzymologia **18**, 261 (1957).
80. RICHTERICH, R., L. GOLDSTEIN and E. H. DEARBORN: Enzymologia **18**, 327 (1957).
81. GOLDSTEIN, L., R. RICHTERICH and E. H. DEARBORN: Enzymologia **18**, 355 (1957).
82. BEESON, P. B., u. D. ROWLEY: Persönliche Mitteilung.
83. WALKER, A. M.: Amer. J. Physiol. **131**, 287 (1940).
84. KRITZLER, R. A., and A. B. GUTMAN: Amer. J. Physiol. **134**, 94 (1941).
85. GYÖRGY, P., W. KELLER u. T. BREHME: Biochem. Zschr. **200**, 356 (1928).
86. DICKENS, F., and H. WEIL-MALHERBE: Biochem. J. **30**, 659 (1936).
87. WEIL, L., and J. O. ELY: J. Biol. Chem. **112**, 265 (1935/36).
88. WEIL, L., and R. K. JENNINGS: J. Biol. Chem. **139**, 421 (1941).
89. WACHSTEIN, M.: J. Histochem. Cytochem. **3**, 246 (1955).
90. MALVIN, R. L., W. S. WILDE and L. P. SULLIVAN: Amer. J. Physiol. **194**, 135 (1958).
91. KREBS, H. A.: Dtsch. med. Wschr. 81, 4 (1956).
91a. CIBA Foundation Symposium on the Regulation of Cell Metabolism. Hg.: G. E. W. WOLSTENHOLME und C. M. O'CONNOR. London: Churchill 1959.
92. NASH, T. B., S. R. BENEDICT: J. Biol. Chem. **82**, 673 (1929).
93. KREBS, H. A.: Zschr. physiol. Chem. **217**, 191 (1933).
94. SLYKE, D. D. VAN, R. A. PHILLIPS, P. B. HAMILTON, R. M. ARCHIBALD, P. H. FUTCHER and A. HILLER: J. Biol. Chem. **150**, 481 (1943).
95. ARCHIBALD, R. M.: Chem. Rev. **37**, 161 (1945).

 96. Eppinger, H.: Biochem. Zschr. **16**, 207 (1909).
 97. Odin, M.: Acta med. Scand. **69**, 254 (1928).
 98. Lowe, C. U., M. Terrey and E. A. MacLachlan: J. Dis. Child. **83**, 164 (1952).
 99. Rathbun, J. C.: J. Dis. Child. **75**, 822 (1948).
100. Engfeldt, B., and R. Zetterström: J. Pediatr. **45**, 125 (1954).
101. Cori, G. T.: Harvey Lect. **48**, 145 (1954).
102. Höber, R.: Pflügers Arch. Physiol. **74**, 246 (1899).
103. McLoed, J. J. R., H. E. Magee and C. B. Purves: J. Physiol. **70**, 404 (1930).
104. Mering, J. von: Zschr. klin. Med. **14**, 405 (1888).
105. Nakasawa, F.: Tohoku J. Exper. Med. **3**, 288 (1922).
106. Wilbrandt, W., u. L. A. Laszt: Biochem. Zschr. **259**, 398 (1933).
107. Lundsgaard, E.: Biochem. Zschr. **264**, 209 (1933).
108. Lundsgaard, E.: Biochem. Zschr. **264**, 221 (1933).
109. Verzár, F., and E. J. McDougall: Absorption from the intestine. London: Longmans 1936.
110. Verzár, F., E. Sailer u. R. Richterich: Helvet. physiol. pharmacol. acta **10**, 231 (1952).
111. Kalckar, H.: Enzymologia **2**, 47 (1937).
112. Shapiro, B.: Biochem. J. **41**, 151 (1947).
113. Lotspeich, W. D., and D. M. Keller: J. Biol. Chem. **222**, 843 (1956).
114. Harris, R. C., and C. Olmo: J. Clin. Invest. **33**, 1204 (1954).
115. Long, C.: Biochem. J. **50**, 407 (1952).
116. Browne, M. J., M. W. Pitts and R. F. Pitts: Biol. Bull. **99**, 152 (1950).
117. Longley, J. B.: Science **122**, 594 (1955).
118. Dratz, A. F., and P. Handler: J. Biol. Chem. **197**, 419 (1952).
119. Roblin, R. O., and J. W. Clapp: J. Amer. Chem. Soc. **72**, 4890 (1950).
120. Foulkes, E. C., and B. F. Miller: Amer. J. Physiol. **196**, 86 (1959).
121. Foulkes, E. C., and B. F. Miller: Amer. J. Physiol. **196**, 83 (1929).
122. Cross, R. J., and J. V. Taggart: Amer. J. Physiol. **161**, 181 (1950).
123. Taggart, J. V.: Some biochemical features of tubular transport mechanisms. In: CIBA Foundation Symposium on the Kidney. Hg: A. A. G. Lewis u. G. E. W. Wolstenholme. London: Churchill 1954, p. 65
124. Shideman, F. E., and R. M. Rene: Amer. J. Physiol. **166**, 104 (1951).
125. Shideman, F. E., R. C. Rathbun and F. Stoneman: Amer. J. Physiol. **170**, 31 (1952).
126. Mudge, G. H., and J. V. Taggart: Amer. J. Physiol. **161**, 191 (1950).
127. Seevers, M. H., F. E. Shideman, L. A. Woods, J. R. Weeks and W. T. Kruse: J. Pharmacol. Exper. Therap. **99**, 69 (1950).
128. Taggart, J. V., L. Silverman and E. M. Trayner: Amer. J. Physiol. **173**, 345 (1953).
129. Bernheim, F.: J. Biol. Chem. **133**, 485 (1940).
130. Keilin, D., and T. Mann: Proc. Roy. Soc., Lond., Biol. Sc. **122**, 119 (1937).
131. Schachter, D., J. G. Manis and J. V. Taggart: Amer. J. Physiol. **182**, 537 (1955).
132. Schachter, R., and N. Freinkel: Amer. J. Physiol. **167**, 531 (1951).
133. Taggart, J. V.: Science **124**, 401 (1956).
134. Vishwakarma, P., and W. D. Lotspeich: J. Clin. Invest. **38**, 414 (1959).
135. Nordmann, J., and R. Nordmann: Clin. Chem. **3**, 462 (1957).

Die histochemische Analyse enzymatischer Vorgänge im Nierentubulus

Von

ROBERT HESS

I. Einleitung

Die rasche Entwicklung enzym-histochemischer Methoden führte zu einer Reihe neuer Erkenntnisse über Beziehungen zwischen Struktur und Funktion im Nephron. Die Lokalisation einer Enzymaktivität im intakten Gewebe bildet zunächst eine wertvolle Ergänzung biochemischer Analyse. Die eigentliche Bedeutung der Enzymhistochemie liegt jedoch in der Möglichkeit, geringe funktionelle Veränderungen im Gewebe zu erfassen, welche weder histologischer Betrachtung noch biochemischer Untersuchung am Homogenat zugänglich sind.

Bis jetzt gebräuchliche histochemische Methoden haben nicht genügt, um initiale Störungen im Enzymchemismus auf dem Niveau der Zelle zu erfassen. Das liegt zur Hauptsache an der ungenauen Lokalisation der verwendeten Fermentreaktionen im Gewebsschnitt. Das Studium der Pathologie der Zelle verlangt keine histochemische, sondern eine cytochemische Methodik. Die Anwendung der histochemischen Technik beschränkte sich deshalb gerade bei Untersuchungen auf dem Gebiete der Nierenpathologie weitgehend auf das Studium augenfälliger regressiver Veränderungen (*1*).

Es muß betont werden, daß die kritische Interpretation einer Enzymreaktion im Gewebsschnitt großen Schwierigkeiten begegnet. Neben den Eigenschaften des Enzyms beeinflußt die Art der Herstellung des Gewebsschnittes und der Ablauf der chromogenen Reaktion die histochemische Lokalisation (*2*).

Der Überwindung der den klassischen Methoden anhaftenden Nachteile durch die Entwicklung exakter cytochemischer Methoden für die Darstellung oxydativer Enzyme möchte ich den Hauptteil der folgenden Ausführungen widmen.

II. Hydrolytische Enzyme

Die histochemischen Reaktionen zum Nachweis hydrolytischer Aktivität zeigen vor allem den Mangel einer klaren Substratspezifität. Durch Verwendung von Enzyminhibitoren läßt sich vielfach eine Aktivität enger umschreiben. Eine genauere Charakterisierung der dargestellten Fermentreaktion fällt jedoch wegen der geringen Auswahl an geeigneten chromogenen Substraten dahin. Die nachfolgende Tab. 1 zeigt die Lokalisation einiger hydrolytischer Enzyme im Nephron.

Tabelle 1. *Lokalisation und relative Aktivität hydrolytischer Enzyme der Rattenniere*

Enzym	Methode	Struktur[1]						
		Gl	PT I	PT II	H	D	S I	S II
Alkal. Phosphatase	Azofarbstoff [PEARSE (*3*)]	±	3	3	0	0	0	0
Saure Phosphatase	Azofarbstoff [GROGG und PEARSE (*4*)]	±	2	3	2	1	1	1
5-Nucleotidase	Ca-CoS [PEARSE und REIS (*5*)]	±	1	1	0	0	0	0
Phosphorylase	Glykogen-PAS [TAKEUCHI und KURIAKI (*6*)]	0	0	0	±	2	2	2
ATP-ase	Ca-CoS [PADYKULA und HERMAN (*7*)]	3	3	3	2	0	0	0
Phosphamidase	Pb-S [MEYER und WEINMANN (*8*)]	0	3	3	2	1	1	1
Esterase (unspez.)	Indoxyl [HOLT und WITHERS (*9*)]	0	3	3	1	1	2	1
β-D-Glucuronidase	Ferri-Hydroxychinolin [FISHMAN und BAKER (*10*)]	0	3	3	1	2	1	1
β-D-Galactosidase	Azofarbstoff [RUTENBURG et al. (*11*)]	1	3	3	2	3	1	1
Leucin-Aminopeptidase	Azofarbstoff-Cu [NACHLAS et al.(*12*)]	0	0	3	2	0	0	0

[1] Gl = Glomerulus; PT I = proximaler Teil des proximalen Tubulus; PT II = distaler Teil des proximalen Tubulus; H = Henlesche Schleife (absteigender oder aufsteigender Teil); D = distaler Tubulus; S I = corticaler Teil des Sammelrohres; S II = medullärer Teil des Sammelrohres; 0—3 = visuell geschätzte Aktivität.

Die tabellarisch aufgeführten Methoden zeigen sehr unterschiedliche Genauigkeit in der Lokalisation der erfaßten Enzymaktivität. Eine cytochemische Lokalisation kann bis jetzt nur durch Verwendung Halogen-substituierter Indoxylsubstrate erzielt werden. Mit Indoxylsubstraten wurde auch der einzige ernsthafte Versuch unternommen, die Kinetik der Enzymreaktion in situ abzuklären (*13*). Die funktionelle Bedeutung der dargestellten hydrolytischen Enzyme ist kaum erforscht. In vivo wirken diese Fermente wahrscheinlich vorwiegend als Transferasen und nicht als Hydrolasen (*14*).

III. Oxydative Enzyme

1. Cytochemische Lokalisation der Aktivität von Dehydrogenasen und Diaphorasen. Neue Methoden zur Darstellung wasserstoffübertragender Fermente weisen vor allem zwei Vorteile auf: die genaue cytochemische Lokalisation der Aktivität und die strenge Substratspezifität der Enzymreaktion. Als Indicatoren dieser Fermentaktivität werden wasserlösliche Tetrazoliumsalze verwendet, die nach Aufnahme von Elektronen zum unlöslichen Formazanpigment reduziert werden. Die Reaktion ist in biologischen Systemen irreversibel. Der entwickelte Farbstoff ist der Enzymaktivität proportional (15). Die meisten Formazane bilden im Gewebsschnitt grobe kristalline Ausfällungen und sind für eine genaue Lokalisation ungeeignet. NACHLAS et al. (16) gelang es 1957 durch Verwendung von Nitro-substituiertem Tetrazolblau ein stark substantives Formazan zu erhalten und Bernsteinsäuredehydrogenase intracellulär zu lokalisieren. Dasselbe Resultat wurde im gleichen Jahre von PEARSE (17) erzielt. Er verwendete ein Thiazol-substituiertes Monotetrazol (18), dessen Formazan einen stark substantiven Kobaltkomplex bildet. Dieses Prinzip erlaubt es, Succinodehydrogenase intramitochondrial zu lokalisieren (19). Isolierte Mitochondrien, wie auch Mitochondrien im frischen Gewebsschnitt, zeigen die Enzymaktivität in Form von Punkten von etwa 0,3 μ Durchmesser, welche sich in regelmäßigen Abständen bis zu 6 an der Zahl in der Organelle ablagern. Die Größe der Formazanablagerungen verändert sich mit einer Volumenzunahme der Mitochondrien. Eine geeignete Modifikation dieser Methode erlaubte die intramitochondriale Lokalisation von DPN- und TPN-Diaphoraseaktivität (20), wie auch die Darstellung einer Reihe Coenzym-abhängiger Dehydrogenasen (21). Die Aktivität der letztgenannten Enzyme konnte ebenfalls intramitochondrial lokalisiert werden. Die folgende Tab. 2 zeigt die Verteilung cytochemisch lokalisierter Aktivität von Dehydrogenasen und Diaphorasen im Nephron der Rattenniere (21).

Jede Veränderung des Zellstoffwechsels ist unmittelbar gefolgt von Verschiebungen im gekoppelten Ablauf der oxydativen Vorgänge zur Aufrechterhaltung der Energiezufuhr. Mit den genannten Methoden wird es möglich nachzuweisen, daß Veränderungen in der Oxydation eines bestimmten Substrates in Einzelzellen eines Gewebsverbandes in unterschiedlicher Weise eintreten. Histologisch gleichartige Zellen erweisen sich als funktionell durchaus heterogen.

2. Strukturelle Veränderungen der Mitochondrien. In der Nierenzelle (wie in anderen Geweben) ist die Aufnahme oder

Tabelle 2. *Lokalisation und relative Aktivität von Dehydrogenasen und Diaphorasen der Rattenniere*

| Dehydrogenasen | | | | | | | | | | | | Diaphorasen | |
| Coenzym: — | DPN+ | | | | | | | TPN+ | | | | | |
Substrat	Succinat	Iso-Citrat	Malat	α-Glycero-phosphat	Glutamat	β-Hydroxy-butyrat	Aethanol	Lactat	Glucose-6-phosphat	Iso-Citrat	Glutamat	Malat	DPNH	TPNH
Struktur:														
Glomerulus-endothel	0	1	1	1	1	0	1	1	0	0	0	0	1	0
Proximaler Tubulus	4	3	3	3	3	1	3	3	0	2	1	1	2	2
Henlesche Schleife:														
absteig. Teil	0	3	3	4	4	4	3	4	1	4	0	1	4	3
dünner Schenkel	0	1	1	1	1	0	1	1	0	1	0	0	1	1
aufsteig. Teil	4	2	2	2	3	2	2	3	1	1	0	1	2	2
Distaler Tubulus	3	2	2	2	2	3	2	2	3[1]	1	0	0	2	2
Sammelrohr (Papille)	0	2	2	2	2	0	2	2	0	1	0	0	2	1

[1] Macula densa; 0—4 = visuell geschätzte Aktivität.

Abgabe von Elektrolyten gegen eine chemische Potentialdifferenz an die Funktion der Mitochondrien gebunden (*22*). Die energiebenötigenden Vorgänge sind abhängig von einer intakten oxydativen Phosphorylierung; letztere wiederum ist direkt abhängig von einer unveränderten Mitochondrienstruktur (*23, 24, 25*). Obwohl primär nicht jede Einwirkung, die zur Entkoppelung der oxydativen Phosphorylierung führt, unmittelbar von Mitochondrienschwellung gefolgt ist (*26*), ist eine Alteration der sichtbaren Mitochondrienstruktur stets der unspezifische Ausdruck einer stärkeren Veränderung im Energiehaushalt der Zelle. Die Schwellung der Mitochondrien ist ein außerordentlich feines Indiz für physio-pathologische Veränderungen im Cytoplasma und tritt ein, lange bevor Zellveränderungen mit gewöhnlicher histologischer Methode erfaßt werden können. Durch Anwendung der vorliegenden, sehr empfindlichen Tetrazoliummethoden ist es einfach, in vivo eingetretene Veränderungen am Mitochondrion im dünnen Gewebsschnitt sichtbar zu machen. Die nachweisbaren Fermente der Atmungskette sind eng an die Mitochondrienstruktur gebunden. Die Schwellung eines Mitochondrion führt zu einer gesteigerten Enzymaktivität, welche ihrerseits auf die Entkoppelung der Phosphorylierung folgt (*27*). Dieser Prozeß äußert sich in Konfluenz und starker Vergrößerung der reaktiven Punkte. Dem Anstieg der oxydativen Aktivität folgt ein Aktivitätsverlust mit weiterer, nun weitgehend irreversibler Strukturveränderung.

3. Anwendungen der Methode auf die Cytopathologie der Niere.

a) Alimentärer Magnesiummangel. In vitro können schwere Veränderungen der Funktion aktiv atmender Mitochondrien durch Herabsetzung der Magnesiumkonzentration des Mediums induziert werden (*28*). Bei alimentärem Magnesiummangel der Ratte konnte mit cytochemischer Methode nachgewiesen werden, daß derartige Mitochondrienveränderungen im Nierenepithel sehr früh auftreten (*29*). Sie stehen am Beginn einer Reihe cytochemisch erfaßbarer, regressiver Veränderungen, die die Zellnekrose einleiten.

Magnesiumionen sind für die Aufrechterhaltung der Mitochondrienstruktur, sowie für die oxydative Phosphorylierung erforderlich (*30*) und finden sich im Mitochondrion komplex an Adenosintriphosphat gebunden. Dieser Komplex ist labil; Magnesiumionen können durch Calciumionen aus ihrer Bindung gelöst werden (*31*). Extrem Magnesium-arme Ernährung führt nach 3 Tagen zum Abfall der Konzentration des Plasma-Magnesiums und gleichzeitig zur Mitochondrienschwellung im distalen Teile des proximalen Tubulus (*29*). Im weiteren Verlaufe des Versuches steigt das Plasma-Calcium sowie das gewebsgebundene Calcium an, die Mitochondrienveränderungen werden stärker und resultieren nach 9 Tagen in einem weitgehenden Aktivitätsverlust distaler Abschnitte des proximalen Tubulus. Diese Aktivitätsverminderung betrifft hauptsächlich die nachweisbaren Enzyme des Krebscyclus. Zu diesem Zeitpunkt treten intracelluläre Calciumablagerungen auf, wahrscheinlich infolge Bindung von Calcium an Metaboliten, wie Citrat. Die fortgeschrittene Aktivitätsverminderung ist irreversibel und ist von Zellnekrose gefolgt.

Im Prinzip ähnliche Veränderungen der Mitochondrienstruktur und Funktion finden sich, wiederum unter Bevorzugung der proximalen Tubulusabschnitte, bei Hypercalcämie, hervorgerufen durch Vitamin D-Überdosierung (*32*). Auch hier ist die Mitochondrienschädigung anscheinend zurückzuführen auf Verschiebung der intracellulären Mg^{++}/Ca^{++}-Relation zugunsten von Ca^{++}.

b) Natriumstoffwechsel und experimentelle Hypertension. Werden Ratten mit NaCl belastet und wird zudem Cortexon (DCA) in hohen Dosen verabreicht, stellt sich Hypertension ein mit Natriumretention und Vermehrung der extracellulären Flüssigkeit. Die sichtbaren Veränderungen am Tubulus bei dieser Versuchsanordnung sind folgende: als erstes (nach etwa 5 Tagen) zeigt sich ein starkes

Ansteigen der Oxydation im proximalen Tubulus in seiner ganzen Ausdehnung mit Auftreten leichter Mitochondrienschwellung sämtlicher Epithelien. Diese Veränderung wird bei Anwendung aller Dehydrogenase- und Diaphorase-Substrate gleichartig beobachtet. In der zweiten Woche des Versuches tritt eine stärkere und nun sehr ungleichmäßige Mitochondrienschwellung im proximalen und mittleren Abschnitt des proximalen Tubulus auf, begleitet von Dilatation distaler Abschnitte am Übergang in die Henlesche Schleife. Das letztere Tubulussegment ist teilweise durch frisch desquamierte Epithelien, sowie umschriebene Proteinausfällungen blockiert. Die Prozesse im proximalen Tubulus können bei Ausdehnung des Versuches über 3 Wochen bis zum Erlöschen der oxydativen Funktion zahlreicher Zellen verfolgt werden. Im Schaltstück des distalen Tubulus, sowie in den medullären Abschnitten der Sammelrohre findet sich eine Aktivitätszunahme in Schaltzellen, vor allem DPN-abhängiger Enzyme. Der distale Tubulus ist nicht verändert, mit Ausnahme eines bestimmten Segmentes im juxtamedullären Bereiche, der Macula densa.

Die Macula densa besitzt eine hohe Aktivität der TPN-abhängigen Glucose-6-Phosphat- und 6-Phosphogluconat-Dehydrogenase. Diese Aktivität der Macula-Zellen nimmt im Verlaufe des Experimentes sukzessive ab und erlischt nach 4 Wochen beim intakten Tier fast vollständig. Die Aktivitätsverminderung geht mit einer Abnahme im Gehalt der Nieren an extrahierbarem Renin parallel (33). Die Veränderungen, die am proximalen und besonders am distalen Tubulus beobachtet werden, sind offenbar eine Antwort auf Änderungen im Elektrolytgehalt des Ultrafiltrates und stehen unter hormonaler Kontrolle. NaCl-Überdosierung allein, ohne Zugabe von DCA, führt zu bedeutend geringeren Zellveränderungen. Das den enzymatischen Alterationen zugrunde liegende Geschehen ist z. Z. kaum deutbar. Sowohl der Prozeß der Natriumsekretion (34) wie auch der Einfluß von Mineralcorticoiden auf oxydative Enzyme (35) ist wenig erforscht.

Die Aktivität von Enzymen der direkten Oxydation von Glucose in Zellen der Macula densa verändert sich auch beim Drosselungshochdruck der Ratte entsprechend dem Reningehalt der Nieren (36). Glucose-6-Phosphat-Dehydrogenase findet sich nach einseitiger Klammerung der Nierenarterie in den Maculadensa-Zellen der ischaemischen Niere vermehrt, während diese Aktivität in der kontralateralen Niere stark absinkt. Im weiteren werden in der kontralateralen, unbehandelten Niere Tubulusveränderungen beobachtet, die denjenigen nach NaCl-Cortexon-Überdosierung sehr ähnlich sehen.

c) Experimentelle Nephrose. Veränderungen mitochondrialer Enzyme wurden an einer weiteren Nierenschädigung untersucht, die mit Ödembildung und Ascites einhergeht, der Aminonucleosid-Nephrose der Ratte (*37, 38*). Nach täglicher Injektion von 1,75 mg/ 100 g Körpergewicht 6-Dimethylaminopurin, 3-Amino-D-Ribose findet sich nach 6 Tagen eine unregelmäßig segmentär ausgesprochene Mitochondrienschwellung in mittleren Abschnitten des proximalen Tubulus. Die Schwellung breitet sich nach 8 Tagen über den ganzen proximalen Tubulus aus, wobei dessen distale Abschnitte dilatieren. Der distale Tubulus ist nur geringgradig beteiligt. Im gewissen Sinne stimmen diese Veränderungen mit denjenigen nach Cortexon-Überdosierung überein. Man ist versucht, bei beiden Prozessen eine ähnliche Einwirkung auf die Zelle anzunehmen. Es sind neuerdings Untersuchungen bekannt geworden, die für gesteigerte Aldosteronsekretion bei Aminonucleosidnephrose sprechen (*39, 40*). Sie weisen auf einen direkten Einfluß der Mineralcorticoide auf die Regulation der Oxydationsvorgänge im proximalen Tubulus hin.

d) Diuretica. Bei kurzdauernder Applikation diuretisch wirksamer Substanzen in Dosen, die keine toxische Schädigung erwarten lassen, werden nur sehr geringe Veränderungen in der Rattenniere sichtbar. Um die Tubulusveränderungen besser zu erkennen, wurden die Diuretica über längere Zeit verabreicht. Die Tiere erhielten Meralluride-Natrium (Mercuhydrin), Acetazolamid (Diamox) sowie Hydrochlorothiazid (Esidrex) in einer Dosis von 2mal täglich 5 mg/kg Körpergewicht. Die Versuche wurden bis zu 6 Wochen ausgedehnt.

Mercuhydrin führt nach 10 Tagen zu einer gleichförmigen Mitochondrienschwellung im distalen Tubulus, vorwiegend im distalen Teile des aufsteigenden Schenkels und im Mittelstück (Abb. 1). Damit ist eine Aktivitätsvermehrung besonders der Succinodehydrogenase verbunden. Im proximalen Tubulus findet sich eine unregelmäßige Mitochondrienschwellung im Mittelteil. Nach 30 Tagen Verabreichung sind dagegen schwere Veränderungen am proximalen Tubulus eingetreten, die nun vor allem distale Abschnitte betreffen (Abb. 2). Es zeigt sich hier eine starke unregelmäßige Mitochondrienschwellung, die begleitet ist von Verminderung der Aktivität fast sämtlicher Dehydrogenasen. Im distalen Tubulus tritt ebenfalls Aktivitätsverminderung ein, jedoch in geringerem Ausmaß. Diese Befunde sind nicht vereinbar mit früheren Untersuchungen über die Aktivität der Succinodehydrogenase nach Verabreichung toxischer Dosen von Quecksilberdiuretica (*4*). Sie decken sich auch nur teilweise mit Angaben über

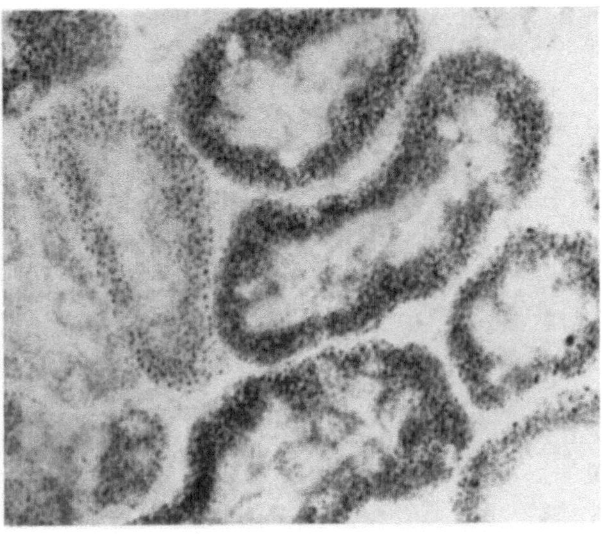

Abb. 1. Mercuhydrin, 10 Tage. Mitochondrienschwellung im distalen Tubulus (linke Bildseite) sowie in Einzelzellen proximaler Tubuli. Succinodehydrogenase. 560mal

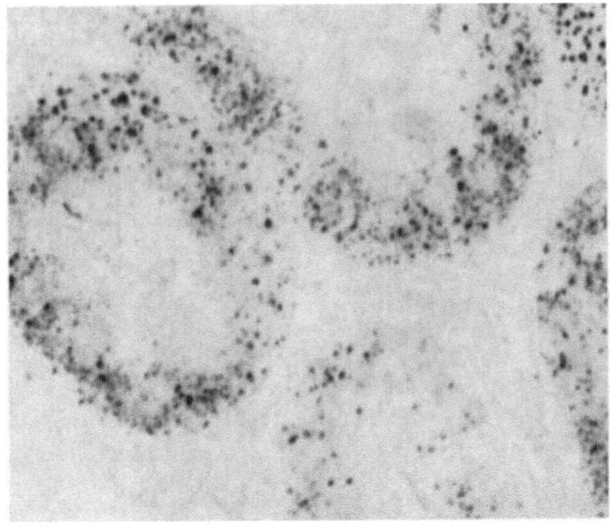

Abb. 2. Mercuhydrin, 30 Tage. Ausgeprägte Mitochondrienschwellung und teilweiser Aktivitätsverlust in distalen Abschnitten proximaler Tubuli. Succinodehydrogenase. 1100mal

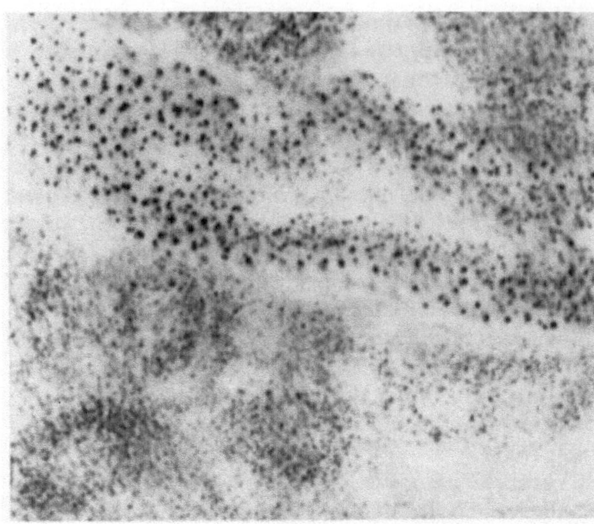

Abb. 3. Acetazolamid, 10 Tage. Aktivitätssteigerung und gleichförmige Mitochondrienschwellung in Zellen eines distalen Tubulus. Succinodehydrogenase. 1050 mal

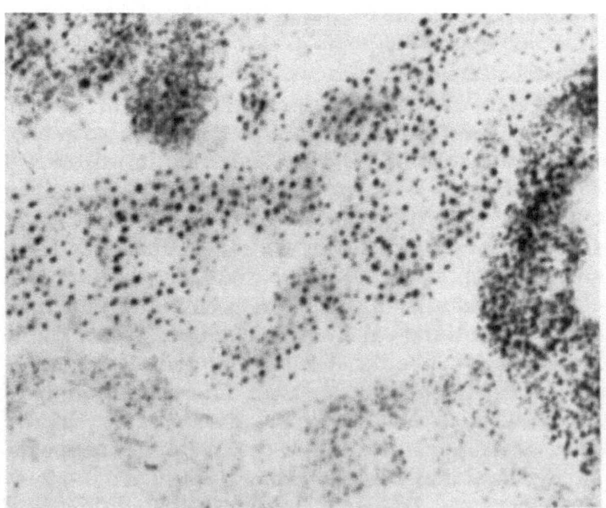

Abb. 4. Hydrochlorothiazid, 10 Tage. Distaler Tubulus mit Mitochondrienschwellung. Leichte Aktivitätsverminderung in Zellen eines anliegenden corticalen Sammelrohres. Succinodehydrogenase. 1050 mal

die Lokalisation der Verminderung nachweisbarer Protein-gebundener Sulfhydrylgruppen im Nierenepithel (*42, 43*). Die von Barron und Kalnitzky (*44*) angegebene Hemmung der Succinoxydase durch Quecksilber tritt in vivo anscheinend nur nach Verabreichung sehr hoher Diureticadosen ein. Neuere Untersuchungen von Kessler et al. (*45*) am Hund zeigen keinen Zusammenhang zwischen der renalen Anreicherung und Ausscheidung verschiedener Quecksilberverbindungen und ihrer diuretischen Aktivität. Die letztere scheint nicht abhängig zu sein von direkter Blockierung reaktionsfähiger Sulfhydrylgruppen am Enzym, sondern allein von der sterischen Konfiguration der wirksamen Verbindung. Die vorliegenden cytochemischen Befunde sind mit dieser Ansicht vereinbar. Sie vermögen zunächst jedoch keinen weiteren Aufschluß über den Mechanismus zu geben, der zur Mitochondrienveränderung und damit zur Beeinflussung der Zellatmung führt.

Nach Verabreichung von *Acetazolamid* sind ähnliche Mitochondrienveränderungen des distalen Tubulus wie nach Verabreichung von Mercuhydrin zu erkennen (Abb. 3). Mitochondrienveränderungen im proximalen Tubulus treten nach Acetazolamid jedoch erst nach längerer Behandlung auf und erreichen nie ein starkes Ausmaß. Sie sind regelmäßig über sämtliche Abschnitte der proximalen Konvolution verteilt. Wird Diamox über 4 Wochen verabreicht, ist eine Aktivitätsverminderung, vor allem der Succinodehydrogenase, in den Schaltzellen der proximalen Sammelrohrsegmente nachzuweisen.

Hydrochlorothiazid steht in seiner Wirkung auf die mitochondriale Aktivität und Struktur etwa in der Mitte zwischen Mercuhydrin und Acetazolamid. Die Veränderung im distalen Tubulus ist die gleiche wie sie nach kurzdauernder Verabreichung des Hg-Diureticum eintritt (Abb. 4). Eine mäßig stark auftretende Mitochondrienschwellung im proximalen Tubulus ist auf distale Abschnitte konzentriert. Es ist auffallend, daß im Falle von Hydrochlorothiazid die Mitochondrienschwellung auch bei langdauernder Behandlung nicht fortschreitet. Man kann diesen Befund als Ausdruck einer limitierten und gesteuerten Beeinflussung der Energieübertragung im Mitochondrion betrachten. Die nach länger dauernder Applikation diuretisch wirksamer Substanzen auftretenden Mitochondrienveränderungen im Tubulussystem der Rattenniere sind schematisch in Abb. 5 zusammengefaßt.

Es ist z. Z. nicht möglich die Wirkung der verschiedenen Diuretica auf die Struktur der Mitochondrien bestimmter Tubulusabschnitte zu erklären. Bei Betrachtung des Wirkungsmechanismus dieser Substanzen lassen sich jedoch gewisse Anhaltspunkte gewinnen.

Organische Hg-Verbindungen wirken durch Blockierung des tubulären Transportmechanismus für Na^+ und Cl^- (*46*), vor allem

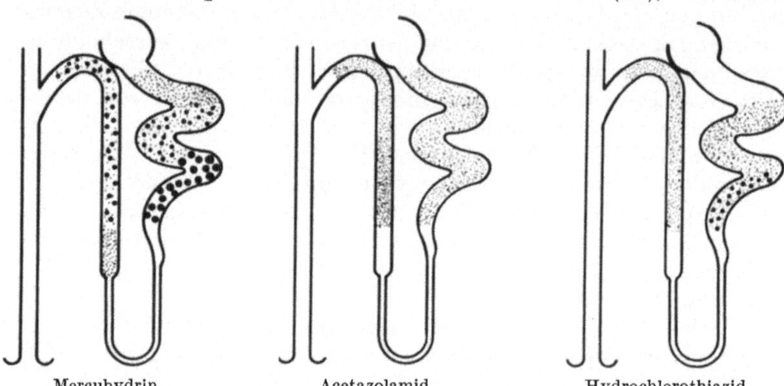

Abb. 5. Ausmaß der Mitochondrienschwellung im Tubulussystem der Rattenniere nach Applikation verschiedener Diuretica. Stärkere Schwellung ist gleichbedeutend mit Verminderung der oxydativen Aktivität

im proximalen Tubulus (*47*). Eine gewisse Wirkung auf den distalen Tubulus ist auf Grund des verminderten K^+-Austausches wahrscheinlich (*48*). Eine direkte Beeinflussung intramitochondrialer Fermente ist anzunehmen, da Hg-Diuretica zu einem beträchtlichen Teile an die mitochondriale Zellfraktion gebunden werden (*49*). Hg^{++} führt in vitro zu Mitochondrienschwellung (*26*). Die besonders starke Veränderung im distalen Teile des proximalen Tubulus läßt sich durch die bevorzugte Anreicherung von Hg-Diuretica in diesem Abschnitt erklären. Mittels Autoradiographie am isolierten Nephron konnte Hg^{203}-markiertes Mersalyl in diesem Teile des Tubulus nachgewiesen werden (*50*).

Die Wirkung von Acetazolamid und möglicherweise von Hydrochlorothiazid auf die Mitochondrien des distalen Tubulus könnte aus der Hemmung des distalen H^+-Transportes erklärt werden (*51*). Es wäre denkbar, daß die in beiden Fällen auftretende vermehrte K^+-Ausscheidung zu einer relativen Verminderung des intramitochondrialen Kaliums und zu einer vermehrten Hydratation der Organellen führt. Eine enge Beziehung zwischen Mitochondrienstruktur und intramitochondrialer Kaliumkonzentration wurde in vitro nachgewiesen (*52*). Kaliumionen sind für die Aufrechterhaltung der oxydativen Phosphorylierung notwendig (*53*).

Die Resultate derartiger in vitro-Versuche lassen sich in direkte Verbindung bringen mit Zellveränderungen, wie sie nach Kaliummangel in vivo auftreten.

e) Alimentärer Kaliummangel. Kaliumarme Ernährung führt bei der Ratte nach 10—20 Tagen zu ausgedehnter Mitochondrienschwellung im ganzen Tubulussystem (*54*). Diese Veränderung ist begleitet von einem Neuauftreten von Succinodehydrogenase-Aktivität in den Sammelrohren der Papille. Dazu tritt eine Zunahme der Aktivität TPN-abhängiger Enzymsysteme in distalen Tubulusabschnitten mit Einschluß der Sammelrohre (*55*). Während bei Kaliummangel eine wesentliche Beeinträchtigung der Respiration im proximalen Tubulussystem eintritt, lassen sich adaptive Veränderungen im Enzymgehalt der distalen Abschnitte des Nephrons verfolgen.

IV. Schlußfolgerung

Die Verteilung hydrolytischer und oxydativer Enzymaktivität weist auf die außerordentlich komplexe Natur metabolischer Abläufe im Nephron hin. Besonders augenfällig wird die stark unterschiedliche funktionelle Wertigkeit einzelner Zellabschnitte beim Studium der Mitochondrienfunktion. Die an mehreren Beispielen demonstrierte Anwendung cytochemischer Methoden zeigt die außerordentliche Heterogenität der Mitochondrien hinsichtlich Enzymaktivität und Reaktion auf metabolische Veränderungen. Von wenigen Ausnahmen abgesehen, sprechen die Mitochondrien innerhalb einer Einzelzelle verschieden stark auf schädigende Einflüsse an. Diesen Reaktionen entsprechen feine Alterationen im Energiehaushalt.

Die biochemische Analyse eines Gewebshomogenats oder einer Zellfraktion erlaubt nur den Mittelwert einer großen Zellpopulation zu erfassen. Man vergißt leicht, daß in einem heterogenen System die umschriebene Veränderung einer Komponente der gebräuchlichen quantitativen Untersuchung nicht zugänglich wird. Dies gilt besonders für ein derart komplex strukturiertes und hochdifferenziertes Organ wie die Niere. Es ist deshalb zu erwarten, daß die Entwicklung und Anwendung exakter cytochemischer Methoden (*56*) einen wesentlichen Beitrag zur Erforschung des Enzymchemismus der Zelle leisten werden.

Herrn P.-D. Dr. F. Gross danke ich für seine Hilfe bei der Durchführung einer Reihe der mitgeteilten Versuche.

Zusammenfassung

1. Die verschiedenartige Lokalisation hydrolytischer und oxydativer Fermentaktivität in der normalen Niere weist auf eine ausgeprägte funk-

tionelle Heterogenität der Tubuluszellen innerhalb der anatomisch separierbaren Abschnitte des Nephrons hin. In der Rattenniere besteht eine einigermaßen gleichmäßige Verteilung der Aktivität über sämtliche Tubulusabschnitte nur für Hydrolasen, die eine Beziehung zur Lysosomen-Fraktion aufweisen, sowie für eine Reihe DPN-abhängiger Dehydrogenasen. Die Verteilung der letzteren entspricht etwa der Mitochondriendichte einzelner Tubulusabschnitte.

2. In den Tubuli der Nierenpapille sind DPN-abhängige Dehydrogenasen nachzuweisen, vor allem solche Enzyme mit Beziehung zu glykolytischer Aktivität. Das Succinodehydrogenase-System fehlt in der normalen Nierenpapille vollständig.

3. Cytochemische Methoden zum Dehydrogenase- und Diaphorase-Nachweis sind geeignet, Mitochondrienveränderungen im Schnittpräparat sichtbar zu machen. Der Einfluß von Corticosteroiden auf die Mitochondrienfunktion wird anhand der Veränderungen im Tubulussystem bei Na-Retention nach DCA sowie bei Aminonucleosidnephrose diskutiert. Auf Mitochondrienveränderungen in der Niere bei Mg- und K-Mangel wird hingewiesen.

4. Die Macula densa des distalen Tubulus zeigt eine hohe Aktivität der Glucose-6-Phosphatdehydrogenase. Die Veränderungen dieser Enzymaktivität bei verschiedenen Formen experimenteller Hypertension werden besprochen.

5. Chronische Verabreichung diuretisch wirksamer Substanzen führt zu Veränderungen mitochondrialer Enzymaktivität im distalen und proximalen Tubulus. Die Veränderungen nach Acetazolamid und Hydrochlorothiazid sind ziemlich gleichartig und bestehen in mäßig starker Mitochondrienschwellung im distalen Tubulus und in distalen Abschnitten der proximalen Konvolution. Quecksilberdiuretica führen zu bedeutend stärkeren Alterationen mitochondrialer Aktivität im proximalen Tubulus.

Summary

1. The varying localisation of hydrolytic and oxidative enzymatic activity in the normal kidney is evidence of the marked functional heterogeneity of the tubular cells within the anatomically divisible segments of the nephron. In the kidney of the rat, the activity is fairly evenly distributed over all the tubular segments only as regards hydrolases connected with the lysosome fraction and as regards a number of DPN-dependent dehydrogenases. The distribution of the latter corresponds roughly to the density of the mitochondria in the individual segments of the tubule.

2. In the tubules of the renal papilla, DPN-dependent dehydrogenases can be traced, including particularly enzymes connected with glycolytic activity. The succinodehydrogenase system is completely absent in the normal renal papilla.

3. Cytochemical methods for the demonstration of dehydrogenases and diaphorases are suitable as a means of visualising changes in the mitochondria in microscopic sections. The influence of corticosteroids on mitochondrial function is discussed by reference to the changes affecting the tubular system in sodium retention following DCA and in aminonucleoside nephrosis. Attention is also drawn to alterations in the renal mitochondria in states of magnesium and potassium depletion.

4. The macula densa of the distal tubule displays high glucose-6-phosphate dehydrogenase activity. Changes in the activity of this enzyme in various forms of experimental hypertension are discussed.

5. Chronic administration of diuretic substances leads to alterations in mitochondrial enzyme activity in the distal and proximal tubule. The changes occurring in response to acetazoleamide and hydrochlorothiazide are rather similar, consisting of moderately pronounced mitochondrial swelling in the distal tubule and in distal segments of the proximal convolution. Mercurial diuretics produce much more marked changes in mitochondrial activity in the proximal tubule.

Résumé

1. La localisation variable de l'activité enzymatique hydrolytique et oxydative dans le rein normal indique une diversité fonctionnelle très marquée des cellules tubulaires dans le cadre des «entités anatomiques» du néphrone. Dans le rein du rat, l'activité enzymatique n'est assez régulièrement répartie sur tous les secteurs tubulaires que pour les hydrolases en relation avec la fraction lysosome, et pour une série de déshydrogénases dépendant du DPN. La répartition de ces dernières correspond à peu près à la densité des mitochondries dans les divers secteurs tubulaires.

2. Dans les tubes papillaires on peut mettre en évidence des déshydrogénases dépendant du DPN, et plus particulièrement des enzymes en rapport avec l'activité glycolytique. Le système succino-déshydrogénase manque complètement dans la papille rénale normale.

3. Les méthodes cytochimiques utilisées pour déceler la présence des déshydrogénases et des diaphorases conviennent également à l'examen histologique des modifications des mitochondries. L'influence des corticostéroïdes sur la fonction des mitochondries est discutée en fonction des modifications du système tubulaire lors de rétention sodique après la cortexone, ainsi que lors de néphrose amino-nucléosidique. L'auteur relève les modifications des mitochondries rénales lors de carence en Mg et en K.

4. La macula densa de la partie distale du tube urinifère présente une activité élevée de la glucose-6-phosphate déshydrogénase. L'auteur discute des modifications de cette activité enzymatique dans diverses formes d'hypertension artérielle expérimentale.

5. L'administration répétée de diurétiques entraîne des modifications de l'activité enzymatique mitochondriale dans le tube distal et proximal. Les modifications observées après l'acétazolamide et l'hydro-chlorothiazide sont assez semblables et consistent en un certain gonflement des mitochondries dans le tube distal et dans les secteurs distaux de la spire proximale. Les diurétiques mercuriels provoquent des altérations beaucoup plus prononcées de l'activité mitochondriale dans le tube proximal.

Literatur

1. Wachstein, M.: J. Histochem. Cytochem. **3**, 246 (1955).
2. Nachlas, M. M., A. C. Young and A. M. Seligman: J. Histochem. Cytochem. **5**, 565 (1957).
3. Pearse, A. G. E.: Internat. Rev. Cytol. **3**, 329 (1954).
4. Grogg, E., and A. G. E. Pearse: J. Path. Bact. **64**, 627 (1952).
5. Pearse, A. G. E., and J. L. Reis: Biochem. J. **50**, 534 (1952).
6. Takeuchi, T., and H. Kuriaki: J. Histochem. Cytochem. **3**, 153 (1955).
7. Padykula, H. A., and E. Herman: J. Histochem. Cytochem. **5**, 161 (1955).

8. MEYER, J., and J. P. WEINMANN: J. Histochem. Cytochem. 3, 134 (1955).
9. HOLT, S. J., and R. F. J. WITHERS: Proc. Roy. Soc., Lond., Biol. Sc. 148, 520 (1958).
10. FISHMAN, W. H., and J. R. BAKER: J. Histochem. Cytochem. 4, 570 (1956).
11. RUTENBURG, A. M., S. H. RUTENBURG, B. MONIS, R. TEAGUE and A. M. SELIGMAN: J. Histochem. Cytochem. 6, 122 (1958).
12. NACHLAS, M. M., D. T. CRAWFORD and A. M. SELIGMAN: J. Histochem. Cytochem. 5, 264 (1957).
13. HOLT, S. J., and D. G. O'SULLIVAN: Proc. Roy. Soc., Lond., Biol. Sc. 148, 465 (1958).
14. DIXON, M., and E. C. WEBB: Enzymes. London 1958.
15. KUN, E., and L. G. ABOOD: Science 109, 144 (1949).
16. NACHLAS, M. M., K. C. TSOU, E. DE SOUZA, C. S. CHENG and A. M. SELIGMAN: J. Histochem. Cytochem. 5, 420 (1957).
17. PEARSE, A. G. E.: J. Histochem. Cytochem. 5, 515 (1957).
18. BEYER, H., u. T. PYL: Chem. Ber. 87, 1505 (1954).
19. SCARPELLI, D. G., and A. G. E. PEARSE: Anat. Rec. 132, 133 (1958).
20. SCARPELLI, D. G., R. HESS and A. G. E. PEARSE: J. Biophys. Biochem. Cytol. 4, 747 (1958).
21. HESS, R., D. G. SCARPELLI and A. G. E. PEARSE: J. Biophys. Biochem. Cytol. 4, 753 (1958).
22. BARTLEY, W., and R. E. DAVIES: Biochem. J. 57, 37 (1954).
23. MCFARLANE, M. G., and A. G. SPENCER: Biochem. J. 54, 569 (1953).
24. LEHNINGER, A. L.: Harvey Lect. 49, 176 (1953—1954).
25. BEYER, R. E., L. ERNSTER, H. LÖW and T. BEYER: Exper. Cell Res. 8, 586 (1955).
26. TAPLEY, D. F.: J. Biol. Chem. 222, 325 (1956).
27. RAAFLAUB, J.: Helvet. physiol. pharmacol. acta 11, 157 (1953).
28. BALTSCHEFFSKY, H.: Biochim. biophys. acta 25, 382 (1957).
29. HESS, R., I. MACINTYRE, N. ALCOCK and A. G. E. PEARSE: Brit. J. Exper. Path. 40, 80 (1959).
30. RAAFLAUB, J.: Helvet. physiol. pharmacol. acta 11, 142 (1953).
31. ERNSTER, L., and H. LÖW: Exper. Cell Res. 8, Suppl. 3, 133 (1955).
32. SCARPELLI, D. G., G. TREMBLAY and A. G. E. PEARSE: In Vorbereitung.
33. HESS, R., and F. GROSS: Amer. J. Physiol. (Im Druck).
34. SMITH, H.: Principles of renal physiology. New York 1956, p. 98.
35. DORFMAN, R. I.: Vitamins and Horm. 10, 331 (1952).
36. HESS, R., and A. G. E. PEARSE: Brit. J. Exper. Path. 40, 243 (1959).
37. FRENK, S., I. ANTONOWICZ, J. M. CRAIG and J. METCOFF: Proc. Soc. Exper. Biol. Med. 89, 424 (1955).
38. FIEGELSON, E. B., J. W. DRAKE and L. RECANT: J. Laborat. Clin. Med. 50, 437 (1957).
39. SINGER, B.: Endocrinology 60, 420 (1957).
40. DAS GUPTA, D., N. KALANT and C. J. P. GIROUD: Proc. Soc. Exper. Biol. Med. 100, 602 (1959).
41. MUSTAKALLIO, K. K., and A. TELKKÄ: Science 118, 320 (1953).
42. BAHN, R. C., and J. B. LONGLEY: J. Pharmacol. Exper. Therap. 118, 365 (1956).
43. CAFRUNY, E. J., A. FARAH and H. S. DI STEFANO: J. Pharmacol. Exper. Therap. 115, 390 (1955).
44. BARRON, E. S. G., and G. KALNITZKY: Biochem. J. 41, 346 (1947).
45. KESSLER, R. H., R. LOZANO and R. F. PITTS: J. Clin. Invest. 36, 656 (1957).

46. PITTS, R. F., and O. W. SARTORIUS: J. Pharmacol. Exper. Therap. **98**, 161 (1950).
47. BERLINER, R. W.: Ann. N. Y. Acad. Sc. **71**, 324 (1958).
48. BERLINER, R. W., T. J. KENNEDY JR. and J. ORLOFF: Amer. J. Med. **11**, 274 (1951).
49. GREIF, R. L., W. J. SULLIVAN, G. S. JACOBS and R. F. PITTS: J. Clin. Invest. **35**, 38 (1956).
50. DARMADY, E. M., and F. STRANACK: Proc. Soc. Exper. Biol. Med. **100**, 658 (1959).
51. PITTS, R. F.: Amer. J. Med. **24**, 745 (1958).
52. AMOORE, J. E., and W. BARTLEY: Biochem. J. **69**, 223 (1958).
53. PRESSMAN, B. C., and H. A. LARDY: Biochim. biophys. acta **18**, 482 (1955).
54. HESS, R., u. A. G. E. PEARSE: Unveröffentlichte Versuche.
55. PEARSE, A. G. E., and C. R. MACPHERSON: J. Path. Bact. **75**, 69 (1958).
56. PEARSE, A. G. E.: J. Clin. Path. **11**, 520 (1958).

Diskussion

HEINTZ: Sie haben nichts gesagt über die Glutaminase. Den Kliniker interessiert die Glutaminase im Zusammenhang mit der Ammoniakbildung der Niere, und ich möchte fragen, wo und wie sich evtl. bei akuten oder chronischen Nierenerkrankungen des Menschen oder des Versuchstieres die Glutaminase verändert. Vielleicht kann man an Herrn RICHTERICH die Frage stellen: Könnte man evtl. — Sie haben das in einem Nebensatz angedeutet — die Glutaminase in den distalen Tubuluszellen oder in den Sammelrohrzellen anreichern und dadurch wieder eine Ammoniakbildung in Gang bringen?

Dann noch eine Frage an Herrn HESS: Es ist interessant, wie Sie gezeigt haben, daß anscheinend unter Calciumionen-Einfluß ebenso eine Mitochondrienschwellung zustande kommen kann, wie z. B. unter Quecksilber. Wir wissen ja, daß das Calcium ein potentielles Diureticum darstellt. Wenn man eine Calciumintoxikation hat bei der Vitamin D-Überdosierung, beim Morbus Boeck oder beim Milch-Alkali-Syndrom, dann bekommt man eine osmotische Diurese. Ist die von Ihnen gezeigte Mitochondrienschwellung in den Tubuluszellen in einer spezifischen Weise mit dem diuretischen Effekt der genannten Substanzen in Zusammenhang zu bringen? Und schließlich hätte ich noch die dritte Frage: Können Sie etwas über den Enzymgehalt in den Goormaghtighschen und Becherschen Zellen der Niere aussagen? Beiden Zellgruppen wird eine spezifische enzymatische oder hormonale Aktivität zugeschrieben.

HESS: Glutaminase-Aktivität kann bis jetzt nicht histochemisch lokalisiert werden. Wir besitzen nur eine Reaktion für Glutaminsäuredehydrogenase. Diese Aktivität verhält sich im Gewebsschnitt — wenigstens nach meinen Erfahrungen — ungefähr gleich wie die Aktivität der DPN-Diaphorase. Ich habe keine isolierte Veränderung in der Aktivität der Glutaminsäuredehydrogenase beobachten können.

Die Mitochondrienschwellung stellt an und für sich ein absolut unspezifisches Phänomen dar. Calciumionen führen in vitro zur Mitochondrienschwellung, wahrscheinlich infolge vermehrter Bindung von ATP und Freisetzung von Mg aus dem für eine intakte Mitochondrienfunktion notwendigen ATP-Mg-Komplex. Der Effekt einer Hypercalcämie ist in vivo derselbe. Es ist anzunehmen, daß für eine derart induzierte Mitochondrienschwellung nur eine Verminderung der Mg/Ca-Ratio innerhalb der Zellen von Bedeutung ist.

Die Stärke der Granulierung der juxtaglomerulären Zellen des Vas afferens unterliegt Veränderungen, welche anscheinend der Zu- oder Abnahme der Macula densa-Aktivität parallel verlaufen. Somit scheint ein enger Zusammenhang zwischen den juxtaglomerulären Granula und dem maculären Segment des distalen Tubulus zu bestehen. Es ist müßig, über die Natur dieses Zusammenhanges zu spekulieren, da wir noch keinen wirklichen Anhaltspunkt über die physiologische Bedeutung dieser Strukturen besitzen. In den juxtaglomerulären Zellen kann in der ischämischen Niere im Goldblatt-Experiment unter Umständen eine Aktivität von Glucose-6-phosphatdehydrogenase auftreten. Diese Aktivität wird jedoch nur beobachtet, wenn dieselbe Fermentreaktion im ganzen Vas afferens stark vermehrt erscheint. Glucose-6-phosphatdehydrogenase kommt in geringem Maße im ganzen Gefäßsystem der normalen Niere vor.

FREY: Haben Sie Erfahrung mit der histochemischen Darstellung der Carboanhydrase?

HESS: Ich habe mir ziemlich große Mühe gegeben, die bis jetzt beschriebenen Reaktionen für Carboanhydrase zu prüfen und habe sowohl mit der ursprünglichen Methode von KURATA wie mit den Modifikationen von BRAUN-FALCO und HÄUSLER[1] keine guten Erfahrungen gemacht. Ich konnte diese Resultate nicht bestätigen.

FREY: Wir haben auch sehr schlechte Erfahrungen damit gemacht.

REUBI: Ich möchte Herrn HESS fragen, wie er die Mitochondrienschwellung definiert. Was man auf seinen Schnitten sieht, ist nichts anderes, als Farbstofftröpfchen verschiedener Größe. Andererseits ist es aus elektronenmikroskopischen Untersuchungen bekannt, daß die Mitochondrien eine sehr charakteristische, längliche Struktur aufweisen. Wie ist eigentlich die Beziehung zwischen dem, was Sie beobachten und der Form und der wirklichen Größe der Mitochondrien? Noch eine zweite Frage: Sie sind etwas rasch an der Frage: Renin, Kochsalz, DOCA und Macula densa vorbeigegangen. Vielleicht würden Sie oder Dr. GROSS noch etwas dazu sagen?

HESS: Wie erwähnt, sind die Formazanablagerungen als Punkte oder Bänder von etwa 0,3 μ Durchmesser in regelmäßigen Abständen in der Längsachse des Mitochondrion angeordnet. Zwischen den Farbstoffpunkten liegen nicht-reaktive Partien von 0,2—0,3 μ Breite. Die regelmäßige punktförmige Formazanablagerung läßt sich nicht mit bisher bekannten Ultrastrukturen des Mitochondrion in Beziehung bringen. Sie tritt in Mitochondrien im Gewebsschnitt auf, gleichartig wie in in vitro isolierten Mitochondrien nach Inkubation im selben Tetrazol-haltigen Medium, und ist mit sämtlichen der verwendeten Substrate zu erzileen.

KLEINSCHMIDT: Und die Schwellung?

HESS: Bei einsetzender Mitochondrienschwellung dehnen sich die Formazanpunkte entsprechend der Verbreiterung der Membranoberfläche der Organelle aus und konfluieren. Bei extrem starker Schwellung bleibt die Aktivität auf einen peripheren Abschnitt der Lipoproteinmembran der entstandenen Blase beschränkt.

GROSS: Es ist eigenartig, daß bei Besprechung der enzymatischen Aktivitäten in den Nieren nie das bekannteste Enzym, das Renin, erwähnt

---

[1] Histochemie 1, 29 (1958).

wird. Die Zusammenhänge zwischen Renin-Aktivität, die wir als pressorische Wirkung eines Nierenextraktes darstellen können, und morphologischen Veränderungen sind die folgenden:

Eine Abnahme der Granula in den juxtaglomerulären Zellen geht parallel mit einer Abnahme der pressorischen Aktivität, und umgekehrt geht eine Zunahme der Granula mit einer gesteigerten pressorischen Aktivität einher.

REUBI: Bei der Ratte, oder?

GROSS: Dies findet sich nicht nur bei der Ratte, sondern auch beim Kaninchen. Und nun ist es sehr interessant, daß Dr. HESS eine gleiche Parallelität in bezug auf die Glucose-6-phosphatdehydrogenase in den Mitochondrien der Macula densa zeigen konnte. Ob dies unabhängige Parallelvorgänge sind oder ob ein direkter Zusammenhang besteht, kann man bis heute nicht sagen. Es ist aber keineswegs gesagt, daß diese Vorgänge direkt etwas mit der Entwicklung einer Hypertension zu tun haben. Bei Überdosierung von Desoxycorticosteron an der Ratte mit nachfolgender Hypertension verschwindet das Renin aus den juxtaglomerulären Zellen und die Glucose-6-phosphatdehydrogenase-Aktivität nimmt ebenfalls ab. Beim Kaninchen treten gleiche Veränderungen in der Niere auf, aber der Blutdruck steigt nicht an. Das Kaninchen reagiert weder auf Überdosierung von Desoxycorticosteron und Kochsalz noch auf Aldosteron mit einer Hypertension. Wenn nun eine renale Hypertension nach GOLDBLATT durch einseitige Klammerung der Nierenarterie an der Ratte ausgelöst wird, dann findet sich in der geklammerten Niere, wie Dr. HESS gezeigt hat, eine Zunahme der Glucose-6-phosphatdehydrogenase und außerdem eine Zunahme der Granula in den juxtaglomerulären Zellen. Dagegen liegen in der kontralateralen, nicht geklammerten Niere die gleichen Verhältnisse vor, wie bei der Überdosierung mit Desoxycorticosteron und Kochsalz, nämlich ein Verlust der Granula in den juxtaglomerulären Zellen und eine Abnahme der Glucose-6-phosphatdehydrogenase. Voraussetzung ist die Anwesenheit der Nebennieren. Nach Nebennierenentfernung kehrt die pressorische Aktivität der nicht geklammerten Niere zurück, und es treten wieder Granula in den juxtaglomerulären Zellen auf. Man kann also sagen, daß sich bei einseitiger Klammerung in Anwesenheit der Nebennieren die nicht geklammerte Niere verhält wie eine Niere von einem Tier, das mit Desoxycorticosteron und Kochsalz überdosiert wird. Dabei ist aber zu berücksichtigen, daß diese Vorgänge zu ihrer vollen Entwicklung 3—4 Wochen benötigen. Nach 8 Tagen bis 2 Wochen sind zwar schon Veränderungen nachweisbar, aber die Reaktion ist noch nicht voll ausgebildet. Dies kann an unseren Methoden liegen. Wenn wir den Gehalt an pressorischen Substanzen in der Niere bestimmen und die Granula in den juxtaglomerulären Zellen oder die Glucose-6-phosphatdehydrogenase in der Macula densa darstellen, so sind dies nur Augenblicksbilder, die keinen Aufschluß über Produktion und Abgabe der Wirkstoffe geben. Mit feineren Methoden ließen sich vielleicht auch schon in früheren Stadien Änderungen der Sekretion feststellen.

HERKEN: Ich bitte um Auskunft über die Dosierung von Kochsalz und Desoxycorticosteron. Wenn man Ratten täglich größere Kochsalzmengen, etwa 6—8 g/kg, mit der Nahrung verabreicht, dann sieht man sehr schnell eine Anpassung an diese verhältnismäßig großen Mengen und findet nur in den ersten Tagen eine vorübergehende Salz-Retention, die manchmal mit dem Auftreten von Ödemen verbunden ist, wenn die Tiere entsprechend viel trinken. Stören Sie mit dem Desoxycorticosteron diese Anpassungsreaktion, oder wie ist der blutdrucksteigernde Effekt zu erklären?

GROSS: Desoxycorticosteron dient nur als Verstärker der Kochsalzwirkung. Sie können mit Kochsalz, wenn Sie es genügend lange geben, gleiche qualitative Veränderungen, vielleicht nicht ganz im gleichen Ausmaß, erzielen, aber erst nach längerer Zeit.

HERKEN: Wieviel Kochsalz geben Sie?

GROSS: 1—2%ige Kochsalzlösung als Trinkflüssigkeit. Desoxycorticosteron hat nur den Vorteil, daß der Prozeß verkürzt wird. Das gleiche geht auch mit Aldosteron, nur müssen davon relativ höhere Dosen gegeben werden als von Desoxycorticosteron.

HEINTZ: Geht es auch mit DOCA allein?

GROSS: Mit DOCA allein und kochsalzarmer Ernährung geht es nicht. Desoxycorticosteron ruft nur dann Hochdruck und die beschriebenen Veränderungen in der Niere hervor, wenn genügend Kochsalz vorhanden ist, genau so wie sich ein Goldblatt-Hochdruck nicht entwickelt, wenn die Nahrung extrem natriumarm ist oder wenn die Nebennieren fehlen.

SCHWIEGK: Die von Herrn HESS an den Tubuluszellen beschriebenen Veränderungen treten ja nur auf, wenn die Diuretica längere Zeit gegeben werden, während bei kurzdauernder Verabreichung, wie bei therapeutischer Anwendung, keine Veränderungen zu sehen sind. Muß man sich vielleicht fragen, ob diese histologischen Veränderungen nicht auch durch Elektrolytstörungen verursacht sind, die bei derartig langdauernder Anwendung der Diuretica auftreten, so daß vielleicht nicht geschlossen werden kann, daß es sich um eine spezifische Wirkung des Diureticums handelt?

Es ist mir auch aufgefallen, daß die Desoxycorticosteronwirkung am proximalen Tubulus am ausgesprochensten war, während wir uns doch immer vorgestellt haben, daß die Steroide am distalen Tubulus stärker wirken.

HESS: Wir haben Veränderungen der mitochondrialen Aktivität nach langdauernder Applikation diuretisch wirksamer Substanzen deshalb studiert, weil wir uns über das Ausmaß einer möglichen cytoplasmatischen Schädigung orientieren wollten. Auffallend war eine konstante Veränderung im distalen Tubulus, die nach mehrtägiger Anwendung bei allen untersuchten Diuretica auftrat. Die Veränderungen mitochondrialer Enzymaktivität im proximalen Tubulus waren je nach dem Typus des verwendeten Diureticums verschieden und bei Hg-Diuretica weitaus am stärksten ausgesprochen.

Der Angriffspunkt eines Diureticum kann nach den vorliegenden Versuchen nicht eindeutig mit der Lokalisation der Mitochondrienschwellung identifiziert werden. Eine enge Beziehung scheint jedoch im Hinblick auf autoradiographische Untersuchungen wahrscheinlich.

GROSS: Wie weit sind die von Ihnen gefundenen Mitochondrienveränderungen reversibel bzw. nach welcher Zeit werden sie irreversibel?

HESS: Die Mitochondrienschwellung in einer Zelle wird dann irreversibel und leitet nekrobiotische Vorgänge ein, wenn mit extremer Schwellung ein Aktivitätsverlust einhergeht. Eine mäßig starke Schwellung ist reversibel und kann auch über längere Zeit unverändert fortbestehen.

CH. K. FRIEDBERG: Our present concept of the physiology of the kidney emphasizes a difference in functional localization and similarly a difference in localization of the site of action of various diuretics. It seems to me that the changes you showed did not disclose that sharp distinction. It may be that the methods employed do not reveal specific functional disturbances. Perhaps you would mention whether or not any of these histochemical studies have localised changes corresponding to specific diseases of the tubuli, e. g. as in Fanconi's syndrome or tubular acidosis.

Hess: The mitochondrial swelling observed in potassium depletion in experimental animals is rather uniformly distributed throughout the tubule. Unfortunately I have not been able to obtain biopsy material from human cases of Conn's disease or other syndromes of tubular dysfunction.

Hungerland: Herr Richterich sagte, daß die Ammoniakausscheidung mit dem vermehrten Urinvolumen anstiege. Im allgemeinen ist es aber doch so, daß mit steigender Diurese die Ammoniakkonzentration, die Titrationsacidität und auch die Wasserstoffionenkonzentration sehr stark abfallen. Weiter haben wir feststellen können, daß unter normalen Bedingungen die tägliche Ammoniakausscheidung pro kg Körpergewicht auffallend konstant ist, also unabhängig von der Diurese ist.

Herr Krück und auch wir konnten feststellen, daß nach Prednisolon die Ammoniakausscheidung auffallend vermehrt ist, wobei merkwürdigerweise die Titrationsacidität nicht entsprechend ansteigt; während normalerweise beide Größen etwa gleich sind und parallelgehen, bleibt unter Prednisolon-Behandlung die Titrationsacidität zurück. Haben Sie dafür eine Erklärung?

Richterich: Die Ammoniakausscheidung wird nur unterhalb eines kritischen Wertes, der von der Species, dem Urin-p_H und der absoluten Ammoniakkonzentration abhängig ist, durch das Urinzeitvolumen determiniert; unterhalb dieses Wertes kann man von einer ,,Limitierung durch das Urinzeitvolumen" ("flow-limitation") sprechen. Oberhalb des kritischen Wertes ist vor allem die intracelluläre Ammoniakproduktion maßgebend für die Ammoniakausscheidung (Limitierung durch die Produktion, "production-limitation"). Bei klinischen Untersuchungen sind die Verhältnisse in der Regel so, daß das Urinzeitvolumen oberhalb des kritischen Wertes liegt, so daß die Ammoniakausscheidung davon unabhängig ist. Als Ausnahme dieser Regel sei aber auf die Untersuchungen von Ryberg hingewiesen, die nach Adaption der Ammoniakausscheidung durch Ammoniumchloridverabreichung beim Menschen eine deutliche Beziehung zwischen Urinzeitvolumen und Ammoniakausscheidung erkennen lassen.

Kuschinsky: Ist das Urinzeitvolumen dann willkürlich geändert worden?

Richterich: Die Abhängigkeit der Ammoniakausscheidung vom Urinzeitvolumen unterhalb des kritischen Wertes läßt sich bei allen untersuchten Species (Mensch, Hund, Ratte, Kaninchen, Meerschweinchen) besonders deutlich durch experimentelle Variation des Urinzeitvolumens bei konstantem Urin-p_H und gleicher Ammoniakkonzentration demonstrieren.

Kuschinsky: Und folgt die Ammoniakausscheidung?

Richterich: Die Ammoniakausscheidung wird unterhalb des kritischen Wertes unabhängig vom Urin-p_H, der Ammoniakkonzentration und der Ammoniakproduktion zu einer ausschließlichen Funktion des Urinzeitvolumens. Zur zweiten Frage von Prof. Hungerland über die Zunahme der Ammoniakausscheidung nach Prednisonverabreichung: Die Beobachtung ist mir neu, und meines Wissens liegen noch keine tierexperimentellen Untersuchungen darüber vor. Nach Adrenalektomie nimmt meist sowohl die Glutaminase-Konzentration der Niere als auch die Ammoniakausscheidung deutlich ab, so daß ein umgekehrtes Verhalten nach Prednison mindestens als Arbeitshypothese sinnvoll scheint. Die bisher vorliegenden Untersuchungen über das adaptive Verhalten der Nierenenzyme sind allerdings unbefriedigend, da immer Homogenate der ganzen Nieren untersucht wurden, wodurch natürlich selektive Veränderungen eines z. B. nur in den Sammelrohren lokalisierten Enzymes verwischt werden.

KRÜCK: Wir haben erstmalig bei Untersuchungen an Patienten mit primärem Aldosteronismus mit einer exzessiven Mineralocorticoidüberproduktion eine Dissoziation der sonst so streng korrelierten Größen der Ammoniumausscheidung und titrierbaren Acidität gesehen. Bei einer Natriumzufuhr von 150 mäq/Tag und einer Kaliumzufuhr von 50 mäq/Tag fand sich eine ganz niedrige titrierbare Acidität mit höchstens 8—10 mäq/Tag bei hoher Kaliumausscheidung und hypokaliämischer, metabolischer Alkalose, aber eine hohe und teilweise über die Norm gesteigerte Ammoniumausscheidung von 50, 60, teilweise 70 mäq/24 Std. Die bisherigen Erklärungsversuche sind noch nicht so recht befriedigend. Erstens könnte man daran denken, daß bei der exzessiven Mineralocorticoidproduktion die Austauschprozesse im Tubulus gestört seien. Zweitens wird daran gedacht, daß der vermehrte Aldosteronanstieg — diese Idee stammt von SCHWARTZ und RELMAN — direkt zu einer Steigerung der NH_3-Diffusion in das Lumen führt und außerdem als Drittes ist von MUNTWYLER u. Mitarb. nachgewiesen, daß im Kaliummangelzustand die Glutaminase in der Niere gesteigert ist. Ob nun der von Herrn RICHTERICH geschilderte Prozeß der enzymatischen Adaption hier eine Rolle spielt, was vorstellbar wäre, wäre sehr interessant festzustellen.

HOLLANDER (to HESS): Have you noticed any histochemical effects of the diuretics on the macula densa or juxtaglomerular apparatus? Some early work with chlorothiazide has led us to believe that its antihypertensive action might be due to a suppression of a pressor mechanism in the kidney.

HESS: The activity of the macula densa following administration of hydrochlorothiazide was slightly decreased. One should expect in fact an increase, because there is sodium depletion. My explanation for this finding is that a possible increase in activity might be prevented by the action of corticosteroids, the secretion of which will be enhanced. But I have no proof for that. I have not done any experiments on the action of diuretics in adrenalectomised animals.

HOFFMEISTER: Ich habe noch eine Frage an Herrn HESS: Sie hatten gezeigt, daß durch die verschiedenen Diuretica Mitochondrienschwellungen auftreten; wenn ich mich recht erinnere, sah ich etwas Ähnliches auch durch Kaliummangel. Haben Sie mit verschiedenen Tieren gearbeitet? Wir wissen ja, daß die verschiedenen Tierspecies unterschiedlich auf die Diuretica bzw. auf Störungen im Kaliumhaushalt ansprechen. Ich erinnere an einen Hundeversuch von HERBERT HERKEN und WILUTZKY, die eine große Kaliumdiurese nach Diamox beobachtet haben, was man beim Menschen in dieser Form nicht gesehen hat. Haben Sie einmal solche Versuche gemacht, in denen Sie gleichzeitig Kalium substituiert haben?

HESS: Derartige Versuche liegen nicht vor.

HOFFMEISTER: Ich komme damit auf die Frage von Herrn SCHWIEGK zurück, die ja auch etwa dahin abzielt, ob irgendwelche Veränderungen in den Mitochondrien durch Mineralaustauschvorgänge stattfinden können?

HESS: Das ist ein richtiger Einwand. Das Ausmaß der Mitochondrienschwellung müßte sich durch Substitution verschiedener Kationen modifizieren lassen.

HEIDENREICH: Aus den Tabellen von Herrn HESS schien hervorzugehen, daß gewisse Fermentunterschiede in der aufsteigenden und absteigenden

Henleschen Schleife existieren. Im Zusammenhang mit unserer gestrigen Diskussion über eine mögliche unterschiedliche Funktion der beiden Schenkel der Henleschen Schleife wollte ich fragen, ob da wirklich größere Unterschiede im Fermentgehalt bestehen, und welche Fermente sie betreffen?

HESS: Wesentliche Unterschiede bestehen z. B. in der Aktivität der Bernsteinsäuredehydrogenase. Diese ist im aufsteigenden Teil der Schleife vorhanden, jedoch nicht im absteigenden Teil. Die Aktivität des Krebscyclus wird sich in den beiden Schleifenteilen ganz unterschiedlich verhalten.

ULLRICH: Es besteht noch eine Beziehung der von Ihnen gezeigten Fermentverteilung zum Sauerstoffverbrauch der einzelnen Nierenzonen. In der Nierenrinde ist der O_2-Verbrauch am größten, in der äußeren Markzone sinkt er auf $^3/_4$, in der inneren Markzone auf $^1/_{10}$ ab. Ähnliche Werte hat KRAMER auch an der intakten Niere mit seiner photoelektrischen Methode gemessen. Ist es möglich, daß die Wirkung der verschiedenen Agentien auf den Ausfall der histochemischen Reaktionen allein auf Veränderungen der Zell- und Mitochondrienmembranen beruht? Anders ausgedrückt: Sieht man bei biochemischen Fermentbestimmungen das gleiche wie mit Ihren histochemischen Methoden?

HESS: Die Annahme einer erniedrigten Oxydation in der Papille läßt sich mit histochemischen Methoden stützen. Es ist jedoch nicht so, daß in der Papille kein Sauerstoffverbrauch zu erwarten wäre. Die Aktivität einer Diaphorase entspricht in vivo sehr wahrscheinlich der einer Cytochrom C-Reduktase und läßt auf eine Funktion des Cytochromsystems schließen. Veränderungen der Mitochondrienstruktur stehen selbstverständlich in Zusammenhang mit Alterationen der Mitochondrienmembranen. Da mitochondriale Enzyme membrangebunden sind, lassen sich strukturelle Veränderungen mittels chromogener Fermentreaktionen sichtbar machen. Es liegen ausgedehnte in vitro-Untersuchungen vor, welche beweisen, daß die Mitochondrienstruktur von der Funktion der Organelle direkt abhängig ist. Gleichzeitig mit Störungen der Funktion zeigen geschwollene Mitochondrien Veränderungen der Elektrolytpermeabilität (eine entsprechende Arbeit von AMOORE und BARTLEY ist oben zitiert). Die Variablen: Struktur, Funktion (oxydative Phosphorylierung) und Permeabilität sind untrennbar miteinander verbunden.

Physiologie und Pharmakologie des Ionenaustausches in der Niere

Von

ROBERT F. PITTS

Die These, daß Ionenaustauschprozesse unter Beteiligung der Nierentubuli bei der Harnbereitung eine wesentliche Rolle spielen, wurde erstmalig von HOMER SMITH (*1*) in seiner 1937 erschienenen Nierenmonographie postuliert. SMITH vertrat vor allem die Ansicht, daß der Harn durch den tubulären Austausch von Wasserstoffionen für Natriumionen angesäuert würde: Im Rahmen dieses Ionenaustausches werde das Natriumbicarbonat der Tubulusflüssigkeit in Kohlensäure umgewandelt, diese zerfällt in Wasser und Kohlendioxyd und letzteres diffundiert durch das Tubulusepithel zurück ins Blut. Andere im Tubulusharn befindliche Puffer werden bei diesem Vorgang teilweise in titrierbare Säure verwandelt. Ein Befund war es vor allem, der schon damals diese Hypothese stützte: MONTGOMERY und PIERCE (*2*) machten im Verlaufe ihrer Mikropunktionsstudien die Beobachtung, daß 0,33 molare, phenolrothaltige Natriumphosphatlösung mit einem p_H von 7,5, in den distalen Tubulus eines Frosches injiziert, innerhalb 60 sec die Farbe des sauren Indikators annimmt; da innerhalb des distalen Tubulus nur wenig oder gar kein Phosphat reabsorbiert wird (*3*), ist die signifikante Ansäuerung am leichtesten durch den Austausch von Wasserstoff für Natriumionen erklärbar.

Während der letzten zwei Jahrzehnte wurde dieses Konzept der renalen Ionenaustauschvorgänge wesentlich erweitert und gefestigt. Obwohl nicht rigoros bewiesen, ist doch ein eindrucksvolles Ergebnismaterial verfügbar, welches den Schluß nahelegt, daß Ionenaustauschvorgänge nicht nur im Bereiche des distalen Tubulus, wie ursprünglich angenommen, sondern im gesamten Nephron stattfinden.

Zu dem Zeitpunkt, als Dr. ALEXANDER und ich (*4*) an diesem Problem arbeiteten, bestanden drei Theorien der Harnsäuerung. Diese sind schematisch in Abb. 1 dargestellt und können als Phosphat-Reabsorptionstheorie, Kohlensäurefiltrationstheorie und Ionenaustauschtheorie bezeichnet werden. Entsprechend der

Phosphat-Reabsorptionstheorie wird ein Puffergemisch, bestehend aus Mono- und Dinatriumphosphat mit einem p_H von 7,4 im Glomerulus abgefiltert; Dinatriumphosphat wird vollständig reabsorbiert und das zurückbleibende saure Mononatriumphosphat wird im stark sauren Harn von p_H 4,8 ausgeschieden. Wir müssen hierbei auch annehmen, daß das gesamte gefilterte Bicarbonat reabsorbiert wird. Wäre dies nicht der Fall, so würde die große

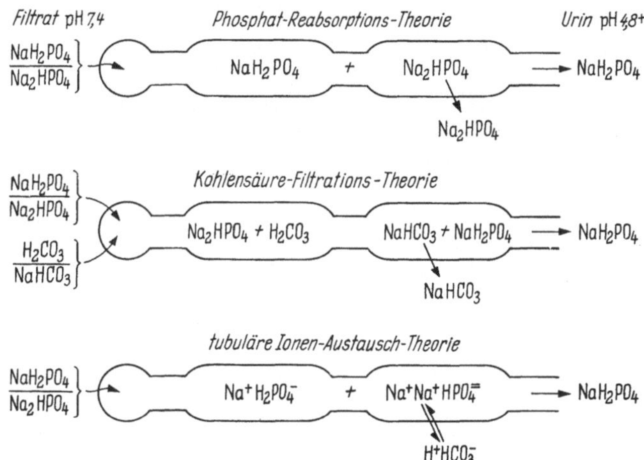

Abb. 1. Theorien über die Acidifizierung des Harnes: oben Phosphat-Rückresorptionstheorie; Mitte Kohlensäurefiltrationstheorie, unten Ionenaustauschtheorie. [Aus R. F. PITTS u. R. S. ALEXANDER: Amer. J. Physiol. **144**, 239 (1945)]

Menge des im Glomerulusfiltrat vorhandenen Bicarbonats die relativ kleine, saure Phosphatmenge titrieren, das heißt neutralisieren, und es wäre keinerlei titrierbare Säure zur Ausscheidung verfügbar.

Entsprechend der Kohlensäurefiltrationstheorie (5) entstammt die gesamte titrierbare Säure, die im Harn ausgeschieden wird, der im Glomerulus gefilterten Kohlensäure. Die hier gezeigte chemische Reaktion würde nach rechts zu verlaufen, wenn einerseits die Nierentubuli für Kohlensäure impermeabel wären, und andererseits wenn das durch die Reaktion der Kohlensäure mit nichtflüchtigen Puffern gebildete Bicarbonat vollständig reabsorbiert würde. Dieser Vorstellung gemäß würde die Umwandlung von nichtflüchtigen Puffern in titrierbare Säure erfolgen.

Entsprechend der dritten, der Ionenaustauschtheorie, werden Wasserstoffionen innerhalb der Nierenzellen gebildet und gegen im Tubulusharn befindliche Natriumionen ausgetauscht. Obwohl die dabei auftretenden Wasserstoffionen letztlich dem Wasser entstammen, besteht doch die Möglichkeit, daß es sich bei der unmittelbaren Quelle um die Kohlensäure handelt, die innerhalb der Zelle durch die Hydrierung von Kohlendioxyd entsteht.

Man kann leicht die durch einen dieser drei Mechanismen täglich ausgeschiedene Menge titrierbarer Säure berechnen. Hierbei zeigt sich, daß der Phosphatreabsorptionsmechanismus durch die beschränkte Reabsorptionskapazität der Tubuli für dibasisches Phosphat limitiert ist. Der Kohlensäure-Filtrationsmechanismus ist in ähnlicher Weise durch die glomerulär gefilterte Kohlensäuremenge limitiert. Beim Ionenaustauschmechanismus allein ist keine a priori ersichtliche Beschränkung der Austauschkapazität gegeben. Dr. ALEXANDER und ich (4) konnten am azidotischen Hund, dem erhebliche Mengen von Puffersalzen in Form von Natriumphosphat oder Kreatinin verabreicht wurden, erstmalig zeigen, daß unter solchen Bedingungen weit mehr titrierbare Säure ausgeschieden wird, als auf Grund der Phosphat- oder Kohlensäuretheorie möglich ist. Durch dieses Ausschlußverfahren waren wir daher veranlaßt, im Ionenaustausch den bei der Harnsäuerung wesentlichsten Vorgang zu sehen.

Ein Experiment von PITTS, LOTSPEICH, SCHIESS und AYER (6) zeigt an einer normalen Versuchsperson die Ergebnisse und Versuchsbedingungen eines repräsentativen Experimentes, das uns zum Nachweis des Wasserstoff-Natrium-Austausches diente. Durch Einnahme von Ammoniumchlorid am Vortag wurde eine mäßig schwere Acidose hervorgerufen. Ihr Ausmaß ist durch die Bicarbonatkonzentration von 14,8 mMol pro Liter gegeben, ein gegenüber dem Normalwert von 26—28 mMol signifikant reduzierter Wert, und durch das Plasma-p_H von 7,34 bzw. 7,35. Im Mittel betrug die Glomerulusfiltration 100 ml/min. Durch eine während des Experimentes durchgeführte Infusion von Natriumphosphat war es möglich, die Plasmaphosphatkonzentration von dem Normalwert von 1,0 mMol/l auf 5,45—6,73 mMol/l zu erhöhen. Die hohe Exkretionsrate von Phosphat, hier 0,4—0,5 mMol/min, ist der wesentlichste Faktor dieses Experimentes. Die gefilterte Phosphatmenge ergibt sich aus dem Produkt der Filtrationsrate und der Plasmakonzentration für Phosphat. Aus der Differenz zwischen gefilterter und ausgeschiedener Menge kann die reabsorbierte Menge errechnet werden. In ähnlicher Weise kann aus dem Produkt von Filtrationsrate und Plasmakonzentration der Kohlensäure die pro Zeiteinheit gefilterte Kohlensäuremenge berechnet werden. Die dabei erhaltenen Daten zeigen, daß das Harn-p_H im Durchschnitt 4,6 betrug. Da die im Harn ausgeschiedene Phosphatmenge beträchtlich war, wurde auch eine erhebliche Menge titrierbarer Säure eliminiert, nämlich 0,3—0,4 mäq pro Minute. Dies entspricht etwa einer täglichen Ausscheidung von 6000 cm³ einer $^1/_{10}$ n-Säure.

Die weitere Analyse dieser Daten zeigt, daß Phosphatrückresorptions- und Kohlensäurefiltrations-Theorie für die Erklärung der Ausscheidung von titrierbarer Säure nicht ausreichen. Aus der Exkretionsrate von Phosphat und dem p_H des Harnes läßt sich als erstes die Exkretionsrate an titrierbarer Säure berechnen. Es ist hier ersichtlich, daß die so berechnete Exkretionsrate

                                                     10

für titrierbare Säure mit der tatsächlich beobachteten gut übereinstimmt (Mittelwert 100,3%). Daraus ist zu entnehmen, daß die Genauigkeit der verwendeten Methoden groß genug ist, um die im weiteren durchgeführte Analyse zu rechtfertigen. Macht man die Annahme, daß das gesamte Phosphat als dibasisches rückresorbiert wird, so kann man die dem monobasischen Phosphat entsprechende titrierbare Säuremenge berechnen: sie beträgt hier 9,4% der tatsächlich gemessenen Säureausscheidung. Eine ähnliche Überlegung zeigt, daß die gesamte gefilterte Kohlensäure — unter der Annahme, daß keinerlei Reabsorption der Kohlensäure stattfindet — nur die Ausscheidung von 23,6% der gesamten Säuremenge erklären kann. Beide Mechanismen zusammen können daher quantitativ nur für etwa ein Drittel der beobachteten Säureausscheidung aufkommen.

Tubuläre Sekretion von Wasserstoffionen ist daher die einfachste Erklärung der tatsächlich gefundenen Versuchsergebnisse.

Der Versuch einer Erklärung des der Harnsäuerung zugrunde liegenden Mechanismus soll anhand eines von uns vorgeschlagenen Schemas einer distalen Tubuluszelle versucht werden. Kohlensäure, entweder dem cellulären Stoffwechsel oder dem peritubulären Blut entstammend, wird hydriert und bildet Kohlensäure. Wasserstoffionen, durch Dissoziation dieser Kohlensäure gebildet, werden für Natriumionen der Tubulusflüssigkeit im Rahmen des postulierten Ionenaustauschprozesses ausgetauscht. Die Natriumionen, zusammen mit einer äquivalenten Bicarbonatmenge, werden so dem peritubulären Blut zugeführt. Die Wasserstoffionen hingegen werden im Harn in Form von titrierbarer Puffersäure, in diesem Falle Mononatriumphosphat, ausgeschieden. Aus den folgenden Gründen wurde der Carboanhydrase eine wichtige Rolle bei diesen Prozessen zugeteilt. Einerseits haben DAVENPORT und WILHELMI (7) gezeigt, daß dieses Enzym sich in hoher Konzentration im Nierenkortex findet. HÖBER konnte ferner zeigen (8), daß der Azidifizierungsvorgang in der Amphibienniere durch Sulfanylamid blockiert werden kann. Es ist hinlänglich bekannt, daß Sulfonamide wirksame Hemmkörper der Carboanhydrase darstellen. ALEXANDER und ich (4) konnten ebenfalls zeigen, daß Sulfanylamid die titrierbare Säuremenge im Hund signifikant herabsetzt.

Die renale Reabsorption und Ausscheidung von Bicarbonat variiert als Funktion der Plasmabicarbonatkonzentration (9). Die den experimentellen Daten zugrunde liegenden Versuche wurden an Hunden durchgeführt. Ammoniumchlorid wurde am Vortage der jeweiligen Experimente gegeben, um die Plasmakonzentration von Bicarbonat auf etwa 10—15 mMol pro Liter zu reduzieren. Unter diesen Umständen wird das gesamte gefilterte Bicarbonat resorbiert, die Ausscheidung beträgt Null. Unter diesen Bedingungen ist der Harn stark sauer. Wenn nun die Plasmakonzentration von Bicarbonat durch die Infusion von Natriumbicarbonat graduell erhöht wird, so wird ferner das gesamte gefilterte Bicarbonat reabsorbiert, bis die Plasmakonzentration 22—24 mMol/l erreicht. Bei dieser Konzentration beginnt die Bicarbonatausscheidung. Bei weiterer Steigerung des Plasmabicarbonatspiegels nimmt die Reabsorptionsrate einen konstanten Wert von durchschnittlich 2,6 mMol/100 ml Filtrat an. Die im Überschuß dieses Wertes gefilterte Menge wird quantitativ ausgeschieden.

Ein solcher Mechanismus wäre imstande, die Plasmakonzentration von Bicarbonat auf einer Höhe von 24—28 mMol/l zu stabilisieren. Voraussetzung ist, daß die Einnahme von Natriumbicarbonat oder von Natriumsalzen metabolisierbarer organischer Säuren ausreicht, um die notwendigen Kationen verfügbar zu machen. Ähnliche Verhältnisse wie hier gezeigt, liegen auch beim gesunden Menschen vor (6). Der einzige Unterschied zwischen dem Hund und dem Menschen liegt darin, daß beim letzteren die Nierenschwelle für Bicarbonat etwas höher liegt. Demnach ist die Plasmakonzentration des gesunden Erwachsenen auf einem etwas höheren Wert stabilisiert.

Eine Reihe von Faktoren beeinflussen die renale Reabsorptionsrate von Bicarbonat und dadurch auch die Plasmakonzentration dieses Ions. Zwei Faktoren sind in unserer Diskussion hier von besonderer Bedeutung: der Kohlendioxydpartialdruck im arteriellen Blut (10) und das im Körper verfügbare Kaliumdepot (11).

Der Einfluß der erhöhten Kohlendioxydspannung auf den Bicarbonat-Reabsorptionsmechanismus ergibt sich aus dem folgenden Experiment.

Natriumbicarbonat wurde dem Versuchstier, einem anästhesierten Hund, intravenös verabreicht, um die Plasmakonzentration auf 37 mMol/l zu erhöhen und um reichliche Ausscheidung von Bicarbonat zu erzielen. Während der ersten zwei Versuchsperioden wurde das Tier mit normaler Zimmerluft beatmet. Während dieser zwei Perioden betrug die Bicarbonat-Reabsorptionsrate 2,5 und 2,45 mMol/100 ml Filtrat. Beatmung mit einem 10% CO_2 enthaltenden Atemgemisch führt zu einem prompten Anstieg der Reabsorptionsrate auf Werte von 3,4 und 3,5 mMol/100 ml Filtrat. Wiederbeatmung mit Zimmerluft führt zu einem raschen Absinken der Reabsorptionswerte. Eine relativ noch stärkere Förderung der Bicarbonatreabsorption kann nachgewiesen werden, wenn Hunde chronisch durch mehrere Tage hindurch einer kohlensäurehaltigen Luftmischung ausgesetzt werden (12).

In einer auf die eben beschriebene Weise durchgeführten akuten Versuchsserie zeigt die Reabsorptionsrate von Bicarbonat eine straffe Korrelation mit den im arteriellen Plasma gefundenen

10*

Kohlendioxydspannungen (*10*). Der dabei wohl wesentliche und signifikante Faktor ist aller Wahrscheinlichkeit nach die Wasserstoffionenkonzentration der renalen Tubuluszellen. Kommt es zu einer Erhöhung des Kohlendioxydpartialdruckes im arteriellen Blut, so ist die Annahme berechtigt, daß infolge der großen Diffusionsfähigkeit des Kohlendioxyds auch dessen Gehalt in den Nierenzellen steigen wird. Dies würde dann ebenfalls zu einer Steigerung der intracellulären Wasserstoffionenkonzentration führen.

Die Arbeitsweise des von uns vorgeschlagenen Austauschprozesses für die Bicarbonatreabsorption ist im Diagramm (Abb. 2) veranschaulicht. Im oberen Anteil der schematisch gezeichneten Tubuluszelle ist die Hydrierung von Kohlendioxyd zu Kohlensäure gezeigt. Die Neubildung von Kohlensäure wird durch Carboanhydrase katalysiert, durch Sulfonamyl-Hemmkörper, wie 6063-Acetazolamid, unterdrückt. Weiter wird die Neubildung von Kohlensäure durch einen Anstieg der Kohlendioxydspannung gefördert, in umgekehrter Weise durch einen Abfall der Kohlendioxydspannung vermindert. Wir implizieren hier, daß Änderungen

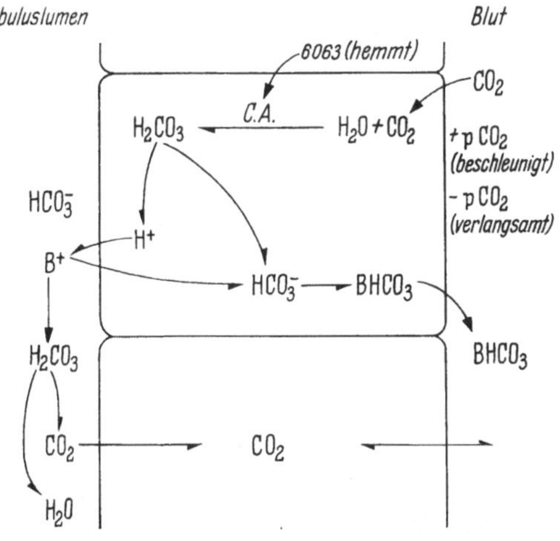

Abb. 2. Schematische Darstellung des erweiterten Kationenaustausches bei der Bicarbonat-Rückresorption im Nierentubulus. [Aus P. J. DORMAN, W. J. SULLIVAN u. R. F. PITTS: J. Clin. Invest. **33**, 82 (1954)]

der Kohlensäureproduktion innerhalb der Tubuluszelle zu proportionalen Veränderungen der intracellulären Wasserstoffionenkonzentration führen.

Die so gebildeten Wasserstoffionen werden für intratubuläre Natriumionen ausgetauscht. Durch das in der Tubulusflüssigkeit auftretende Wasserstoffion wird aus Bicarbonat Kohlensäure gebildet. Letztere dissoziiert langsam in Kohlendioxyd und dieses diffundiert durch das Tubulusepithel ins Blut zurück. In der Nierenzelle verbindet sich das dem Tubuluslumen entstammende Natriumion mit dem cellulär verbliebenen Bicarbonation und gelangt ins peritubuläre Blut.

Es ist seit langem bekannt, daß der Kohlendioxydpartialdruck saurer Harne dem des venösen Nierenblutes etwa gleich ist. Hingegen ist der Kohlendioxydpartialdruck alkalischer Harne oft weitaus höher. LOTSPEICH und ich haben diesen Befund in der folgenden Weise gedeutet: Während der distalen Sekretion von Wasserstoffionen in einem bicarbonathaltigen, alkalischen Harn kommt es zur Bildung von erheblichen Kohlensäuremengen. Da das Glomerulusfiltrat und der Tubulusharn normalerweise keine Carboanhydrase enthalten, erfolgt die Dehydrierung von Kohlensäure in Kohlendioxyd nur relativ langsam und ist erst beendet, nachdem der Harn ins Nierenbecken, Ureter und Harnblase gelangt ist — alles Regionen, in denen Permeabilitäts- und Volumenoberflächenverhältnisse für die Einstellung eines Gleichgewichtszustandes ungünstig sind. OCHWADT (*13*) konnte ferner zeigen, daß diese These der verzögerten Dehydrierung experimentell gestützt ist: die intravenöse Infusion von Carboanhydrase führt umgehend zu einem Abfall des hohen Kohlendioxydpartialdruckes alkalischer Harne auf Werte, die denen des venösen Nierenblutes gleichen. Die Annahme scheint daher berechtigt, daß das Enzym glomulär gefiltert wird, im Tubuluslumen die Dehydrierung von Kohlensäure am Orte ihrer Entstehung katalysiert und dadurch die Einstellung eines Gleichgewichtes für Kohlendioxyd fördert. Dies erfolgt in einer Region des Nephrons, in der die Permeabilität für Kohlendioxyd hoch zu sein scheint, und in der die Volumen-Oberflächenverhältnisse für die Abdiffusion des gebildeten Kohlendioxyds günstig sind.

Als wir diesen Ionenaustauschmechanismus der Bicarbonatreabsorption erstmalig diskutierten, machten wir die Annahme, daß er auf das sog. „azidifizierende" distale Tubulussegment beschränkt sei. Spätere Experimente von SCHWARTZ (*14*), BERLINER (*15*) u. a. machten es jedoch wahrscheinlich, daß ein grundsätzlich ähnlicher Mechanismus der Bicarbonatreabsorption auch innerhalb des proximalen Tubulusabschnittes erfolgt. Kürzlich durchgeführte Mikropunktionsstudien von GOTTSCHALK et al. (*16*) und von WINDHAGER und GIEBISCH (*17*) stützen diese Annahme und erweitern sie durch den Befund, daß unter gewissen experimentellen Bedingungen proximale Azidifizierung stattfindet. Carboanhydrasehemmkörper blockieren daher einen Teil des sowohl proximal, wie auch distal stattfindenden Wasserstoff-Natriumaustausches.

Ein solcher Ionenaustauschprozeß kann nur durch die Verfügbarmachung von freier Energie möglich sein. Wasserstoffionen können für Natriumionen derart ausgetauscht werden, daß entweder der aktive Transportmechanismus am Natriumion, Wasserstoffion, oder an beiden Ionen gleichzeitig angreift. Mikropunktionsstudien am Amphibiennephron von Giebisch (18) und von Windhager und Giebisch (19) am Rattentubulus haben gezeigt, daß Natrium sowohl im Bereich des proximalen wie auch im distalen Tubulus im Rahmen der Reabsorption gegen einen elektrochemischen Gradienten wandert. Es ist daher die Annahme berechtigt, daß der Natriumtransport aktiv ist. Es ist weiter wahrscheinlich, daß der distale Wasserstoffionentransport ins Tubuluslumen ebenfalls aktiv ist, da Konzentrationsgradienten von einer Höhe bis zu 1000:1 zwischen Tubulusharn und Plasma aufrechterhalten werden können. Da die Wasserstoffionen im proximalen Tubulus entlang eines elektrischen Gradienten wandern, möglicherweise auch entlang eines chemischen Gradienten, ist die Möglichkeit eines passiven Transportmechanismus gegeben. Im Augenblick erscheint es jedoch unsicher, ob eine aktive Komponente ausgeschlossen werden kann.

Ein zweiter Faktor, welcher die Bicarbonat-Rückresorption beeinflußt, ist der Füllungsgrad der Kaliumdepots des Organismus. Loeb et al. (20) haben vor einigen Jahren gezeigt, daß die Verabreichung von Kaliumsalzen zur Ausscheidung eines alkalischen Harnes führt. Umgekehrt führt die Erschöpfung der Kaliumdepots zur Ausscheidung von saurem Harn, sogar dann, wenn die Bicarbonatkonzentration des Plasmas auf erhöhten Werten gehalten wird (21).

Das zeigt ein Versuch, in dem Natriumbicarbonat einem Hunde mit solcher Geschwindigkeit infundiert wurde, daß die Bicarbonat-Konzentration im Plasma zwischen 34 und 41 mMol pro Liter gehalten wurde. Während der zwei Kontrollperioden wurde 2,29 und 2,33 mMol Bicarbonat pro 100 ml Glomerulusfiltrat rückresorbiert. Kaliumbicarbonat wurde während der nächsten zwei Perioden mit hoher Geschwindigkeit infundiert, so daß eine Plasmakonzentration von 9,4 mMol Kalium pro Liter erreicht wurde, später dann mit geringerer Geschwindigkeit, um den erhöhten Blutspiegel zu erhalten. Die Bicarbonat-Rückresorption sank von 2,33 auf 1,48 mMol pro 100 ml Filtrat und verblieb während der restlichen Dauer des Experimentes auf erniedrigten Werten (11).

Die Relation zwischen Bicarbonatreabsorption und Plasmakonzentration von Kalium zeigen Versuche von Fuller, MacLeod und PITTS (*11*), in denen Hunden entweder Kaliumchlorid oder Kaliumbicarbonat infundiert wurde. Bei einer normalen Plasmakonzentration von Kalium, etwa 4,0 mäq/l, betrug der Mittelwert der Bicarbonatreabsorption 2,5 mäq/100 ml Filtrat. Bei erniedrigten Plasmakonzentrationswerten für Kalium war die Reabsorptionsrate etwas erhöht, bei gesteigertem Plasmakalium hingegen erniedrigt. Es ist wahrscheinlich, daß der wesentliche und auslösende Faktor die intracelluläre Kaliumkonzentration ist und nicht die Plasmakonzentration.

Eine Nettosekretion von Kaliumionen wurde erstmalig von BERLINER (*22*) und von MUDGE (*23*) und deren Mitarbeitern klar demonstriert. Diese Autoren vertraten die Ansicht, daß das glomerulär gefilterte Kalium innerhalb des proximalen Konvolutes vollständig reabsorbiert würde und daß das im Endharn erscheinende Kalium im Bereich des distalen Konvolutes ins Tubuluslumen sezerniert sei. Weiter werde Kalium und Wasserstoff durch einen gemeinsamen Ionenaustauschvorgang für Natrium ausgetauscht. Entsprechend dieser Ansichten würde ein Kaliumüberschuß Wasserstoffionen vom Ionenaustausch verdrängen und es käme zur Ausscheidung eines alkalischen, kaliumbicarbonathaltigen Harnes. Wenn andererseits die Verfügbarkeit von Wasserstoffionen verringert ist —z. B. durch Blockierung der Carboanhydrase — so wird Kalium anstelle von Wasserstoffionen für Natrium ausgetauscht. Solche Verhältnisse erklären, zumindest teilweise, die Beobachtung, daß es zum Kaliummangel kommt, wenn Sulfonamyldiuretica in hohen Dosen durch längere Zeit hindurch verabreicht werden.

Der letzte Ionenaustauschvorgang, den ich besprechen möchte, ist die Ammoniaksekretion. Sowohl am Hund (*24*) wie am Menschen ist die Wasserstoffionenkonzentration des Harnes eine der Hauptdeterminanten der Ammoniaksekretion. Versuchsergebnisse, die unter Normalbedingungen, sowie solche, die nach mehrtägiger Acidose gewonnen wurden, zeigten unter beiden Versuchsbedingungen in den Kontrollperioden einen sauren Harn. Danach wurde Natriumbicarbonat langsam infundiert, um die Harnsäuerung graduell zu verringern und später auch den Harn zu alkalisieren, wobei die Ammoniaksekretion mit steigendem Harn-p_H absinkt. Es ist weiterhin jedoch ebenfalls eindeutig, daß unter Bedingungen von chronischer Acidose für einen gegebenen p_H-Wert mehr Ammoniak sezerniert wird als unter Kontrollbedingungen. Eine Reihe von Autoren (*25*) haben weiter gezeigt, daß vermehrte Ammoniakausscheidung in chronischen Acidosen mit einem adaptiven Anstieg des Glutaminasegehaltes der Niere verbunden ist. Bei der Glutaminase handelt es sich um ein Enzym, das die Desaminierung von Glutamin in Glutaminsäure und Ammoniak katalysiert.

NASH und BENEDICT (*26*) waren die ersten, denen es gelang nachzuweisen, daß Ammoniak in der Niere aus Vorläufersubstanzen, die dem arteriellen Blut entstammen, gebildet werden. VAN SLYKE et al. (*27*) zeigten etwas später, daß ihre wichtigste das Glutamin ist und daß Aminosäuren in dieser Hinsicht eine untergeordnete Rolle spielen.

BRIGGS (*28*), PITTS (*24*), ORLOFF (*29*) und eine Reihe weiterer Autoren haben angenommen, daß es sich bei der Sekretion von Ammoniak nicht um einen aktiven Sekretionsvorgang, sondern um einen Sonderfall der Diffusion handelt. Die Zellmembranen sind im allgemeinen für Ammoniak permeabel, nicht aber für Ammoniumionen. Es ist unsere Vorstellung, daß das im Zellinneren aus Glutamin und anderen Aminosäuren gebildete Ammoniak in den sauren Harn abdiffundiert, wo es Wasserstoffionen bindet und dadurch Ammoniumionen bildet. Solange der Harn sauer genug ist, um die freie Ammoniakkonzentration niedrig zu halten, wird Ammoniak von der Zelle in das Tubuluslumen entlang eines Konzentrationsgradienten wandern. Je weniger sauer der Harn, um so geringer wird dieser Gradient sein und um so weniger Ammoniak wird pro Zeiteinheit in den Harn abdiffundieren. Obwohl entsprechend dieser Vorstellung die Ammoniumionen nicht direkt für Natriumionen ausgetauscht werden, wird jedoch im Grunde genommen dasselbe erreicht. Der distale Tubulus kann keinen steileren Konzentrationsgradienten für Wasserstoffionen als etwa 800—1000 : 1 aufrichten; ist im Tubulusharn nur wenig Puffer vorhanden, so wird dieser limitierende Gradient durch den Austausch von einer ganz geringen Wasserstoffionenmenge erreicht. Wenn jedoch die Wasserstoffionen durch Ammoniak abgepuffert werden, können erhebliche Quantitäten für Natrium ausgetauscht werden.

Unter den in der Therapie verwendeten Substanzen nehmen die Sulfonamyl-Diuretica eine Sonderstellung ein. Sie wurden erstmalig synthetisiert, um ein spezifisches Nierenenzym, nämlich Kohlensäure-Anhydrase, reversibel zu hemmen. Tatsächlich ist die Carboanhydrase das einzige Enzym, von dem man weiß, daß es durch Acetazolamid und ähnliche andere, unsubstituierte Monosulfonamyl-Verbindungen gehemmt wird. Blockierung dieses Enzymes führt zu einer gesteigerten Ausscheidung von Natrium, Kalium, Bicarbonat und Wasser im Harn. Die kürzlich eingeführten Benzothiodiazin-Sulfonamyl-Verbindungen, Chlorothiazid,

Hydrochlorothiazid und die Trifluoromethylderivate des Chlorothiazids haben zusätzlich zu den von Carboanhydrase-Hemmwirkung bestimmten Eigenschaften außerdem noch die Fähigkeit, die tubuläre Rückresorption von Natrium und Chlorid zu erniedrigen. Diese Wirkung ist ähnlich, aber nicht identisch mit jener der Quecksilberdiuretica. Zweifellos beruht diese Wirkung auf der Hemmung eines von Carboanhydrase verschiedenen Ferments, welches entweder als Ionencarrier dient, oder welches Energie für einen derartigen Carriermechanismus liefert. Die strukturellen Besonderheiten, welche den Benzothiodiazinen diese Fähigkeit, den Natrium- und Chloridtransport zu hemmen, erteilen, sind unbekannt. Andererseits ist die Gegenwart einer unsubstituierten Sulfonamylgruppe für die Carboanhydrase-Hemmwirkung verantwortlich. Nach ROBLIN (*30*) ist die Carboanhydrase-Hemmwirkung der Sulfonamylverbindungen auf sterische Ähnlichkeiten der SO_2NH_2-Gruppe mit Kohlensäure zurückzuführen. Hemmstoff und Kohlensäure konkurrieren um die aktiven Zentren des Ferments, eine Ansicht, die von den kürzlich veröffentlichten kinetischen Untersuchungen von SCHWARTZ et al. (*31*) unterstützt wird. Andererseits beeinflussen die aromatischen und heterocyclischen Anteile des Moleküls die Hemmwirkung stark, wahrscheinlich durch Beeinflussung der Affinität der SO_2NH_2-Gruppe zu den aktiven Zentren des Enzyms.

Die doppelte Wirkungsweise der Benzothiodiazin-Diuretica, nämlich die Carboanhydrase-Hemmwirkung und die Hemmung des Natrium- und Chlorid-Transports, ist durch die Experimente KRÜCKs und seiner Mitarbeiter demonstriert worden (*32*).

Die extracelluläre Flüssigkeitsreserve eines Hundes wurde hierbei durch intravenöse Kochsalzgabe erhöht. Saurer Harn wurde während der beiden Kontrollperioden gebildet. Etwa 98% des gefilterten Natriums, 97% des gefilterten Chlorids und nahezu 100% des gefilterten Bicarbonats wurden rückresorbiert. Eine große Dosis Chlorothiazid, nämlich 10 mg/kg, wurde dann intravenös als Initialgabe verabreicht, gefolgt von einer Dauerinfusion von 15 mg Chlorothiazid pro kg/Std. Der Harn wurde augenblicklich alkalisch, wie aus dem pH-Anstieg von 5,5 auf 7,4 ersichtlich ist. Die Ausscheidung von Bicarbonat stieg von 2 auf 280 μäq/min und die von Kalium von 80 auf über 200 μäq/min. Effekte dieser Art werden gewöhnlich auf eine Hemmung der Carboanhydrase zurückgeführt und sind ähnlich denen von Azetazolamid, Dichlorphenamid und, in geringem Grade, ähnlich den von Sulfanilamid erzeugten Wirkungen. Die Ausscheidung von Natrium stieg von 300 auf 1300 μäq/min, jene des Chlorids von 500 auf über 1300 μäq/min. Diese Wirkungen sind ähnlich denen der Quecksilberdiuretica. Wiederholung der Initialdosis und Verdoppelung der Infusionsrate bewirkte keinen weiteren Anstieg der Ionenausscheidung. Die Initialdosis hatte bereits einen maximalen Effekt erzielt.

KRÜCK hat fernerhin gezeigt, daß Chlorothiazid und Azetazolamid denselben Ionenaustauschmechanismus in gleicher Weise hemmen. Andererseits ist die Hemmung des Natrium- und Chlorid-Transportes durch Chlorothiazid von der durch Quecksilberdiuretica bewirkten Hemmung verschieden. Verabreicht man Chlormerodrin, ein Quecksilberdiureticum in maximal wirksamer Dosis, dann wird die Rückresorption von Natrium und Chlorid von 95 bzw. 94% auf 70 bzw. 67% der gefilterten Menge herabgesetzt. Verdoppelung der Dosis des Quecksilberdiureticums in anderen Experimenten, erzeugte keine stärkere Blockierung der Rückresorption. Die in diesem Experiment dem Quecksilberdiureticum nachfolgende Applikation von Chlorothiazid erniedrigte die Natrium- und Chloridrückresorption weiterhin auf 62 und 57% der gefilterten Mengen. Chlormerodrin- und Chlorothiazidbedingte Hemmung der Natrium- und Chlorid-Rückresorption sind somit additiv. Die beiden Drogen erniedrigen die Ionenrückresorption in verschiedener Weise.

KRÜCK schloß aus diesen Studien, daß Natrium- und Chloridionen entweder durch drei funktionell distinkte Mechanismen rückresorbiert werden, oder daß ein Einzelmechanismus energetisch aus drei verschiedenen Quellen gespeist wird. Wie dem auch sei, auf alle Fälle wird ein Teil der Rückresorption durch Quecksilberdiuretica gehemmt, ein anderer durch Chlorothiazid, während ein dritter durch beide Drogen unbeeinflußt bleibt. Die Carboanhydrase-Hemmwirkung des Chlorothiazids scheint völlig unabhängig von der Hemmwirkung dieser Droge auf den Natrium- und Chloridtransport zu sein. Somit hat eine Molekülart zwei verschiedene pharmakologische Wirkungen auf den Transport von Ionen.

Die Frage des Angriffspunktes dieser Drogen im Nephron wurde mit der erstmals von MALVIN, SULLIVAN und WILDE (*33*) beschriebenen „Stop-Flow"-Methode zur Lokalisierung tubulärer Funktionen untersucht (*34*).

In Kürze ist diese Methode wie folgt: Durch einen Flankenschnitt wird ein Ureter eines anästhesierten Hundes katheterisiert. Kreatinin in isotoner Kochsalzlösung wird als intravenöse Infusion (5 ml/min) gegeben. Um osmotische Diurese zu erzeugen, wird 20% Mannitol (5—10 ml/min) in einer zweiten Infusion verabreicht. Sobald der Harnfluß einen mehr oder weniger stabilen Wert von 10 ml/min erreicht hat, werden rasch drei Clearance-Kontrollproben gesammelt und das Ende des Ureterkatheters abgeklemmt. Nach einer Wartezeit von mindestens 4 min wird die Klemme entfernt und während der nächsten 3 min in rascher Aufeinanderfolge 30 oder mehr Harnproben von 0,7—1,0 ml gesammelt. Darauf werden drei weitere Kontroll-Clearanceproben gewonnen. Eine Droge wird in Form einer Initialdosis und als Zusatz zur Infusion verabreicht und nach einer kurzen Äquilibrierungsperiode wird der gesamte Vorgang wiederholt.

Der Sinn dieses Experimentes ist folgender: Abklemmen des Ureterkatheters bewirkt raschen Anstieg des intratubulären Druckes mit dadurch bedingtem Sistieren der glomerulären Filtration. Eine statische Flüssigkeitssäule bleibt für die Dauer der Abklemmung mit dem Tubulusepithel in Kontakt. Während dieses Zeitabschnittes vollzieht das Tubulusepithel an der statischen Flüssigkeitssäule in gesteigertem Maß jene Operationen, welche es normalerweise in geringerem Ausmaß an der fließenden Flüssigkeitssäule durchführt. Die ersten nach Lösen der Klemme erhältlichen Proben repräsentieren Harn, welcher mit den mehr distalen Abschnitten, die späteren Proben solchen, welcher mit mehr proximalen Teilen des Nephrons in Kontakt gewesen war. Gewöhnlich injizieren wir 30 sec vor Öffnen der Klemme ein Gramm Inulin, um das Erscheinen des nach Lösen der Klemme neu durch glomeruläre Filtration gebildeten Harnes zu markieren.

Eine Reihe von Tatsachen lassen eine solche Interpretation nicht gerade ideal erscheinen. Erstens, wie HIERHOLZER (*35*) klar gezeigt hat, sistiert die Glomerulusfiltration nicht gänzlich während der Abklemmung. Weitere Flüssigkeitsresorption findet sowohl in proximalen, wie auch in distalen Segmenten während der Abklemmung statt, und diese Flüssigkeit wird durch neugebildetes Filtrat ersetzt. Zweitens variieren die Nephren in ihrer Länge, so daß eine gegebene Harnprobe nicht für eine Lokalisationsstelle in allen Nephren repräsentativ ist. Drittens müssen die sog. „proximalen" Proben die distalen Teile des Nephrons passieren. Das heißt, sie sind nicht wirklich repräsentativ für proximale Tubulusflüssigkeit. Das Bemerkenswerte dieser Technik liegt für mich darin, daß sie Resultate liefert, die in Übereinstimmung sind mit bekannten Tatsachen. Meine persönliche Ansicht ist, daß sie nur für qualitative Studien der tubulären Funktionen geeignet ist.

Die Resultate zweier „Stop-Flow"-Versuche, welche in rascher Aufeinanderfolge an einer Niere eines Hundes durchgeführt wurden, sind in Abb. 3 dargestellt.

Der erste Versuch stellt ein Kontrollexperiment unter sog. Normalbedingungen dar, soweit dieser Ausdruck für eine so abnorme Bedingung verwendet werden kann. Ein Initialstoß von 10 mg/kg Dichlorphenamid und eine Dauerinfusion von 15 mg/kg/Std. waren vor Beginn des zweiten Versuches verabreicht worden. Dichlorphenamid ist eine Dichlor-disulfonamyl-Verbindung, welche ebenso wie Acetazolamid eine Hemmung der Carboanhydrase bewirkt. Die Prozente des zum Zeitpunkt der Klemmenöffnung in der Niere enthaltenen Harnvolumens sind auf der Abscisse dieses Diagramms aufgetragen. Der Wert von 100% kumulativen Volumens ist willkürlich durch jene Harnprobe begrenzt, in welcher die Inulinkonzentration die Hälfte ihres späteren Maximalwertes erreicht. Wie bereits erwähnt, war ja Inulin 30 sec vor Öffnen der Klemme injiziert worden.

Inulin aus kurzen Nephren wird früh, das aus langen Nephren stammende
spät erscheinen.

Im unteren Teil des Diagramms sind die U/P-Konzentrationsquotienten
für Kreatinin gezeigt. Jene ganz rechts stammen von initialen Kontroll-

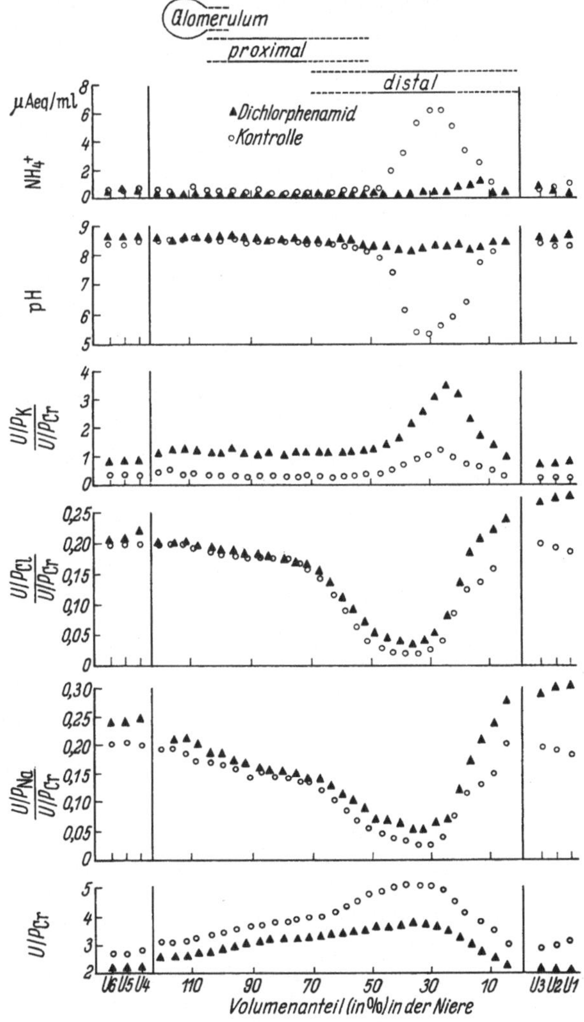

Abb. 3. Lokalisationsversuch der Hemmung von Ammoniumsekretion, Harnazidifizierung
und Steigerung der Kaliumsekretion durch Dichlorphenamid mittels "Stop-Flow-Analyse".
[Aus R. H. Kessler, K. Hierholzer, R. S. Gurd and R. F. Pitts: Amer. J. Physiol.
196, 1346 (1959)]

clearanceperioden, die am weitesten links von finalen Kontrollclearance-perioden. Die dazwischen liegenden Werte stammen von den nach Öffnen der Klemme in rascher Folge gewonnenen Einzelproben. Werte auf der rechten Seite stellen Proben von distalen, solche auf der linken Seite, Proben von proximalen Teilen des Nephrons dar. Je größer der U/P-Quotient, desto stärker war die stattgefundene Wasserrückresorption.

U/P-Quotienten für Kalium, Chlorid und Natrium wurden in allen Proben gemessen. Jeder dieser Quotienten wurde durch die gleichzeitig bestimmten Kreatinin-U/P-Quotienten dividiert, so daß alle U/P-Quotienten für die stattgefundene Wasserrückresorption korrigiert sind. Der U/P-Quotient einer bestimmten Substanz, dividiert durch den U/P-Quotienten für Kreatinin, liefert dieselbe Information wie der durch die Glomerulusfiltrationsrate dividierte Clearancewert dieser Substanz. Werte größer als 1,0 bedeuten Sekretion, jene kleiner als 1,0 Resorption. Die Ergebnisse des Kontrollversuches sind als Kreise dargestellt, jene des Dichlorphenamidversuches als Dreiecke.

Aus dem oberen Teil des Diagramms ist ersichtlich, daß Ammonium im distalen Teil des Nephrons sezerniert wird, und zwar in einer Region, welche sich mit der Azidifizierungsregion deckt. Nach Dichlorphenamidgabe ist der Harn nicht mehr sauer und die Ammoniumsekretion hört auf.

Im Kontrollversuch erscheint in derselben Gegend des distalen Nephrons, welche Ammonium sezerniert und die den Harn azidifiziert, ein kleiner „Sekretionsgipfel" für Kalium. Diese Sekretion von Kalium ist nach Verabreichung von Dichlorphenamid beträchtlich verstärkt.

Unsere Lokalisation der Sekretion von Wasserstoffionen, Ammonium und Kalium ist notwendigerweise eine grobe, und steht in Übereinstimmung mit den Beobachtungen von ULLRICH (*36,37*), der die Funktionen der Azidifizierung und Ammoniaksekretion teilweise in die Sammelrohre versetzt. Sie stehen auch in Einklang mit der Ansicht, daß Wasserstoff- und Kaliumionen durch einen gemeinsamen Mechanismus sezerniert werden und daß sulfonamylartige Hemmstoffe der Carbonanhydrase die Verfügbarkeit der Wasserstoffionen für den Austauschmechanismus herabsetzen und dadurch die Kaliumsekretion fördern. Eine solche Interpretation ist fernerhin in Übereinstimmung mit der Ansicht, daß Ammoniumionen durch Diffusion und Abfangen im sauren Milieu sezerniert werden.

Die Schwierigkeiten, die sich einer kritischen Bewertung der proximalen U/P-Quotienten entgegenstellen, werden bei Betrachtung der Kaliumwerte deutlich. Alle proximalen Proben enthielten mehr Kalium nach Dichlorphenamid als vorher. Tatsächlich sind alle U/P-Quotienten größer als 1,0, so daß man der Versuchung unterliegen könnte, eine proximale Kaliumsekretion zu postulieren. Alle proximalen Proben müssen jedoch auf ihrem Weg zur Sammelstelle das sekretorische Segment des distalen Tubulus passieren, und es ist wahrscheinlich, daß das zusätzliche Kalium an dieser Stelle hinzugefügt wird. Von Studien dieser Art läßt sich also nicht sagen, in welchem Ausmaß Kalium im proximalen Tubulus rückresorbiert wird.

Natrium- und Chloridionen werden am stärksten im distalen Konvolut rückresorbiert, am vollständigsten an einer Stelle etwas

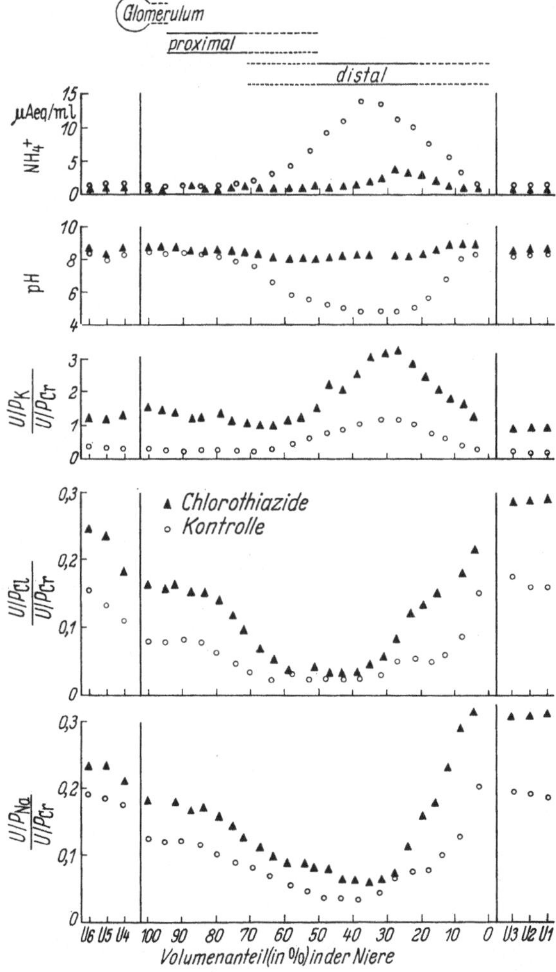

Abb. 4. Lokalisation der Hemmung von Ammoniumsekretion, Harnazidifizierung und der Hemmung von Natrium- und Chlorid-Rückresorption mittels "Stop-Flow-Analyse". [Aus R. H. Kessler, K. Hierholzer, R. S. Gurd and R. F. Pitts: Amer. J. Physiol. **196**, 1346, (1959)]

proximal von der, an welcher Wasserstoff, Kalium und Ammonium sezerniert werden. Der distale Rückresorptionsmechanismus für Natrium und Chlorid scheint durch Dichlorphenamid nur unbedeutend, wenn überhaupt beeinflußt zu werden. In quantitativer Hinsicht übersteigt die paarweise Rückresorption von Natrium und Chlorid bei weitem den Austausch von Natrium für Kalium, Wasserstoff und Ammonium. Es ist deshalb unmöglich, mit Sicherheit die Erniedrigung der Natrium-Rückresorption zu identifizieren, welche aus der Reduktion des Ionenaustausches resultiert.

In Abb. 4 sind die Ergebnisse zweier ähnlicher Experimente zusammengefaßt.

Der erste Versuch dient wieder als Kontrolle, während der zweite der Verabreichung einer relativ großen Dosis von Chlorothiazid folgte. Es ist deutlich sichtbar, daß Chlorothiazid die Sekretion von Ammonium und die Ansäuerung des Harnes herabsetzt und daß es die Kaliumsekretion in derselben Weise und etwa zum gleichen Ausmaß fördert wie Dichlorphenamid. Der Effekt der beiden Drogen auf die proximale Rückresorption von Natrium und Chlorid scheint jedoch unterschiedlich zu sein. Dichlorphenamid ist wirkungslos, während Chlorothiazid die proximale Rückresorption dieser beiden Ionen partiell blockiert. Eine solche Interpretation ist allerdings etwas waghalsig, da ja die proximalen Proben auf dem Weg zur Sammelstelle die distalen Teile des Nephrons passieren müssen. Das distale Nephron verringert die Ionenkonzentrationen der „Stop-Flow‟-Proben auf praktisch Null. Andererseits scheint die Rückresorptionsfähigkeit des distalen Teils des Nephrons für Natrium und Chlorid durch Chlorothiazid nicht signifikant beeinflußt zu werden. Wir glauben daher, daß die maßgebliche Hemmwirkung des Chlorothiazids auf die Natrium- und Chloridrückresorption in den proximalen Teilen des Nephrons stattfindet.

Die Ergebnisse weiterer Versuche zeigen (38), daß die diuretische Wirkung des Hydrochlorothiazids im wesentlichen der des Chlorothiazids ähnlich ist (Tab. 1).

Isotone Kochsalzlösung wurde für die dem Experiment vorangehenden $2^{1}/_{2}$ Std. und während der Dauer des Versuches mit 10 ml/min infundiert. Diese massive Hydrierung ist für die hohe Natrium- und Chlorid-Ausscheidungsrate in den beiden Kontrollperioden und für die Tatsache verantwortlich, daß nur 95% des filtrierten Natriums und 94% des filtrierten Chlorids rückresorbiert werden. Hydrochlorothiazid wurde dann in steigenden Einzeldosen von 0,05, 0,25, 1,25 und 6,25 mg/kg verabreicht. Dieselben Mengen per kg/Std. wurden der Dauerinfusion zugesetzt. Die kleinste Dosis von 0,05 mg/kg zeigte keine signifikante Carboanhydrasehemmwirkung. Harn-p_H, Kalium- und Bicarbonat-Exkretion waren gleich wie in den Kontrollperioden. Die Rückresorption von Natrium und Chlorid hingegen war deutlich erniedrigt. Mit steigender Dosis wurde ein Anstieg des Harn-p_H und der Bicarbonat- und Kaliumausscheidung beobachtet. Die Ausscheidung von Natrium und Chlorid stieg ebenfalls an. Im allgemeinen wurden maximale Effekte mit einer Initialdosis von 1,25 mg/kg, gefolgt von einer Infusion von 1,25 mg/kg/Std., erzielt.

Tabelle 1. *Diuretische Wirkung der schrittweisen Steigerung der intravenösen Infusionsrate von Hydrochlorothiazid am normalen Hund.* (Von R. F. PITTS: Unveröffentlichte Ergebnisse)

Glomeru-lumfiltrat	Plasma-Konzentration				Urin	Ausscheidung				Reabsorption in Prozent der filtrierten Menge			
	Na^+	K^+	HCO_3^-	Cr	pH	Na^+	K^+	HCO_3^-	Cr	Na^+	K^+	HCO_3^-	Cr
ml/min	mäq/Liter					mäq/min							

Kontrolle

122	152	3,14	19,3	121	6,42	0,78	0,096	0,021	0,86	95,5	73,6	99,1	94,5
118	152	3,14	19,6	121	6,41	0,76	0,102	0,022	0,85	95,6	71,0	99,1	94,5

Hydrochlorothiazid: 0,05 mg/kg zu Beginn; 0,05 mg/kg/Std. als Infusion

116	152	3,14	19,6	123	6,34	1,06	0,103	0,023	1,13	93,7	70,2	98,9	92,5
118	152	3,16	20,0	125	6,35	1,04	0,101	0,027	1,14	93,8	71,5	98,9	92,5

Hydrochlorothiazid: 0,25 mg/kg zu Beginn; 0,25 mg/kg/Std. als Infusion

114	153	3,14	19,8	126	6,80	1,37	0,108	0,066	1,37	91,7	68,3	97,2	91,0
116	154	3,14	20,1	125	6,82	1,44	0,112	0,074	1,43	91,5	67,6	97,0	90,5

Hydrochlorothiazid: 1,25 mg/kg zu Beginn; 1,25 mg/kg/Std. als Infusion

120	155	3,14	19,6	125	7,05	1,71	0,122	0,085	1,58	90,3	65,9	96,6	89,9
115	155	3,14	20,1	124	7,04	1,58	0,117	0,080	1,52	90,7	65,9	96,7	89,9

Hydrochlorothiazid: 6,25 mg/kg zu Beginn; 6,25 mg/kg/Std. als Infusion

110	150	3,14	19,9	122	7,34	1,63	0,118	0,159	1,34	89,6	64,0	93,1	90,4
107	150	3,14	19,4	123	7,30	1,51	0,110	0,135	1,28	90,0	65,5	93,8	90,6

In Abb. 5 sind die Ergebnisse von vier ähnlichen Versuchen zusammengefaßt. Zwei Experimente wurden an je zwei Hunden durchgeführt. Jeder der Hunde erhielt in einem Versuch Hydrochlorothiazid, im zweiten Versuch Chlorothiazid. Jeder Punkt auf dem Diagramm stellt das Mittel aus vier Clearanceperioden dar, zwei von je zwei Hunden.

Der Prozentsatz der vom gefilterten Bicarbonat, Chlorid, Natrium und Kalium rückresorbierten Menge wird mit dem Logarithmus der verabreichten Dosis verglichen. Oral verabreichtes Hydrochlorothiazid wurde von verschiedenen Autoren als 5—10mal wirksamer als Chlorothiazid in niedriger Dosierung gefunden (*39, 40*). Im allgemeinen wird jedoch zugegeben, daß Maximaldosen gleichstarke Effekte erzielen. In den vorliegenden Hundeexperimenten, in welchen die Drogen intravenös verabreicht worden waren, schien die Hemmwirkung auf die Natrium- und

Chloridrückresorption gleichstark ausgeprägt zu sein. Die Erniedrigung der Bicarbonat- und Kaliumrückresorption durch Chlorothiazid war jedoch stärker ausgeprägt als nach Hydrochlorothiazid, besonders in den beiden höchsten Dosierungen.

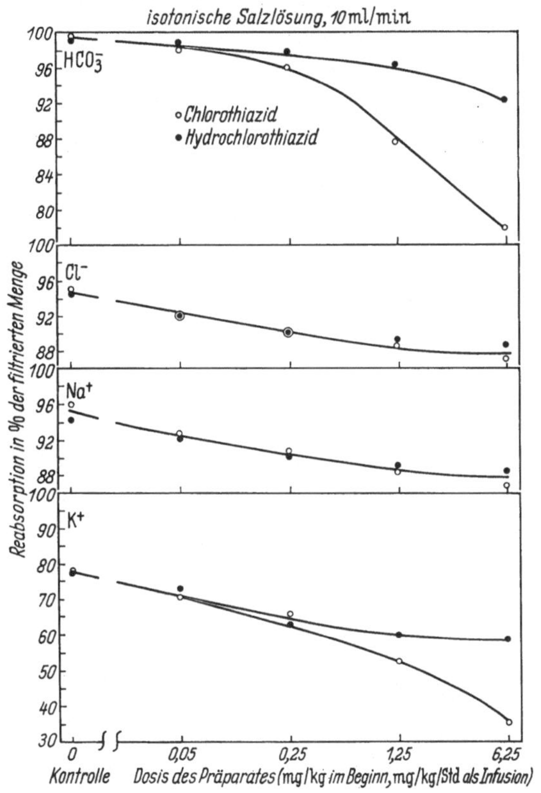

Abb. 5. Vergleich der Wirkungen von Chlorothiazid und von Hydrochlorothiazid auf die tubuläre Rückresorption von Bicarbonat-, Chlorid-, Natrium- und Kalium-Ionen. [Nach R. F. Pitts: Unveröffentlichte Ergebnisse]

Die Tatsache, daß wir nicht in der Lage waren, eine stärkere Hemmwirkung des Hydrochlorothiazids als des Chlorothiazids auf die Natrium- und Chlorid-Rückresorption zu beobachten, d. h. nicht in der Lage waren, die am Menschen beschriebenen Effekte zu reproduzieren, führte zu einer Änderung unserer Versuchsbedingungen. Statt massiver Hydrierung mit isotoner Kochsalzlösung infundierten wir im folgenden gerade soviel isotone Mannitlösung als nötig war, um einen genügenden Harnfluß zu erzeugen.

Die Resultate von vier derartigen Experimenten an zwei Hunden waren den hier beschriebenen jedoch ganz ähnlich.

Die stärkere Hemmung der Bicarbonat- und Kaliumrückresorption durch Chlorothiazid als durch Hydrochlorothiazid steht in Einklang mit der stärkeren Hemmwirkung des Chlorothiazids auf die Carboanhydrase. Die Tatsache, daß Hydrochlorothiazid eine schwächere Kaliumausscheidung bewirkt als Chlorothiazid, ist ein wesentlicher Vorteil, da Kaliumverarmung eine der Gefahren darstellt, die sich bei intensiver Chlorothiazid-Therapie des Ödems und des Hochdrucks ergeben. Für die Tatsache, daß Hunde nicht wie der Mensch empfindlicher für Hydrochlorothiazid als für Chlorothiazid sind, können wir keine einfache Erklärung geben. Diese Beobachtung mag auf renale Artverschiedenheiten hinweisen, oder, was noch wahrscheinlicher ist, auf Unterschiede in der Verabreichungsweise. Wir haben beide Drogen intravenös verabreicht, während beim Menschen der Vergleich nach oraler Gabe durchgeführt wurde. Es ist möglich, daß in letzterem Falle die zwei Substanzen verschieden rasch vom Darm reabsorbiert oder mit verschiedener Geschwindigkeit von der Leber abgebaut werden. Die Frage der Wirkungsstärke scheint mir nicht von ausschlaggebender Bedeutung zu sein. Schließlich handelt es sich nur um Unterschiede in der Größe der Tablette, die eingenommen werden muß, um einen gegebenen therapeutischen Effekt zu erzielen. Viel wesentlicher ist der geringere Kaliumverlust, der, verglichen mit Chlorothiazid, nach maximal wirksamen Dosen von Hydrochlorothiazid beobachtet wird.

Zusammenfassung

Tubuläre Mechanismen, die Wasserstoffionen, Kaliumionen und indirekt auch Ammoniumionen gegen Natriumionen austauschen, spielen eine wichtige Rolle in der Regulation des Säure-Basengleichgewichtes und des Kaliumgehaltes der Körperflüssigkeiten. Ionenaustauschmechanismen sind verantwortlich für die renale Rückresorption von Bicarbonat, für die Azidifizierung des Harnes, für die Ausscheidung von titrierbarer Säure und für die Eliminierung von mit Ammonium und Kalium gebundenen Anionen. Das Enzym Carboanhydrase spielt in jedem dieser Mechanismen eine wesentliche Rolle.

Nichtsubstituierte Sulfonamylverbindungen hemmen Carboanhydrase in verschiedenem Ausmaß. Sie steigern die Ausscheidung von Bicarbonat und Kalium und verringern die Ausscheidung von titrierbarer Säure und von Ammonium mehr oder weniger proportional ihrer Fähigkeit, die Carboanhydrase zu hemmen.

Die Benzothiodiazin-Sulfonamylverbindungen Chlorothiazid, Hydrochlorothiazid und die Trifluoromethylderivate des Chlorothiazids sind etwas weniger wirksame Hemmstoffe der Carboanhydrase als das Acetazolamid und Dichlorphenamid. Was sie jedoch zum bedeutend stärkeren Diureticum macht, ist ihre zusätzliche Eigenschaft, die tubuläre Rückresorption von Natrium und Chloridionen zu hemmen. Eine der nachteiligen Eigenschaften dieser Benzothiodiazin-Sulfonamylverbindungen ist die Verstärkung der renalen Kaliumausscheidung. Diese Eigenschaft ist für die Benzothiodiazine nicht spezifisch, sie ist allen Sulfonamylverbindungen gemeinsam. Ein Vorteil des Hydrochlorothiazids als Therapeuticum ist, daß es einen geringeren Kaliumverlust als die anderen Sulfonamylverbindungen verursacht.

Summary

Tubular mechanisms which exchange hydrogen ions, potassium ions and, indirectly, also ammonium ions for sodium ions play an important role in regulating the acid-base balance and the potassium content of the body fluids. Ion-exchange mechanisms are responsible for the renal reabsorption of bicarbonate, for the acidification of the urine, for the excretion of titratable acid, and for the elimination of anions bound with ammonium and potassium. The enzyme carbonic anhydrase fulfils an essential function in each of these mechanisms.

Non-substituted sulphonamyl compounds inhibit carbonic anhydrase to varying degrees. They enhance the excretion of bicarbonate and potassium and diminish the excretion of titratable acid and ammonium in more or less direct proportion to their capacity for carbonic anhydrase inhibition.

The benzothiadiazine-sulphonamyl compounds chlorothiazide and hydrochlorothiazide and the trifluoromethyl derivatives of chlorothiazide are somewhat less active as carbonic anhydrase inhibitors than acetazoleamide and dichlorophenamide. Their much more potent diuretic action, however, is accounted for by the fact that in addition they inhibit the tubular reabsorption of sodium and chloride ions. One of the disadvantages of these benzothiadiazine-sulphonamyl compounds is that they increase the renal excretion of potassium. This is not a specific property of the benzothiadiazines, but one which all sulphonamyl compounds share in common. One advantage of hydrochlorothiazide as a therapeutic agent is the fact that it causes less potassium depletion than the other sulphonamyl compounds.

Résumé

Les mécanismes tubulaires qui président à l'échange des ions H, K et indirectement aussi NH_4 contre les ions Na jouent un rôle important dans la régulation de l'équilibre acide-base et du taux du K dans les liquides de l'organisme. Des mécanismes d'échange ioniques sont responsables de la réabsorption rénale du bicarbonate, de l'acidification de l'urine, de l'excrétion d'acide titrable et de l'élimination des anions liés au NH_4 et au K. L'anhydrase carbonique joue un rôle enzymatique essentiel dans tous ces mécanismes.

Les dérivés non substitués de la sulfonamyle inhibent l'anhydrase carbonique à un degré variable. Ils augmentent l'excrétion du bicarbonate et du K et réduisent celle de l'acide titrable et du NH_4, en proportion plus ou moins directe de leur pouvoir inhibiteur de l'anhydrase carbonique.

Deux composés du groupe de la sulfonamyl-benzothiodiazine, le chlorothiazide et l'hydrochlorothiazide, ainsi que les dérivés trifluorométhylés du chlorothiazide, sont un peu moins actifs que l'acétazolamide et la «dichlorphénamide» comme inhibiteurs de l'anhydrase carbonique. Ils sont pourtant des diurétiques bien plus actifs que ces derniers grâce à leur capacité supplémentaire d'inhiber la résorption tubulaire des ions Na et Cl. L'un des inconvénients de ces dérivés est représenté par une certaine augmentation de l'excrétion rénale du K; cette propriété n'est pas spécifique de la benzothiadiazine, mais commune à tous les sulfonamylés. Un avantage thérapeutique de l'hydrochlorothiazide est qu'il favorise moins l'élimination de K que les autres dérivés de la sulfonamyle.

Literatur

1. SMITH, H. W.: The Physiology of the Kidney. New York: Oxford University Press 1937.
2. MONTGOMERY, H., and J. A. PIERCE: Amer. J. Physiol. 118, 144 (1937).
3. WALKER, A. M., and C. L. HUDSON: Amer. J. Physiol. 118, 167 (1937)
4. PITTS, R. F., and R. S. ALEXANDER: Amer. J. Physiol. 142, 648 (1944).
5. SENDROY JR, J., S. SEELIG and D. D. VAN SLYKE: J. Biol. Chem. 106, 479 (1934).
6. PITTS, R. F., W. D. LOTSPEICH, W. A. SCHIESS and J. L. AYER: J. Clin. Invest. 27, 48 (1948).
7. DAVENPORT, H. W., and A. E. WILHELMI: Proc. Soc. Exper. Biol. Med. 48, 53 (1941).
8. HÖBER, R.: Proc. Soc. Exper. Biol. Med. 49, 87 (1942).
9. PITTS, R. F., and W. D. LOTSPEICH: Amer. J. Physiol. 147, 138 (1946).
10. DORMAN, P. J., W. J. SULLIVAN and R. F. PITTS: J. Clin. Invest. 33, 82 (1954).
11. FULLER, G. R., M. B. MacLEOD and R. F. PITTS: Amer. J. Physiol. 182, 111 (1955).
12. SULLIVAN, W. J., and P. J. DORMAN: J. Clin. Invest. 34, 268 (1955).
13. OCHWADT, B. K., and R. F. PITTS: Amer. J. Physiol. 185, 426 (1956).
14. SCHWARTZ, W. B., and A. S. RELMAN: J. Clin. Invest. 33, 965 (1954).
15. BERLINER, R. W.: Fed. Proc. 11, 695 (1952).
16. GOTTSCHALK, C. W., M. MYLLE and W. E. LASSITER: Fed. Proc. 18, 58 (1959).
17. WINDHAGER, E. E., and G. GIEBISCH: Persönl. Mitteilung.
18. GIEBISCH, G.: J. Cellul. Comp. Physiol. 51, 221 (1958).
19. WINDHAGER, E. E., and G. GIEBISCH: Fed. Proc. 18, 171 (1959).
20. LOEB, R. F., D. W. ATCHLEY, D. W. RICHARDS, E. M. BENEDICT and M. E. DRISCOLL: J. Clin. Invest. 11, 621 (1932).
21. DARROW, D. C.: N. England J. Med. 242, 978 (1950).
22. BERLINER, R. W., and T. J. KENNEDY: Amer. J. Physiol. 162, 348 (1950).
23. MUDGE, G. H., J. FOULKS and A. GILMAN: Proc. Soc. Exper. Biol. Med. 67, 545 (1948).
24. PITTS, R. F.: Fed. Proc. 7, 418 (1948).
25. RECTOR, F. C., D. W. SELDIN, A. D. ROBERTS and J. H. COPENHAVER: Amer. J. Physiol. 179, 353 (1954).
26. NASH, T. P., and S. R. BENEDICT: J. Biol. Chem. 48, 463 (1921).
27. SLYKE, D. D. VAN, R. A. PHILLIPS, P. B. HAMILTON, R. M. ARCHIBALD, P. H. FUTCHER and A. HILLER: J. Biol. Chem. 150, 481 (1943).
28. BRIGGS, A. B.: J. Biol. Chem. 104, 231 (1934).
29. ORLOFF, J., and R. W. BERLINER: J. Clin. Invest. 35, 223 (1956).
30. ROBLIN, R. O., zit. nach J. M. SPRAGUE: Ann. N. Y. Acad. Sc. 71, 321 (1958).
31. SCHWARTZ, W. B., A. FALBRIARD and A. S. RELMAN: J. Clin. Invest. 37, 744 (1958).

32. PITTS, R. F., F. KRÜCK, R. LOZANO, D. W. TAYLOR O. P. A. HEIDEN-
    REICH and R. H. KESSLER: J. Pharmacol. Exper. Therap. **123**, 89 (1958).
33. MALVIN, R. L., L. P. SULLIVAN and W. S. WILDE: Physiologist **1**,
    58 (1957).
34. KESSLER, R. H., K. HIERHOLZER, R. S. GURD and R. F. PITTS: Amer.
    J. Physiol. **196**, 1346 (1959).
35. HIERHOLZER, K.: Persönl. Mitteilung.
36. ULLRICH, K. J., and F. W. EIGLER: Pflügers Arch. Physiol. **267**, 491
    (1958).
37. ULLRICH, K. J., H. H. HILGER and J. D. KLÜMPER: Pflügers Arch.
    Physiol. **267**, 244 (1958).
38. PITTS, R. F.: Unveröffentl. Ergebnisse.
39. RICHTERICH, R.: Experientia (Basel) **14**, 458 (1958).
40. HERMANN, G. R., M. R. HEJTMANCIK and F. W. KROETZ: Texas
    J. Med. **54**, 854 (1958).

Diskussion

REUBI: How do you visualize the effect of chlorothiazide on the proximal reabsorption of sodium ?

PITTS: Really, I cannot answer your question. Dr. HEIDENREICH and Dr. KRÜCK suggest the possibility that chlorothiazide interferes with the energy supply to the ion transport mechanism, perhaps by blocking some unknown enzymatic system. Mercury blocks another, and of course still another is affected by neither mercury nor chlorothiazide. I have no knowledge of the nature of these enzymatic processes. In fact, it may be that chlorothiazide interferes in one way with an ion carrier, mercury in another way with the ion carrier, and the actions of the two drugs are additive. I am sorry, I really have not answered your question, because I do not know.

REUBI: Have you any figures showing to what extent the tubular reabsorption can be blocked by chlorothiazide in comparison to the extent to which it may be blocked by a mercurial diuretic ?

PITTS: Under the conditions of our experiments, which include saline loading in order that massive diuresis does not reduce circulating blood volume and glomerular filtration rate, one can block 10% of sodium reabsorption with chlorothiazide and hydrochlorothiazide. The two are equally active. Mercury can block somewhat more, perhaps as much as 20% of sodium reabsorption. Chlorothiazide and mercury together will block as much as 30 to 35% of sodium reabsorption under our experimental conditions.

MULLER: I do not know whether I remember correctly, but on your first slide, when you gave chlorothiazide, you had a very marked effect on bicarbonate and potassium. When you gave the same dose after mercury, there was much less action on potassium and on bicarbonate. Would that imply that with the two medications together you could diminish potassium excretion ?

PITTS: That might be true, but I do not specifically know whether it is or not. With chlorothiazide, and these are really pharmacological doses that we are using, one often observes net potassium secretion. The potassium clearance is higher than the simultaneously determined creatinine clearance. BERLINER, a number of years ago, observed that the secretion of potassium can be blocked with mercurial diuretics. That may be the reason for the reduced effect of chlorothiazide after mercury. If potassium secretion is blocked by mercury, it cannot subsequently be stimulated by chlorothiazide.

Gross: Dr. Pitts, have you obtained any information with the stop flow technique about the site of action of the aldosterone antagonists of the spirolactone type?

Pitts: No. At one time we contemplated doing some experiments with aldosterone and then heard that half a dozen other laboratories were performing such experiments. A paper from the Michigan group states that in the dog the major action of aldosterone is to stimulate the distal tubular mechanism which reabsorbs sodium and chloride ions. I have recently read an abstract of a paper from the Laboratory of Pharmacology of the University of Wisconsin in which they described the stop flow technique in the rat. In this animal species, aldosterone increases the distal and also the proximal reabsorption of sodium and chloride.

Heintz: Dr. Pitts, have you any explanation for the clinical experience that, if you give a normal man mercurials, you get a diuresis and if you give a patient with diabetes insipidus mercury, you get an antidiuresis?

Pitts: No, I am afraid I cannot elucidate that one.

Buchborn: Beim Diabetes insipidus wird ja zur Ausscheidung einer normalen Menge Harnfixa ein außergewöhnlich großes Lösungsmittelvolumen benötigt. Durch Quecksilber erzeugt man eine osmotische Diurese im Einzelnephron und schwemmt damit vermehrt isotonische Flüssigkeit in das distale Nephron ein, während gleichzeitig die Natriumrückresorption dortselbst durch Hg mehr oder weniger gehemmt wird. Infolgedessen kann im distalen Nephron nicht mehr so viel osmotisch freies Wasser gebildet werden. Die Clearance des freien Wassers wird also geringer, und die Harnfixa können in einem relativ geringeren Lösungsmittelvolumen ausgeschieden werden, so daß die Diurese zumindest innerhalb 24 Std. zurückgeht und die Harnkonzentration etwas weniger hypotonisch wird.

Pitts: You were speaking now of urine flow and not of free water clearance flow, were you not?

Buchborn: The urine flow is reduced, and the free water clearance compared with the urine flow, too. It is not a complete antidiuresis, but only a moderate diuresis inhibition with increasing urine concentration.

Heintz: I was speaking of urine flow. For example, a patient with diabetes insipidus has perhaps a daily urine flow of 8 litres. When you give him mercurial medicaments, you can reduce the 24 hour urine flow to 4 litres.

Hollander: Does a depression in glomerular filtration rate, which you showed in some of your slides, following chlorothiazide also occur after the administration of other diuretics or is this effect peculiar to chlorothiazide? Do you have any idea why the glomerular filtration rate falls?

Pitts: I have no idea why the glomerular filtration rate falls, but you remember, these drugs were given intravenously in our experiments. Furthermore, they were given in large doses, and hence their effects are not comparable to those you see on oral administration to man. You will see a decrease in filtration rate with acetazolamide, chlorothiazide, and hydrochlorothiazide.

Hollander: Do mercurials also reduce the glomerular filtration rate?

Pitts: With mercurials, you may or may not see a fall in filtration rate. An interesting action which we always observe is that when we give large doses of the sulfonamyl compounds intravenously, we get a drop in filtration rate, at least of moderate proportions. We then double the dose and give it again, and we get no further drop. Why, I do not know.

HOLLANDER: It is conceivable that the reduced diuretic response in diabetes insipidus might be due to an unusually marked depression of the glomerular filtration rate caused by the diuretic. I know of some experiments which show that the diuretic response to hydrochlorothiazide progressively falls as the dosage of the drug is increased above 150 mg/day. The depression of urine flow at these high dose levels appears to be significantly correlated with the depression of the glomerular filtration rate.

REUBI: I have some data on this point. We have been determining the glomerular filtration rate in patients with various renal diseases before and after 500 mg of chlorothiazide. We found only a very slight reduction in the filtration rate, and this was not a constant feature. On the whole, there was a slight effect on the filtration rate and no effect on the blood pressure.

PITTS: Would it be given orally or intravenously?

REUBI: It was given intravenously in a dose of 500 mg of chlorothiazide. On the other hand, if you give chlorothiazide or hydrochlorothiazide in patients with essential hypertension, and you bring the blood pressure down, the glomerular filtration rate may drop markedly.

ULLRICH: Mercury compounds increase the excretion of potassium, and the excretion of ammonia and hydrogen ions is unchanged. Is that so?

PITTS: This question will have to be answered in two parts, whether you mean experimentally or clinically. Experimentally, if a dog is on a low potassium intake and is excreting very little potassium, a mercurial diuretic will increase the excretion of potassium, for mercury blocks a fraction of the reabsorption of this ion. If the dog is loaded with potassium and is secreting this ion, then a mercurial diuretic will reduce the excretion of potassium. Clinically, of course, mercurial diuretics increase the excretion of chloride to a greater extent than sodium. The excretion of potassium, ammonia and hydrogen ions is increased to balance the deficit of sodium excretion.

ULLRICH: And in the dog, is the ammonia excretion changed by mercurial compounds?

PITTS: Not appreciably, under our experimental conditions.

ULLRICH: Are these findings consistent with our view of the localisation of exchange of potassium against sodium? I mean that the exchange of potassium against sodium is located in the distal parts of the convolutes or at the beginning of the collecting ducts, and that ammonia secretion is located in the collecting duct near the papilla.

PITTS: I really cannot answer you, Dr. ULLRICH, in any exact fashion. However, we feel that mercury exerts its effect largely by blocking the reabsorption of sodium in the proximal tubule. If you block active sodium transport in the proximal tubule, more sodium and chloride will be delivered to more distal parts of the nephron. By this I mean not only the distal convoluted tubule but the collecting duct as well. If mercury has relatively little effect on the exchange of hydrogen or ammonia for sodium, then more chloride will be excreted than sodium. Hydrogen and ammonia will be excreted along with chloride, and relatively less sodium will be excreted.

GROSS: If I understood you correctly, you found for hydrochlorothiazide the same sodium excreting capacity as for chlorothiazide.

PITTS: This does not agree with the usual clinical observations.

GROSS: No, nor with other animal experiments.

PITTS: We are working with dogs, with intravenous rather than oral dosage, and with animals which have been loaded preliminarily with sodium chloride. Perhaps these factors are important or perhaps there is a species difference between dog and man.

Under our control conditions of salt loading, relatively little bicarbonate is excreted by the dog. Following 0.05 mg/kg as a priming dose and a sustaining infusion of 0.05 mg/kg/hour of either chlorothiazide or hydrochlorothiazide, only a minor increase in bicarbonate excretion is observed. However, with both drugs we get a significant depression of chloride and sodium reabsorption and perhaps of potassium reabsorption as well. Increasing dose levels up to 6.25 mg/kg as a prime and 6.25 mg/kg/ hour as a sustaining infusion, we get in our experiments on the dog as nearly equivalent depression of sodium and chloride reabsorption as we can expect with the two drugs. There is, however, especially at the higher dose levels, a significant difference between the actions of hydrochlorothiazide and chlorothiazide in depressing the reabsorption of bicarbonate and of potassium. Chlorothiazide has a greater effect on both bicarbonate and potassium excretion than has hydrochlorothiazide, whereas we see little difference between these two drugs as to their effects on sodium and chloride reabsorption. This is not what has been described clinically.

GROSS: And in the rat. However, as far as I remember, in Dr. GAUNT's experiments with dogs, the difference between chlorothiazide and hydrochlorothiazide was definitely less pronounced than in the rat.

GAUNT: Yes, the difference in the dog was less than in the rat.

KRÜCK: You mentioned that paper concerning aldosterone and the stop flow method. Do you have any information about the change in the potassium concentration between the proximal and the distal tubule? I was impressed with your demonstration showing that the proximal potassium concentration was high, indicating a proximal potassium secretion; but you already stated that this could be a methodical error.

PITTS: That is right.

KRÜCK: Do you have any idea whether there could be any excretion or less reabsorption of potassium in the proximal or distal tubule when the aldosterone output is increased?

PITTS: I do not know, but I perhaps should explain at least one of the difficulties that we have had with potassium. You no doubt know that other people who work with stop flow methods do not describe the same potassium picture as we have here. Our usual stop flow technique gives us a simple potassium secretory peak in the distal part of the nephron. This always occurs if we give a salt of a non-reabsorbed anion such as phosphate or sulfate. However, if we do not, the picture is a complicated one. We observe proximal reabsorption and distal secretion. So to simplify matters, we commonly infuse either sodium sulfate or a buffer mixture of mono- and di-sodium phosphate. We prefer to work with the simpler picture. It is impossible to state in quantitative terms to what extent potassium reabsorption has occurred in the proximal segment, for all proximal samples must pass through the distal parts of the nephron during collection.

I believe that it will be difficult to say what aldosterone does to reabsorption and secretion of potassium. The stop flow method is best suited to the study of renal processes which occur in only one segment of the nephron, such as proximal reabsorption of glucose, amino acids, phosphate, sulfate,

or urate, or proximal secretion of para-aminohippurate, chlorothiazide, etc.
It is poorly suited for the study of reabsorption of sodium, chloride, bicarbon-
ate, and water, which are handled in both proximal and distal segments.
It is least suited for the study of potassium.

SCHWIEGK: Ändert sich eigentlich der Sauerstoffverbrauch in der Niere
während der Anwendung der Diuretica ?

PITTS: I know nothing about it.

RICHTERICH: Eine der erstaunlichsten Tatsachen in bezug auf den
Wirkungsmechanismus der Diuretica scheint mir in der Beobachtung zu
liegen, daß 2,4-Dinitrophenol, das in allen bisher analysierten biologischen
Systemen die oxydative Phosphorylierung blockiert, keinerlei hemmende
Wirkung auf die Natrium- oder Chloridrückresorption ausübt, obschon die
Substanz nachgewiesenermaßen in die Tubuluszellen gelangt. Die aerobe,
also von der Sauerstoffversorgung abhängige Phosphorylierung scheint
somit für die Bereitstellung der Energie für die Elektrolyt-Rückresorption
bedeutungslos. Aus welchen biochemischen Vorgängen diese Energie bezogen
wird, ist z. Z. völlig rätselhaft.

FREY: Das kann ich bestätigen. Wenn man eine Diurese mit Dinitrophenol auslösen will, dann geht das sehr schlecht. Mit anderen Substanzen
kann man wesentlich besser eine Diurese auslösen; sie wirken demnach auch
in einer anderen Art auf die Versuchstiere und beruhen nicht allein auf einer
Blockierung der ATP-Synthese. Verfolgt man den Sauerstoffverbrauch des
Nierengewebes, so kann man Eigentümlichkeiten feststellen: Wenn die
Dosis der Wirkstoffe klein ist, kann eine Zunahme der O_2-Zehrung eintreten;
wenn die Dosis jedoch groß ist — und eigentlich die therapeutische Grenze
überschritten hat — dann nimmt der O_2-Verbrauch zunehmend ab.

Comparative studies on the pharmacological effects of new diuretics

By

Robert Gaunt

One of the consequences of the world-wide research in all fields of experimental medicine is that numerous drugs are found which in different ways achieve the same therapeutic end. This is desirable because it permits choice and individualization of therapy in appropriate cases; it permits combination therapies when so indicated; and the knowledge that there are a variety of pharmacological approaches to a given problem stimulates the search for and probable discovery of new and better drugs.

Diuretics which act by one or another means are numerous and of many types. The simplest of all is water itself, which when excreted takes some sodium with it and hence causes a net loss of both sodium and water from the body. Our most popular beverages contain diuretics, either caffeine or ethanol, the latter acting by inhibiting the secretion of antidiuretic hormone; no pharmaceutical house has yet matched the magnificence of the wine maker's and brewer's art in dispensing this type of drug in palatable form. There is, however, reason to believe that the principle of producing therapeutic diuresis by causing a chemical diabetes insipidus is not one of practical importance.

There is not time to list or attempt to discuss all the different types of compounds which can be and have been used as diuretics by virtue of their direct renal or cardiovascular actions. These are well known and have been extensively reviewed (*5, 27, 37*). From an historical stand-point the most useful have been the organic mercurials, some of which will be mentioned later.

The newest chapter in modern diuretic therapy started with the discovery that sulfanilamide (Fig. 1) induced a rise of p_H and bicarbonate in the urine with an associated metabolic acidosis (*36*) and that it was an inhibitor of carbonic anhydrase (*25*). The use of sulfanilamide as a tool helped Pitts and Alexander elucidate the renal mechanisms involved in acid excretion and the role of carbonic anhydrase in that process (*29*).

Further chemical work by Roblin (*34*) and pharmacological work by Maren et al. (*26*) led to the introduction of the sulfonamide, acetazolamide (Diamox^{TM}), a highly active carbonic anhydrase inhibitor (Fig. 1). This compound has been followed by others with similar spectra of activity and was of great use in basic physiological studies, as a practical diuretic, and for other purposes.

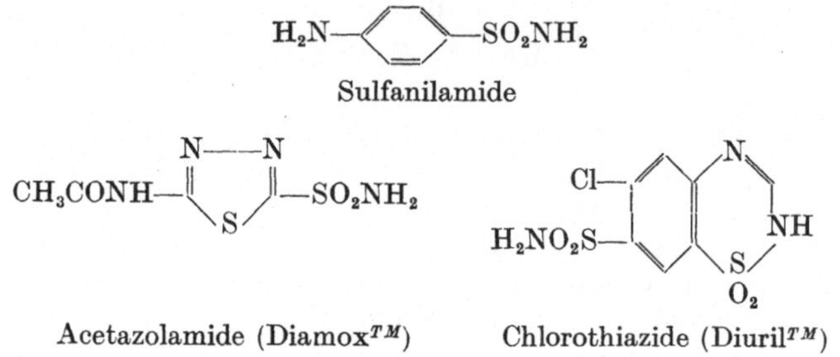

$$H_2N \!-\!\!\big\langle\ \big\rangle\!-\! SO_2NH_2$$

Sulfanilamide

$$CH_3CONH \!-\! \underset{S}{\big[N\!-\!N\big]}\!-\! SO_2NH_2$$

Acetazolamide (Diamox^{TM})　　　　Chlorothiazide (Diuril^{TM})

Fig. 1. Sulfonamides with diuretic activity

The next stage in this unfolding story was opened by the chemical work of Sprague and Novello and the pharmacological work of Beyer and colleagues, who synthesized and characterized the benzenedisulfonamide derivative, chlorothiazide — Diuril^{TM} (*37*) (Fig. 1). This was a very useful diuretic with oral activity, low toxicity and a combination of actions which included carbonic anhydrase inhibition and some action which resembled that of mercury. In addition, because it could be used chronically without great danger, it was found useful as a supplemental agent in the treatment of hypertension — the effect being at least in part equivalent to that of a low salt diet — and thus it expanded vastly the therapeutic potential of diuretics generally.

While this was going on, work was proceeding in our laboratories in Summit along three separate but related lines. The story of this work will constitute the remainder of this report.

The three approaches were: first, an attempt was made to prepare improved organomercurials; second, a still-continuing program is underway attempting to develop pharmacological inhibitors of aldosterone secretion; third, along with many others we sought for sulfonamides with improved biological properties. From these projects there emerged some disappointments, some unexpected scientific results, and some new products of considerable practical importance.

I. Organic mercurials. In this field the goal of our work, like that of others, was to prepare pharmacologically active and potent compounds with the least possible toxicity, particularly cardiac and renal toxicity. Advantage was taken of the demonstration by LONG and FARAH (24) and by LEHMAN (20) that combinations of mercury with certain thiols produced compounds with desirable therapeutic ratios.

Working on this premise, Dr. L. H. WERNER (40) prepared and our biological laboratories tested approximately 100 compounds. A mercurated polyhydroxy ether combined with thiosorbitol was synthesized which is probably the most active and one of the safest mercurials known (28). This was called diglucomethoxane (Mersoben[TM]) (Fig. 2). Others, of course, worked along similar lines, generally, however, using mercurated allylamides of carboxylic acids, and some very useful products resulted, e. g., mercaptomerin (Thiomerin[TM]).

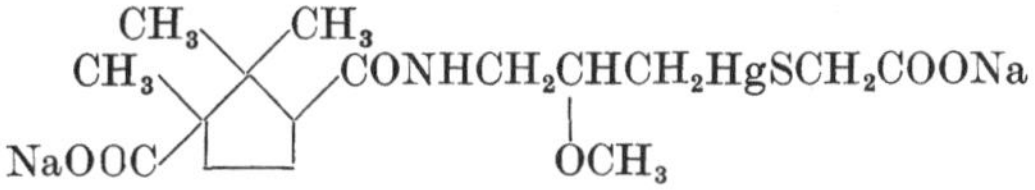

$$CH_3 \diagdown \diagup CH_3$$
$$CH_3 \diagdown \quad \diagup CONHCH_2CHCH_2HgSCH_2COONa$$
$$\qquad \qquad \qquad \qquad |$$
$$NaOOC \diagup \quad \qquad OCH_3$$

Mercaptomerin (Thiomerin[TM])

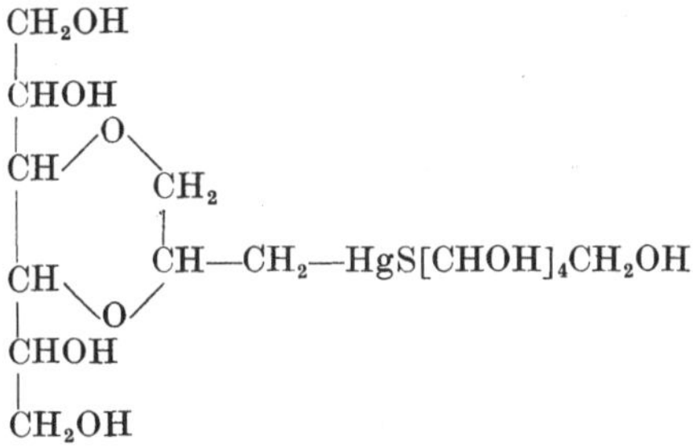

$$CH_2OH$$
$$|$$
$$CHOH$$
$$| \quad O$$
$$CH \diagup \diagdown$$
$$| \qquad CH_2$$
$$| \qquad |$$
$$CH \qquad CH-CH_2-HgS[CHOH]_4CH_2OH$$
$$| \diagdown \quad O \diagup$$
$$CHOH$$
$$|$$
$$CH_2OH$$

Diglucomethoxane (Mersoben[TM])

Fig. 2. Two types of potent mercurial diuretics

A large amount of work went into Mersoben but it was never introduced for medical use, except for research purposes, because (a) it was very expensive to prepare; (b) we were never able to produce stable and uniform lots on a large scale; and (c) before these problems were solved new types of diuretics began to eclipse the mercurials.

II. Inhibitors of aldosterone secretion. Presumably if one had a drug which could block the secretion or counteract the action of aldosterone it would be a very useful therapeutic tool in numerous ways and act as a sodium diuretic.

The original direction of our work along these lines was determined by the fact that Dr. M. J. ALLEN, who had originally made the compound amphenone B, an adrenal cortical inhibitor, is now a member of our staff. Dr. W. BENCZE became interested in the same field and in collaboration with Dr. ALLEN made a large number of compounds attempting to find *inhibitors of adrenal cortical secretion* — in contrast to steroids such as the spirolactones (*18, 21*), which antagonize the effects of adrenal hormones. The complex methodology and biochemistry of testing these compounds was handled by Drs. J. J. CHART and H. SHEPPARD.

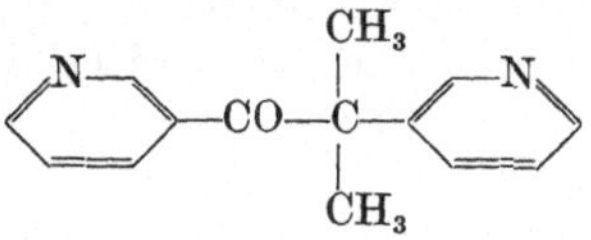

Su 4885

2-methyl-1,2-bis (3-pyridyl)-1-propanone

Fig. 3. Su 4885 — an inhibitor of 11β-hydroxylation of adrenal steroids

A compound was found (Su 4885 — Fig. 3) which effectively reduced total 17-OH corticoid secretion in the dog (*4, 7*) and man (*23*) under certain circumstances. It was soon demonstrated, however, in two outside laboratories [LIDDLE et al. (*8, 22, 23*); JENKINS et al. (*15, 16, 17*)] and confirmed in our own (*6*) that the predominant effect of *moderate* doses of Su 4885 was to block 11 β-hydroxylation in the adrenal steroidogenic process, i. e., to block mainly the production of cortisol, corticosterone and aldosterone.

On this basis Su 4885 might have been of great interest as a diuretic if its action had simply stopped at that point. Unfortunately, the suppression of cortisol secretion resulted in greatly increased secretion of ACTH. When this ACTH acted upon adrenals in which the biosynthesis of the 11-OH steroids was blocked, it caused a great compensatory outpouring of Reichstein's Compound S (11-desoxycortisol)

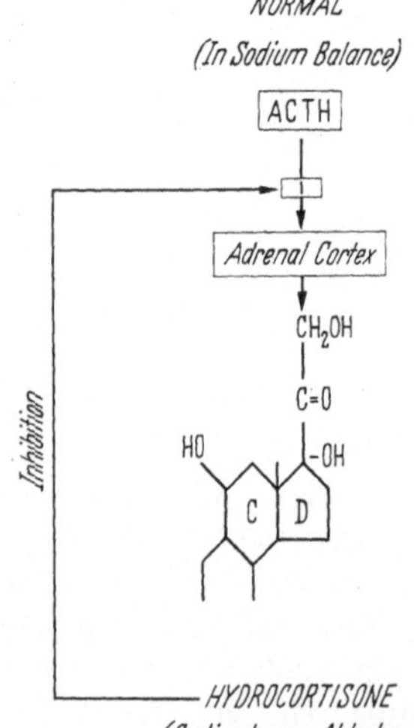

Fig. 4. Showing the normal balance between the secretion of ACTH and hydrocortisone (cortisol) in which the stimulating effect of the former is partially counterbalanced by the inhibitory effect of the latter

and cortexone (DOC). By this maneuver, nature completely
frustrated our experimental plans: in fact, the amounts of these
mineralocorticoids produced were such that sodium retention
oftentimes resulted despite the lack of aldosterone (Fig. 4, 5).

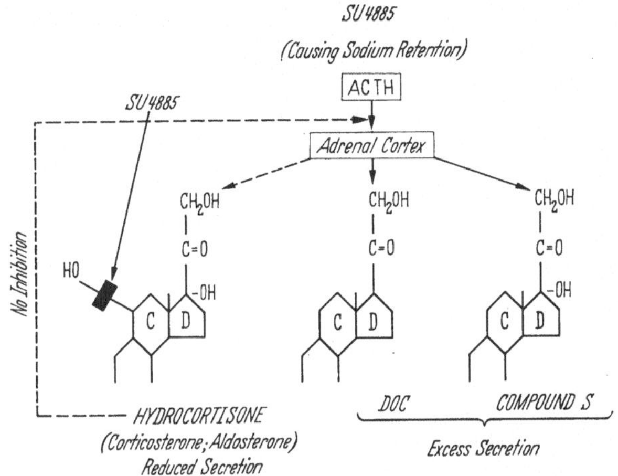

Fig. 5. Showing the effects of Su 4885, which by blocking 11 β-hydroxylation either partially
or completely suppresses the production of 11-OH corticoids. These include the main corticoids: hydrocortisone, corticosterone and aldosterone. Hydrocortisone is the principal ACTH
inhibitor. When it is not present an excess of ACTH is secreted, causing the adrenal, with
other pathways of biosynthesis blocked, to put out DOC (cortexone) and Compound S
(11-desoxycortisol) in excess. The latter are salt-retaining and may be produced in such
amounts as to more than compensate for the loss of aldosterone and hence may cause excess
salt retention. Detailed effects will depend upon the dose of Su 4885 used. A large single dose
will block all 17-OH corticoid secretion (*13*). (Based on the work of LIDDLE et al.; JENKINS
et al.; and CHART and SHEPPARD as cited in the text.)

LIDDLE found a pharmacological means, however, by which the original
goal of sodium loss could be obtained (*8*). If, along with Su 4885, he gave
enough glucocorticoid (prednisone or others) to prevent a rise in ACTH,
then Compound S and DOC were not produced and salt loss occurred
(Fig. 6). Although this pharmacological legerdemain is of great theoretical
interest, the practical results were of a limited sort and not equal to those
obtained with simpler diuretics.

Despite the failure to achieve our major goal, an interesting
unexpected use of Su 4885 appeared. This drug can be used as a
tool in the differential diagnosis of various endocrine diseases
and for evaluation of endocrine therapies; for this and related
purposes it is now being widely studied.

III. Sulfonamides. The third line of work undertaken was a
chemical-biological study of various types of benzene disulfon-
amides.

The chemists were Drs. GEORGE DE STEVENS and L. H. WERNER. The biological team in Summit consisted of my associates, Drs. J. J. CHART and A. A. RENZI, and of Drs. W. E. BARRETT and H. SHEPPARD in the laboratories of Dr. A. J. PLUMMER; in Basle similar work was conducted under the direction of Drs. F. GROSS and H. J. BEIN.

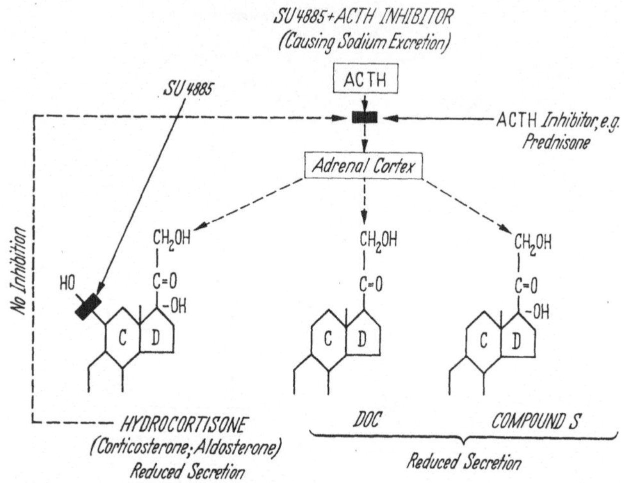

Fig. 6. Like Fig. 5 except that an ACTH-inhibiting steroid which is not salt-retaining, such as prednisone, is given with Su 4885. This prevents the compensatory hypersecretion of DOC and Compound S, thus resulting in sodium diuresis. (Based on the work of LIDDLE et al.)

Early in the study Dr. DE STEVENS brought to Dr. CHART for general biological testing a test tube which he had expected and intended to contain a 7-membered heterocyclic disulfonamide with the formula shown in Fig. 7.

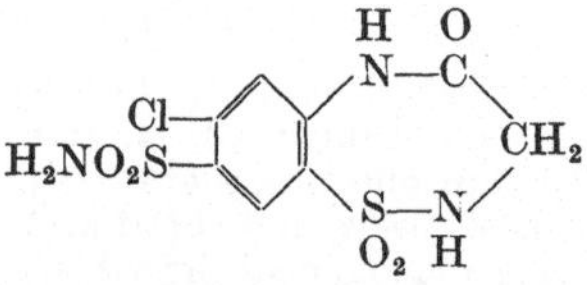

Fig. 7. Su 6264 (7-chloro-2,3,4,5-tetrahydro-8-sulfamyl-4-[1,2,5] benzothiadiazepinone 1,1-dioxide). Work on the chemistry of this compound led to the synthesis of hydrochlorothiazide

Two interesting things happened. First, further chemical work showed that instead of one compound, three were present, none of which was the one originally intended. Secondly, CHART reported that the mixture was four times as potent as chlorothiazide as a diuretic. The question then concerned the identity of the active substances. It took only a few days to establish the identity, essential activity, and potency of the three compounds concerned, as shown in Fig. 8. The original confusion was due to the fact that some completely unexpected chemical reactions had occurred in the synthetic work, reactions which led to the discovery of hydrochlorothiazide (Esidrix^{TM}) (10). Thus, as is often the case, even incorrect theory, if coupled with sound experimental observation, can lead to notable progress. The compound originally sought (Fig. 7) was eventually synthesized and had very little activity.

We were not confident of the biological data concerning hydrochlorothiazide, however, until CHART's tests, which had been made in rats, were duplicated by BARRETT and PLUMMER in dogs. The rat is notoriously erratic in its diuretic response to different chemical agents. RENZI and CHART have found that a large variety of compounds, which have little if any diuretic action in man, are active in rats, whereas contrariwise, the rat responds poorly to the mercurials[1]. Nevertheless, in this case the work in the dog and subsequent work in man substantiated the rat data with only minor discrepancies.

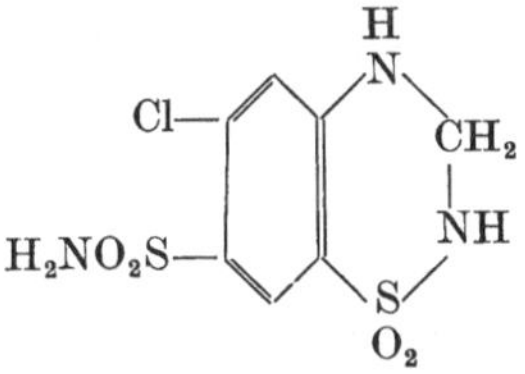

Hydrochlorothiazide
10—20 × Chlorothiazide

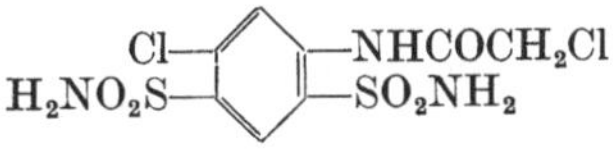

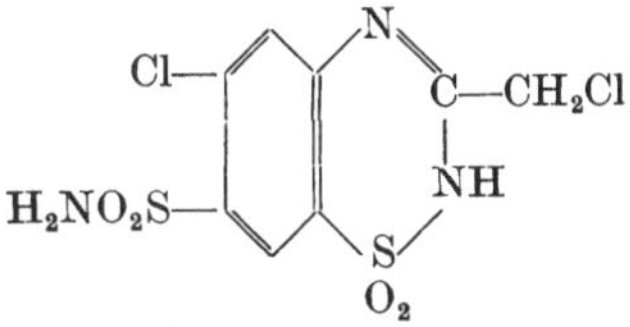

Inactive   Activity=Chlorothiazide

Fig. 8. Hydrochlorothiazide and related compounds

While this work was going on, other laboratories were working along similar lines. Hydrochlorothiazide was also studied by BAER et al. (*1*), and GOLDBERG and HWANG (*13*). The different laboratories concerned are in good agreement concerning the

---

[1] Among the group of substances which act as sodium and water diuretics in rats but which have little or no activity in dogs and human subjects are: (a) many but not all antihistamines (*32*), the diuretic activity of which, however, is not proportional to antihistaminic activity; (b) analeptics, e. g., Ritalin[TM] and amphetamine; (c) some analgesics, e. g., Su 4432 (4-piperidino-methyl-tetrahydro-benzthiazol-2-one hydrobromide); (d) compounds with assorted central nervous effects, e. g., Su 3822 (1-benzyl-2-[2-dimethylaminoethyl]-isoindoline dihydrochloride); (e) stilbestrol and some related stilbenes; (f) amphenone and related adrenal cortical inhibitors (not including Su 4885, Fig. 3); their action is probably independent of adrenal cortical effects; (g) epinephrine, norepinephrine and hypertensin; (h) "glucocorticoids" — their natriuretic action may be seen in other species but is most easily produced in rats.

potency and biological properties of hydrochlorothiazide. In addition, other related compounds with qualitatively similar actions have been described by us and others (*13, 31, 38*).

Biological properties of hydrochlorothiazide: Laboratory studies

The original reports of BEYER and others (*37*) on the pharmacology of chlorothiazide serve as a basis for comparison with related compounds. The major differences between hydrochlorothiazide and chlorothiazide, as far as they are now known, consist of a greater potency and duration of action of hydrochlorothiazide and of different effects on the excretion of potassium, chloride and bicarbonate. The latter is presumably due to a lesser ability of hydrochlorothiazide than chlorothiazide to cause carbonic anhydrase inhibition. Qualitative differences between the two compounds in their effects on potassium excretion were not apparent in our short-term animal experiments, but others have found in different circumstances both in dogs and man that hydrochlorothiazide causes relatively less potassium excretion than chlorothiazide [(*33, 11*) PITTS, this Symposium]. In our hands, hydrochlorothiazide did not cause any definite reduction in blood potassium or gross symptoms of hypokalemia in animals, even when huge doses were given for several months in chronic toxicity studies (EARL and DIBBLE, unpublished).

The apparent differences between chlorothiazide and hydrochlorothiazide, however, will vary depending upon not only the species used but, as implied above, on the circumstances under which the experiments were done. Examples are given subsequently. It might be expected, therefore, that the response of the human patient to the drug could vary considerably, depending on his physiological status.

Potency. The potency of hydrochlorothiazide relative to chlorothiazide was first systematically determined by RENZI and CHART in rats loaded with a priming dose of 0.2% NaCl (*5, 31*). This particular procedure was used because we had much previous experience with it in experiments primarily concerned with water diuresis. Relative to chlorothiazide, hydrochlorothiazide was 19 to 21 times more potent as regards sodium, potassium and water excretion. Under these conditions the greater excretion of chloride than sodium, distinctly seen in the dog (*2*), was not observed at all. If rats were primed with 0.9% NaCl the potency of hydrochlorothiazide relative to chlorothiazide was somewhat less than when more dilute fluid was given, and was twice as great for sodium (15 times) as for water (7 times). Others have reported that, using somewhat different techniques in rats, hydrochlorothiazide is 10 times as potent as chlorothiazide (*13*).

In work with dogs in our laboratory, the dogs being primed with 0.9% NaCl, BARRETT, RUTLEDGE, SHEPPARD and PLUMMER (*2, 3*) found that relative to chlorothiazide, hydrochlorothiazide potencies were as follows: sodium excretion, 5×; chloride excretion, 9×; potassium excretion, 4×; and water excretion, 6×. In contrast, BAER et al. (*1*), in work on dogs apparently not primarily concerned with establishing potency, estimated hydrochlorothiazide to be 10 times as active as chlorothiazide.

It is of interest that in human subjects estimates of potency differences between hydrochlorothiazide and chlorothiazide differ widely from 4 to 20, with the usual estimate being about 10. The variation of results in animal work suggests clearly that the response of a human subject would be expected to vary in different circumstances and this no doubt accounts for variations actually observed.

SHEPPARD (*2*), working in our laboratory, using the method of ROUGHTON and BOOTH (*35*), found that, as a carbonic anhydrase inhibitor, hydrochlorothiazide had only one-ninth the activity of chlorothiazide, despite its greater potency as a natriuretic. This presumably accounts for BARRETT's finding (*2*) that chloride (rather than bicarbonate?) was excreted in excess under the influence of hydrochlorothiazide and that the urine of dogs treated with hydrochlorothiazide was acid (ca. pH 6.5) in contrast to the alkaline urine (ca. pH 8.7) excreted by animals given an otherwise equi-effective dose of chlorothiazide.

Time course and duration of action. After oral administration in rats, the maximal effects of hydrochlorothiazide on sodium excretion are reached between 60—90 minutes, while those on water excretion occur at approximately 150 minutes (RENZI, unpublished). This suggests that the water excretion is a secondary adjustment to electrolyte loss. In dogs, the effects of a single dose of hydrochlorothiazide continue for longer than 6 hrs, while those of chlorothiazide are largely spent within 4 hrs (*2*).

Interaction of hydrochlorothiazide with other drugs and steroids in rats. Hydrochlorothiazide will counteract the sodium and water retaining effects of aldosterone and cortexone (desoxycorticosterone) [RENZI et al. (*31*)]. The effect of prednisolone, a strong natriuretic and diuretic agent in rats, was enhanced by hydrochlorothiazide — a fact suggesting that this combination might be worthy of trial in cases of edema refractory to simpler therapies.

If adrenalectomized animals are loaded with fluid and electrolytes in acute tests, the excretion of these substances is greatly delayed as a result of adrenalectomy. Under these circumstances, curiously, hydrochlorothiazide increases the rate of sodium and potassium excretion but not that of water (*31*). The reason for this phenomenon is not known but it may be that the low glomerular filtration rate of adrenalectomized rats, presumably not elevated by hydrochlorothiazide, limits the rate of water excretion.

Vasopressin in the rat causes an initial antidiuresis followed by a rebound water and electrolyte loss. When vasopressin was given simultaneously with hydrochlorothiazide, the vasopressin caused an initial quick antidiuretic effect, followed by the effects of the more slowly-acting hydrochlorothiazide. This resulted at 3 hrs in net water, sodium and potassium loss (*31*).

In view of reports that chlorothiazide and hydrochlorothiazide reduced urine volume in diabetes insipidus [CRAWFORD and KENNEDY (*9, 19*)], the effects of hydrochlorothiazide were studied by RENZI (unpublished) in acute experiments in fluid-loaded rats in combination with ethanol (an ADH inhibitor). Ethanol (5 ml of 6% solution in 0.2% NaCl/100 g body weight) was given in a dose which enhanced water (but not sodium) diuresis but did not produce narcosis. (Since a complete suppression of the neurohypophysis was probably not induced, this experiment serves as no check on the CRAWFORD-KENNEDY work.) In the presence of ethanol, hydrochlorothiazide exerted its typical natriuretic and water-excreting effect. The additive water diuretic action of the two drugs combined resulted at 3 hrs in the excretion of 114% of the water administered, i. e., in dehydration. Again, it will be of interest to determine if similar demonstrations of the combined effects of ethanol and hydrochlorothiazide can be made in man.

Reserpine and syrosingopine cause a retention of sodium, potassium and water in acute experiments in rats. These effects are counteracted by hydrochlorothiazide (*31*).

In general, the results with combinations of hydrochlorothiazide and these other drugs are predictable on the assumption that one obtains an algebraic summation of their separate effects without specific drug antagonisms (of the type seen with spirolactones) being involved.

Effects in experimental pathological conditions. Hydrochlorothiazide provides some protection against the experimental nephrosis induced in rats by the aminonucleoside derivative 6-dimethylaminopurine 3-amino-d-ribose [GROSS et al. (*14*)] and in the congestive failure-like syndrome of dogs caused by post

caval restriction (5). Both of these are conditions in which a renal
retention of sodium is involved. On the other hand, Gross found
(14) that hydrochlorothiazide is not protective in the inflammatory
condition caused by dextran or in the "eclampsia-like syndrome"
caused by renin and cortexone in rats. The latter two states are
primarily associated with changes in capillary permeability.
Furthermore, hydrochlorothiazide, despite its ability to facilitate
water excretion, did not protect rats against water intoxication
(Chart, unpublished). This may have been due to the fact that the
observed augmented sodium excretion in animals showing maximal
water diuresis and needing to excrete only water permitted excess
water to be transferred into cells; intracellular hydration is the
presumed basis of the water intoxication syndrome.

Effects on circulation: Pharmacological interactions. Hydrochlorothiazide does not affect blood pressure in anesthetized
normal dogs (2), in trained unanesthetized dogs [Maxwell,
unpublished; (14)] or in dogs (Maxwell, unpublished) or rats
(Bein, unpublished) with renal hypertension. It may decrease
slightly the pressor response to norepinephrine in anesthetized
dogs (2) and will also do so in unanesthetized normal dogs after
several days' treatment (14). Contrariwise, the response to a
ganglionic blocker (Ecolid^{TM}) is enhanced after one week's
treatment (14). The drug will potentiate the action of hydralazine
(Apresoline^{TM}) in that when given with hydrochlorothiazide, an
otherwise non-effective dose of hydralazine may cause hypotension
[Barrett (2)].

The relation, if any, of these cardiovascular responses to the
effects of hydrochlorothiazide on electrolyte metabolism is not
known but it should be recalled that hydrochlorothiazide does not
cause changes of blood concentration of electrolytes in normal
animals. Subtle changes in blood volume, however, could be
involved in the effects on blood pressure. In 6 of 12 dogs hydrochlorothiazide enhanced the depressor effects of histamine but
inhibited the gastrointestinal effects of histamine (2). This possible
relation of hydrochlorothiazide to the action or metabolism of
histamine could, likewise, have some role in the circulatory actions
of hydrochlorothiazide, i. e., its use as an anti-hypertensive drug.

Hydrochlorothiazide has a protective action in rats in the
experimental hypertension caused by an excess of cortexone (14)
or adrenal regeneration (12). Both of these syndromes are dependent
upon a high sodium intake. On the other hand, it is not helpful in
renal hypertension, as mentioned above, or in the hypertension
caused by hydrocortisone (31) — neither of which is dependent

on excess salt. Although it is neither excluded nor proved that the actions of hydrochlorothiazide in experimental hypertension are secondary to its effects on sodium metabolism, to some degree at least that is probably the case.

Distribution and excretion of hydrochlorothiazide. SHEPPARD and associates (unpublished) have studied in our laboratory the distribution in the body and rate of excretion of hydrochlorothiazide-H³, labelled at position number 3 of the heterocyclic ring (Fig. 9).

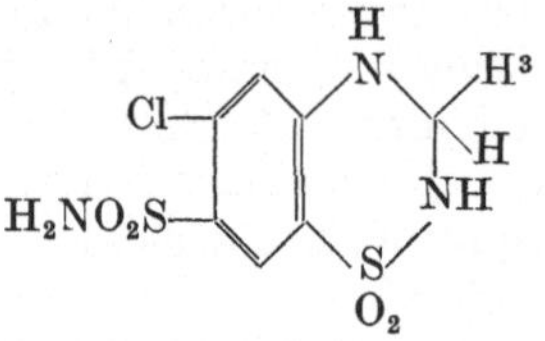

Fig. 9. Hydrochlorothiazide-H³

Some of the data are summarized in Table 1. It is seen from urinary values that excretion of the drug begins within one hour (the time that the natriuretic action begins) and continues at a steady rate for 3 hrs; at 5 hrs 40% of the administered material has been excreted. Excretion continues for several days at a low but steady rate and the percentage excreted increases at the lower doses. This probably accounts for the observation that large doses of hydrochlorothiazide exert effects of greater draution as well as intensity than small ones.

Table 1. *Distribution and excretion of hydrochlorothiazide-H³ after oral administration to rats — 5 mg/kg* (from data of SHEPPARD and associates)

Hours after administration	Microgroams hydrochlorothiazide per g tissue or per ml fluid				
	Kidney	Liver	G-I Tract	Plasma	Urine (% total)
1	6.68	27.8	36.0	1.53	38 (11.5)
2	5.38	18.3	28.8	0.72	33 (10.8)
3	2.24	14.6	25.2	0.33	36 (12.6)
4	1.40	5.6	26.9	0.16	37 (5.4)
5	1.19	3.1	22.0	0.16	34 (0.8)
					(41.1)

The tissues were homogenized in acetone and aliquots analyzed for tritium with a liquid scintillation spectrometer. The radioactive material moved like hydrochlorothiazide on a paper chromatogram. Presumably, therefore, it was not degraded in the tissues or body fluids concerned.

A large fraction of the compound remains in the gastro-intestinal tract. Between 2—5 hrs most of this is in the caecum and large intestine. Relatively large amounts are also found in kidney tissue. Less amounts were found at all stages in muscle, heart, brain and fat.

Hydrochlorothiazide and the kidney. BAER et al. (*1*) have shown that hydrochlorothiazide, like chlorothiazide, can be excreted by tubular secretion and that the secretory mechanisms involved are similar to those utilized by penicillin, p-amino-hippurate and other organic acids — a mechanism inhibited by probenecid. The actions of hydrochlorothiazide, again like chloro-thiazide, were not associated with any effects on the glomerular filtration rate.

PITTS and associates (*30*), in studying the mechanism of action of chlorothiazide, thought that its effects on carbonic anhydrase inhibition were probably exerted through the same pathways as those influenced by acetazolamide. Chlorothiazide, however, was distinctly weaker than acetazolamide in this respect. The additional mercury-like effects of chlorothiazide were, on the other hand, additive to those of mercury itself when the two were given together in maximally effective doses. From this it was inferred that mercury and chlorothiazide "probably interfere with different enzymatic reactions supplying energy to a single reabsorptive mechanism". Some difference in the mechanism of action of hydrochlorothiazide and mercury is also implied by the fact that the rat is highly responsive to the former but not to the lat-ter, unlike the dog and man which respond to both (cf. p. 176).

On the basis of stop-flow analyses, VANDER et al. (*39*) concluded that chlorothiazide reduced reabsorption of sodium, potassium and water in the proximal tubules. In the distal tubules it did not affect sodium concentration but did inhibit potassium reabsorp-tion and enhance potassium secretion. The data involved are consistent with those presented by PITTS in this Symposium.

Whether or not hydrochlorothiazide acts like chlorothiazide in these respects remains to be determined, but be that as it may, hydrochlorothiazide accumulates selectively in the central portion of the proximal convoluted and the whole of the distal convoluted tubules. This has been shown by Drs. DARMADY[1], RENZI, MOWLES, SHEPPARD and STRANACK (unpublished) in autoradiographic

---

[1] The author is greatly indebted to Dr. M. DARMADY, Portsmouth Area Pathological Service, England, for permission to quote this unpublished work, done while he was a guest investigator in the Renal Research Unit of our laboratory.

studies of individual nephrons. These nephrons were dissected from rat kidneys at 2, 5 and 24 hrs after the oral administration of hydrochlorothiazide-H^3 (5 mg/kg) having a specific activity of approximately 260 μc/mg. Autoradiograms were obtained from 80—100 days after administration of hydrochlorothiazide. Since the β-particles from the tritium have a range of only 1—2 microns, the recorded radioactivity must have arisen from the cells of the localized regions of the tubules and not from their lumina. Such localization may indicate the sites of pharmacological action of the drug. This interpretation would be consistent with the evidence of VANDER et al. (*39*) based on stop-flow studies.

Conclusions. The exploration of sulfonamide chemistry has yielded a rich return in drugs of therapeutic value. This group of compounds provided the first of the widely applicable agents for the treatment of bacterial infections. More recently they have provided the only practicable adjunctive drug therapy for the treatment of diabetes mellitus. In the historic series from sulfanilamide to acetazolamide to chlorothiazide to hydrochlorothiazide, they have provided important tools for physiological study and widely useful therapeutic agents for treatment of diseases characterized by edema and hypertension. The versatility of the series is illustrated by the fact that even within the growing group of known sulfonamides which act as diuretics, at least two different modes of action are involved. Acetazolamide, for instance, acts primarily by inhibiting carbonic anhydrase, whereas hydrochlorothiazide acts mainly by some other means resembling but not identical to that of mercury. Chlorothiazide is intermediate between the two, exerting a stronger carbonic anhydrase inhibition and a weaker mercury-like action than hydrochlorothiazide. All known compounds in the diuretic series are remarkably non-toxic.

There are numerous pharmacological routes to the development of diuretic drugs. This paper has attempted to outline those which have been followed in our laboratory, with particular attention given to the experimental work which led to the introduction of hydrochlorothiazide. The related clinical studies which established the practical significance of this program are covered by other papers in this Symposium.

Schlußfolgerungen

Die Forschung auf dem Gebiet der Chemie der Sulfonamide hat zur Auffindung einer großen Zahl therapeutisch wertvoller Verbindungen geführt. Zu dieser Substanzgruppe gehören nicht nur Präparate, die in der Behandlung bakterieller Infektionen eine breite Anwendung gefunden haben, sondern auch Verbindungen, die eine neuartige medikamentöse Therapie des Diabetes mellitus ermöglichen. Schließlich fanden sich im Verlauf einer Entwicklung, die vom Sulfanilamid über das Acetazolamid zum Chlorothiazid und Hydrochlorothiazid führte, Wirkstoffe, die für die physiologische Forschung und in der Therapie von Ödemzuständen und Hochdruckerkrankungen große Bedeutung erlangt haben. Die Vielfalt der Eigenschaften dieser Gruppe von Substanzen ergibt sich auch aus der Tatsache, daß sogar innerhalb der wachsenden Anzahl diuretisch wirksamer Sulfonamide mindestens zwei verschiedene Wirkungsmechanismen anzunehmen sind. So wirkt z. B. Acetazolamid in erster Linie durch Carboanhydrasehemmung, während Hydrochlorothiazid einen Effekt besitzt, der dem des Quecksilbers ähnlich, aber nicht mit ihm identisch ist. Chlorothiazid steht zwischen beiden, indem es eine stärkere Carboanhydrasehemmung und eine schwächere quecksilberähnliche Wirkung entfaltet als Hydrochlorothiazid. Alle bekannten diuretisch wirkenden Sulfonamide besitzen eine bemerkenswert geringe Toxicität.

Es gibt zahlreiche pharmakologische Möglichkeiten zur Auffindung diuretisch wirksamer Substanzen. In dieser Arbeit wurde der Weg beschrieben, der in unseren Laboratorien eingeschlagen wurde, unter besonderer Berücksichtigung der experimentellen Untersuchungen, die zur Einführung von Hydrochlorothiazid geführt haben.

Résumé

Les recherches entreprises dans le domaine de la chimie des sulfamides ont fourni de nombreux médicaments d'une grande valeur thérapeutique. Parmi eux, on trouve les premiers produits employés largement dans le traitement des infections bactériennes. Depuis quelque temps, ils permettent la seule pharmacothérapie complémentaire possible du diabète sucré. Au fil du développement historique, qui va du sulfanilamide à l'acétazolamide, au chlorothiazide et à l'hydrochlorothiazide, ils sont devenus un instrument d'analyse physiologique très important et des médicaments largement employés dans des affections caractérisées par de l'œdème et de l'hypertension. La variété des propriétés de ces substances est mise en évidence par le fait que, même dans la série des sulfamides diurétiques qui est en plein développement, on doit admettre au minimum l'existence de deux modes d'action différents. L'acétazolamide, par exemple, agit essentiellement en inhibant l'anhydrase carbonique, tandis que l'hydrochlorothiazide agit d'une façon analogue à celle des diurétiques mercuriels, sans lui être toutefois identique. Le chlorothiazide peut être placé entre ces deux catégories, car il exerce une inhibition plus prononcée de l'anhydrase carbonique, mais possède une moindre action de type mercuriel que l'hydrochlorothiazide. Toutes les substances connues de la série diurétique sont remarquablement peu toxiques.

De nombreuses méthodes pharmacodynamiques ont servi au développement des diurétiques. Ce travail présente celles que l'on emploie dans nos laboratoires, en particulier les travaux expérimentaux qui ont conduit à l'introduction de l'hydrochlorothiazide.

References

1. Baer, J. E., H. F. Russo and K. H. Beyer: Proc. Soc. Exper. Biol. Med **100**, 442 (1959). — 2. Barrett, W. E., R. A. Rutledge, H. Sheppard and A. J. Plummer: Toxicol. and Appl. Pharmacol. **1**, 333 (1959) — 3. Barrett,

W. E., R. A. RUTLEDGE, H. SHEPPARD and A. J. PLUMMER: Fed. Proc. 18, 366 (1959). — 4. BENCZE, W. L., and M. J. ALLEN: J. Med. Pharmaceut. Chem. (in press).

5. CHART, J. J., A. A. RENZI, W. BARRETT and H. SHEPPARD: Schweiz. med. Wschr. 89, 325 (1959). — 6. CHART, J. J., and H. SHEPPARD: J. Med. Pharmaceut. Chem. (in press). — 7. CHART, J. J., H. SHEPPARD, M. J. ALLEN, W. L. BENCZE and R. GAUNT: Experientia (Basle) 14, 151 (1958). — 8. COPPAGE, W. S., D. ISLAND, M. SMITH and G. W. LIDDLE: J. Clin. Invest. (in press) — 9. CRAWFORD, J. D., and G. C. KENNEDY: Nature (Lond.) 183, 891 (1959).

10. DE STEVENS, G., L. H. WERNER, A. HALAMANDARIS and S. RICCA JR.: Experientia (Basle) 14, 463 (1958).

11. FORD, R. V.: South. Med. J. 52, 40 (1959).

12. GAUNT, R., F. GROSS, A. A. RENZI and J. J. CHART: The adrenal cortex in hypertension (with particular reference to adrenal regeneration hypertension). In: Hypertension. The First Hahnemann Symposium on Hypertensive Disease. Ed.: John H. Moyer. Philadelphia/London: W. B. Saunders Co. 1959, p 219. — 13. GOLDBERG, M. E., and K. HWANG: Fed. Proc. 18, 396 (1959). — 14. GROSS, F., A. PLUMMER u. H. ZEUGIN: Bull. Schweiz. Akad. med. Wiss. 15, 346 (1959).

15. JENKINS, J. S., J. W. MEAKIN and D. H. NELSON: Endocrinology 64, 572 (1959). — 16. JENKINS, J. S., J. W. MEAKIN, D. H. NELSON and G. W. THORN: Science 128, 478 (1958). — 17. JENKINS, J. S., L. POTHIER, W. J. REDDY, D. H. NELSON and G. W. THORN: Brit. Med. J. 1959 I, 398.

18. KAGAWA, C. M., J. A. CELLA and C. G. VAN ARMAN: Science 126, 1015 (1957). — 19. KENNEDY, G. C., and J. D. CRAWFORD: Lancet 1959 I, 866.

20. LEHMAN, R. H.: Proc. Soc. Exper. Biol. Med. 64, 428 (1947). — 21. LIDDLE, G. W.: Science 126, 1016 (1957). — 22. LIDDLE, G. W., D. ISLAND, H. ESTEP and G. M. TOMKINS: J. Clin. Invest. 37, 912 (1958). — 23. LIDDLE, G. W., D. ISLAND, E. M. LANCE and A. P. HARRIS: J. Clin. Endocr. 18, 906 (1958). — 24. LONG, W. K., and A. FARAH: J. Pharmacol. Exper. Therap. 88, 388 (1946).

25. MANN, T., and D. KEILIN: Nature (Lond.) 146, 164 (1940). — 26. MAREN, T. H., E. MAYER and B. C. WADSWORTH: Bull. Johns Hopkins Hosp. 95, 199 (1954). — 27. MOYER, J. H.: Geriatrics 13, 489 (1958). — 28. MOYER, J. H., R. G. McCONN, R. A. SEIBERT, E. W. DENNIS and W. HUGHES: J. Chron. Dis. 2, 670 (1955).

29. PITTS, R. F., and R. S. ALEXANDER: Amer. J. Physiol. 144, 239 (1945). — 30. PITTS, R. F., F. KRÜCK, R. LOZANO, D. W. TAYLOR, O. P. A. HEIDENREICH and R. H. KESSLER: J.Pharmacol. Exper.Therap. 123, 89 (1958).

31. RENZI, A.A., J.J. CHART and R. GAUNT: Toxicol. and Appl. Pharmacol. 1, 406 (1959). — 32. RENZI, A. A., M. GILMAN and R. GAUNT: Amer. J. Physiol. 181, 179 (1955). — 33. RICHTERICH, R.: Klin. Wschr. 37, 355 (1959). — 34. ROBLIN, R. O. JR., and J. W. CLAPP: J. Amer. Chem. Soc. 72, 4890 (1950). — 35. ROUGHTON, F. J. W., and V. H. BOOTH: Biochem. J. 40, 319 (1946).

36. STRAUSS, M. B., and H. SOUTHWORTH: Bull. Johns Hopkins Hosp. 63, 41 (1938).

37. TAGGART, J. V. (Editor): Ann. N. Y. Acad. Sc. 71, 321—478 (1958). — 38. TISCH, D. E., J. B. HOEKSTRA and M. H. PINDELL: Fed. Proc. 18, 451 (1959).

39. Vander, A. J., R. L. Malvin, W. S. Wilde and L. P. Sullivan: J. Pharmacol. Exper. Therap. **125**, 19 (1959).

40. Werner, L. H., and C. R. Scholz: J. Amer. Chem. Soc. **76**, 2453 (1954).

Diskussion

Richterich: In alkalosis mercurial fastness is frequently observed, while carbonic anhydrase inhibitors lose their effectiveness in the presence of acidosis. Are there any experimental or clinical studies available on the diuretic effect of hydrochlorothiazide in acidosis or alkalosis?

Gaunt: We did not do such work, but it was done for both chlorothiazide and hydrochlorothiazide by Beyer and co-workers (*1, 37*).

Pitts: In experimental animals, they found that chlorothiazide was equally effective either in acidosis or in normal acid-base balance so far as the excretion of sodium and chloride is concerned. Your results on this inhibitor of 11 β-hydroxylation interest me very much. Has this type of reaction been described, say with Amphenone B, that is the excess production of DCA, and other such steroids?

Gaunt: No, it has not. Amphenone seems to be a more general inhibitor of adrenal steroid secretion. The trouble with Amphenone B is that it has a huge number of other effects. I do not know what to call side effects and what main effects. It is easy enough to modify the molecule and eliminate most of these additional actions. To get the specific desired adrenal effect is, apparently, not so easy.

Muller: There is one thing I can say about Amphenone B in normal man. It produces an excellent suppression of aldosterone but much less depression of the 17-hydroxycorticoids. However, the time of administration is very short, since after 3 days the patient refuses further therapy.

Gaunt: I am glad you studied this problem. I had not realized that Amphenone depressed aldosterone selectively.

Muller: It acts on both, but it seems that the organism can compensate better for the corticoid loss than for the aldosterone suppression.

Herken: Sie sagten, daß bei adrenalektomierten Tieren nach Hydrochlorothiazid eine Mehrausscheidung von Natrium und nicht von Wasser auftritt. In welchem Stadium oder in welcher Zeit nach der Adrenalektomie wurde gemessen, und wieviel Salzlösung wurde gegeben? Wenn man bei Tieren eine orale Dauerinfusion mit physiologischer Kochsalzlösung 4 Tage nach der Adrenalektomie durchführt, entstehen sehr starke Ödeme. In diesem Zustand erzeugt Hydrochlorothiazid weder eine Mehrausscheidung von Natrium noch von Wasser. Eine Substitution mit einer Menge von Prednisolon, die nur geringe Eigenwirkungen auf den Wasserhaushalt hat, erzeugt eine starke Steigerung der Diurese nach Hydrochlorothiazid. In solchen Experimenten unterscheiden sich Diamox, Acetazolamid und Hydrochlorothiazid deutlich voneinander. Acetazolamid ist nämlich am adrenalektomierten Tier auch dann noch diuretisch wirksam, wenn man nicht mit Prednisolon substituiert.

Gaunt: These rats were adrenalectomised 18 hours before the test was done, then given a fluid load, and measurements were made over a 3-hour period. With hydrochlorothiazide, we got some increased sodium excretion, not increased water excretion, but if prednisolone was given with the hydrochlorothiazide, then a more or less normal response was obtained. That is not too surprising, we were just giving an effective substitution therapy.

WIRZ: Is the sodium output in the adrenalectomised rat after hydrochlorothiazide comparable to that in the normal rat?

GAUNT: Yes, it was approximately the same.

GROSS: Ich wollte noch einen Befund, auf den Dr. GAUNT schon hingewiesen hat, kurz demonstrieren, der von Interesse und Bedeutung für die Wirkung von Hydrochlorothiazid ist. In gemeinsam mit Dr. BOCK am nichtnarkotisierten Hund vorgenommenen Versuchen konnten wir zeigen, daß die pressorische Wirkung von Adrenalin, Nor-Adrenalin und Hypertensin nach 8 tägiger Behandlung mit täglich 5 mg/kg Hydrochlorothiazid deutlich abgeschwächt wird, während umgekehrt die hypotensive Wirkung eines Ganglienblockers (in diesem Fall Ecolid) am gleichen Tier intensiviert wurde. Diese Reaktion ließ sich in 8 Versuchen an verschiedenen Tieren bestätigen.

Den Desoxycorticosteron-Hochdruck an der Ratte kann man durch Hydrochlorothiazid sowohl in seiner Entwicklung unterdrücken bzw. hemmen als auch therapeutisch beeinflussen.

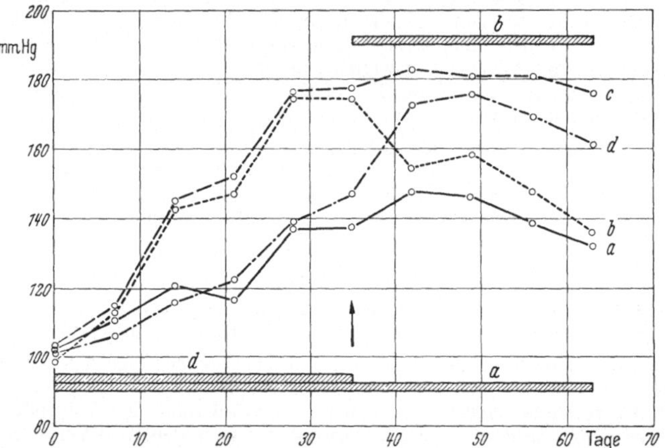

Abb. 1. Wirkung von Hydrochlorothiazid auf den Cortexon-Hochdruck an der Ratte. Hochdruck ausgelöst durch 3 Injektionen von 50 mg/kg Cortexonacetat in Kristallsuspension am 1., 7. und 14. Tag. a) Behandlung mit täglich 2mal 2,5 mg Hydrochlorothiazid p. o. während der ganzen Versuchsdauer. b) Gleiche Dosis, jedoch erst vom 35. Tag des Versuches an, bei bereits entwickeltem Hochdruck. c) Unbehandelte Kontrolle. d) Absetzen der Behandlung am 35. Tag. Je 10 Tiere pro Gruppe. Ordinate: systolischer Blutdruck in mm Hg. [Abscisse: Zeit in Tagen]

Eine befriedigende Erklärung für den Wirkungsmechanismus von Hydrochlorothiazid liegt bisher noch nicht vor. Deutliche Abweichungen in den Konzentrationen von Natrium und Kalium im Plasma waren bei unseren Ratten nicht nachweisbar. Auch die Untersuchung verschiedener Gewebe (Aortenwand, Skeletmuskel) ließ nach 35 tägiger Behandlung mit 5 mg/kg Hydrochlorothiazid täglich per os keinen sicheren Unterschied zwischen den behandelten Tieren und den Kontrollen erkennen. Der unter

Desoxycorticosteron nachweisbare Anstieg von Natrium im Muskel und von Natrium und Kalium in der Aorta wird durch Hydrochlorothiazid nicht aufgehoben oder signifikant vermindert. Die Natriumretention, die wir mit den verwendeten Methoden erfassen, wird somit nicht eindeutig durch Hydrochlorothiazid beeinflußt.

HOLLANDER: Have you found any correlation between changes in body electrolytes and fluid volume and those in the reactivity of the blood pressure to the various pressor and depressor substances that you have studied?

GROSS: I can only say that with the determinations we made, we did not find a correlation, but we did not determine the blood volume or the plasma volume. The electrolyte studies we made in various tissues did not reveal a definite decrease of sodium concentration in the aorta or in the skeletal muscle or a definite influence on the potassium concentration in these tissues compared with those from animals which had only desoxycorticosterone. But I think this may rather be due to the inadequacy of our methods than to the actual conditions.

HOLLANDER: We have done similar reactivity studies in human subjects, and in general we have confirmed the observations of Dr. GROSS. Chlorothiazide, when given for a few days, significantly reduced the blood pressure responses to norepinephrine, but when continued for 4—6 weeks, chlorothiazide did not alter the reactivity of the blood pressure. Therefore, we feel that a change in reactivity of the blood pressure or of the blood vessels to a pressor substance does not account for the hypotensive action of prolonged chlorothiazide treatment. It also appears from our studies that changes in vascular reactivity are significantly correlated with changes in body sodium and plasma volume.

GESSLER: Ich möchte noch drei Diapositive über Versuche zeigen, die wir bei männlichen Albinoratten von etwa 250 g Gewicht mit Hydrochlorothiazid (HC) gemacht haben. 10 Normaltiere wurden mit 12 HC-behandelten Tieren verglichen. Wir injizierten 5 bzw. 10 mg/100 g Körpergewicht HC täglich intraperitoneal 1—3 Tage lang. 24 Std. nach der letzten Injektion wurden die Tiere durch Entbluten aus der Bauchaorta getötet. Doppelbestimmungen von Na, K und Cl ergaben auch bei den hohen Dosen keine signifikanten Abweichungen in Leber, Niere und Herz gegenüber den Kontrollen. Die Untersuchung des absoluten Kalium- und Natriumgehaltes des M. psoas bezogen auf die Trockensubstanz ergab eine Abnahme des Kaliums bei gleichzeitiger Zunahme des Natriums. Berechnet man den extra- und intracellulären Raum mit der Chloridmethode, so ergibt sich ein geringer Abfall des intracellulären Kaliums von 166 auf 156 mval/l, umgekehrt verhält sich das Natrium. Die Bestimmungen des Wassergehaltes im M. psoas ergaben eine Senkung von 6% gegenüber den Kontrollen. Legt man die Berechnung des Chloridraumes zugrunde, so zeigt sich, daß die Abnahme des Wassergehaltes auf Kosten des cellulären Raumes erfolgt. Die Diurese stieg im Durchschnitt auf 215% des Ausgangswertes an. Die tägliche Trinkmenge war freigestellt, sie nahm bei 8 von 12 Ratten zu.

CH. K. FRIEDBERG: I should like to add a comment regarding these interesting observations with labelled hydrochlorothiazide and its possible localization of action. Dr. HEINEMANN and associates, on the basis of a very plausible experimental type of reasoning, concluded that hydrochlorothiazide acted on the distal tubule or on the distal and proximal tubule. In connection with studies in normal individuals and patients with diabetes insipidus, they assumed that if the drug acted to inhibit reabsorption of solute in the proximal tubule, the effect would be to produce either an iso-osmotic diuresis or one in which free water clearance was increased. On the other hand, if the diuretic acted on the distal tubule, then the loss of solute from the iso-osmotic fluid reaching the distal tubule would be inhibited, and there would be less free water clearance. Accordingly they found that in these patients and normal subjects, meralluride, a mercurial diuretic, increased free water clearance, whereas chlorothiazide administration was associated with a diminution in free water clearance. This indicated, if their reasoning was correct, that hydrochlorothiazide acted on the distal tubule.

HEINTZ: In this connection it would be of interest to learn from Dr. GAUNT if there occurred a change of the type of ethanol diuresis after hydrochlorothiazide. In the ethanol diuresis, you have a water diuresis. When you give hydrochlorothiazide, what is the change of the diuresis? Is it still a water diuresis or is there an increase of the osmolarity in the urine?

GAUNT: That is one experiment just done, and I do not have a slide with the detailed figures, but the results were very clear. The hydrochlorothiazide increased the ethanol effect on water excretion and added an effect on sodium excretion.

PITTS: Would the free water clearance remain more or less the same?

GAUNT: It was not measured in these cases.

WIRZ: I should say that the experiments by HEINEMANN and LARAGH indicate that hydrochlorothiazide acts on the distal tubule, but they do not exclude that it could also act on the proximal one.

CH. K. FRIEDBERG: As a matter of fact, they believe it acted on both. They merely used it as an added indication that there was an action on the distal tubule that was different from that of the mercurial.

WIRZ: Then, may I ask Dr. GAUNT a question? You said the clearance of hydrochlorothiazide is greater than the clearance of creatinine, indicating a tubular excretion. Have you been able to show some sort of a T_m? What are the plasma concentrations which you can use to show this effect?

GAUNT: I was only quoting the work of BEYER (*1*) who said that, and I cannot give you details.

PITTS: Chlorothiazide is secreted by the same mechanism which secretes PAH, penicillin, phenol red, and other compounds. However, the diuretic activity of chlorothiazide was shown first by BEYER and confirmed by us not to be affected by probene acid, a compound which blocks the secretion of chlorothiazide.

WIRZ: Which would mean that the secretion is not . . .

PITTS: . . . related to diuretic activity.

BUCHBORN: Zu Dr. FRIEDBERG möchte ich sagen, daß wir auch diesen Unterschied gefunden haben zwischen Quecksilberdiuretica und Hydrochlorothiazid in der Wirkung auf die freie Wasserclearance. Aber dieser Unterschied ist offenbar dosisabhängig. Man beobachtet ihn nur, wenn man mit relativ hohen Dosen Hydrochlorothiazid (150 mg i.v.) arbeitet. Dann erfolgt die Herabsetzung der freien Wasserclearance durch Hydrochlorothiazid, so wie Sie es beschrieben haben. Wenn man aber im therapeutischen Bereich von 25—50 mg pro Einzeldosis bleibt, dann verhält sich die freie Wasserclearance unter Hydrochlorothiazid genau so wie unter Salyrgan oder

Acetazolamid. Ich glaube, daß der hieraus abzulesende zusätzliche distale Effekt der einzelnen Diuretica vor allem dosisabhängig ist und noch nicht einen eigentlichen Unterschied im distalen Wirkungsmechanismus zwischen Quecksilber und Hydrochlorothiazid beweist, wie Laragh annahm, sondern nur eine unterschiedlich starke zusätzliche Wirkung auf den distalen Tubulus widerspiegelt.

Schwiegk: Wir hatten durch Jahrzehnte als einzige stark wirksame Diuretica die Quecksilberpräparate. Nebenwirkungen sind eigentlich nur dann aufgetaucht, wenn man sie in zu kurzen Abständen gegeben hat. Man erhält dann zwar eine schnelle Ödemausschwemmung, aber auch die Nebenwirkungen nehmen zu. Gerade der häufige Gebrauch der Quecksilberdiuretica hat sie etwas in Verruf gebracht. Dann kamen die Carboanhydrasehemmer, und da waren wir auch bald nicht sehr glücklich, weil die Acidose und die Kaliumverluste uns störten, und nun kam das Hydrochlorothiazid, dessen Wirkung der der Quecksilberpräparate sehr ähnlich ist. Offenbar ist diese Substanz an sich im Tierexperiment sehr viel weniger toxisch als das Quecksilber. Man muß aber nicht nur die Toxikologie vergleichen, sondern muß überlegen, ob das Quecksilber in *therapeutischen* Dosen beim Menschen toxischer ist als das Hydrochlorothiazid. Es wird sich also für uns Kliniker in der Zukunft die Frage stellen, ist das Hydrochlorothiazid summa summarum besser, und sind die Nebenwirkungen in der Klinik tatsächlich geringer als beim Quecksilber. Die Nebenwirkungen der Diuretica sind im wesentlichen Störungen des Mineralstoffwechsels. Wir müssen uns also fragen, ob dieses neue Mittel, das so vielversprechend erscheint, Elektrolytstörungen ähnlich wie das Quecksilber hervorruft, wenn es zu oft gegeben wird. Mir erscheint es auch als ein Vorteil, daß bei Hydrochlorothiazid die Diurese nicht so plötzlich eintritt; sie verteilt sich auf längere Zeit, allerdings bei morgendlicher Gabe auch durch die Nacht hindurch. Es wirkt sehr viel länger, aber es wirkt milder. Und das ist vom Kreislauf gesehen bei einer Diurese ja immer günstig.

Allgemeine Nebenwirkungen der diuretischen Therapie

Von

Hans Jahrmärker

Die allgemeinen Nebenwirkungen der Diuretica und der diuretischen Therapie bestehen — wenn wir einmal absehen von der Thromboemboliegefährdung durch brüske Entwässerung [Marvel u. Shullenberger (1951), Lyons (1952), Gormsen (1954)] — im wesentlichen in *Störungen des Wasser- und Elektrolytstoffwechsels* und ihren Folgen. Dabei handelt es sich nicht um eigentliche Nebenwirkungen, sondern um unerwünschte Auswirkungen der normalen pharmakologischen Wirkung der Diuretica, wie sie auch ihrem diuretischen Effekt zugrunde liegt. Zu Elektrolytstörungen kann es dann kommen, wenn die Diuretica zu häufig gegeben werden, und vor allem, wenn es sich um fortgeschrittene oder komplizierte Ödemerkrankungen handelt, bei denen der Organismus zusätzliche Eingriffe in den Wasser- und Elektrolythaushalt nicht mehr genügend ausgleichen kann.

I. Eigenschaften verschiedener Diuretica und typische Wirkungen auf den Elektrolythaushalt

Wir müssen daher zunächst ausgehen vom *Diurese-Typ*, worunter hier der Netto-Effekt des betreffenden Diureticums auf die Elektrolytausscheidung verstanden werden soll. Der spezielle Wirkungsmechanismus wird dabei einmal außer acht gelassen. Diureticum bedeutet Natriureticum. Die verschiedenen Diuretica unterscheiden sich darin, ob gleichzeitig als Anion vorwiegend Chlorid oder Bicarbonat ausgeschieden wird; ersteres der Typ der Quecksilber-Diurese, dem nach den Untersuchungen von Richterich (1959), Richterich, Spring u. Thönen (1959) auch das Hydrochlorothiazid zuzurechnen ist, letzteres der Typ der Carboanhydrasehemmer. In diese beiden Gruppen lassen sich alle Diuretica einordnen. Allerdings ist auch eine kombinierte Wirkung möglich, wie das vom Chlorothiazid bekannt ist. Der Wirkungstyp wird anhand der Elektrolytausscheidung analysiert. Vergleichende Untersuchungen wurden z. B. von Ford, Rochelle, Handley,

MOYER u. SPURR (1958) bei ambulanten Herzkranken durchgeführt und von FORD (1959) zusammenfassend dargestellt.

Tab. 1 gibt einen Überblick über die *Eigenschaften verschiedener Diuretica*. Die Diuretica vom Quecksilber-Typ sind gekennzeichnet durch eine Na- und Cl-Diurese und bewirken beim Ödemkranken häufig eine Tendenz zur hypochlorämischen Alkalose. Für die ansäuernden Diuretica, besonders die Carboanhydrasehemmer, sind besonders große Kaliumverluste charakteristisch. Dies ist bekanntlich auch der Nachteil des Chlorothiazids, bei dem zwar häufig eine leicht alkalisierende Tendenz überwiegt [LOOMIS u. GRISSOM (1958)], die Kaliurie aber erheblich sein kann [LOOMIS u. GRISSOM (1958), BAYLISS, MARRACK u. Mitarb. (1958), SHERLOCK u. Mitarb. (1958), LARAGH (1958), MICHELSEN (1958), HERRMANN, HEJTMANCIK, GRAHAM u. MARBURGER (1958), SCHWARTING (1959)]. Je höher die Dosis des Chlorothiazids und je geringer der diuretische Erfolg ist, desto größer sind die Kaliumverluste. Beim Hydrochlorothiazid [und der entsprechenden Trifluoromethylverbindung; MONTERO, ROCHELLE u. FORD (1959)] ist die Carboanhydrasehemmung dagegen wesentlich schwächer [BEYER (1958)], so daß Kaliumverluste in der Regel gering sind [RICHTERICH (1959), RICHTERICH, SPRING u. THÖNEN (1959)]. Nach Anwendung hoher Dosen und bei schweren Ödemfällen ist aber auch hier mit einer Kaliurie zu rechnen, die möglicherweise die nach Quecksilberpräparaten übertreffen kann.[1] Unter den Bedingungen intensiver Natriumretention führen jedoch alle starkwirkenden Diuretica zu Kaliumverlusten.

Die *speziellen Nebenwirkungen* der Diuretica sind generell gering. Dies gilt auch für die Quecksilberpräparate, wenn sie nicht intravenös oder trotz ausbleibender Diurese gegeben werden. Auf der anderen Seite ist auch nach den Sulfonamidderivaten mit gelegentlichen allergischen Reaktionen zu rechnen. Nach Chlorothiazid wurden bisher 10 Fälle von Thrombopenie und meist thrombopenischer Purpura, davon einer mit Agranulocytose, publiziert [DINON, KIM u. VEER (1958), HOLBOTH, THOMSEN, HAAGENSEN u. PRESNIK (1958), JAFFÉ u. KIERLAND (1959), ZUCKERMAN u. CHAZAN (1958), NORDQVIST, CRAMÉR u. BJÖRNTROP (1959)], neben gelegentlichen Hauterythemen, Magenbeschwerden u. ä. [HOLLANDER u. WILKINS (1957), HERRMANN, HEJTMANCIK, GRAHAM u. MARBURGER (1958), MAGID u. FORSHAM (1958)].

---

[1] Anmerkung bei der Korrektur: Über größere Kaliumverluste auch nach Hydrochlorothiazid berichteten inzwischen SACKNER, WALLACK u. BELLET (1959) und FLEMING, ZILVA, BAYLISS u. PIRKIS (1959).

Tabelle 1. *Charakteristik von verschiedenen Diuretica und diuretischen Maßnahmen*

	Hg-Diuretica	Hydro-chloro-thiazid	Chloro-thiazid	Carboan-hydrase-hemmer	Amino-ouracile	Triazine	Gluco-corti-coide	Kationen-aus-tauscher	Ammo-nium-chlorid	Punk-tions-therapie
Parenterale Wirkung	++++									
Orale Wirkung	++	++++	++++	+(+)	+	+	(+)	+	(+)	
Toxizität bzw. spezielle Nebenwirkungen	(+)	(±)	(±)	(±)	(±)	(+)?			+	
Nachlassen der Wirkung bei kontinuierlicher Anwendung	—	—	—	+++	+?	—			+	
Biochemische Wirkungen										
Hypochlorämie	++	++	+							
Acidose				++		(+)				
Kaliumverlust	+	+(+)	++	+++		(+)	+	+	+++	
Azotämie						(+)?		+	$(+)_i$	
Eiweißverlust										+++

Hyponatriämie: nach allen starkwirkenden Diuretica möglich.

Hinsichtlich der Wirkstärke dürften die Chlorothiazid- den Quecksilberpräparaten annähernd gleichkommen, wobei die orale Anwendbarkeit beim Schwerkranken kein wesentlicher Vorteil ist, beim ambulanten Patienten sogar gewisse Gefahren einer unkontrollierten Anwendung mit sich bringen kann. Ein Nachlassen der Wirkung bei kontinuierlicher Anwendung ist besonders für die Carboanhydrasehemmer charakteristisch.

Ein wichtiger allgemeiner Grundsatz besteht darin, daß *etwaige Nebenwirkungen* der diuretischen Therapie im Zweifelsfall nie spezielle Nebenwirkungen sind, sondern daß es sich *in der Regel* um *allgemeine* Folgen der diuretischen Wirkung und insbesondere um Elektrolytstörungen handelt. Die Diuretica bewirken ja alle eine Hemmung im tubulären Fermentmechanismus, durch die der Hyperaldosteronismus nur ungefähr kompensiert, aber nicht genau ausgeglichen wird. Im eigentlichen Sinne physiologisch sind nur die Maßnahmen, die an der Ursache angreifen, also z. B. bei der Herzinsuffizienz die Herzglykoside. Einen ähnlich physiologischen Effekt könnte man sonst nur noch von den kompetitiven Aldosteronhemmern (Spirolactonen) erwarten. Auch die diätetische Natriumrestriktion bewirkt selbst kaum Störungen, ist jedoch für das Auftreten diureticabedingter Elektrolytstörungen praktisch Voraussetzung. Wenn bei der diuretischen Therapie Nebenwirkungen auftreten oder der diuretische Erfolg ausbleibt, muß man alle Diuretica absetzen und die klinische Situation überprüfen. Nebenwirkungen lassen an Störungen des Wasser- und Elektrolythaushalts denken, während eine mangelhafte Wirkung vor allem auch durch den fortgeschrittenen Zustand des Ödemleidens selbst, ungenügende sonstige Therapie, Komplikationen und geringes Glomerulusfiltrat bedingt ist. Im übrigen ist der Wirkungsverlust der Quecksilberdiuretica bei Alkalose, der Carboanhydrasehemmer bei Acidose bekannt. Die Wirkung der Chlorothiazidpräparate scheint zunächst weniger von der Aciditätslage abhängig zu sein [Beyer (1958)], jedoch rechnen Richterich, Spring u. Thönen (1959) auch hier mit einer Wirkungsbeeinträchtigung unter den Bedingungen der Hypochlorämie.

Selbstverständlich sind die *Eigenschaften* der verschiedenen Diuretica *klinisch zu berücksichtigen* und möglichst auszunutzen, d. h. bei Acidose Diuretica vom Quecksilber-Typ zu geben und bei Zuständen mit hohem Bicarbonat Carboanhydrasehemmer anzuwenden, also vor allem beim Cor pulmonale, sofern die respiratorische Acidose noch nicht dekompensiert ist. Eventuell kann man alternieren zwischen ansäuernden und alkalisierenden Mitteln, und selbstverständlich muß man größere Chlorid- und

Kaliumverluste durch Zufuhr von außen substituieren. Gerade die Kaliumzufuhr macht aber oftmals Schwierigkeiten, weil die Patienten Kaliumsalze nicht gern nehmen und weil die Beurteilung des Kaliumhaushalts schwierig und unsicher ist. Man wird daher alle Diuretica, bei denen Kaliumverluste besonders ausgesprochen sind, möglichst vermeiden. Durch ein derartiges Vorgehen lassen sich Elektrolytstörungen weitgehend *verhüten*, jedenfalls soweit sie vorwiegend iatrogen sind.

Bei der *großen Mehrzahl* der Ödempatienten braucht man *keine* Elektrolytstörungen zu befürchten, wenn die Diuretica nicht zu häufig gegeben werden — Quecksilberpräparate nicht mehr als 2 mal pro Woche, Hydrochlorothiazid in normaler Dosierung nicht länger als 3 Tage der Woche — und eine übergroße Diurese von 3 l und mehr vermieden wird. Es bleibt jedoch ein geringer Prozentsatz fortgeschrittener und komplizierter Fälle übrig, bei denen auch bei korrektem Vorgehen Elektrolytstörungen auftreten können, einfach deswegen, weil der Zellstoffwechsel, vielleicht auch die Receptoren der Reglersysteme, jedenfalls aber ihr Erfolgsorgan, die Niere, nicht mehr normal funktionieren. Die Besprechung der Diuretica-bedingten Elektrolytstörungen betrifft also eigentlich nur diese geringe Minderzahl von Patienten. Es lassen sich auch keine allgemeinverbindlichen Angaben über die *Häufigkeit* von Elektrolytstörungen bei der diuretischen Therapie machen, da sie ganz von der Schwere des Krankenguts und evtl. Komplikationen abhängt. Bei leichteren Fällen kommen sie praktisch nicht vor, bei schweren sind sie dagegen nicht so ganz selten. Es wäre jedoch falsch, wenn man bei den schweren Fällen, bei denen die diuretische Therapie gerade entscheidende Fortschritte bringen kann, auf die Anwendung der Diuretica verzichten würde; nur müssen dabei die möglichen Nebenwirkungen beachtet und möglichst verhütet werden.

II. Bedeutung des Grundleidens für das Auftreten von Elektrolytstörungen

Tab. 2 soll verdeutlichen, wie beim Auftreten von Elektrolytstörungen sowohl die diuretische Therapie als auch das Grundleiden und evtl. Komplikationen mitspielen, und zwar in unterschiedlichem Ausmaß. Die Darstellung beschränkt sich auf die Herzinsuffizienz; im Prinzip sind die Verhältnisse bei der schweren Lebercirrhose und Niereninsuffizienz aber ähnlich. Die therapeutischen Maßnahmen, also die diuretische Therapie einschließlich Natriumrestriktion, sind generell Voraussetzung dafür, daß

13*

Tabelle 2. *Art und Bedeutung ursächlicher Faktoren von Elektro-*

Art der Störung	Ursächliche Bedeutung der *Herzinsuffizienz* selbst	Ursächliche Bedeutung von *Komplikationen*
Hypo-natriämie a) *Mangel-* Form	+ insofern, als strenge Na-Restriktion Voraussetzung ist und diuretische Therapie begünstigen kann und eine derartige Therapie nur bei deutlicher Herzinsuffizienz üblich ist	++ *Salz-Wasser-Verluste* durch Erbrechen, starkes Schwitzen, Exsudat- und Ascitesbildung, chirurgische Fisteln und Drainagen, Pneumonie, salzverlierende Nierenkrankheiten, Nebenniereninsuffizienz usw.
b) *Verdün-nungs-* Form	+++ nur bei *schwerer* Herzinsuffizienz Verschlechterung des *Kompensationszustands entscheidend* für das Auftreten Störung des Zellstoffwechsels	+ Komplikationen aller Art insofern, als sie den Kompensationszustand verschlechtern (zusätzliche Salz-Wasserverluste, Schweiß, Exsudatbildung können begünstigend oder auslösend mitspielen)
c) sonstige u. Mischformen	wie oben, sowie kardiale Cirrhose	wie oben, sowie schlechter Ernährungszustand, Hypoproteinämie, Lebercirrhose usw.
Hypochlor-ämische Alkalose	+ tritt *bei schwerer Herzinsuffizienz leichter* auf, weil dort Na intensiv retiniert und bei Diuretica-Gabe mehr Cl (und K) eliminiert wird (d. h. bei starkem sekundärem *Hyperaldosteronismus*)	+ begünstigt durch *Erbrechen* und Diarrhoe begünstigt durch sonstige Alkalose und *K-Mangel*
Kalium-Mangel	+ durch *Herzinsuffizienz* selbst *begünstigt* und mit zunehmender Schwere häufiger (Störung des Zellstoffwechsels, Aldosteronwirkung)	++ *mangelhafte Ernährung* (begünstigt durch Anorexie usw.) Kaliumverluste bei Diarrhoe, polyurischen Nierenleiden usw. bei Lebercirrhose bei Zuständen mit Alkalose, ebenso nach Acidose, evtl. bei Hyponatriämie

lytstörungen nach diuretischer Therapie bei Herzinsuffizienz

Ursächliche Bedeutung von *therapeutischen Maßnahmen*	Berücksichtigung bei der Therapieform
++ *Na-Restriktion* ist praktisch Voraussetzung überschießende *diuretische Therapie* mit großer Diurese kann auslösen typische Ursache ist mechanische Salz-Wasser-Beseitigung *(Punktionstherapie)*	n schweren Fällen vorsichtige *Na-Substitution* (dabei Wassereinschränkung) evtl. Kaliumgaben, besonders bei Auftreten nach Diuretica
++ *Na-Restriktion* und freie Wasserzufuhr sind Voraussetzung, Diuretica jedoch nicht unmittelbar reichliche Wasserzufuhr, Infusionen, auch ACTH und Cortison können begünstigen wie oben	*keine* Na-Substitution Therapie von *Komplikationen* Überprüfung und Intensivierung der *Herztherapie* einschließlich Intensivierung der *diuretischen* Therapie (künstliche Acidose) *Glucocorticoid*behandlung, leichte Wassereinschränkung, ggf. Therapie gleichzeitigen Kaliummangels wie Verdünnungsform sowie Verbesserung der Ernährung
+++ Hauptursache ist intensive *Therapie mit Hg-Diuretica bei starker Na-Restriktion und -Retention.* Ebenso nach *Hydrochlorothiazid,* kaum nach Chlorothiazid	läßt sich verhüten oder beseitigen durch *Ammoniumchlorid* oder abwechselnde Anwendung von *Carboanhydrasehemmern* in schweren Fällen auch *Kalium-*zulage *Differentialdiagnose: respiratorische Acidose, hypochlorämische Acidose bei Niereninsuffizienz*
++ generell besonders bei intensiver Na-Restriktion und -Retention alle *Diuretica* können K-eliminierend wirken, vor allem Carboanhydrasehemmer und Chlorothiazid, aber auch Hydrochlorothiazid, Quecksilberdiuretica, Ammoniumchlorid, Kationenaustauscher wahrscheinlich bei Glykosid-Intoxikation bei gleichzeitiger ACTH- oder Cortison-Behandlung	diätetische oder medikamentöse Kalium-Zulagen (K-Salz-Gemisch, bzw. bei Alkalose KCl, bei Acidose $KHCO_3$; bei Anwendung von Carboanhydrasehemmern routinemäßig $KHCO_3$; auch bei großer Hg-Diurese prophylaktisch Kaliumersatz) *Beziehung zu und häufige Kombination mit hypochlorämischer Alkalose*

Tabelle 2

Art der Störung	Ursächliche Bedeutung der *Herzinsuffizienz* selbst	Ursächliche Bedeutung von *Komplikationen*
Hyperchlor-ämische Acidose	(evtl. Acidose durch Rechts-insuffizienz begünstigt)	praktisch nur *bei primären Nierenschäden* vorkom-mend
Dehydratation a) hyperton.	—	zusätzliche Wasserverluste (intestinal, Schweiß usw.)
b) isotonische	—	wie oben

Störungen auftreten. Bei intensiver Diuretica-Anwendung werden die Elektrolytstörungen häufiger. Wohl deshalb sind sie zunächst in den Vereinigten Staaten besonders aufgefallen. Sicherlich ist aber auch eine echte Zunahme vorhanden, weil dank der Fortschritte der allgemeinen Therapie mehr Ödemkranke ein fortgeschrittenes Stadium ihres Leidens erreichen. Elektrolytstörungen entstehen offenbar besonders bei Therapieversuchen an derartigen fortgeschrittenen, bereits weitgehend therapieresistenten Fällen, und nach Rubin, Thompson, Braveman u. Luckey (1955) treten weniger als 1% der Störungen bei erstmaliger Dekompensation auf.

Die *Bedeutung von Therapie und Grundleiden* ist bei den verschiedenen Störungen unterschiedlich. Rein iatrogen ist die hypertone Dehydratation durch Wassereinschränkung bei freier Natriumzufuhr; sie dürfte heute wohl kaum noch vorkommen. Schon bei der hypochlorämischen Alkalose nach Diuretica vom Quecksilber-Typ spielt aber wohl auch der Hyperaldosteronismus mit, denn sonst erfolgt die Na- und Cl-Ausscheidung nach diesen Diuretica etwa isomolar. Wenn schwerere Ödemfälle intensiv mit Quecksilberpräparaten oder Hydrochlorothiazid behandelt werden, ist regelmäßig mit der Tendenz zur hypochlorämischen Alkalose zu rechnen. Auf der anderen Seite ist die hyperchlorämische Acidose zwar therapiebedingt, kommt aber praktisch nur zustande, wenn gleichzeitig eine Niereninsuffizienz vorliegt. Der Kaliummangel ist ein Beispiel dafür, wie vielschichtig und wechselnd die Pathogenese sein kann. Alle Diuretica, besonders Carboanhydrasehemmer und Chlorothiazid, aber auch andere therapeutische Maßnahmen wie Kationenaustauscher,

(Fortsetzung)

Ursächliche Bedeutung von *therapeutischen* Maßnahmen	Berücksichtigung bei der Therapieform
ausgelöst durch *Ammoniumchlorid-therapie*, evtl. auch Carboanhydrasehemmer und Kationenaustauscher	ansäuernde Mittel absetzen, evtl. Therapie mit Bicarbonat und Lactat *vgl. absichtliche hyperchlorämische Acidose zur Steigerung der Hg-Wirkung* *Differentialdiagnose: respiratorische Alkalose*
fälschliche *Wassereinschränkung* bei freier Salzzufuhr	*vorsichtige* Wasserzufuhr bei Na-Restriktion
überschießende diuretische Therapie	in schweren Fällen 0,9% NaCl

Corticoide, Glykosidüberdosierung führen zu Kaliumverlusten, die besonders dann erheblich sind, wenn Natrium intensiv retiniert wird. Häufig sind Komplikationen beteiligt, Diarrhoe usw., und besonders eine ungenügende Nahrungsaufnahme, denn die basale Kaliumausscheidung von etwa 45 mval oder 1,5 g/Tag [DARROW (1956)] geht ja weiter. Bei schweren Herzkranken ist die Insuffizienz selbst schuld an einer cellulären Kaliumverarmung infolge Zellstoffwechselstörungen und Aldosteronismus; hier sind auf Grund der tubulären Austauschvorgänge auch die diuretischen Kaliumverluste besonders groß. Bei den Hyponatriämie-Syndromen ist die Bedeutung von Grundleiden und therapeutischen Maßnahmen ganz besonderes unterschiedlich; bei der Verdünnungsform steht die Schwere des Grundleidens im Vordergrund, während für die Mangelform eine Auslösung durch äußere einschl. diuretische Natriumverluste kennzeichnend ist. Alle starkwirkenden Diuretica können in schweren Fällen und besonders bei großer Diurese eine Mangel-Hyponatriämie auslösen, obgleich dies nicht die typische Reaktion ist.

III. Besprechung einzelner Elektrolytstörungen bei diuretischer Therapie

In Abb. 1 sind die Elektrolytkonzentrationen im Serum bei verschiedenen Störungen in bekannter Weise dargestellt und gleichzeitig einige klinische Daten angegeben. Da eine vollständige Besprechung der verschiedenen Syndrome nicht möglich ist, sollen hier einige Störungen herausgegriffen werden, welche das

Zusammenwirken von Therapieeinflüssen und Grundleiden besonders deutlich erkennen lassen.

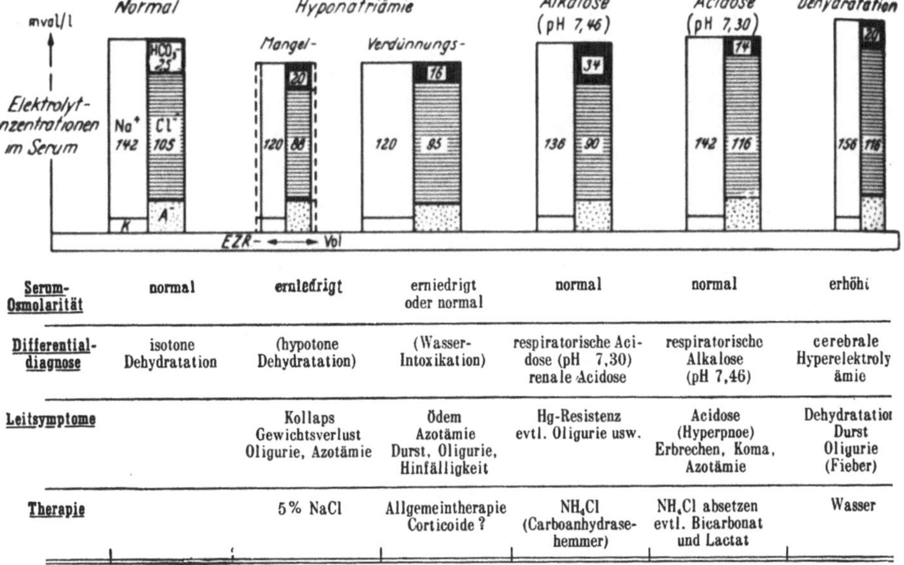

	Normal	Hyponatriämie		hypochlorämische Alkalose (pH 7,46)	hyperchlorämische Acidose (pH 7,30)	hypertonische Dehydratation
		Mangel-	Verdünnungs-			
Serum-Osmolarität	normal	erniedrigt	erniedrigt oder normal	normal	normal	erhöht
Differential-diagnose	isotone Dehydratation	(hypotone Dehydratation)	(Wasser-Intoxikation)	respiratorische Acidose (pH 7,30) renale Acidose	respiratorische Alkalose (pH 7,46)	cerebrale Hyperelektrolyämie
Leitsymptome		Kollaps Gewichtsverlust Oligurie, Azotämie	Ödem Azotämie Durst, Oligurie, Hinfälligkeit	Hg-Resistenz evtl. Oligurie usw.	Acidose (Hyperpnoe) Erbrechen, Koma, Azotämie	Dehydratation Durst Oligurie (Fieber)
Therapie		5% NaCl	Allgemeintherapie Corticoide ?	NH₄Cl (Carboanhydrase-hemmer)	NH₄Cl absetzen evtl. Bicarbonat und Lactat	Wasser

Abb. 1. *Wasser- und Elektrolytstoffwechselstörungen nach diuretischer Therapie.* Elektrolyt-konzentrationen im Serum und klinische Bemerkungen. K^+ = restliche Kationen (je 5 mval/l K und Ca, 2 mval/l Mg). A^- = restliche Anionen (Protein sowie Phosphat und Sulfat). Bei Hyponatriämie und Dehydratation wurde durch verschiedene Säulenbreite ein unterschiedliches Extracellularvolumen angedeutet. Es braucht jedoch bei Ödemkranken auch bei vorwiegender Mangel-Hyponatriämie nicht vermindert zu sein. Der Chloridspiegel ist bei beiden Hyponatriämieformen mehr oder weniger erniedrigt, jedoch in geringerem Ausmaß als der Natriumspiegel; eine Tendenz zur Acidose ist bei Schwerkranken dabei nicht selten. [In Anlehnung an FRIEDBERG (1956) und FABRE (1956a)]

Von besonderem Interesse sind in diesem Zusammenhang die *Hyponatriämie-Syndrome*. Die klinisch bedeutsamen Hyponatriämien werden dabei auf solche unter 132—130 mval/l beschränkt [DANOWSKI, FERGUS u. MATEER (1955), FRIEDBERG (1957)]. Damit fallen die symptomlosen leichten Hyponatriämien weg, wie sie bei Eiweißmangel und konsumierenden Krankheiten und gerade auch im Rahmen der diuretischen Therapie nicht selten vorkommen. Eine derartige relative Salzverarmung ist allerdings die Grundlage dafür, daß es bei zusätzlichen Natriumverlusten, die dann gar nicht so groß zu sein brauchen, zur Hyponatriämie kommt. Es gibt auch keinen „kritischen" Natriumspiegel, bei dem regelmäßig Symptome auftreten [SCHEMM u. CÁMARA (1954)]. Gelegentlich findet man einen Ödempatienten, der sich bei

120 mval/l Na noch relativ erträglich befindet. Das ist biologisch
bemerkenswert und wirft die praktisch wichtige Frage auf:
Welche Erniedrigung des Natriumspiegels ist bereits *per se* schädlich und macht unbedingt eine Natriumzufuhr erforderlich?

Man muß sich grundsätzlich darüber klar sein, daß die Hyponatriämie ein zwar gut nachweisbares, aber biologisch relativ
unwichtiges *Symptom*, jedenfalls nicht die Störung selbst ist.
Wichtiger dürften die intracellulären Elektrolytveränderungen
und ihre Ursachen und die intra-extracellulären Gradienten sein.
Die Bezeichnung Hyponatriämie ist nur ein Notbehelf, solange
wir keine bessere Definition geben können. Ebenso vorläufig ist die
Kennzeichnung als Mangel- und Verdünnungs- oder Verteilungs-
form (dilution hyponatremia), die sich nach dem typischen Verhalten auch als Hyponatriämie mit und ohne Ödem beschreiben lassen.
Eine Hyponatriämie mit Ödem ist deshalb auffallend, weil dabei
der Gesamt-Natriumbestand des Körpers immer noch erhöht ist
[MOORE u. Mitarb. (1954), TALSO u. Mitarb. (1956)]; man hat
daher die Hyponatriämien auch nach dem Natriumbestand
einzuteilen versucht [LEITER, WESTON u. GROSSMAN (1953),
DANOWSKI, FERGUS u. MATEER (1955), FERENZI u. TALSO (1957)].

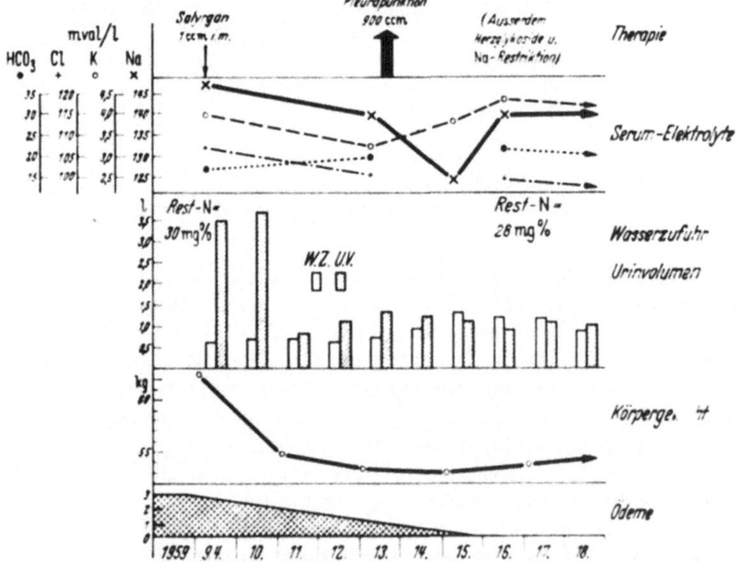

Abb. 2. *Vorübergehende Hyponatriämie bei Ödemausschwemmung und Pleurapunktion.*
Pat. P., Maria, 37 Jahre, Mitralstenose, 5. Dekompensation. Am 16. 4. Na-Konzentration
in Erythrocyten 17 mval/l, K 80 mval/l, Cl 67,5 mval/l, pH 7,27 (Diff. 0,14), Wasser 69,5
Gew.-%. Serumosmolarität 311 mmol/l, Adiuretinspiegel 53 µE/ml

Die Einteilung in *Mangel*- und *Verdünnungs*hyponatriämie
entspricht der klinischen Erfahrung, die sich schon bald auf-
drängte, nachdem SCHROEDER (1949) auf das "low salt syndrome"
bei Ödemkrankheiten aufmerksam machte. Abb. 2 zeigt eine
leichte Mangel-Hyponatriämie, sicher keine reine Form, aber ein
Beispiel dafür, was beim Natrium-arm ernährten Ödemkranken
bei zusätzlichen Salzverlusten vorkommen kann. Hier führte ein

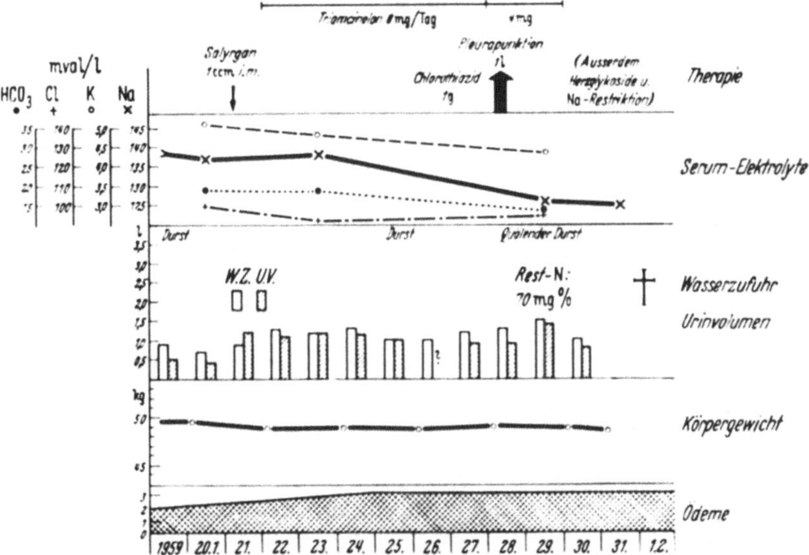

Abb. 3. *Terminale Hyponatriämie bei therapieresistentem kardialem Ödem, kompliziert durch
Thromboembolie.* Pat. K., Betty, 61 Jahre, Mitralstenose, 5. Dekompensation. Seit 1 Jahr
1 ml Salyrgan/Woche. Flimmerarrhythmie, abnehmende Glykosidtoleranz (zuletzt täglich
1/8 mg Strophanthin, bei höheren Dosen Extrasystolie in Bigeminusanordnung). Am 29. 1.
Na-Konzentration in den Erythrocyten 18 mval/l, K 91 mval/l, Cl 63,2 mval/l, Wasser
68 Gew.-%. Bei der Autopsie Nieren bis auf einige kleine alte Infarktnarben histologisch
ohne Besonderheiten

starkwirkendes Diureticum zu übergroßer Diurese, Ödemausschwemmung und Gewichtsabnahme. Gleichzeitig sank der
Natriumspiegel bereits etwas ab. Als dann wegen Atembehinde-
rung noch eine Pleurapunktion vorgenommen wurde, kam es
unter leichter Wasserretention zu einer Hyponatriämie, die sich
bald von selbst wieder ausglich. Wahrscheinliche Ursachen der
Hyponatriämie waren hier die große Diurese mit Verlust speziell
von Natrium sowie die Punktion. Wie von der Ascitespunktion
bekannt ist [WOLFF, KOCZOREK u. BUCHBORN (1956)], kann
dadurch ein vasculärer Durst und eine Wasserretention hervor-

gerufen werden, so daß bei Natriumrestriktion eine Hyponatriämie auftritt.

Abb. 3 zeigt eine terminale Hyponatriämie bei therapieresistenter Herzinsuffizienz mit Komplikationen. Unbeeinflußbares Ödem, gleichbleibendes Körpergewicht und Nichtansprechen auf Diuretica lassen den Fall der sog. Verdünnungs- oder Verteilungshyponatriämie zuordnen, wenn auch eine Punktion begünstigend mitspielte. Im Gegensatz zum Serum war die Natriumkonzentration in den Erythrocyten nicht erniedrigt, sondern, wie bei Ödemkrankheiten überhaupt, sogar leicht erhöht.

Die *Pathogenese* einer chronischen Hyponatriämie bei Ödem muß in mehrfacher Hinsicht analysiert werden [ELKINTON (1956)]; neben der Natriumbilanz ist auch die Elektrolytverteilung zu prüfen, und gleichzeitig muß auch eine Störung des Wasserstoffwechsels vorliegen, denn normalerweise müßte sich eine Hyponatriämie bei vergrößertem Extracellulärvolumen über eine Adiuretin-Minderproduktion von selbst zurückbilden. Diese normale Reaktion tritt aber bei den schwerkranken Patienten nicht ein. Aus den amerikanischen Arbeiten — als wichtigste Fallberichte seien die von STOCK, MUDGE u. NURNBERG (1951), ELKINTON, SQUIRES u. BLUEMLE (1952), HEIDORN u. SCHEMM (1955), CÁMARA u. SCHEMM (1955), RUBIN u. BRAVEMAN (1956), TALSO, SPAFFORD, FERENZI u. JACKSON (1956), EDELMAN (1956), WESTON, GROSSMAN BORUN, u. HANENSON (1958) genannt — ist hinsichtlich der Natriumbilanz bekannt, daß äußere Natriumverluste beim Auftreten einer Verdünnungshyponatriämie fehlen können, wenigstens zuletzt, die Natriumausscheidung vielmehr gerade besonders gering zu sein pflegt, daß aber auf der anderen Seite eine natriuretische Therapie über längere Zeit regelmäßig vorausgegangen ist. Aber auch auslösende Natriumverluste lassen sich vielfach nicht ausschließen, so daß zur „Mangel"form alle Übergänge bestehen und sich manche schweren Hyponatriämien nach erzwungener Diurese oder Punktion, wie sie z. B. MARTINI u. RAUSCH-STROOMANN (1959) bei Lebercirrhose beobachteten, schwer einordnen lassen. Die Abgrenzung der Verdünnungs-Hyponatriämie ist aber doch dadurch begründet, daß die Bedeutung akuter Natriumverluste zurücktritt und zusätzliche Störungen des Wasserhaushalts und evtl. der Elektrolytverteilung hinzukommen.

Bzgl. der Natriumverteilung ist im Fall der Abb. 3 die im Verhältnis zum Serum relativ hohe intraerythrocytäre Na-Konzentration bemerkenswert, die einem abgeflachten intra-extracellulären Natriumgradienten entspricht und als Ausdruck eines gestörten Zellstoffwechsels, vielleicht auch einer Steroidwirkung, angesehen werden kann. Eine Reihe von behandelten Herzinsuffizienzfällen mit ödematöser Hyponatriämie zeigte regelmäßig dieses Verhalten [JAHRMÄRKER, v. BUBNOFF u. RIECKER' (1959)] (Abb. 4).

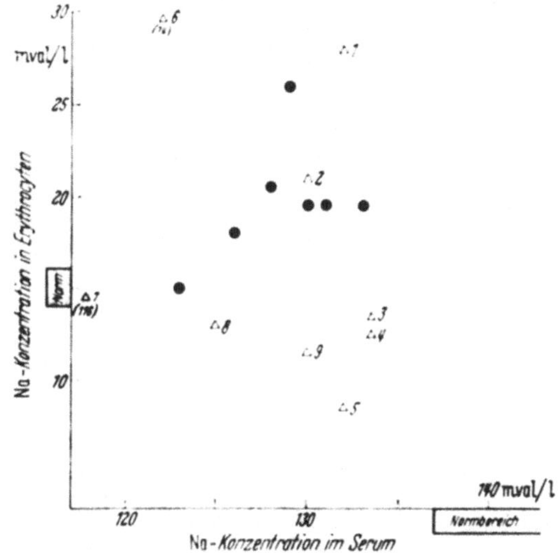

Abb. 4. *Natriumkonzentration in den Erythrocyten bei chronischer Hyponatriämie.* ● = Fälle von Herzinsuffizienz mit trotz Therapie bestehendem Ödem. △ = Hyponatriämie bei anderen Krankheiten (*1* Herzinsuffizienz, Lebercirrhose, Niereninsuffizienz, behandelt; *2* Lebercirrhose, Ascites, nach diuretischer Therapie; *3* u. *4* Lebercirrhose, Ascites, 2 Tage nach Punktion; *5* carcinomatöser Ascites; *6* Lymphogranulomatose; *7* Plasmocytom; *8* behandelter Diabetes mellitus; *9* pyelonephritische Schrumpfniere). Nach JAHRMÄRKER, v. BUBNOFF u. RIECKER (1959)

Dies ist mit den Befunden von TALSO, SPAFFORD, FERENZI u. JACKSON (1956) vereinbar, die bei schwerer Herzinsuffizienz und Lebercirrhose Hyponatriämien beobachteten, bei denen der Natrium- und Wasserbestand (Na^{22}- bzw. Antipyrinmethode) unverändert erhöht war.

Die amerikanischen Beobachtungen haben gezeigt, daß bei der Verdünnungshyponatriämie Infusionen und besonders eine hohe Flüssigkeitszufuhr von 3—4 l/Tag eine auslösende Rolle spielen können. Wenn die Diurese gleichzeitig nur 500—600 ml beträgt, ist eineWasserintoxikation unvermeidlich. Auch den Nachuntersuchern der SCHEMMschen wasserreichen Therapie war aufgefallen, daß die hohe Flüssigkeitszufuhr von Schwerkranken nicht mehr vertragen wurde und zur Wasserretention führte [NEWMAN u. STEWART (1948), FABRE (1956b)]. Die Entstehung ist aber nicht immer so einfach. Der paradox erscheinende Durst läßt daran denken, daß die

Wasserregulation gestört oder kompensatorisch an die erhöhte intracelluläre Natriumkonzentration angepaßt sein könnte. Leider liegen dazu [außer in dem Einzelfall von LEAF u. MAMBY (1952)] noch keine Adiuretinbestimmungen vor. Das Syndrom läßt sich zwar durch Adiuretingaben auslösen [WESTON, HANENSON u. Mitarb. (1952)], braucht aber spontan nicht auf die gleiche Weise zu entstehen. Die effektive Serumosmolarität kann bei Hyponatriämie annähernd normal sein [TALSO u. Mitarb. (1956)]. Auch eine Einstellung der Wasserregulation auf eine erniedrigte Serumosmolarität scheint vorzukommen [EARLEY u. SANDERS (1959), ORLOFF, WALSER, KENNEDY u. BARTTER (1959)]. Schließlich ist zu berücksichtigen, daß die Harnverdünnung durch eine hochgradig gesteigerte Natriumrückresorption bei kleinem Glomerulusfiltrat beeinträchtigt wird, weil eine zu geringe Wassermenge den distalen Tubulus erreicht [BERLINER u. Mitarb. (1958), ORLOFF, WALSER, KENNEDY u. BARTTER (1959)]. Damit findet die natriuretische Therapie dieser Zustände ihre Berechtigung. Insgesamt ist die ödematöse Hyponatriämie also gekennzeichnet durch eine relativ erhöhte intracelluläre Natriumkonzentration, d. h. einen abgeflachten intra-extracellulären Natriumgradienten, und eine (möglicherweise hiermit zusammenhängende) Wasserretention. In diesem Verhalten findet die Schwere des Grundleidens ihren Ausdruck; die diuretische Therapie ist Voraussetzung, aber nicht die hauptsächliche Ursache des Syndroms.

Dem *klinischen Bild* beider Hyponatriämieformen sind Schwäche und Apathie (bis zum Koma), Nausea und Erbrechen, Muskelcrampi, Leibschmerz und evtl. paralytischer Ileus, Durst und früher oder später eintretende Oligurie und Azotämie gemeinsam. Wenn akute Natriumverluste wesentlich sind, treten Hypotonie und Kollapsneigung hervor, während die Verdünnungsform beim Schwerstkranken mehr schleichend verläuft. Ihr Bild entspricht vor allem dem Grundleiden, wobei die Hyponatriämie Ausdruck der Schwere und Dringlichkeit des Zustandes ist. Die Unterscheidung, für die der vorausgegangene Verlauf besonders wichtig ist (Tab. 3), besitzt für Prognose und *Therapie* große Bedeutung. Beim echten Natriummangel ist hypertonische Salzzufuhr angezeigt und prompt wirksam; beim Herzkranken, also immer unreinen Formen, wartet man in leichten Fällen lieber ab oder gibt nur etwas Salz oral. Bei schwereren, kollaptischen Fällen wird NaCl 5% vorsichtig infundiert, jedoch nicht in der vollen extracellulären Fehlmenge. Es genügt, wenn der Natriumspiegel um 5—10 mval/l angehoben wird [CHICHE, MORIN u. COLONNA (1957)]. Bei der nicht durch akute Salzverluste ausgelösten ödematösen Hyponatriämie ist die

Tabelle 3. *Klinische Unterscheidungsmerkmale zwischen Mangel- und Ver-*
dünnungs-Hyponatriämie

Mangel-Form	Verdünnungs-Form
Vorausgegangener Verlauf	
Na-Wasser-Verluste vorausgegangen	*Keine Na-Wasser-Verluste unmittel-bar* vorausgegangen
Gewichtsverlust vorausgegangen	*Kein Gewichtsverlust* vorausgegangen
Normale oder reichliche Diurese vorausgegangen	*Oligurie* vorausgegangen
Gutes Ansprechen auf Diuretica vorausgegangen; häufig auch nach Punktionen	*Diuretica-Resistenz* in letzter Zeit vorausgegangen
Gesamtbeurteilung des betreffenden Falles	
Auch bei weniger schweren Fällen	*Bei schwersten therapieresistenten Fällen*
An Komplikationen liegen i. a. nur solche vor, die zu Salz-Wasser-Verlusten führen	*Oft bei Komplikationen,* die den Kompensationszustand generell verschlechtern
Das Bild entspricht vor allem einem zusätzlichen Kollapssyndrom	Das Bild entspricht vor allem einer zunehmenden Verschlechterung des Grundleidens und ist von dieser und von Komplikationen kaum abzugrenzen
Symptome	
Relativ *akut* auftretend	Relativ *schleichend* auftretend
Leitsymptom: Hypotonie, Kollaps	*Leitsymptom: therapieresistentes Ödem*
I. a. *kein Ödem,* evtl. Dehydratation	Hypotonie weniger ausgesprochen. Eventuell Wasserintoxikation
Crampi relativ häufig, Durst weniger stark	Hb, Hämatokrit und Serumeiweiß relativ niedrig; Dysproteinämie häufiger
	Durst sehr ausgesprochen
Prognose und Therapieerfolg	
NaCl 5% hilft prompt (ist allerdings in leichten Fällen entbehrlich)	Besserung des Kompensationszustandes entscheidend; andere Maßnahmen nur unterstützend
	Na-Zufuhr in der Regel kontraindiziert (verschlechtert)
Prognose relativ günstig	Prognose ungünstig (Letalität über 50%)

Natriumzufuhr dagegen kontraindiziert (außer vielleicht bei Koma), weil der Endausgang nicht beeinflußt wird — selbst wenn Sensorium, Kreislauf und diuretische Ansprechbarkeit zunächst gebessert werden — und Insuffizienz, Ödem und Durst meist zunehmen. Vielmehr kommt gerade eine verstärkte natriuretische Therapie in Frage (Quecksilberpräparate und Euphyllin nach Ammoniumchlorid und evtl. Diamox mit künstlicher Acidose), womit RUBIN u. BRAVEMAN (1956), FERENZI u. TALSO (1957) und ORLOFF u. Mitarb. (1959) Erfolge erzielten. Heute wird zuerst die Anwendung der Glucocorticoide empfohlen, die vielleicht als Substitutionstherapie aufzufassen ist und bei therapieresistenten Ödemfällen wirksam sein kann, unabhängig davon, ob eine Hyponatriämie besteht oder nicht. Die Wasserzufuhr soll an Diurese und Gewichtsverlauf angepaßt und gegebenenfalls auf 1200—1000 ml/Tag beschränkt werden [LEVITT (1957), EDELMAN (1956)]; eine stärkere Wassereinschränkung nützt nichts [ORLOFF u. Mitarb. (1959)], und Wasserdiuretica (Alkohol) haben sich nicht eindeutig bewährt. Entscheidend für den Verlauf bei ödematöser Hyponatriämie ist vielmehr das Grundleiden. Es handelt sich stets um schwerste Fälle mit ungünstiger Prognose. Falls Grundleiden oder Komplikationen gebessert werden können, bildet sich die Hyponatriämie auch ohne spezielle Therapie wieder zurück.

Hinsichtlich des *Kaliummangels* können nur einige Fragen angeschnitten werden. Schwierigkeiten macht besonders die Diagnose des Kaliummangels. Wenn ein Patient durch Diurese, Diarrhoe usw. Kaliumverluste erlitten hat und eine Hypokaliämie aufweist, ist ein primäres und vorwiegend extracelluläres Defizit anzunehmen, welches sich verhältnismäßig leicht substituieren läßt. Bei schwerer chronischer Herz- und Leberinsuffizienz muß man aber eine celluläre Kaliumverarmung vermuten, auch wenn der Blutspiegel normal ist. Hier kann man Kalium nur anbieten; ob es aufgenommen wird, hängt vom Zellstoffwechsel, d. h. vom Grundleiden ab. Solange der Zustand schlecht ist, werden Kaliumzulagen nicht retiniert, wie z. B. die Beobachtungen von CORT u. MATTHEWS (1954) zeigen. Bei der Beurteilung des Kaliumspiegels ist die Aciditätslage zu berücksichtigen. Nach BURNELL, VILLAMIL, UYENO u. SCRIBNER (1956) und BURNELL u. SCRIBNER (1957) sinkt der Kaliumspiegel bei Veränderungen der Aciditätslage um 0,4—1,2 mval/l pro 0,1 pH-Anstieg. RIECKER u. v. BUBNOFF (1959) konnten die Kaliumeinwanderung in die Erythrocyten bei Alkalose und das umgekehrte Verhalten bei Acidose auch direkt nachweisen. Eine Alkalose steigert also Kaliumkapazität oder -bedarf, so daß es bei dem relativ kleinen extracellulären Kaliumreservoir leicht zur Hypokaliämie kommen kann. (Außerdem nimmt dabei die Kaliumausscheidung zu.) Auf der anderen Seite ist bei Acidose bereits eine Normokaliämie auf Kaliummangel verdächtig und eine Hypokaliämie erfahrungsgemäß klinisch besonders schwer. Die Kaliumzufuhr muß hier mit einer Behandlung der Acidose verbunden werden. Entscheidend ist offenbar der intra-extracelluläre Kaliumgradient, der auch das Tempo der Kaliumzufuhr begrenzt und von dem auch die EKG-Symptome abhängen. Die Fehlmenge läßt sich bei primär cellulärem Kaliumverlust auch durch einen Kaliumdefizittest [Kühns u. Hospes (1956)] nicht feststellen und auch nicht ohne weiteres substituieren. Es bleibt aber festzuhalten, daß beim Bestehen einer Hypokaliämie jedenfalls Kalium vorsichtig angeboten werden soll. Das klinische Bild des Kaliummangels ist wenig charakteristisch, wenn nicht bereits Paresen auftreten. Diagnostisch und für die Behandlung wichtig ist die herabgesetzte Glykosidtoleranz [Lown u. Levine (1954)]. Bei unerwarteter Glykosidtoxicität muß immer nach einem Kaliummangel gesucht werden. Auch die sog. Redigitalisierung bei Ödemausschwemmung ist durch erhöhte Digitalisempfindlichkeit bei Kaliummangel bedingt.

Auf Häufigkeit und Bedeutung der Hypokaliämie nach der Anwendung von Chlorothiazidpräparaten bei Lebercirrhose wird im Referat von Frau Prof. Sherlock eingegangen werden.

Zusammenfassung und abschließende Bemerkungen

Die typische Wirkung der verschiedenen Diuretica auf den Elektrolyt- und Säurebasenhaushalt wurde übersichtsweise besprochen. Stärker Kalium-eliminierende Eigenschaften sind dabei unerwünscht. Entsprechend ihrem Diurese-Typ können alle starkwirkenden Diuretica zu Elektrolytveränderungen führen. Ein wirksames Diureticum ohne mögliche Nebenwirkungen gibt es bisher nicht. Ebenso ist kein Diureticum für alle Zwecke optimal geeignet, obwohl der Typ der Quecksilberdiuretica, dem auch das Hydrochlorothiazid zuzuordnen ist, für einen besonders großen Anteil der Patienten zweckmäßig ist. Die Gefahr von Elektrolytstörungen ist bei weniger schweren Ödemfällen, zweckmäßiger Auswahl des Diureticums und nicht zu häufiger Anwendung durchaus gering. Die diätetische Natriumrestriktion begünstigt das Auftreten von Elektrolytstörungen, stellt aber selbst die ungefährlichste Maßnahme dar und soll der Anwendung der Diuretica vorangestellt werden. Stärkere Elektrolytstörungen können auftreten, wenn Natrium sehr intensiv retiniert wird, Elektrolytregulation und besonders Nierenfunktion nicht mehr genügend kompensationsfähig sind und wenn disponierende Komplikationen vorliegen. Ein derartiges Zusammenwirken von Einflüssen der diuretischen Therapie und des Grundleidens bei der Entstehung von Elektrolytstörungen wurde anhand der Hyponatriämie-Syndrome und des Kaliummangels näher besprochen. Zur Charakterisierung der Verdünnungs-Hyponatriämie bei Herzinsuffizienz wurde berichtet, daß dabei in den Erythrocyten regelmäßig eine im Verhältnis zum Serum erhöhte Natriumkonzentration, d. h. ein abgeflachter intra-extracellulärer Natriumgradient gefunden wurde.

Eine direkte Kreislaufbelastung durch die diuretische Therapie bei Ödemkrankheiten ist nicht anzunehmen, da alle bisherigen Diuretica primär renal angreifen und höchstens einen aderlaßähnlichen Effekt auf den Kreislauf ausüben können. Eine plötzliche übergroße Diurese sowie eine Dehydratation sind jedoch unerwünscht, weil dadurch Elektrolytstörungen, Kollaps- und Thromboseneigung und biologische Gegenregulationen ausgelöst werden können. Eine etwas protrahierte und vorsichtige Anwendung der Diuretica ist vorzuziehen. Kontinuierliche Diuretica-Gaben sind jedoch — wenn auch bei niedrigen Dosen geeigneter Mittel an sich möglich — deshalb unerwünscht, weil dabei erfahrungsgemäß die Überwachung nachläßt. Ein Ersatz der natriumarmen Diät durch Diuretica darf nur als Notbehelf gelten, weil sich allgemeine und spezielle Nebenwirkungen der Diuretica nie ganz ausschalten lassen. Aus dem gleichen Grunde bedarf auch die Anwendung der Diuretica bei Hypertonie einer abgewogenen Indikationsstellung, denn im allgemeinen gilt ja das Fehlen einer Salz-Wasser-Retention als Gegenindikation gegen die Anwendung der Diuretica.

Summary and concluding remarks

The typical effects of the various diuretics on the electrolyte and acid-base balance have been reviewed and discussed. In this connection, marked potassium-excreting properties are undesirable. Depending on the type of diuresis which they induce, all potent diuretic agents are liable to cause changes in the electrolyte balance. An effective diuretic having no side effects has yet to be found. Similarly, there is as yet no optimal all-purpose diuretic, although the mercurial diuretics, in which category hydrochlorothiazide can also be included, prove suitable in a very high proportion of patients. In less severe cases of oedema, the danger of disorders in the electrolyte balance is very slight, provided an appropriate diuretic is selected and provided it is not administered too frequently. Though dietary restriction of the salt intake tends to encourage electrolyte disorders, it nevertheless represents the safest method and should be given preference over the use of diuretics. More severe electrolyte disorders may occur in cases where there is very marked sodium retention, where electrolyte regulation and especially renal function are no longer capable of adequate compensation, and where predisposing complications are present. Such an interplay of influences emanating from diuretic therapy on the one hand and the underlying disease on the other, and the part it plays in producing electrolyte disorders have been discussed in detail in connection with the hyponatremia-syndrome and potassium depletion. As a characteristic feature of the dilution-hyponatremia occurring in cardiac failure, it was reported that in this condition the sodium concentration in the erythrocytes is invariably enhanced in relation to that of the serum, i. e. the intra-extracellular sodium gradient was found to be flatter.

There is no reason to suppose that diuretic therapy imposes any direct strain on the circulation, since the primary site of attack of all diuretics used hitherto is the kidney; they can at the most only exert an effect on the circulation similar to that of venesection. Sudden and excessive diuresis, however, as well as dehydration, are undesirable because they are liable to provoke electrolyte disorders, a tendency to collapse and thrombosis, and biological counter-regulatory processes. A rather protracted and cautious use of diuretics is preferable. Uninterrupted diuretic medication — though possible in itself where suitable drugs are employed in low dosage — is to be advised against, if only because experience has shown that the treatment then tends to be less closely supervised. Use of diuretics as a substitute for a low-salt diet should only be resorted to as a temporary measure, because the general and more specific side effects of diuretic agents can never be completely eliminated. For the same reason, before employing diuretics in hypertension careful consideration should be given to the question whether they are really indicated, since generally speaking the absence of salt and water retention is a contra-indication to the use of diuretics.

Résumé

L'auteur résume l'effet caractéristique de divers diurétiques sur l'équilibre acide-base et sur celui des électrolytes. A cet égard, une augmentation prononcée de l'excrétion du potassium est fâcheuse. Selon le type de diurèse qu'ils provoquent, tous les diurétiques puissants peuvent entraîner des modifications de l'équilibre électrolytique. Il n'existe pas encore à l'heure actuelle de diurétiques actifs sans effet secondaire. De même, aucun diurétique ne convient de façon parfaite pour toutes les indications, quoique les diurétiques à type d'action mercuriel, parmi lesquels il faut également classer l'hydrochlorothiazide, sont indiqués dans une bonne partie des cas. En cas d'œdème de gravité moyenne, le risque de troubles dans l'équilibre des électrolytes est minime si l'on choisit judicieusement le diurétique et ne l'emploie pas trop souvent. Le régime désodé favorise l'apparition de troubles des électrolytes, mais constitue quand même la mesure la moins dangereuse et doit précéder le recours aux diurétiques. Il peut apparaître des troubles des électrolytes assez marqués lorsqu'il y a une rétention considérable de sodium, si la régulation des électrolytes et plus particulièrement la fonction rénale sont décompensées, enfin s'il existe des complications prédisposantes. L'influence combinée du traitement diurétique d'une part et de l'affection de base d'autre part sur l'apparition de troubles des électrolytes a été étudiée de près pour le syndrome d'hyponatrémie et pour l'insuffisance en potassium. Dans l'hyponatrémie de dilution en cas d'insuffisance cardiaque, on a signalé régulièrement dans les hématies une concentration de sodium trop élevée par rapport au sérum, c'est-à-dire un «gradient sodique intra-extracellulaire» aplati.

Il n'existe pas de raison d'admettre que le traitement diurétique des oedèmes entraîne directement une surcharge circulatoire; le point d'attaque primaire de tous les diurétiques actuels est en effet rénal et ceux-ci peuvent tout au plus exercer l'effet d'une saignée sur la circulation. Une diurèse et une déshydratation brusquement exagérées sont toutefois indésirables, car elles peuvent déclencher un déséquilibre électrolytique, une tendance au collapsus et à des thromboses, ainsi que des contre-régulations biologiques. Il est donc préférable d'employer les diurétiques lentement et prudemment. Leur emploi de longue durée, bien qu'il soit possible à faibles doses avec des dérivés appropriés, est toutefois indésirable; on sait en effet par expérience que la surveillance diminue avec le temps. Le remplacement du régime désodé par les diurétiques ne peut donc être envisagé que comme une mesure d'urgence, car les effets secondaires, généraux et particuliers, de ces derniers ne peuvent jamais être complètement évités. Pour la même raison, l'emploi des diurétiques dans l'hypertension artérielle exige aussi une appréciation judicieuse des indications, l'absence de rétention hydrosaline étant en général considérée comme une contre-indication des diurétiques.

Literatur

BAYLISS, R. I. S., D. MARRACK, J. PIRKIS, J. R. REES and J. F. ZILVA: Lancet 1958 I, 120. — BERLINER, R. W., N. G. LEVINSKY, D. G. DAVIDSON and M. EDEN: Amer. J. Med. 24, 730 (1958). — BEYER, K. H.: Ann. N. Y. Acad. Sc. 71, 363 (1958). — BURNELL, J. M., and B. H. SCRIBNER: J. Amer. Med. Ass. 164, 959 (1957). — BURNELL, J. M., M. F. VILLAMIL, B. T. UYENO and B. H. SCRIBNER: J. Clin. Invest. 35, 935 (1956).

CÁMARA, A. A., and F. R. SCHEMM: Circulation 11, 702 (1955). — CHICHE, P.,B. MORIN et D. COLONNA: Sem. hôp. Paris 33, 3829 (1957). — CORT, J. H., and H. L. MATTHEWS: Lancet 1954 I, 1202.

DANOWSKI, T. S., E. B. FERGUS and F. M. MATEER: Ann. Int. Med. 43, 643 (1955). — DARROW, D. C.: J. Amer. Med. Ass. 162, 1310 (1956). — DINON, L. R., Y. S. KIM and J. B. V. VEER: Amer. J. med. Sc. 236, 533 (1958).

EARLEY, L. E., and CH. A. SANDERS: J. Clin. Invest. 38, 545 (1959). — EDELMAN, I. S.: Metabolism 5, 500 (1956). — ELKINTON, J. R.: Circulation 14, 1027 (1956). — ELKINTON, J. R., R. D. SQUIRES and L. W. BLUEMLE: Circulation 5, 58 (1952).

FABRE, J.: Helvet. med. acta 23, 381 (1956a). — FABRE, J.: Rev. franç. études clin. biol. 1, 674 (1956b). — FERENZI, G. W., and P. T. TALSO: Med. Clin. North Amer. 1957, 67. — FLEMING, P. R., J. F. ZILVA, R. I. S. BAYLISS and J. PIRKIS: Lancet 1959 I, 1218. — FORD, R. V.: Ann. N. Y. Acad. Sc. 71, 397 (1959). — FORD, R. V., J. B. ROCHELLE, C. A. HANDLEY, J. H. MOYER and CH. L. SPURR: J. Amer. Med. Ass. 166, 129 (1958). — FRIEDBERG, CH. K.: Diseases of the heart. 2 nd Ed. Philadelphia: W. B. Saunders 1956. — FRIEDBERG, CH. K.: Circulation 16, 437 (1957).

GORMSEN, J.: Acta med. Scand. 148, 61 (1954).

HEIDORN, G. H., and F. R. SCHEMM: Amer. J. med. Sc. 229, 621 (1955). — HERRMANN, G. R., M. R. HEJTMANCIK, R. N. GRAHAM and R. C. MARBURGER: Texas J. Med. 54, 639 (1958). — HOLBOTH, N., K. THOMSEN, P. F. HAAGENSEN u. N. PRESNIK: Uskr. Laeger 120, 1585 (1958). — HOLLANDER, W., and R. W. WILKINS: Boston Med. Quart. 8, 69 (1957).

JAFFÉ, M. O., and R. R. KIERLAND: J. Amer. Med. Ass. 168, 2264 (1959). — JAHRMÄRKER, H., M. v. BUBNOFF u. G. RIECKER: In Vorb. (1959). KÜHNS, K., u. K. HOSPES: Schweiz. med. Wschr. 86, 783 (1956).

LARAGH, J. H.: Ann. N. Y. Acad. Sc. 71, 409 (1958). — LARAGH, J. H., H. O. HEINEMANN and F. E. DEMARTINI: J. Amer. Med. Ass. 166, 145 (1958). — LEAF, A., and A. R. MAMBY: J. Clin. Invest. 31, 60 (1952). — LEVITT, M. F.: A. M. A. Arch. Int. Med. 100, 364 (1957). — LEITER, L., WESTON and J. GROSSMAN: Bull. N. Y. Acad. Med. 29, 833 (1953). — R. E. LOOMIS, G. W., and R. L. GRISSOM: Circulation 18, 752 (1958). — LOWN, B., and S. A. LEVINE: Current concepts in digitalis therapy. Boston: Little, Brown & Co. 1954. — LYONS, B. H.: Canad. Med. Ass. J. 66, 545 (1952).

MAGID, G. J., and P. H. FORSHAM: Metabolism 7, 589 (1958). — MARTINI, G. A., u. J. G. RAUSCH-STROOMANN: Klin. Wschr. 37, 385 (1959). — MARVEL, R. J., and W. A. SHULLENBERGER: Amer. Heart J. 42, 194 (1951). — MICHELSEN, C.: Uskr. Laeger. 120, 1118 (1958). — MONTERO, A. C., J. B. ROCHELLE and R. V. FORD: Amer. Heart J. 57, 484 (1959). — MOORE, F. D., I. S. EDELMAN, J. M. OLNEY, A. H. JAMES, L. BROOKS and G. M. WILSON: Metabolism 3, 334 (1954).

NEWMAN, A. A., and H. J. STEWART: Ann. Int. Med. 28, 916 (1948). — NORDQVIST, P., G. CRAMÉR and P. BJÖRNTROP: Lancet 1959 I, 271.

OREN, B. G., and M. S. BELLE: J. Amer. Med. Ass. **168**, 2128 (1959). — ORLOFF, J., M. K. WALSER, TH. J. KENNEDY and F. C. BARTTER: Circulation **19**, 284 (1959).

PRICE, N. L.: Lancet **1939 I**, 765.

RICHTERICH, R.: Klin. Wschr. **37**, 355 (1959). — RICHTERICH, R., P. SPRING u. H. THÖNEN: Schweiz. med. Wschr. **89**, 353 (1959). — RIECKER, G., u. M. v. BUBNOFF: Klin. Wschr. **36**, 556 (1958). — RIECKER, G., u. M. v. BUBNOFF: in Vorb. (1959). — RUBIN, A. L., and W. S. BRAVEMAN: Circulation **13**, 655 (1956). — RUBIN, A. L., H. G. THOMPSON, W. S. BRAVEMAN and E. H. LUCKEY: Ann. Int. Med. **42**, 358 (1955).

SACKNER, M. A., A. A. WALLACK and S. BELLET: Amer. J. Med. Sc. **237**, 575 (1959). — SCHEMM, F. R., and A. A. CÁMARA: Circulation **10**, 430 (1954). — SCHEMM, F. R., and A. A. CÁMARA: Internat. Rec. Med. **166**, 381 (1953). — SCHROEDER, H. A.: J. Amer. Med. Ass. **141**, 117 (1949). — SCHWARTING, G.: Klin. Wschr. **37**, 476 (1959). — SHERLOCK, S., A. E. READ, J. L. LAIDLAW and R. HASLAM: Ann. N. Y. Acad. Sc. **71**, 430 (1958). — SOLOFF, L. A., and J. ZATUCHNI: J. Amer. Med. Ass. **139**, 1136 (1949). — SQUIRES, R. D., A. P. CROSLEY and J. R. ELKINTON: Circulation 4, 868 (1951). — STOCK, R. J., G. H. MUDGE and M. J. NURNBERG: Circulation **4**, 54 (1951).

TALSO, P. J., N. SPAFFORD, G. FERENZI and H. O. JACKSON: Metabolism **5**, 58 (1956).

URICCHIO, J. F., and D. G. CALENDA: Ann. Int. Med. **39**, 1238 (1953).

WESTON, R. E., J. GROSSMAN, E. R. BORUN and I. B. HANENSON: Amer. J. Med. **25**, 558 (1958). — WESTON, R. E., I. B. HANENSON, E. R. BORUN, J. GROSSMAN and M. WOLFMAN: J. Clin. Invest. **31**, 672 (1952). — WOLFF, H. P., KH. R. KOCZOREK u. E. BUCHBORN: Aldosteron und Adiuretin bei Leberkrankheiten. 4. Freiburger Symposion. Berlin-Göttingen-Heidelberg: Springer 1956, S. 102.

ZUCKERMAN, A. J., and A. A. CHAZAN: Brit. Med. J. **1958 II**, 1338.

Diskussion

HOFFMEISTER: Das Versagen der Diurese bei dem in Abb. 3 gezeigten Beispiel, bei dem eine Aldosteronbestimmung nicht aufgezeichnet war, erinnert mich an eine Analyse bei einer Patientin, die in der Ärztl. Wschr. **12**, 81 (1957) veröffentlicht ist. Die Patientin hatte ein kongenitales Vitium mit hochgradiger Wassersucht, und wir hatten alles versucht, sie zu entwässern mit einem ähnlichen Regime wie eben gezeigt. Letzthin war die Patientin nur durch Ascitespunktionen bis 20 l am Leben zu erhalten. Während eines Monats war die Natriurie praktisch gleich null, ganz gleichgültig, ob wir Diamox oder Salyrgan gaben. Die Harnmengen schwankten zwischen 400 und 1200 ml. Der Na-Spiegel im Serum lag zwischen 136 und 146, im Ascites bei 150 mval/l. Dieses Verhalten der Niere erklärte sich letzthin in einer extremen Aldosteronurie, die Herr WOLFF mit 120 γ in 24 Std. festgestellt hatte. Damit versteht sich die Therapieresistenz und damit auch das, was Herr RIECKER in den Erythrocyten gefunden hatte.

HUNGERLAND: Haben Sie eine Vorstellung, wie das Blutvolumen bei den Fällen mit Verdünnungs-Hyponatriämie aussieht?

JAHRMÄRKER: Wohl erhöht, weil es sich um ödematöse Patienten gehandelt hat.

HUNGERLAND: Ich glaube nicht, daß man diesen Schluß ziehen kann. Wir kennen die Patienten mit nephrotischen Ödemen, bei denen das Blutvolumen vermindert ist!

JAHRMÄRKER: Das Blutvolumen dürfte bei der Verdünnungs-Hyponatriämie ebenso wie bei ödematöser Herzinsuffizienz überhaupt erhöht oder jedenfalls nicht erniedrigt sein. Hämatokrit und Serumeiweiß sind meist gerade niedrig, ein Konzentrationsanstieg ist nie beobachtet worden. Direkte Blutvolumenbestimmungen wurden bei der Schwere der Krankheitszustände allerdings nie durchgeführt. Bei den Beobachtungen von WESTON u. Mitarb. (1958) ging der Eintritt der Verdünnungs-Hyponatriämie mit einer Wasserretention und einer Vergrößerung des Extracellulärraums einher. Bei den exsikkotischen Zuständen beim Säugling handelt es sich dagegen sicherlich um einen echten Salzmangel, bei dem die Salzzufuhr eindeutig indiziert und wirksam ist.

HUNGERLAND: Was sie gezeigt haben, erinnert an das, was wir als Darrow-Yannetsches Gleichgewicht kennen. Bei Verminderung des kreisenden Blutvolumens, wie wir das bei der Exsikkose beispielsweise sehen, tritt das ein, was Sie beschrieben haben.

REUBI: Ich möchte zunächst auf die Natriumkonzentration in den Erythrocyten zurückkommen. Es ist mir aufgefallen, daß die normale Schwankungsbreite offenbar sehr schmal ist. Sie messen dieses Natrium doch mit Hilfe des Flammenphotometers? Daß die normale Schwankungsbreite nur 0,5 mäq/l beträgt, scheint mir etwas überraschend. Ein Einzelwert mit 18 oder mit 17 mäq/l darf aber noch nicht als signifikant betrachtet werden.

RIECKER: Der normale Natriumgehalt von Erythrocyten beträgt nach unserer Methode $16,4 \pm 0,3$ mval/l. Dies sind statistisch ermittelte Werte. Nach statistischen Regeln liegt also ein Wert von 18,0 mval/l außerhalb der $3\,\sigma$-Grenze. Im Einzelfall wird man einen erhöhten Natriumgehalt bei 18,5 mval/l annehmen dürfen. Für die Diskussion zur Hyponatriämie erscheint mir wesentlich zu sein, daß das extracelluläre Natrium von 145 mval/l auf 125 mval/l absinken kann, während die cellulären Konzentrationen aber nicht mit absinken, sondern normal oder erhöht bleiben. Die Folge ist ein abgeflachtes Konzentrationsgefälle für Natrium von außen zum Zellinnern. Dies gibt es bei einer gesunden Person nicht.

REUBI: Sie haben mit Recht zwei Gruppen von Hyponatriämie unterschieden, Salzmangel- und Überwässerungshyponatriämie. Auch dem Nephrologen sind diese Zustände gut bekannt. Zur ersten Gruppe, bei der nämlich gleichzeitig zu wenig Wasser vorhanden ist, aber noch weniger Natrium, gehören viele Fälle von chronischer Pyelonephritis, welche eine unzweckmäßige, salzlose Diät bekommen haben. Dies ist eine sehr häufige Erscheinung, und wir wissen auch, daß unter diesen Umständen die Nierenfunktion noch weiter leidet, was eine bestehende Azotämie verstärken kann. Die andere Gruppe ist in unserem Krankengut auch reichlich vertreten; es sind alle die Anurien, welche man mit zu großen Glucoseinfusionen behandelt. Zu häufig, leider, werden bei solchen Patienten noch sog. Wasserstöße versucht oder Glucoselösungen infundiert, bis das Serumnatrium sehr stark sinkt. Wir hatten vor einigen Wochen Gelegenheit, einen solchen Fall mit Überwässerung zu sehen, mit einem Serumnatrium von 104 mäq/l bei einer Anurie. Sie sagen, bei dieser Gruppe — es bezieht sich aber vielleicht nur auf Herzpatienten? — sei Kochsalz kontraindiziert. Ich bin anderer Meinung, jedenfalls bei extremen Hyponatriämien. Man muß nur gleichzeitig Flüssigkeit entziehen. Und wenn der Patient anurisch ist und man keine Durchfälle erzeugen kann, sollte man einen Aderlaß vornehmen. Anschließend wird man hypertonische Kochsalzlösung injizieren. Das haben wir z. B. im vorher erwähnten Fall auch gemacht. Wir haben meistens eine 5%ige Lösung angewendet, zuerst 50, dann 100—200 ml unter Überwachung des Patienten langsam infundiert. Natürlich ist ein Patient mit einem Plasmanatrium von 104 mäq/l meistens bewußtlos. Das ist nämlich ein wichtiges Symptom der Überwässerungshyponatriämie. Patienten dieser Gruppe sind oft komatös, und sie erholen sich vom Koma, wenn man ihnen Kochsalz gibt. Ich darf vielleicht an dieser Stelle noch auf ein wichtiges Symptom der anderen Form (Salzmangelhyponatriämie) hinweisen, nämlich das Erbrechen.

Noch ein Wort zur Kaliumfrage: Die kaliuretische Wirkung, welche bei den meisten Diuretica so befürchtet wird, ist von sehr vielen Faktoren abhängig, auch von der Nierenfunktion. Wir haben z. B. gesehen, daß bei Patienten mit niedriger Filtration der kaliuretische Effekt schwächer ist. Andererseits ist bei Patienten, die in der Ausgangslage Natrium stark retinieren, wie z. B. Patienten mit Cirrhose oder mit Nephrose, der kaliuretische Effekt stark. Dies, weil diese Leute Kalium anstatt Natrium ausscheiden.

JAHRMÄRKER: Ob und wann auch bei der Verdünnungs-Hyponatriämie Natrium gegeben werden soll, ist eine schwierige Frage. (Ich beziehe mich auf die Herzpatienten, bezweifle aber, daß für andere Krankheiten etwas anderes gilt.) Im Notfall, d. h. bei schweren Zuständen mit Koma und besonders niedrigem Natriumspiegel, kommt die Infusion hypertonischer NaCl-Lösung in Frage[1]. Wasser wird eingeschränkt, und anschließend werden wieder Diuretica gegeben. Auch stärkere Abweichungen des Chloridspiegels und der Aciditätslage können der Korrektur bedürfen. Es hat sich aber herausgestellt, daß der Endausgang bei der Verdünnungs-Hyponatriämie durch die Natriumzufuhr kaum beeinflußt wird, auch wenn es gelingt, Sensorium und Kreislauf zunächst zu bessern. Meist nehmen Ödem, Dekompensation und Durst weiter zu, und der Natriumspiegel zeigt nur einen geringen und vorübergehenden Anstieg[2].

Sieht man sich die vereinzelten Erfolgsfälle bei vermehrter Natriumzufuhr näher an, so zeigt sich, daß andere Umstände zum günstigen Verlauf beigetragen haben dürften: Rekonvaleszenz von Herzinfarkt oder von Intoxikationen[3], teilweise Mangel-Pathogenese[4], gleichzeitige ACTH-Therapie[5]. Gerade auch auf dem umgekehrten Wege, nämlich durch verstärkte natriuretische Therapie, wurden Erfolge erzielt[6]. Auch durch alleinige ACTH- und Cortisonbehandlung wurde die Verdünnungs-Hyponatriämie gebessert[7], und vor allem geht sie von selbst zurück, wenn das Grundleiden gebessert wird[8]. Aus dieser Sachlage hat man die Schlußfolgerung gezogen — von der man in komatösen Fällen abweichen mag — daß bei der Verdünnungs-Hyponatriämie kein Natrium gegeben werden soll, weil der Endausgang dadurch nicht beeinflußt wird, sondern daß vielmehr die Behandlung des Grundleidens intensiviert werden muß[9].

---

[1] SCHEMM und CÁMARA, 1953; EDELMAN, 1956; FORD, 1958.

[2] SOLOFF und ZATUCHNI, 1949; ELKINTON, SQUIRES und BLUEMLE, 1952; URICCHIO und CALENDA, 1953; SCHEMM und CÁMARA, 1953; u. a.

[3] ELKINTON, SQUIRES und BLUEMLE, 1952.

[4] STOCK, MUDGE und NURNBERG, 1951.

[5] SCHEMM und CÁMARA, 1954.

[6] RUBIN und BRAVEMAN, 1956; ORLOFF, WALSER, KENNEDY und BARTTER, 1959.

[7] CÁMARA und SCHEMM, 1955; HEIDORN und SCHEMM, 1955.

[8] WESTON u. Mitarb., 1958.

[9] DANOWSKI, FERGUS und MATEER, 1955; FERENZI und TALSO, 1957; CHICHE, MORIN und COLONNA, 1957; FRIEDBERG, 1957.

LOSSE: Nach unseren Erfahrungen ist eine Dauertherapie mit Chlorothiazid bzw. Hydrochlorothiazid, z. B. bei der Hypertonie, durchaus möglich. Bei entsprechend niedriger Dosierung, z. B. 10—20 mg Hydrochlorothiazid pro Tag, lassen sich Nebenwirkungen selbst bei monatelanger Verabreichung weitgehend vermeiden. Im Gegensatz dazu sind die an sich ebenfalls blutdruckwirksamen Quecksilberdiuretica allenfalls für eine intermittierende Therapie geeignet.

Bezüglich der Nebenwirkungen der Sulfonamiddiuretica sei noch auf folgende Beobachtungen hingewiesen: Sowohl nach Chlorothiazid als auch nach Hydrochlorothiazid kann es bei Verabreichung höherer Dosen zu einem Anstieg des Harnsäurespiegels im Serum kommen[1]. Diese Veränderung ist zwar im allgemeinen bedeutungslos, jedoch muß damit gerechnet werden, daß bei Patienten mit latenter Gicht ein echter Gichtanfall auftreten kann. OREN hat derartige Fälle mitgeteilt.

Bei Patienten mit M. Cushing, die oft schon a priori eine erhöhte Kaliumausscheidung haben, kann es nach Verabreichung der Sulfonamiddiuretica zu schwer beeinflußbaren Hypokaliämien kommen. Diese Hypertonieform eignet sich daher nicht für eine Dauertherapie mit Chlorothiazid bzw. Hydrochlorothiazid.

JAHRMÄRKER: Ein Anstieg des Harnsäurespiegels auf Werte um 10 mg-% und gelegentliche Gichtauslösung wurden von LARAGH, HEINEMANN und DEMARTINI (1958) bei 6 von 8 und von OREN und BELLE (1959) bei 12 Patienten regelmäßig beobachtet. Das gleiche kommt jedoch auch nach Quecksilberdiuretica vor (PRICE, 1939). Es ist daher möglich, daß es sich nicht um eine spezielle Wirkung des Chlorothiazids handelt.

HUNGERLAND: Es ist mir aufgefallen, daß bei den Zuständen, die Sie als Hyponatriämie beschrieben haben, das Blutvolumen nicht bestimmt worden ist. Dazu ist folgendes zu sagen: Die Krankheitsursachen, die Sie für die Hyponatriämie sehen, beobachten wir in der Pädiatrie praktisch nicht; aber wir sehen solche Hyponatriämien sehr oft bei den salopriven Exsikkosen. Nach dem, was Sie über die Behandlung Ihrer Patienten sagen, muß bei diesen eigentlich eine saloprive Exsikkose bestanden haben. Diese salopriven Exsikkosen beruhen auf Salzverlusten, die vor allem durch Durchfälle und Erbrechen bedingt sind.

JAHRMÄRKER: Das sind zweifellos Fälle von Salzmangelhyponatriämie, von denen diejenigen mit Verdünnungshyponatriämie abgegrenzt werden müssen.

HUNGERLAND: Ja, es muß ein Salzmangel bestanden haben, und unter diesen Umständen tritt das ein, was ich schon eben als Darrow-Yannetsches Gleichgewicht erwähnte. Dieser Vorgang ist uns in der Pädiatrie völlig geläufig, d. h. unter solchen Umständen tritt Flüssigkeit aus dem extracellulären Raum in die Zelle ein, und damit wird das kreisende Blutvolumen weiter vermindert. Deshalb kann ich mir auch sehr gut vorstellen, daß Ihre Infusionen so glänzend gewirkt haben.

REUBI: Bei Salzmangel mit Exsikkose gibt es keine Diskussion, ob Salz indiziert ist oder nicht. Die Diskussion bezieht sich nur auf die Fälle mit Ödemen, die sog. Überwässerungsfälle, und *Sie* sind dagegen, und *ich* sage, man soll es unter Umständen doch geben.

SCHWIEGK: Man muß sich über die Nebenwirkungen der Diuretica klar werden, denn die Praxis zeigt, daß sie beobachtet werden und gefährliche

---

[1] LOSSE u. Mitarb., Medizinische **1958**, 796.

Ausmaße annehmen können. Bei der überwiegenden Zahl der Ödemkranken besteht diese Gefahr jedoch nicht, wenn man vernünftig vorgeht; vernünftig heißt, daß man dem Organismus Zeit läßt, die leichten Störungen des Mineralstoffwechsels, die praktisch bei jedem Diureticum auftreten, wieder auszugleichen. Im allgemeinen ist es ungefährlich, etwa 2mal in der Woche einen diuretischen Stoß zu geben. Werden jedoch wirksame Diuretica z. B. täglich für längere Zeit angewendet, so müssen sich Mineralstoffwechselstörungen entwickeln, und das gilt für jedes wirksame Diureticum. Eine besondere Situation liegt nun bei den schweren, sog. therapieresistenten Fällen vor, bei denen entweder das Erfolgsorgan, die Niere, bereits schwer geschädigt ist, oder bei denen schon andere Störungen des allgemeinen Stoffwechsels oder Mineralstoffwechsels vorliegen. Wenn man in diesen Fällen um jeden Preis noch eine Ödemausschwemmung erzielen will, entsteht fast immer die Gefahr, daß Mineralstoffwechselstörungen auftreten. Also man muß — wie Herr Jahrmärker sagte — den Zustand des Patienten berücksichtigen. Bei einem schon mit dem Tode ringenden Herzkranken, bei einer schwersten Lebercirrhose mit Ascites liegen ganz ungünstige Ausgangsbedingungen für die Anwendung der Diuretica vor. Hier muß man besonders vorsichtig sein. Bei den weniger schwer geschädigten Herzkranken und Lebercirrhosen, und das ist ja die überwiegende Zahl, ist dagegen diese Gefahr gering, wenn man die Diuretica nicht zu häufig anwendet. Ich habe in den letzten Jahren bei — wie ich glaube — vernünftiger Therapie keine ernsthaften Störungen durch die Diuretica gesehen. Durch Erbrechen, Durchfälle, starken Schweißverlust, Infektionen, Punktionen von Ergüssen können jedoch in jedem Fall zusätzliche Störungen auftreten, so daß die genaue Kenntnis der Nebenwirkungen der Diuretica auf den Mineralstoffwechsel die Voraussetzung für ihre gefahrlose Anwendung ist.

Darf ich Herrn Losse fragen, ob Sie Ihre Hypertoniepatienten auch kochsalzarm ernährt haben?

Losse: Wir haben unsere Hypertonie-Patienten im allgemeinen salzarm ernährt. Und zwar enthielt die Kost bei stationärer Behandlung weniger als 1 g NaCl/Tag, bei ambulanten Patienten 3—4 g NaCl /Tag.

Ch. K. Friedberg: Dr. Jahrmärker touched on many subjects which I had intended to deal with in my paper and which require discussion. I will try to remember to delete them from my paper to-morrow morning. There are certain aspects of the presentation which differ from my concept of this problem. In particular, we are too preoccupied with the symptoms attributed to the action of diuretics and, accordingly, we are too preoccupied with correcting chemical abnormalities in the blood which are the consequences of other factors than the diuretics and which are in themselves not responsible for the clinical picture or for the clinical course. This would not be important were it not for the fact that preoccupation with these abnormalities and the effort to correct them deflects us from a realization of what is really important and what is really effective. Most of these electrolyte abnormalities occur very seldom in the sum total of patients with heart failure that we treat, and they occur as a rule in patients who are doing poorly. Most of the patients who develop a hyponatraemia have excreted very little sodium for a long time before we begin to recognize the hyponatraemia. In other words, this is not a problem of a patient who has been depleted of sodium. It is true that there is a small group of patients with heart failure in whom sodium depletion occurs, and it is generally obvious. This is not a group that forms a large percentage of the patients that we deal with, but it is a group in whom sodium depletion does occur. There may not be sodium depletion in terms of the total body, but there is a relative sodium depletion with a hyponatraemia that gives rise to symptoms. This occurs occasionally in a patient who was not previously well treated and then, following a diuretic, suddenly has an excellent diuresis that is excessive and develops some form of shock symptoms as a result of sodium depletion. This is not a real problem; it is easy to handle, it is easily recognized. There is also the patient in whom a large quantity of ascitic fluid is removed or repeated taps are performed, and in whom significant sodium depletion occurs. There is also the occasional patient who suffers from sodium depletion due to severe diarrhoea, especially if this happens in a very hot climate. These are very obvious problems; but they are not the problems that occur in the type of case that we keep discussing as refractory cases with hyponatraemia.

Now to come to another type of patient with hyponatraemia. Here we have the problem of a patient with heart failure in whom there are many factors that account for the refractoriness of his heart failure. It is very rare that the electrolyte abnormalities are responsible for the refractoriness. The cause for the refractoriness, first and foremost, may be the progression of the disease itself and its irrevocable quality, which of course we can do nothing about. But very often, refractoriness is due to imperfection in the conduct of treatment. There is so much preoccupation with correction of electrolyte abnormalities that we often overlook the fact that these patients are overdigitalized more often than underdigitalized. This applies particularly to patients with regular sinus rhythm, in whom the ventricular rate does not serve as a good end-point of digitalization. Such patients are refractory, usually because they have not been rested enough, because their sodium intake has not been restricted enough, or because of some other factor. Perhaps some complication has not been recognized or has not been treated or cannot be treated; therefore the physician feels he must give digitalis to the point where it is either toxic or produces a therapeutic result. He now pushes the dose in an attempt to get a therapeutic result. He watches the pulse rate, which does not come down; and no matter how much he gives, the pulse rate will not come down to normal, because the complication will not permit it to come down. As a result, he overdigitalizes the patient, who becomes refractory, whereupon the physician discovers that the serum sodium is low. I might also point out, parenthetically, that many of the sodium values we refer to as hyponatraemia are within the range of normal, certainly for patients with heart failure on a fairly low sodium diet. But the physician becomes very alarmed at this low sodium. It does not occur to him that he has given much more digitalis than the patient needs and that he has not treated the patient properly with respect to sodium restriction; but now he finds something to correct, and he gives hypertonic sodium chloride, which is improper and ineffective. In general, it is important not to overemphasize many of the electrolyte disturbances that we have mentioned, except where there is obvious depletion. The only electrolyte disturbance which I find with any degree of frequency and which has a clinical bearing is potassium depletion. This is partly due to heart failure itself, although diuretics may contribute to it. As a rule, these do not cause symptoms unless there is an additional factor. Many of these patients have a mild diarrhoea which they will not admit is diarrhoea, because there are only two or three small movements a day. They generally take cathartics, which contribute to diarrhoea and potassium depletion. They often take ammonium chloride, which makes it impossible to eat and replace potassium. In other words, there are many other factors, correctable as a rule, which either cause potassium depletion or prevent the patient from receiving an adequate intake of potassium. This is the common electrolyte abnormality, and it is one which can frequently only be corrected by giving potassium intravenously, because when it is given by mouth it either often runs through the patient, since it may be given in enteric form, or else it often itself causes diarrhoea, defeating the purpose for which it was given.

I certainly agree with Prof. Schwiegk that diuretics should be properly given, but I do not really think that trouble is often caused by improper administration of diuretics. But I would differ somewhat with respect to the degree of sodium restriction. Far too much fear has been created by the possibility of causing sodium depletion through giving a diuretic to a patient who is on a low sodium diet. Besides the discovery of mercurial diuretics, the major advance in the treatment of heart failure has been the restriction of sodium intake, and that advance came at least 50 years ago. The more recent advance in the management of congestive heart failure has been the realization of the quantitative degree of sodium restriction that is necessary. The old idea of restricting sodium had no conception as to how severely sodium must be restricted to obtain a good result. It is true that in many patients with heart failure one does not have to restrict sodium very much; and even with moderate sodium restriction, one will succeed in a very high percentage of patients, especially those with early or moderate heart failure. But where heart failure is more serious, one will fail in a high percentage of cases, unless sodium intake is restricted to 200 mg daily.

Many patients who come to me for refractory heart failure are hospitalised for 48 to 72 hours and are well again before we have really done anything very much. But there is one thing that we have done: either we have rested them more carefully, which I do not think is usually the major factor, or we have given them a really low sodium diet which they did not have or follow previously. I would strongly urge that we do not become too preoccupied with the possible risk of sodium depletion, which, as we indicated before, is uncommon except under the circumstances mentioned. Otherwise, in the fear that one may be depleting the patient, the physician surrenders the major therapeutic advance in congestive heart failure in recent years.

I should like to make two additional points. Your last statement was that in the absence of œdema, diuretics should not be used. One of the best indications for diuretics is in the treatment of left heart failure, as I will show you to-morrow, i. e. in cases without œdema. Diuretics are valuable for diagnosis, they are valuable for treatment, and they yield most satisfactory results. So I certainly would like to modify that statement. I would also like to question a point raised by Prof. Reubi, because there is nothing that horrifies me more than the intravenous administration of water and salt in any patient with anuria. There is no reason to resort to this procedure. It is not effective. I do not know the type of patient he was discussing. Certainly, the patient in coma with renal insufficiency and uraemia may be depleted of sodium and may dramatically come out of coma when hypertonic sodium chloride is given. I have never seen that happen in a patient with anuria. With the introduction of sodium, there is only a greater possibility for water retention. Many of the causes of anuria, fortunately, are such that they reverse themselves in spite of all the things that doctors do improperly. The real problem is to avoid those initial errors in sodium and water administration which are responsible for the hyponatraemia in the first place. But certainly I would strongly urge never to put any sodium and water into a vein of a patient with anuria.

JAHRMÄRKER: Bei Linksinsuffizienz, etwa mit paroxysmaler nächtlicher Dyspnoe, liegt meist schon eine Salz-Wasser-Retention vor. Die Indikation zur Anwendung von Diuretica ist zweifellos gegeben.

HEINTZ: I would not agree with Dr. FRIEDBERG's last statements. In acute anuria, we have to put in a little glucose intravenously, at least 100 g in the form of concentrated glucose solution, i. e. 15% or more.

CH. K. FRIEDBERG: In a patient who cannot take things by mouth, I certainly would agree that enough glucose should be given in a concentrated form, if possible, to spare protein.

REUBI: I am afraid you misunderstood me. I did not say you should give sodium chloride to anuric patients, but in the case I was talking about it was necessary to correct an inadequate treatment, because this patient had received a lot of water and glucose.

CH. K. FRIEDBERG: Then I think the water and glucose should be removed but no sodium added.

REUBI: How can you remove 3 or 4 litres of water from the patient in the next 12 hours?

CH. K. FRIEDBERG: Well, as I said, the only thing I really think you could do is haemodialysis.

REUBI: Yes, but even with dialysis you cannot remove that much water.

CH. K. FRIEDBERG: Well, I do not know that it has to be removed in 12 hours.

REUBI: But the effect was that the patient, who was in coma, awoke from the coma.

CH. K. FRIEDBERG: Oh, I do not know what the factors were.

REUBI: But of course I do not mean that we have to give a lot of salt to every patient with anuria. I completely agree with you, but in the particular case to which I was referring, I think it was strongly indicated.

SCHWIEGK: Darf ich fragen, ob der Patient am Leben blieb?

REUBI: Ja, er lebt.

Zwischenrufe: Das ist der beste Beweis.

CH. K. FRIEDBERG: Did you say that is the best proof? — No, I do not say that. Because many patients survive despite improper treatment.

REUBI: If such patients are not treated properly, only those having minor electrolytic disturbances will survive. All statistics are in agreement. In our case, the prognosis looked very poor.

CH. K. FRIEDBERG: No, but that is not the point. I have seen many patients, for example, who come in with anuria who are overhydrated and obviously have not been well handled. Then we discontinue putting in either sodium or water, and the urea will rise to 200, 250 mg-%, but they have survived. One cannot then state that the physician who first saw a patient, treated him, and induced pulmonary œdema, which is very common in these cases, has treated him properly.

REUBI: I do not think it makes much sense to discuss a patient you had no opportunity to examine yourself.

CH. K. FRIEDBERG: Yes, exactly. Now, I do not know all the circumstances in your patient and what the factors were, and I certainly did not intend to imply that the treatment was improper in that particular patient.

But I thought that you drew the conclusion from that patient that if there is hyponatraemia in a patient with anuria, the hyponatraemia should be corrected by hypertonic sodium chloride. And with that I would not agree, if you make that a general recommendation under those circumstances.

REUBI: I do not do that. It depends on the degree of hyponatraemia and overhydration.

CH. K. FRIEDBERG: Possibly then we are in agreement.

MARTINI: Herr JAHRMÄRKER erwähnte unsere Beobachtungen von Hyponatriämiesyndrom bei Kranken mit Lebercirrhose. Bei diesen Patienten bestanden oft Zeichen von Exsikkose und Ödem gleichzeitig. Patienten, die von vornherein, d. h. ohne vorausgehenden Kochsalzentzug, weniger als etwa 15 mäq im Harn ausscheiden, sind besonders gefährdet, vor allem durch eine zusätzliche Ascitespunktion. Diese Kranken sind fast immer oligurisch, und einige wiesen autoptisch morphologische Nierenveränderungen auf.

Wir haben zwei Kranke mit hyponatriämischem Koma gesehen, die nach Zufuhr von hypertonischer Kochsalzlösung innerhalb weniger Stunden aus dem Koma erwachten. Sie überlebten diesen Zustand noch um etwa 3—4 Wochen. In fast allen diesen Beobachtungen handelte es sich um wirkliche Endzustände.

HOLTMEIER: Wie war der Chloridhaushalt bei diesen Hyponatriämien?

JAHRMÄRKER: In der Regel ist das Chlorid weniger reduziert im Extracellulärraum als das Natrium, das gehört zur Definition des Syndroms, und das war auch hier der Fall.

HOLTMEIER: Jedenfalls lag Chlorid tiefer als Natrium?

JAHRMÄRKER: Nein, relativ gesehen weniger tief, d. h. nicht so stark erniedrigt wie das Natrium.

MARTINI: Das Kalium steigt ja auch an im Serum bei diesen Patienten.

HOLTMEIER: Dr. GROSS hat Untersuchungen mit Ecolid erwähnt. Wenn wir Hypertonikern überhaupt Ganglienblocker geben, sind es meistens schwere, evtl. fixierte Fälle. Diese stehen also auf Grund der Erkrankung häufig bereits am Rand der Kompensation. Wir haben Patienten beobachtet, bei denen nach zusätzlicher Gabe von Hydrochlorothiazid zum Ganglienblocker auch in Dosen von 12,5—20 mg über Tage rasch ein Rest-N-Anstieg auftrat und ein urämisches Stadium einsetzte. Wenn man Hydrochlorothiazid wieder absetzte und Salz gab, ging es besser. Da sehe ich evtl. eine gewisse Parallele zu dem, was Herr LOSSE sagte, nämlich daß unter anderem auch die Harnsäure unter Hydrochlorothiazid ansteigt. Ist es nicht möglich, den Anstieg der harnpflichtigen Substanzen bereits gefährdeter Patienten durch Hydrochlorothiazid zu fördern? Es handelt sich natürlich nur um Fälle, die bereits am Rande der Kompensation stehen.

NIETH: War die Blutdrucksenkung sehr stark bei Ihren Fällen?

HOLTMEIER: Nein, das war nicht einmal sehr beträchtlich. Die Leute waren später ohne Komplikationen allein auf Ganglienblocker eingestellt.

The use of diuretics in heart disease

By

CHARLES K. FRIEDBERG

Diuretics are employed in heart disease primarily to ameliorate the clinical consequences of heart failure. This is the objective of the clinical cardiologist, from whose viewpoint I make this presentation. The pharmacologist uses diuretics to increase the elimination of sodium and water. The physiologist has demonstrated an abnormal retention of sodium and water in heart failure, and recognizes the effectiveness of diuretics in overcoming this abnormality. He would prefer a more direct attack on the failing heart itself or on the immediate unphysiological consequences of the failing heart, such as the deficient arterial blood supply or the rising pressures behind the failing chamber, or on the receptors or mechanisms which lead to sodium and water retention, but these are all uncertain. The clinician has noted in the patient with heart failure the inability to tolerate salt in contrast with the capacity for handling relatively large quantities of water, and has been impressed by the therapeutic effectiveness of restricting sodium intake and the ineffectiveness of restricting water intake when sodium intake is unrestricted. These clinical observations conformed with the physiologist's teaching that water retention and water elimination were generally secondary to similar movements of sodium. But in recent years the progressively greater intrusion of the experimental physiologist, the pharmacologist and the biochemist into the clinic has complicated the simple therapeutic routine of the clinical cardiologist. He has learned that water may be retained in disproportion to salt, that water as well as salt may have to be restricted, that he must quantitate sodium and water restriction to the individual patient, that he must choose from a variety of diuretic agents with different pharmacological actions, and that heart failure itself or the diuretic agents may be responsible for serious disturbances in electrolyte and water metabolism which may interfere with any further effectiveness of the diuretic agents.

The clinician is quite pleased with the effectiveness of available diuretics, which have relieved symptoms and which have preserved life for many years in the vast majority of patients with heart failure. But he would gladly make a more direct therapeutic attack if the physiologist would fill in the intermediate steps between the onset of heart failure and the occurrence of sodium retention and if such knowledge would lead to greater and more prolonged clinical improvement. Although diuretics are employed in a variety of disease states characterized by oedema, their proper use would be aided by knowledge of whether and how the mechanism of oedema in heart failure differs from that in other diseases, as well as by an understanding of the place of diuretics in the total therapy of heart failure.

Fig. 1 indicates a sequential outline of some of the major steps in the development of heart failure which may serve as a basis for considering the role of diuretics in relation to other measures in the management of heart failure. Digitalis has long been employed in cardiac failure to improve cardiac function. If this were completely effective, the subsequent train of events would be abolished and there would be no need for diuretics.

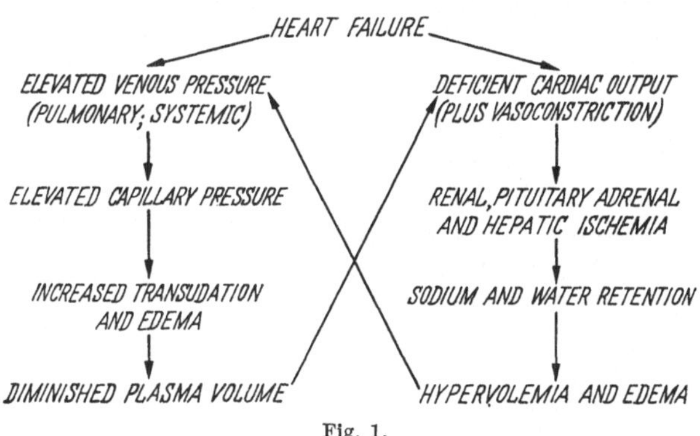

Fig. 1.

Except in certain cases of heart failure associated with atrial fibrillation and a rapid ventricular rate, digitalis rarely has a striking clinical effect either on symptoms or on the elimination of excessive sodium and water. In cases of heart failure with sinus rhythm, the indirect renal action of diuretics is usually far more effective than the direct myocardial action of digitalis. This is stated as a quantitative deficiency of the effect of digitalis, and not as a deprecation of the direct as against the indirect approach to the treatment of heart failure. On the other hand, the role of diuretics is exaggerated in many cases of heart failure in which the basic cardiac or extracardiac disease responsible for the failure can be cured or considerably alleviated. I have seen many patients in heart failure who were treated more and more vigorously with diuretics and sodium restriction with unsatisfactory or inadequate improvement, but who subsequently experienced very good or excellent control of heart failure when hyperthyroidism was abolished with radio-iodine or when the surgeon closed an arteriovenous fistula, removed a constricting pericardium or corrected an intracardiac lesion.

Therapy of heart failure may also be concerned with the organs whose deficient blood supply may be responsible directly or indirectly for the retention of sodium and water. The diuretic drugs have been employed for their direct action on the kidney, whereby sodium and water excretion are enhanced. That sodium retention may result from a deficient blood supply to some anti-natriuretic centre in the brain is speculative. There is no brain lesion which produces natriuresis, corresponding to the production of diabetes insipidus by hypophysectomy. The pituitary has been implicated particularly in cases of heart failure in which retention of water, at least as it is localized in the extracellular space, appears to exceed that of sodium, as with cases of dilution hyponatraemia. The continued administration of pitressin tannate in oil intramuscularly in patients with chronic congestive heart failure maintained on low sodium diets and fixed fluid intake led to a prompt reduction in urinary output, increased body weight and water retention without sodium retention, and to increasing severity of congestive heart failure (1). These observations suggested the possibility that excessive secretion of pituitary antidiuretic hormone may occur at least in some cases or some stages of heart failure and may be concerned in water retention which was not secondary to sodium retention. However, there is no quite satisfactory method for measuring the production of antidiuretic hormone or its concentration in extracellular fluid. Although there have been reports of increased antidiuretic material in the urine of some patients with heart failure, other studies indicate that oedematous cardiac patients exhibit neither increased sensitivity to, nor decreased capacity to inactivate, exogenous or endogenous antidiuretic hormone (2). The disproportionate retention of water even when the extracellular fluid in heart failure is hypotonic indicates that some other stimulus to ADH secretion than the classic hypertonicity takes precedence in heart failure. Note that it is already known that non-osmotic stimuli such as pain, analgesics, barbiturates, morphine, acetylcholine and operative procedures stimulate ADH secretion. No practical therapeutic measures for heart failure are based on an effort to inhibit ADH secretion. Alcohol inhibits ADH secretion and its diuretic effect in heart failure has been reported (*3, 4*), but it has not gained any wide usage for this purpose.

The possible role of the adrenal gland in the sodium and water retention of heart failure has received more attention, and efforts have been made to design therapy based on such a relationship. In view of the sodium-retaining effect of aldosterone, the finding of increased amounts of aldosterone in the urine of patients with heart failure (*5*) has suggested that there exists a state of secondary hyperaldosteronism in heart failure, although evidence of hyperaldosteronism has not been found invariably. Thus ULICK et al. (*6*), by a new method of measuring the rate of secretion of aldosterone, could not demonstrate hypersecretion of aldosterone in two patients with congestive heart failure, although there was pronounced hypersecretion in patients with hepatic cirrhosis and the nephrotic syndrome. The finding of increased amounts of aldosterone in the urine may not accurately reflect increased secretion of aldosterone.

The stimulus to aldosterone secretion in heart failure is uncertain. The hyperaldosteronism may be due to a deficient cardiac output (effective blood volume). Ordinarily aldosterone secretion is stimulated by a *reduction* in plasma or extracellular volume or a reduction in body sodium (*7, 8*). The excessive secretion of aldosterone in heart failure despite increased plasma and extracellular fluid volume and total body sodium represents a paradox similar to the continued secretion of ADH in heart failure despite hyponatraemia.

There is a search for compounds which may promote sodium and water excretion by inhibiting the secretion of aldosterone. The amphenones are a group of compounds with such an action and their administration has led to a considerable diuresis of sodium and water in a patient with a metastasizing carcinoma of the adrenal gland (*9*). Their clinical use at present is unwarranted because of toxic actions. Certain synthetic steroids, lactone compounds, appear to antagonize the action of aldosterone on the renal tubules, presumably by competing with and displacing aldosterone from its tubular receptor sites. The propionic acid alpha lactone, SC-5233, was found to induce a mild diuresis in patients with congestive heart failure (*10*). We are at present studying another propionic acid lactone (spirolactone), SC-9420, which antagonizes the sodium-retaining action of desoxycorti-costerone in adrenalectomized rats. Oral doses of 200—600 mg have had mild or moderate diuretic effects in some patients with heart failure and have appeared to potentiate a subsequent mercurial diuretic, but the data are insufficient for further comment. If more potent analogues can be synthesized and aldosterone effectively inhibited, such drugs might not only serve as desirable therapeutic agents in heart failure but might also disclose whether and to what extent the sodium retention of heart failure is mediated through hyperaldosteronism. Although the sodium-retaining effect of aldosterone is recognized and although there is some evidence that "secondary" hyperaldosteronism may occur in heart failure, it is uncertain whether significant hyperaldosteronism occurs regularly in all cases of heart failure and whether this is an incidental effect or an essential factor responsible for the sodium retention in heart failure.

The role of the liver in the sodium-water retention of heart failure is unknown. One may consider possible effects of deficient arterial blood supply as the cardiac output becomes inadequate or the effects of venous congestion and subsequent fibrosis. Impaired hepatic inactivation of sodium-retaining hormones in heart failure has been considered but has no scientific support. Serious hepatic derangement is a very late stage of heart failure and could not explain sodium-water retention in the early stages.

Attention is now directed to the venous side of the outline of the mechanism of heart failure. Considerable experimental evidence indicates that a rise in venous pressure may stimulate possible volume receptors in the systemic veins which induce sodium and water retention. Such a mechanism could account for sodium-water retention only in cases with right heart failure. Possibly similar volume receptors in the pulmonary veins cause sodium retention in left heart failure. Reduction in circulating blood volume and central venous pressure by the use of tourniquets or phlebotomy has been used in the treatment of pulmonary oedema due to acute left ventricular failure, but these measures do not increase sodium excretion, which is actually diminished by the application of tourniquets. The recumbent position and bandaging of the legs tend to overcome the antinatriuresis of the orthostatic position and have been employed to increase the effectiveness of diuretic agents even though both procedures augment the venous return and the venous pressure in heart failure. It is important to remember in the therapeusis of heart failure that haemodynamic alterations and abnormal distribution and localization of fluid are important in determining clinical manifestations, and that the latter are not merely a consequence of excessive sodium retention. Ganglion-blocking agents have been employed with some success in the treatment of acute pulmonary oedema, presumably by reducing venoconstriction and the venous return. There is no evidence that they effect improvement by increasing sodium and water excretion.

Diuretic drugs and their action in heart failure

The physician may avail himself of a wide variety of diuretic agents, but those most commonly employed in the treatment of heart failure fall into the following categories:

(1) The organomercurials,
(2) Chlorothiazide and hydrochlorothiazide,
(3) The carbonic anhydrase inhibitors,
(4) The xanthines and uracils,
(5) The osmotic diuretics (non-electrolytes).

The acid-forming salts, notably ammonium chloride, have been extensively used to potentiate the diuretic effect of the parenterally administered mercurial diuretics. Carbonic anhydrase inhibitors and the ion exchange resins have also been similarly employed for their tendency to produce hyperchloraemic acidosis and thus increase the effectiveness of the mercurial diuretics. The restoration of mercurial responsiveness by corticosteroids, such as prednisone, in oedematous cardiac patients previously refractory to these diuretics has been reported by serveral observers (*11*, *12*) and denied by others (*13*), but the observations are not well controlled.

The ideal utilization of diuretics might require exact knowledge of all the sites and mechanisms for renal reabsorption of sodium and water, the sites and mechanisms of action of each diuretic and the sites and mechanisms of abnormal sodium and water excretion in the individual patient with heart failure at each stage of his disease. Although such knowledge is constantly increasing, it is far from adequate to permit fine tailoring of the choice of diuretic or diuretics to the individual patient. The following sites and mechanisms may be considered as the basis for increased excretion of sodium and water by diuretic drugs (Table 1). Although as a rule the excretion of excessive water may be accomplished by the increased excretion of sodium, occasionally excessive water retention requires therapeutic measures independent of an effect on sodium.

Table 1. *Possible diuretic actions*

Sodium
Glomeruli — filtration increased
Tubules
    proximal — reabsorption impaired
    distal — reabsorption impaired
    diffuse — H^+ exchange inhibited
Adrenal — aldosterone inhibited
Water
Glomeruli — filtration increased
Tubules
    Sodium reabsorption impaired
    Volume flow to diluting segment increased
Pituitary — ADH secretion inhibited

Diuretics which could increase glomerular filtration directly or by increased blood flow would be especially useful, particularly in the severe and advanced stages of heart failure which are refractory to available diuretic therapy. Aminophylline in doses of 0.5 g intravenously has been employed for this effect, but its action on glomerular filtration is too small or too transient to be of clinical importance except when it is administered as a priming potentiating agent an hour or two after injecting a mercurial diuretic. Similarly, ammonium chloride and calcium chloride potentiate or restore the effectiveness of mercurial diuretics, not by increasing total glomerular filtration, but possibly by augmenting the filtered load of chloride. Digitalis promotes glomerular filtration but only to a limited and variable degree, presumably only insofar as it increases the cardiac output and renal blood flow.

The most effective diuretics in heart failure, the organomercurials and the chlorothiazide compounds, act by impairment of tubular reabsorption of sodium and chloride with secondary reduction in the reabsorption of water (*14, 15, 16*). The exact sites and mechanisms of action of these two important groups of diuretics are uncertain. Evidence that the sites and modes of action may be different indicates not only the possible value of combining both diuretics in the treatment of some patients with heart failure but also the possible advantage of one or the other in different cases of heart failure or in different stages or circumstances of the disease in which the renal site or mechanism of abnormal renal retention of sodium and water may vary. Experimental and clinical observations have actually demonstrated that chlorothiazide and hydrochlorothiazide may add to the diuretic effect of mercurial diuretics such as meralluride or mercaptomerin, that one may be effective when the patient is refractory to the other, that the chlorothiazides may be effective even in the presence of hypochloraemic alkalosis and that their action, unlike that of the organomercurials, is not potentiated by ammonium chloride. Whether the apparently additive diuretic effects of these two groups of agents or the apparent effectiveness of one when the other has been ineffective is entirely due to different mechanisms of tubular action is uncertain because of the great variability in the clinical and presumably physiological state of different patients with heart failure and even in the same patient at different times.

Although observations relative to the tubular site of action of mercurial diuretics have been variously interpreted in favour of the proximal or the distal tubule, recent studies with the "stop-flow" technique indicate that the proximal tubule is the major site of mercurial inhibition of the tubular reabsorption of sodium (16). In view of the evidence that mercurial diuretics and chlorothiazide are additive with respect to their natriuretic and chloruretic effects when each is given in maximal dosage (17), and in view of their different effects on free water clearance (18), it may be concluded that the chlorothiazides act on the distal tubule if the mercurials act on the proximal or that they act at both sites. In the absence of agreement on these points, the decision to use the mercurial diuretics or the chlorothiazides or the combination in clinical practice remains empirical.

There is uncertainty also as to whether the primary action of these diuretics is on the chloride or the sodium ion. This may be of some practical importance because of the following observations relative to the action and effectiveness of mercurial diuretics: Mercurial diuresis commonly results in greater chloride than sodium excretion, and with repeated diuresis hypochloraemic alkalosis may develop. With plasma chloride levels below 90 meq per liter and corresponding elevations of plasma bicarbonate, mercurial diuretics are commonly ineffective. In cardiac patients with oedema refractory or inadequately responsive to mercurial diuretics, the administration of ammonium chloride and the production of hyperchloraemic acidosis restore responsiveness to the mercurial diuretics or enhance their potency. Furthermore, in refractory cases the overall diuretic response to a mercurial diuretic often depends on adequate concentration of chloride in the urine regardless of the sodium concentration. Despite these observations there is an increasing trend to the view that tubular sodium transport is the active process and that chloride is secondarily passively reabsorbed (16, 19), and accordingly that increased chloride excretion with mercurial and other diuretics is secondary to their inhibition of the tubular reabsorption of sodium.

The xanthine diuretics as well as the related aminouracils, aminometradine (Mictine) and aminoisometradine (Rolicton) also produce a diuresis which is predominantly natriuretic and chloruretic (20). However, they are of much lower potency than the organomercurials or the chlorothiazides in clinically tolerable dosage. Except for the transient increase of glomerular filtration induced by the intravenous administration of aminophyllin the essential diuretic action of the xanthines and of the aminouracils is probably an inhibition of the tubular reabsorption of sodium and chloride (21).

The carbonic anhydrase inhibitors, as exemplified by acetazolamide (Diamox), are diuretic when administered orally or intravenously by virtue of inhibiting that fraction of sodium reabsorption which is exchanged diffusely beyond the proximal tubule for hydrogen (16, 22, 23). They act by a different mechanism and are therefore non-competitive with mercurial diuretics. They do not increase the excretion of chlorides but considerably augment potassium and bicarbonate excretion (24). Refractoriness develops within a day or two after repeated administration because of depletion of body stores of bicarbonate with the development of metabolic acidosis.

The chlorothiazide diuretics likewise inhibit carbonic anhydrase in vitro and in large doses in vivo, but in the usual therapeutic doses (500—1500 mg of chlorothiazide or 50—150 mg hydrochlorothiazide daily) the inhibiting action is much less potent than that of acetazolamide, and the predominant effect is natriuresis and chloruresis although there is also a moderate increase in potassium and bicarbonate excretion (15, 25, 26). Studies of electrolyte excretion when chlorothiazide is given after maximal renal responses to mercurial diuretics or carbonic anhydrase inhibitors suggest that chlorothiazide may have a common site or mechanism of action with the mercurials as regards sodium and chloride excretion and a common mechanism with the carbonic anhydrase inhibitors with respect to increased bicarbonate and potassium as well as sodium excretion, but that it may have still a third mechanism for increasing the excretion of sodium and chloride.

The baneful effects of heart failure appear to be due to excessive and abnormal distribution of water rather than to the excess of sodium as such. As a rule, however, elimination of excessive sodium by restricting intake and promoting natriuresis serves

adequately to eliminate excessive water as well. A direct approach
to water balance is usually unnecessary and ineffective and normal
water intakes up to 3 or even 4 litres daily are properly excreted
when sodium balance is controlled. In the advanced and refractory
stages of heart failure or when heart failure is complicated by
certain additional stresses even moderate water intakes cannot be
properly excreted and water retention in extracellular fluid may
exceed that of sodium. It is then that the physician would desire
a diuretic with primary or predominant effect on water excretion.

The sites and mechanisms responsible for abnormal water
retention in such cases of heart failure are uncertain. Diminished
glomerular and excessive proximal tubular reabsorption of
sodium are apparent mechanisms leading to abnormal water
retention, and these abnormalities can be corrected by the same
diuretics which have been listed to promote sodium excretion.
A diminution of the volume of tubular fluid reaching the diluting
segment of the ascending limb of the loop of HENLE and distal
convoluted tubule, and deficient freeing of water by impaired
reabsorption of sodium ion in these areas would reduce the
excretion of free water. Non-electrolyte substances such as urea
and mannitol, which are only partially or negligibly reabsorbed
by the tubules, prevent the tubular reabsorption of water in
proportion to their concentration in the glomerular filtrate. Large
doses must be given, 20—30 g of urea orally two to five times
daily in fruit juices or other fluids or 50—400 g of mannitol in
25% solution intravenously daily. Mannitol administration has
been complicated by the occurrence of pulmonary oedema even
when combined with a mercurial diuretic (27).

Evaluation of diuretics

The choice of a diuretic in clinical practice is based largely
on potency, provided the incidence of unpleasant side-actions or
toxicity is minimal. The pharmacologist determines relative
potency of diuretics on the basis of comparative dosage response
curves with sodium and water intakes constant. The possibility
of differences in response of the experimental animal and the
human and between the normal human and the patient in heart
failure must be considered. In a comparative study of dichlor-
phenamine, a carbonic anhydrase inhibitor, and meralluride
(Mercuhydrin), the dosage-response curves were regarded as
significant and as indicating that dichlorphenamide had a potency
of 0.5 if the potency of meralluride is taken as 1.0, or that 100 mg
of dichlorphenamide was equal in potency to an injection of

1 cm^3 (40 mg) of meralluride (*28*). By similar curves the comparative potency of a variety of diuretics has been determined (*29*). These potencies, as determined by dosage-response curves, are in many instances unacceptable as guides to therapy in clinical practice. Thus, aminoisometradine (Rolicton), which is of such minor clinical value that I do not use it at all in my practice since I first investigated its therapeutic action, is given a potency of 0.7 compared to meralluride with a potency of 1.0 and to chlorothiazide 0.8 and mercaptomerin 0.7. In my experience I found aminoisometradine not to be compared with any effective dose of the latter three agents nor could I find any significiant difference in clinical effect between mercaptomerin or meralluride in identical doses despite the considerable difference in assigned potency. A major factor in clinical effectiveness not disclosed by dosage-response curves is the effectiveness of repeated dosage over a prolonged period of time.

Reports of studies of diuretics in patients with congestive heart failure frequently state the clinical diagnosis of the aetiologic type of heart disease, but the importance of these aetiological types and other clinical characteristics of the patients under treatment in determining the effectiveness of diuretic therapy has been insufficiently studied. The response to diuretic therapy in 1,000 personal cases of heart failure classified according to aetiology is indicated in Table 2.

Table 2. *Response to diuretics in 1,000 cases of heart failure according to aetiology*

Type of heart disease	Poor No. of cases	Slight No. of cases	Good No. of cases	Excellent No. of cases	Total No. of cases
Coronary (ischaemic)					
with hypertension . . .	38	22	54	160	274
without hypertension . .	53	30	40	175	298
Hypertensive	20	5	18	0	43
Rheumatic.	60	33	36	135	264
Cor pulmonale	33	4	9	2	48
Syphilitic	4	0	3	1	8
Congenital	5	2	4	1	12
Bacterial endocarditis . .	18	3	3	0	24
Hyperthyroid	5	2	8	0	15
Other causes	4	2	8	0	14
Totals . .	240	103	183	474	1,000

Response to therapy was evaluated in terms of clinical improvement as well as by rapid weight loss and increase in urinary output, and in many cases by degree of natriuresis which agreed almost uniformly with the other criteria. Cases with atrial fibrillation and rapid ventricular rate in which digitalis played a major obvious rôle in clinical improvement are not included. Excellent results were obtained in the majority of cases of coronary (ischaemic) heart disease and rheumatic heart disease with no remarkable difference whether or not hypertension was present in the former category. The substantial number of patients in whom a poor or only slight response was obtained in both of these large categories despite the most efficient use of the most effective diuretic agents indicates that other clinical factors besides aetiology are decisive in determining the diuretic response. The relatively small category termed hypertensive includes young individuals in whom it was very unlikely that coronary (ischaemic) heart disease was an important factor and usually denoted accelerated (malignant) hypertension, frequently with some impairment of renal function. The diuretic response was usually poor. It will also be noted that the response of patients with heart failure secondary to bacterial endocarditis was also generally poor. In cases of heart failure with cor pulmonale the diuretic response was often poor until infection and bronchial obstruction were alleviated. Frequently in all categories a good diuretic response and significant clinical improvement are not obtained until associated or complicating factors are corrected or abolished. Thus, a diuretic may appear ineffective at the time of the complication and produce an excellent result shortly after the complication is gone.

Table 3. *Comparative response to diuretics of ambulant and bed patients*

Type of case	Poor No. of cases	Slight No. of cases	Good No. of cases	Excellent No. of cases	Total No. of cases
Ambulant	13	82	153	454	702
Bed patient (hospital or home)	227	21	30	20	298
	240	103	183	474	1,000

A comparison of the diuretic response of ambulant and bed patients discloses the importance of the clinical state on the effectiveness of diuretics (Table 3). The ambulant patients were those who came to my office for consultation; the bed patients were likewise seen in consultation, but were too ill to come to my office. The nature of the clinical state is usually such that studies with diuretics on ambulant patients with heart failure are much more likely to indicate effectiveness of the diuretic than studies of bed patients in heart failure. This applies particularly to reported studies with mildly potent diuretics such as the carbonic anhydrase inhibitors, the aminouracils and oral organomercurials, whose purported clinical effectiveness is based on observations of ambulant patients seen in outpatient clinics or physicians' offices. Although many of such patients were reported to have required regular injections of mercurial diuretics at weekly intervals or oftener, a supposed indication of the severity of the heart failure, I have found that many or even the majority of a large group of such patients are given mercurial injections in a routine manner without critical study of their need. In such cases it has been possible to discontinue the mercurial diuretics without significant alteration of their clinical state. In others, more careful instruction as to sodium restriction in the diet has sufficed to maintain the same degree of control of heart failure as was previously attained with the mercurial injections. It is probable that some of the benefits attributed to the less potent diuretics are actually due to dietary control of sodium instituted when the study of the diuretic is begun.

Table 4. *Response to diuretics in heart failure*

	Previously untreated No. of cases	Previously controlled No. of cases	Uncontrolled or refractory No. of cases
Poor . . .	0	0	240
Slight . .	0	0	103
Good . .	10	61	112
Excellent	38	319	117
Total . .	48	380	572

Some studies have distinguished between groups of patients with heart failure who had received no treatment prior to the study, those who had received treatment with successful clinical control and those who appeared refractory to previous treatment. The data in Table 4 show the importance of distinguishing such groups of cases. All previously untreated cases in this series experienced an excellent or a good response. But many such patients recover spontaneously when the factor which precipitated the heart failure is controlled or subsides, and many others respond to digitalis and sodium restriction without the use of diuretics. Previously controlled patients likewise respond readily, but many in this group were found to require less vigorous or less frequent

diuretic therapy than they had been receiving. In many such
patients continued control of heart failure with a new diuretic
may have no relation to the tested diuretic. Even in the group of
patients previously regarded as refractory an excellent result was
obtained in somewhat more than 20% and a good result in another
20%. Although in some cases this was accomplished by a more
effective use of mercurial diuretics in combination with adjuvants,
in most the improvement was due to the removal of complicating
factors which interferred with a diuretic response or to a more
careful control of the dietary intake of sodium.

Table 5. *Diuretic response according to manifestations of left and right heart failure*

	Poor No. of cases	Slight No. of cases	Good No. of cases	Excellent No. of cases	Total No. of cases
I. Left heart failure					
A. Dyspnoea, nocturnal dyspnoea	0	0	7	31	38
B. Dyspnoea, rales. . .	4	8	45	199	256
C. Orthopnoea, hydro-thorax	5	7	24	12	48
II. Right heart failure					
A. Oedema, hepato-megaly	91	40	95	230	456
B. Tricuspid regurgita-tion	32	22	7	2	63
C. Ascites	108	26	5	0	139

The diuretic response among these 1,000 patients with heart
failure was also correlated with clinical manifestations of left and
right heart failure (Table 5). A striking number of clinical
successes with diuretics is found among patients with pure left
heart failure, i. e. among patients without hepatic enlargement
or gross fluid retention as indicated by oedema. The incidence of
successful diuresis is quite low in patients with frank tricuspid
regurgitation, especially when associated with ascites. These
patients form a special group in that consultation was generally
sought because they had already been found to be refractory to
treatment. The presence of ascites does not necessarily denote as
poor a therapeutic response to diuretics as is indicated by these
data.

The practical use and choice of diuretics

Much as physicians would like to choose specific diuretics for
specific physiological and clinical disturbances, only one or two

diuretics are used almost exclusively in the vast majority of cases of heart failure. Furthermore the diuretics used for heart failure are essentially identical with those used in other diseases characterized by abnormal sodium and water retention and oedema. Mercurial diuretics administered by injection remain the mainstay of diuretic therapy in my practice, with the chlorothiazide drugs employed in a supplementary rôle. This is based on the experience that if a diuretic is necessary at all it is best to use the most potent diuretic, provided, of course, that it is relatively free of toxicity or side-actions. It is less efficient to use mild diuretics for milder degrees of heart failure and to reserve the mercurials only when heart failure is very severe or refractory to other diuretics. With rare exceptions the mercurials, administered by injection, remain the most effective diuretics available. The need for injection remains the major disadvantage of these agents and the most efficient of the oral mercurial diuretics, chloromerodrin (Neohydrin), is not a satisfactory substitute. Although in my experience the chlorothiazide drugs do not have quite the diuretic effectiveness of the injected organomercurials in some patients, their effectiveness by mouth is a sufficient advantage, under many circumstances, to make them desirable for long-term treatment and for treatment between injections of mercurial diuretics. When so used they have sometimes undoubtedly effected more complete dehydration of excessive fluid than seemed possible with the mercurial injections alone. This may be due to two factors. The intervals between mercurial injections are generally long enough to permit some reaccumulation of fluid in many cases. This is prevented by daily or almost daily administration of the chlorothiazide compounds. I have been able to accomplish the same effect by increasing the frequency of mercurial injections. Secondly, mercurials tend to lose their efficacy with chloride depletion whereas this has not been apparent with the chlorothiazides. But this disadvantage of the mercurials is readily overcome by the judicious administration of ammonium chloride. Nevertheless there are many patients who need not be seen by the physician as often as mercurial injections would be required to maintain maximal clinical improvement. For these the chlorothiazide compounds have proved extremely valuable, but I have only occasionally found them to obviate completely the need for mercurials.

Chlorothiazide is most commonly given in doses of 500 mg once or twice daily, hydrochlorothiazide in doses of 50 mg once or twice daily. The emphasis on the greater potency of the latter, mg for mg, is of no practical importance to the physician or patient unless the cost of a 50 mg tablet of hydrochlorothiazide is substantially less than the cost of a 500 mg tablet of chlorothiazide. When the use of these drugs is prolonged, I often omit the diuretic two days each week or prescribe it only on alternate days. Tolerance does not appear to develop; when the patient becomes refractory, it is usually due to some other cause. As with the mercurials, hypokalaemia and, less frequently, hypochloraemic alkalosis may develop after continued use of the chlorothiazides. This may be corrected by withholding the drug for a few days provided the food intake is normal. Partly because of its greater effect in promoting potassium excretion and partly because of its more frequent and prolonged use, chlorothiazide more often than mercurial diuretics is accompanied by potassium depletion. This is expecially likely to occur in patients with anorexia or diarrhoea and those receiving corticosteroid therapy at the same time. The concurrent administration of fruit juices and potassium salts is desirable, but these often lead to diarrhoea which more than negates the advantage of these substances. Potassium chloride may then have to be administered intravenously. I have been unable to substantiate the claim that hydrochlorothiazide produces a significantly smaller loss of potassium than chlorothiazide. The development of hyperuricaemia has frequently been noted and this is asymptomatic as a rule. However, I have seen two patients in whom both chlorothiazide and hydrochlorothiazide regularly produced attacks of gout until the patients refused any further experimental observations. In one of them meralluride occasionally induced gout. Azotaemia has occasionally occurred or increased significantly with the use of the chlorothiazides but only, as a rule, where there was reason to suspect some underlying renal impairment. The incidence of arrhythmias due to digitalis toxicity has appeared to increase notably as a result of chronic chlorothiazide therapy without adequate correction of potassium depletion.

Reported studies leave some doubt as to the relative efficacy of the injected mercurial diuretics and the chlorothiazide compounds. There are many cases of heart failure in which the chlorothiazide compounds are no substitute for the mercurials, especially when treatment is initiated. When used to determine whether heart failure or bronchopulmonary disease is responsible for dyspnoea, cough and rales at the bases of the lungs, chlorothiazide frequently fails to induce the dramatic, rapid diuresis and clinical improvement effected by a mercurial injection when the manifestations are caused by heart failure. It has been reported that the chlorothiazides may be effective in patients who do not show a diuretic response to mercurial diuretics. I have never seen such an occurrence provided that the mercurial was given after a preparatory course of ammonium chloride. However, I have frequently seen patients in whom the chlorothiazides evoked an inadequate diuresis and permitted the resurgence of previously controlled heart failure, which was then rapidly controlled by the injection of a mercurial diuretic. Examples are shown in the following two cases:

The first case concerned a 64-year-old man with coronary heart disease, old myocardial infarction and congestive heart failure which was well controlled by digitalis, a 500 mg sodium intake and mercurial diuretics at approximately three-week intervals. When the sodium intake was increased to 70 meq daily, heart failure was readily controlled by mercurial diuretics at 5-day intervals. However, when he was given hydrochlorothiazide (Fig. 2) on two successive days after three days on the increased sodium intake, the diuretic effect was relatively mild and he developed alarming respiratory distress. A prompt brisk diuretic response with symptomatic control followed an intramuscular injection of 2 cm³ of mercaptomerin.

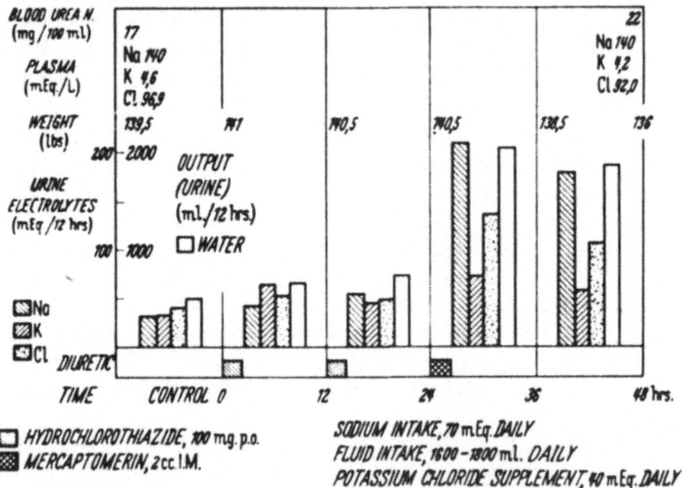

Fig. 2. Effect of hydrochlorothiazide and mercaptomerin in sequence

In the second case, which concerns a 62-year-old man with mitral stenosis whose dyspnoea was controlled and whose attacks of pulmonary oedema were prevented by digitalization, 25 meq sodium intake daily and mercurial injections every three or four weeks, an increase of sodium intake to 70 milliequivalents daily resulted in recurrence of symptoms which could be promptly alleviated or prevented by more frequent mercurial injections.

On the other hand, hydrochlorothiazide produced only a moderate diuresis without substantial weight loss and without control of the increasing respiratory distress, which was rapidly alleviated by mercaptomerin intramuscularly.

Many patients who take the chlorothiazides regularly have frequently cheated with respect to their allotted, restricted sodium intake, believing they could depend on extra doses of chlorothiazide, as the diabetic increases his insulin dose with excessive carbohydrate intake. This procedure has been unfortunate in that the chlorothiazide did not prevent or eliminate the water retained, which, on the other hand, was easily eliminated by a mercurial injection. Nevertheless, despite occasional exceptions, chlorothiazide and hydrochlorothiazide are effective and very useful diuretics and in many patients can probably completely replace the mercurial diuretics which must be administered by injection.

Among the indications for diuretic therapy, pure left-sided heart failure without physical signs of congestion in the lungs is a condition which appears to be inadequately treated. I am referring particularly to patients who are able to carry on their occupation during the day but suffer from orthopnoea or attacks of distressing

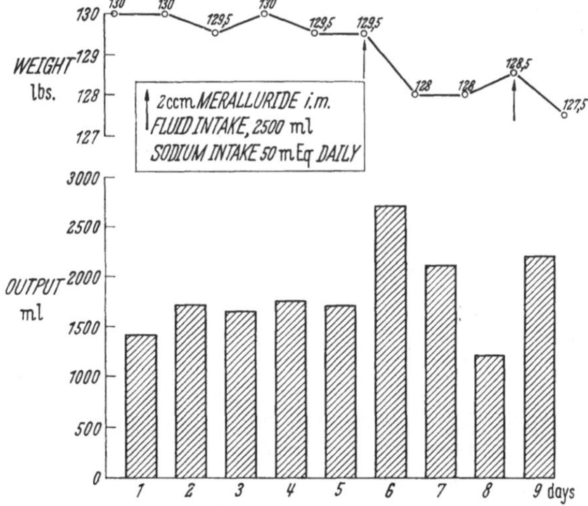

Fig. 3. Effect of diuretics in left heart failure (paroxysmal nocturnal dyspnea)

paroxysmal dyspnoea. The absence of physical signs in the lungs appears to be the reason for failure to prescribe severe salt restriction and vigorous diuretic therapy. Under these circumstances I prefer the injection of mercurial drugs, but the chlorothiazide compounds have also been effective although less rapidly and less consistently. Whether or not, in such cases, there is a measurable amount of excessive extracellular or intravascular fluid in the thorax or elsewhere, the modest diuresis and weight loss effected by sodium restriction and mercurial diuretics almost always affords rapid relief, as seen in the following case:

This concerned a 45-year-old woman with mitral regurgitation with a six weeks' history of paroxysmal nocturnal dyspnoea and orthopnoea who had not responded to digitalis therapy and was regarded as having psychogenic dyspnoea. Over a period of five days the symptoms persisted despite reduction in sodium intake to 50 meq daily with loss of only half a pound in weight. Two cm³ of meralluride were injected intramuscularly on the mornings of the sixth and ninth days with complete abolition of symptoms, although only a moderate diuresis and a two pound weight loss occurred (Fig. 3). Thereafter, recurrence of symptoms was prevented by digitalis and sodium restriction alone without diuretics.

Diuretics in intractable heart failure

When heart failure appears intractable, physicians commonly make desperate efforts to obtain more effective diuretics than those they have been using. They often resort to new and less effective ones than the mercurials to which the patient appears refractory. In many cases the difficulty is due to an error in the diagnosis of heart failure or to failure to recognize that the unmitigated symptoms and signs are due to some associated disease or complication such as pulmonary embolism, bronchopneumonia, myocardial infarction, overdigitalization, ammonium chloride acidosis or internal bleeding from anticoagulants. Sometimes the proper approach to therapy is not more vigorous diuresis but the elimination of some remediable factor responsible for the heart failure or correction of the basic aetiologic disease. Perhaps the single most common effective therapy in supposed cases of unresponsive heart failure is a stricter reduction in sodium intake or stricter enforcement of the prescribed sodium restriction. In patients with heart failure, sinus rhythm and tachycardia it is common to force digitalis therapy to toxicity in an effort to slow the heart rate and control symptoms. Overdigitalization is often responsible for unresponsiveness to mercurial diuretics. Diuretics may be ineffective until pleural and abdominal effusions are tapped or until recurrent pulmonary embolism is controlled by anticoagulant therapy or inferior vena caval ligation.

When all other factors have been controlled, attention may be directed to the diuretic therapy as such. The addition of the chlorothiazide drugs to the mercurials may result in more effective

240 CHARLES K. FRIEDBERG:

diuresis. The intravenous administration of 0.5 g of aminophylline
an hour or two after the mercurial injection may be helpful. But
the most effective measure is the use of ammonium chloride and
Diamox to produce a hyperchloraemic acidosis prior to mercurial
injections, as described by RUBIN and BRAVEMAN (30). It is
important to withhold the injection of the mercurials until the
concentration of chloride in the urine exceeds 40 milliequivalents
per liter. The Diamox is discontinued before the mercurial is given
and the ammonium chloride and daily injections of the mercurial
are continued so long as there is a brisk diuretic response. The
gastro-intestinal disturbances associated with ammonium chloride
administration and the uncertainty of absorption are well known.
At the suggestion of Dr. RUBIN I have used lysine monohydro-
chloride, which has provided adequate chloride levels without
discomfort to the patient. The following cases indicate the use
of the method of ammonium chloride, Diamox and mercurial
diuretic in patients who had been unresponsive to mercurial
diuretics alone or in combination with uncontrolled three-day
courses of ammonium chloride.

A 45-year-old man with idiopathic hypertrophy of the heart and heart
failure was suffering from progressive and intractable dyspnoea, especially
at night. At first chlorothiazide was added to the mercurial with a slightly

MEDICATION	↓ ×	×	×	↓ ×	×	×	↓ ▲■ × ●	▲■ ●	▲■ ●	▲■ ●	▲ ●	↓ ▲ ●	↓ ▲ ●	
BLOOD UREA N (mg./100 mL.)	18					28					54			46
PLASMA (mEq./L) Na⁺	118					120					122			132
K⁺	44					42								40
Cl⁻	86					84					112			104
pH	7,42										7,28			7,34
URINE Cl⁻ (mEq/L)	22	34	12	12	34	14	22	34	38	44	74	72	130	126
OUTPUT (URINE) (mL./24 hrs.)	760	1450	920	860	1140	800	1860	960	1040	1060	810	1100	4620	4200
WEIGHT (lbs.)	193	191	191	191	192	192	190	189	187	185	186	185	180	175
DAY	1	2	3	4	5	6	7	8	9	10	11	12	13	14

↓ MERCAPTOMERIN, 2cc I.M.
▲ AMMONIUM CHLORIDE, 3gm.t.i.d.
■ ACETAZOLEAMIDE, 500mg. p.o.b.i.d.
× CHLOROTHIAZIDE, 500 mg. p.o.b.i.d.

● POTASSIUM CHLORIDE, 1gm.t.i.d.
SODIUM INTAKE, 20 mEq. DAILY
WATER INTAKE, 2000 mL. DAILY

Fig. 4. Effect of ammonium chloride and acetazoleamide on mercurial diuretic

improved diuresis and a weight loss of 2 lbs (Fig. 4). There was no further diuresis despite continued chlorothiazide, and the mercurial injection was repeated on the fourth day with no significant response and on the seventh day with only a modest diuresis and a two pound weight loss. Urine chlorides remained low and acetazoleamide and ammonium chloride administration was begun. Acetazolamide was discontinued after urinary chloride concentration reached 44 meq/litre, and 2 days later a mercurial injection was given on the twelfth day and repeated the following day with a profound diuretic response and a loss of 10 pounds in two days. There had been no overt oedema to indicate this quantity of fluid retention.

A similar regime was utilized in a 64-year-old man with coronary heart disease, old myocardial infarction and left and right heart failure. After mercurial injections with intermittent aminophyllin and ammonium chloride therapy had proved ineffective, chlorothiazide was combined with a mercurial diuretic and resulted in a good diuresis and a five pound weight loss. It is notable that, by the time this study was begun, uncontrolled intermittent ammonium chloride therapy had already resulted in urine chloride levels close to 40 meq/litre. With continued ammonium chloride, which raised the urine chloride levels still further, repeated injections of mercurials induced corresponding diuresis with a progressive weight loss of 12 pounds between the fifth and the tenth day and a good clinical response.

Electrolyte and water disturbances

Hypochloraemic alkalosis, hypokalaemia, hyponatraemia and hyperchloraemic acidosis occur during the course of heart failure and have important implications with respect to the use of diuretics (*31*). They occur as a rule with severe, advanced heart failure. Hypochloraemic alkalosis is usually readily corrected by the careful administration of ammonium chloride and the temporary discontinuance of chloruretic diuretics. Drugs and other factors which may have produced anorexia or vomiting and interfered with normal replacement of excreted chlorides should be eliminated. Potassium depletion is probably the electrolyte disturbance most commonly overlooked in heart failure. This is due in part to its existence even when the plasma potassium is normal. Almost all effective diuretics lead to increased potassium loss, especially the carbonic anhydrase inhibitors and to a lesser extent the chlorothiazide compounds. Anorexia and nausea are frequently responsible for failure of replacement of urinary potassium losses, and an additional potassium loss results from excessive catharsis or from continued, low-grade and therefore overlooked diarrhoea which is often due to drugs such as excessive digitalis, to potassium salts, and to oral antibiotics or to excessive intake of fruit juices. The simultaneous administration of corticosteroids may contribute to potassium depletion. Potassium depletion may have to be corrected by the intravenous administration of potassium chloride when anorexia and diarrhoea are present. From the point of view of this discussion of the use of diuretics, the recognition and correction of potassium depletion is important because such depletion is often responsible for deterioration of the patient's clinical state, which is misinterpreted as signifying refractoriness to diuretic therapy. This leads the physician to eliminate diuretics, instead of the responsible cause, or to resort to less effective diuretics, or to administer diuretics and digitalis with excessive vigour in a fruitless effort to obtain clinical improvement. Hyperchloraemic acidosis is usually due to prolonged and excessive ammonium chloride therapy, sometimes in combination with acetazoleamide and cation exchange resins. The resultant clinical picture is sometimes misinterpreted as refractory heart failure.

Hyponatraemia is common in severe, advanced heart failure, has been frequently held responsible for the intractability of heart failure, and has been attributed to sodium depletion caused by excessive diuretic therapy. Sodium depletion is responsible for a small minority of the cases of hyponatraemia; when present it is the result of one or more of the following: profuse diuresis at frequent intervals combined with restricted sodium intake, repeated thoracenteses or paracenteses of large quantities of ascitic fluid, diarrhoea or extreme sweating in a hot climate or combinations of these. Removal of the cause and the cautious administration of hypertonic sodium chloride are indicated in such cases. But in most cases of hyponatraemia diuretics have been ineffective, there is no apparent reason for excessive sodium loss, and the hyponatraemia is apparently due to dilution by abnormal water retention in patients with greatly restricted sodium intake but with water intake ad libitum. In such patients water excretion is greatly impaired. Hypertonic sodium chloride may, with difficulty, correct the hyponatraemia but not the cause, and it does not improve and may intensify the heart failure. The hyponatraemia may be corrected by water restriction to 1,000 cc. or less daily and the use of the ammonium chloride and Diamox regime previously described. If these measures are ineffective, urea in doses of 50—100 g in a 25% solution may be given orally several times daily. The use of intravenous mannitol in 20% solution has also been tried (27).

Summary

The use of diuretics in heart failure must be considered in the framework of the complete pattern of physiological disturbances and with regard for other therapeutic measures. Nevertheless the control of abnormal sodium and water retention by restriction of sodium intake and the administration of diuretics is usually the most effective method of ameliorating the clinical consequences of heart failure.

It would be desirable to have a rational basis for the choice of specific diuretics based on their individual mode and site of action. Actually diuretics are chosen empirically on the basis of the most potent effectiveness with minimal side-action despite prolonged usage. As a rule the same diuretics are preferred whether abnormal sodium and water retention is due to heart failure, renal or hepatic insufficiency or other cause.

The organomercurial diuretics, which must be administered by injection, are the most potent diuretics available and are preferred in most cases of heart failure. They are indicated in cases of left heart failure without overt evidence of water retention as well as in right heart failure with and without oedema. Because of their rapidly powerful action they are useful in distinguishing between broncho-pulmonary disease and left heart failure. Chlorothiazide and hydrochlorothiazide are distinctly more effective than any other class of oral diuretic and are rarely accompanied by significant side-actions, except for possible potassium depletion. Although they have been reported to be at least as effective as the injected organomercurials, and this may apply to some cases of heart failure, there are many patients who are well controlled by mercurial diuretics but cannot be so controlled by the chlorothiazide drugs. Many patients who have tried to liberalize their intake of sodium chloride by adjusting their chlorothiazide dosage have experienced a resurgence of symptoms of cardiac decompensation. But the chlorothiazide drugs are capable of enhancing the effectiveness of the injected mercurials and of prolonging the intervals between injections. For practical purposes hydrochlorothiazide and chlorothiazide are identical in their action and effectiveness although the ten-fold increase in potency of the former on a weight-for-weight basis may permit a reduction in unit cost. The reported significantly lesser elimination of potassium by hydrochlorothiazide as compared with chlorothiazide and a longer duration of action of the former have not been substantiated thus far in my experience.

Other oral diuretics are used very infrequently, with the oral mercurial, chloromerodrin, preferred to the weaker carbonic anhydrase inhibitors and aminouracils, and only when the patient cannot tolerate the chlorothiazide drugs. Ammonium chloride, acetazoleamide and aminophylline, the latter intravenously administered, are used almost exclusively to potentiate the effect of the injected mercurial diuretics. Drugs which are reported to inhibit the action of aldosterone, such as the spirolactones, are capable of increasing the excretion of sodium and water and of supplementing the action of the mercurial diuretics. More potent drugs of this type may be useful not only for the treatment of heart failure but in elucidating the role of aldosterone in its pathogenesis.

The evaluation of the effectiveness of diuretics by dosage-response curves frequently does not correspond with that based on clinical experience with patients in heart failure. Clinical studies of the effectiveness of a new diuretic must be critically appraised in terms of the type of cases of heart failure. The effectiveness of diuretic therapy was analyzed in 1,000 personal cases of heart failure with respect to the aetiology of heart disease, ambulant and bed patients, previous treatment and response, and various stages of left and right heart failure. The importance of these factors in determining the effectiveness of any available diuretic was indicated.

The use of diuretics in the treatment of intractable failure was discussed and examples given of the controlled use of ammonium chloride and acetazoleamide to restore or potentiate the effectiveness of injected mercurial diuretics.

16*

Electrolyte and water disturbances due to heart failure or diuretic therapy were discussed briefly, as this subject is considered in more detail elsewhere in this volume.

Zusammenfassung

Die Anwendung von Diuretica bei der Herzinsuffizienz muß im Rahmen der gesamten Pathophysiologie und im Zusammenhang mit anderen therapeutischen Maßnahmen betrachtet werden. Trotzdem ist die Verhütung einer abnormen Natrium- und Wasserretention durch Verringerung der Natriumzufuhr sowie durch Verabreichung von Diuretica gewöhnlich die wirksamste Methode, um die klinischen Folgen der Herzinsuffizienz zu bessern.

Die parenteral anzuwendenden Quecksilberdiuretica sind die stärksten verfügbaren Diuretica und werden vom Verfasser bei den meisten Fällen von Herzinsuffizienz vorgezogen. Wegen ihrer raschen und kräftigen Wirkung sind sie geeignet, eine Unterscheidung zwischen Bronchial- bzw. Lungenerkrankungen und Insuffizienz des linken Herzens zu ermöglichen. Chlorothiazid und Hydrochlorothiazid sind deutlich wirksamer als alle anderen oralen Diuretica und rufen nur selten schwerere Nebenerscheinungen hervor, abgesehen von einer möglichen Hypokaliämie. Obwohl berichtet worden ist, daß sie mindestens ebenso wirksam wie die injizierbaren organischen Quecksilberpräparate sind, was für manche Fälle von Herzinsuffizienz zutreffen mag, gibt es doch eine Anzahl von Patienten, bei denen die Quecksilberdiuretica besser als die Chlorothiazide wirken. Bei vielen Kranken, die versuchten, durch Einnahme von Chlorothiazid die Kochsalzeinschränkung zu lockern, kam es zu einer Wiederkehr der Zeichen der Herzinsuffizienz. Die Chlorothiazide vermögen jedoch den Effekt der injizierbaren Quecksilberpräparate zu potenzieren und die Intervalle zwischen den Injektionen zu verlängern. Für praktische Belange sind Hydrochlorothiazid und Chlorothiazid in ihrer Wirksamkeit identisch, obwohl die quantitativ zehnfach stärkere Wirkung des Hydrochlorothiazids eine Kostenreduktion ermöglicht. Die erheblich geringere Kaliumausscheidung und die längere Wirkungsdauer, die für Hydrochlorothiazid im Vergleich zu Chlorothiazid angegeben wurde, konnte ich bisher nicht nachweisen.

Andere perorale Diuretica werden nur selten verwendet, wobei das perorale Quecksilberpräparat Chlormerodrin den schwächeren Carboanhydrasehemmern und den Aminouracilen vorgezogen wird; auch dies nur dann, wenn ein Patient die Chlorothiazide nicht verträgt. Ammoniumchlorid, Acetazolamid und Aminophyllin, letzteres intravenös, werden fast nur verwendet, um die Wirkung der injizierbaren Quecksilberdiuretica zu potenzieren. Stoffe, die die Aldosteronwirkung hemmen sollen, wie die Spirolactone, können die Ausscheidung von Natrium und Wasser erhöhen und die Wirkung der Quecksilberdiuretica ergänzen. Der Effekt der diuretischen Therapie wurde bei 1000 eigenen Fällen von Herzinsuffizienz analysiert, und zwar unter Berücksichtigung der Ätiologie der Herzkrankheit, der ambulanten oder stationären Behandlung, der früheren Therapie, sowie der verschiedenen Stadien von Links- und Rechtsinsuffizienz. Es wird hervorgehoben, daß diese Faktoren bedeutungsvoll sind, um die Wirksamkeit eines Diureticums zu beurteilen.

Die Anwendung von Diuretica zur Behandlung der therapieresistenten Herzinsuffizienz wurde anhand von Beispielen besprochen.

Résumé

L'utilisation des diurétiques dans l'insuffisance cardiaque doit être envisagée dans le cadre de tous les troubles physiologiques, et en tenant compte des autres mesures thérapeutiques. Empêcher une rétention anormale de sodium et d'eau par la réduction de l'apport de sodium et par l'administration de diurétiques est toutefois le moyen habituel le plus efficace pour améliorer les conséquences cliniques de l'insuffisance cardiaque.

Les diurétiques mercuriels administrés par voie parentérale sont les plus actifs et sont préférés dans la plupart des cas d'insuffisance cardiaque. Grâce à leur effet rapide et énergique, ils permettent de faire le diagnostic différentiel d'une atteinte bronchique ou pulmonaire et d'une insuffisance du coeur gauche. Le chlorothiazide et l'hydrochlorothiazide sont nettement plus actifs que les diurétiques administrables par voie buccale de n'importe quel autre type; ils ne provoquent que rarement des phénomènes secondaires notables, abstraction faite d'une perte éventuelle de potassium. Bien que l'on prétende qu'ils sont au moins aussi actifs que les diurétiques mercuriels organiques injectables, ce qui peut être juste dans bien des cas d'insuffisance cardiaque, ces derniers permettent mieux que le chlorothiazide de contrôler certains malades. De nombreux cas, qui ont essayé de relâcher le régime désodé en adaptant les doses de chlorothiazide, ont vu réapparaître leurs symptômes d'insuffisance cardiaque. Les chlorothiazides permettent cependant de potentialiser l'effet des diurétiques mercuriels injectables et d'espacer les injections. Au point de vue pratique, l'hydrochlorothiazide et le chlorothiazide sont semblables dans leur action et leurs effects bien que l'activité 10 fois supérieure de l'hydrochlorothiazide à dose égale, permette de réduire les frais. Jusqu'à présent, les observations de l'auteur n'ont pas confirmé que l'hydrochlorothiazide entraînerait une excrétion de potassium beaucoup plus faible que le chlorothiazide et que son effet durerait plus longtemps.

D'autres diurétiques actifs par voie buccale sont très rarement utilisées; un diurétique mercuriel, la chlormérodrine, est préféré aux inhibiteurs de l'anhydrase carbonique, plus faibles, et aux amino-uraciles; on n'y recourt toutefois que lorsque le malade ne supporte pas les chlorothiazides. Le chlorure d'ammonium, l'acétazolamide et l'aminophylline, cette dernière par voie veineuse, s'emploient presque uniquement pour augmenter l'effet des diurétiques mercuriels injectables. Les médicaments que l'on prétend capables d'inhiber l'action de l'aldostérone, comme les spirolactones, peuvent augmenter l'excrétion de sodium et d'eau et compléter l'effet des diurétiques mercuriels. Les médicaments de ce genre suffisamment puissants, peuvent être utiles dans le traitement de l'insuffisance cardiaque, et pour analyser le rôle pathogénique de l'aldostérone dans cette affection.

Les auteurs ont analysé l'effet du traitement diurétique dans 1000 cas d'insuffisance cardiaque, en tenant compte de l'étiologie de la cardiopathie, du traitement ambulatoire ou en milieu hospitalier, de la thérapeutique antérieure, ainsi que des divers stades d'insuffisance gauche et droite. Ils relèvent l'importance de ces facteurs dans l'efficacité des diurétiques actuels.

L'emploi des diurétiques pour le traitement de l'insuffisance cardiaque rebelle fait l'objet d'une discussion et l'on cite divers exemples.

Bibliography

1. HANENSON, I. B., B. GOLUBOFF, J. GROSSMAN, R. E. WESTON and L. LEITER: Circulation 13, 242 (1956).
2. WHITE, A. G., G. RUBIN and L. LEITER: J. Clin. Invest. 30, 1287 (1951).

3. LAMDIN, E., C. R. KLEEMAN, M. RUBINI and F. H. EPSTEIN: J. Clin. Invest. **35**, 386 (1956).
4. MURDAUGH, H. V., JR.: J. Clin. Invest. **35**, 726 (1956).
5. LUETSCHER, J. A., JR., and B. B. JOHNSON: J. Clin. Invest. **33**, 1441 (1954).
6. ULICK, S., J. H. LARAGH and S. LIEBERMAN: Transact. Ass. Amer. Physicians **1958**, 225.
7. GAUNT, R., A. A. RENZI and J. J. CART: J. Clin. Endocr. **15**, 621 (1955).
8. BARTTER, F. C.: Metabolism **5**, 369 (1956).
9. RENOLD, A., J. CRABBE, L. HERNANDO-AVEND, D. NELSON, E. ROSS, K. EMERSON and G. THORN: N. England J. Med. **256**, 16 (1957).
10. LIDDLE, G. W.: Science **126**, 1016 (1957).
11. CAMARA, A. A. and F. R. SCHEMM: Circulation **11**, 702 (1955).
12. REIMER, A.: Bull. Johns Hopkins Hosp. **98**, 445 (1956).
13. GREENE, M. A., A. GORDON and A. J. BOLTAX: Circulation (in press).
14. MUDGE, G. H., and I. M. WEINER: Ann. N. Y. Acad. Sc. **71**, 344 (1958).
15. LARAGH, J. H.: Ann. N. Y. Acad. Sc. **71**, 409 (1958).
16. PITTS, R. F.: Amer. J. Med. **24**, 745 (1958).
17. PITTS, R. F., F. KRÜCK, R. LOZANO, D. W. TAYLOR, O. P. A. HEIDENREICH and R. H. KESSLER: J. Pharmacol. Exper. Therap. **123**, 89 (1958).
18. HEINEMANN, H. O., F. H. DE MARTINI and J. H. LARAGH: Amer. J. Med. **26**, 853 (1959).
19. BERLINER, R. W.: Ann. N. Y. Acad. Sc. **71**, 324 (1958).
20. FORD, R. V., J. H. MOYER, C. A. HANDLEY, C. SPURR and J. B. ROCHELLE III.: Amer. J. Med. Sc. **234**, 640 (1957).
21. DAVIS, J. O., and N. W. SCHOCK: J. Clin. Invest. **28**, 1459 (1949).
22. MAREN, T. H., E. MAYER, and B. C. WADSWORTH: Bull. Johns Hopkins Hosp. **95**, 199 (1954).
23. GILMAN, A.: Ann. N. Y. Acad. Sc. **71**, 355 (1958).
24. FRIEDBERG, C. K., M. HALPERN and R. TAYMOR: J. Clin. Invest. **31**, 1074 (1952).
25. BEYER, K. H.: Ann. N. Y. Acad. Sc. **71**, 363 (1958).
26. FORD, R. V., and J. B. ROCHELLE: J. Laborat Clin. Med. **53**, 53 (1959).
27. BERNSTEIN, L. M., B. BLUMBERG and M. C. ATKIN: Circulation **17**, 1013 (1958).
28. ROCHELLE, J. B. III., J. H. MOYER and R. V. FORD: Amer. J. Med. Sc. **235**, 168 (1958).
29. MOYER, J. H.: Geriatrics **13**, 489 (1958).
30. RUBIN, A. L., and W. S. BRAVEMAN: Circulation **13**, 655 (1956).
31. FRIEDBERG, C. K.: Circulation **16**, 437 (1957).

Diskussion

SIEGENTHALER: Was den von Prof. FRIEDBERG erwähnten diuretischen Effekt der als Aldosteron-Antagonisten betrachteten Spirolactone anbetrifft, so ist nach unserer Auffassung eine Wirkung nur dann zu erwarten, wenn die hydropischen Krankheiten mit einer erhöhten Aldosteron-Produktion bzw. -Ausscheidung einhergehen. Damit wäre der Indikationsbereich dieser neuartigen Diuretica auf die dynamische Phase bei der Ödemgenese beschränkt, außer man wollte auch eine Wirkung auf nicht erhöhte Aldosteronwerte annehmen.

HOLLANDER: I do not know whether the explanation that was just given is the correct one or explains why some of Dr. FRIEDBERG's patients did not respond to the spirolactones, because our data show that normal individuals, when given spirolactones, will also have a sodium diuresis. It would appear from these observations that the effect of spirolactones on sodium excretion might be a non-specific one. However, if spirolactones do work as aldosterone antagonists, then we must conclude that they antagonize a normal as well as an excessive amount of aldosterone.

RIECKER: Man muß sich fragen, ob nicht auch die Herzglykoside, die bekanntlich auch einen Lactonring haben, solche Antagonisten sind. WIL-BRANDT hat an Nierenzellen der Ratte neuerdings gezeigt, daß sie tatsächlich inhibitorisch zu Cortexon wirken. Bei der Ratte spielt allerdings noch die Unempfindlichkeit auf Digitalis am Herzen eine Rolle, so daß an diesem Tier die inhibitorische Wirkung stärker wird. Es ist daher möglich, daß auch bei Menschen diese renale Wirkung der Herzglykoside mitwirkt.

BUCHBORN: Ich möchte noch etwas ergänzen zu dem, was Dr. HOL-LANDER sagte. Man muß sicher sehr sorgfältig darauf achten, ob die Normalen, bei denen man Spirolactone auf ihre Wirksamkeit prüft, vorher salzarm ernährt worden sind oder nicht. Es ist auch für andere Aldosteron-Antago-nisten bekannt — z. B. auch Progesteron gehört ja unter gewissen Bedin-gungen dazu — daß diese wirksamer sind, wenn die Versuchspersonen vorher natriumarm ernährt worden sind, wenn also die endogene Aldosteron-Produktion bereits angestiegen ist. Dies würde doch sehr für einen antago-nistischen Effekt zum Aldosteron sprechen und nicht für eine unspezifische Wirkung.

KOCZOREK: Ähnliche Wirkungsmechanismen sind für das Spirolacton bereits bekannt. Man weiß, daß Spirolactone dann wirksamer sind, wenn der Patient vorher salzverarmt ist oder wenn ein Hyperaldosteronismus besteht. Untersuchungen von KAGAWA u. Mitarb. haben dies zeigen können.

HOLLANDER: Our initial studies with spirolactones were in hypertensive subjects without heart failure. When we found that the compounds produced a sodium diuresis in these subjects during a moderately high salt intake of 9 g/day as well as during salt restriction, we got excited, because the findings appeared to support those of GENEST and pointed to an increase in aldosterone excretion in arterial hypertension. However, when we controlled these observations in normal individuals, we found that they also had a diuretic response to the spirolactones while receiving a moderately high sodium intake.

WEWALKA: An der 1. Medizinischen Klinik in Wien haben wir seit Jahren, vor allem auf Grund von klinischen Beobachtungen, die Quecksilber-diuretica durch perorale Sulfonamide ersetzt. Wir sahen immer wieder, daß Patienten, die Quecksilberdiuretica erhalten, anschließend zu Flüssigkeits-retention neigen. Dadurch wird man gezwungen, diese Diuretica in immer kürzeren Abständen zu geben. Mit Hydrochlorothiazid hatten wir bei Herz-kranken mit einer Dosis von 50 mg pro Tag bisher gute Erfolge und sahen kaum resistente Fälle, während wir bei Lebercirrhosen meist 150 mg täglich zur Entwässerung benötigten. Von den Chlorothiaziden bevorzugen wir Hydrochlorothiazid, u. a. weil die Wirkung länger, oft 24—48 Std., anhält.

HERKEN: Mich interessiert folgende Frage: Besteht eine klare Bezie-hung zwischen der Intensität der Natriumretention und dem Wirkungs-verlust der Diuretica, den man bei Patienten mit schweren kardialen Ödemen oft beobachtet hat? Ich möchte die Frage noch etwas präzisieren.

Wählt man eine Gruppe von Patienten aus, die bei einer definierten Diät mit etwa 30 mval Natrium pro Tag eine ausgeglichene Bilanz zeigen, und gibt ihnen ein Diureticum, dann sieht man in allen Fällen einen deutlichen diuretischen Effekt mit einer bestimmten dosisabhängigen Mehrausscheidung von Natrium und Wasser. Vergleicht man die Wirkung der gleichen Diuretica an einer anderen Gruppe von Patienten, die bei einer Diät von 30 mval Natrium pro Tag nur noch 10 mval täglich ausscheiden, also auch unter diesen Bedingungen noch retinieren, dann läßt sich in fast allen Fällen ein erheblicher Wirkungsverlust der Diuretica registrieren. Wir haben ein ähnliches Verhalten der Diuretica auch an Tieren mit experimentellen Ödemen beobachtet und uns mit der Frage beschäftigt, worauf die Wirkungsverluste der Pharmaka zurückzuführen sind. Es interessiert mich, ob die klinischen Untersuchungen an Patienten mit ausgeprägten Ödemen eine klare Beziehung zwischen der Intensität der Natriumretention, bedingt durch eine Mehrproduktion von Aldosteron, und den Wirkungsverlusten der Diuretica aufgedeckt haben oder ob noch andere Faktoren (z. B. die durch das Ödem erzeugten Stoffwechselstörungen in den Geweben) dafür verantwortlich zu machen sind.

CH. K. FRIEDBERG: We have not made specific studies to demonstrate whether or not patients who received mercurials necessarily have to continue with mercurials, but I think we have seen enough to know that that is not necessarily true. I recall when I was trying to study acetazoleamide, originally, I tried to accumulate patients whose response to the mercurials was well known. And in order to obtain 100 patients, I had to study over 300, because 200 of them did not require mercurials at all, in spite of the fact that they were brought to me as patients who required mercurials regularly. At least for this group of patients the fact that they had been receiving mercurials did not mean thet thay could not discontinue them because of a reaccumulation of oedema. Whether hydrochlorothiazide has a longer lasting effect than chlorothiazide, I cannot say on the basis of these clinical studies. I simply was unable to see any dramatic difference in response, nor did I observe that patients who were on chlorothiazide and had an effective result were troubled because there was an interval of 12 or 16 hrs between the discontinuation of the chlorothiazide diuresis and the next dose.

I do not think I could make any rule about whether the diuretic response to a diuretic depends on the degree of sodium retention. I think in general one sees a greater diuretic response in the patient who has obvious oedema than in one who has not, but I have not seen any mathematical correlation because of the fact that so many other clinical factors are important in determining whether or not the patient has a diuretic response. In general I would say that the greater the intake and the greater the retention, the greater is the diuretic response.

SCHWIEGK: Es ist ja die Wirkung bestimmter Diuretica auch sehr abhängig von der sonstigen Situation des Mineralstoffwechsels.

HUNGERLAND: Ich halte es für notwendig, daß man nicht nur angibt, wieviel Natrium man gibt, sondern daß man auch feststellt, wieviel Wasser gleichzeitig gegeben wird. Nur wenn beide Mengen angegeben werden, ist es möglich, ein klares Bild über die Verhältnisse zu bekommen.

SCHWIEGK: Es ist ein gewisser Unterschied zwischen Erwachsenen und Kleinkindern. Kleinkinder trinken so viel, wie man ihnen gibt, und Erwachsene trinken so viel, wie sie Durst haben.

HUNGERLAND: Aber Kinder erhalten so viel Flüssigkeit, wie sie haben müssen.

SCHWIEGK: Der Pädiater kann die Trinkmenge festlegen, aber beim Erwachsenen reguliert sich das spontane Durstgefühl und damit die Wasserzufuhr nach der Natriumzufuhr und -retention. Wenn kein Natrium zugeführt wird, verschwindet der Durst, und man braucht auch wenig zu trinken. Nimmt man viel Natrium zu sich, bekommt man Durst und trinkt viel. Daher entspricht beim Erwachsenen die spontane Flüssigkeitszufuhr im wesentlichen dem Ausmaß der Natriumzufuhr. Beim Ödemkranken ist die Natriumausscheidungsfähigkeit der Niere vermindert, und die Natriumretention bestimmt das Ausmaß der Wasserretention und damit der Ödembildung.

MULLER: In bezug auf die Frage von Prof. HERKEN können wir sagen, daß wir in den letzten drei Jahren bei allen Herzpatienten den Natriumgehalt im Urin beim Eintritt und in den ersten Tagen bestimmt haben, und daß wir eine vollkommen befriedigende Relation gefunden haben zwischen der Natriumausscheidung und der Wirksamkeit eines Diureticums. Mit abnehmendem Natriumgehalt im Urin wird der Erfolg eines Diureticums kleiner und unwahrscheinlicher. Wir haben die Beobachtung gemacht, daß dann, wenn die Natriumausscheidung unter 10 mäq fällt, die Situation kritisch wird. Hingegen, wenn Sie einen Natriumgehalt von mehr als 20 oder 30 mäq im Urin haben, ist es eigentlich immer sehr leicht, mit einem Diureticum die Ödeme auszuschwemmen. Wir haben bis heute noch keinen Herzpatienten mit einer Natriumausscheidung von über 30 mäq/24 Std. gefunden, der auf die Gabe eines Diureticums nicht mit einer guten Diurese geantwortet hat, es sei denn, daß er eine Komplikation, z. B. eine Lungenembolie im Verlaufe der Behandlung durchgemacht hat. Es besteht daher für uns eine gewisse Relation zwischen diuretischer Wirkung und vorheriger Natriumausscheidung. Diese Regel scheint unabhängig von der Natriumzufuhr zu gelten. Natürlich ist es so, daß, wenn Sie eine tiefe Natriumausscheidung und eine sehr hohe -zufuhr haben, schon die alleinige Salzrestriktion zum Erfolg führt. Anderseits ist es immer schwieriger eine Diurese auszulösen, wenn ein Patient nur 10 mäq ausscheidet und ebenfalls 10 mäq zu sich nimmt.

Now to the point Dr. FRIEDBERG raised: It seems to us that the diuresis which follows a mercurial is often too great and followed immediately afterwards by a rebound phenomenon with practically no sodium in the urine and increase in weight. With these new oral diuretics we have, however, seen on many occasions a more gradual and delayed response, the overall response being the same. We do not think that the fastest and most potent diuretic is by any means always the best. We fear complications with these very acute changes.

CH. K. FRIEDBERG: It is true in general that patients who are excreting substantial quantities of sodium in the urine have a good diuretic response. And it is also true that the patients in the late stages of heart failure often excrete very small quantities of sodium. However, I do not think that it is always true that a patient who is excreting only 10 or 15 or less meq/l of sodium will not respond well to diuretics. A great many of my patients who are on a 200 mg sodium daily diet and who adhere to it regularly, excrete between 5 and 15 meq of sodium per day and nevertheless have an excellent therapeutic response, if, for example, they accumulate oedema because of some slight carelessness in diet or because they have an infection.

HOLLANDER: I hate to interrupt you, Dr. FRIEDBERG. On a 200 mg sodium intake, do you think you can form oedema?

CH. K. FRIEDBERG: Yes. We cannot use the fact that this patient only excretes 10 meq of sodium as indicating that he will not respond when he does have or forms oedema.

MULLER: I did not want to imply that patients with a low urinary sodium never respond; however, the urine sodium is for us a valuable prognostic sign.

CH. K. FRIEDBERG: (referring to a slide of Dr. MULLER): The other point here also. Here is a fall, it is true that there is some rise in weight, and then at this point, you gave another diuretic, an oral diuretic. Is there any evidence that a mercurial diuretic given at this point would not also result in a good response?

MULLER: The point is not that the diuresis does not occur, but the point is that you must already resort to a second trial, because you had a rebound phenomenon.

CH. K. FRIEDBERG: But why not resume the same diuretic?

MULLER: But why not take a diuretic with a more prolonged action? Maybe you then need only one dose instead of two.

CH. K. FRIEDBERG: Well, I agree with that. My point is that there are many patients who experience a good diuresis, who then begin to reaccumulate water and who, if given a mercurial again, will again have a good result, but who, if given chlorothiazide, do not respond. Many of my patients, while on chlorothiazide therapy, slowly accumulate oedema, and I have to give them a mercurial. When patients respond just as well to the chlorothiazides, I am delighted and prefer to use them instead of a mercurial, partly because of the point you raise and partly because there is always an advantage in an oral diuretic that will perform what a mercurial will do by injection. But, unfortunately, this is not always true. Also there are many cases in which I cannot be certain whether I am dealing with left heart failure or with bronchopulmonary disease and in which the diuretic response to a mercurial aids in the differential diagnosis. I find it difficult to use the slower, less dramatic chlorothiazide diuresis to make such a diagnostic differentiation. In such cases, I find a mercurial advantageous. But if your point is that you can get exactly the same result with a chlorothiazide in a given patient, as you do with the mercurial, then I agree with you that the chlorothiazide should be used. But in many patients this is not possible.

MULLER: There is one difference. We noticed that the response to the mercurial diuretics seems to be more acute, lasting only one or two days; then the rebound takes place. However, with these oral diuretics, we get a more gradual increase and sometimes a longer lasting effect, which I think is preferable. I do not think that it is always the one that gives the highest diuresis which is the best.

CH. K. FRIEDBERG: No, I said the most effective. I do not mean necessarily that it has to be the most acute, but the diuresis must be rapid and striking if it is to aid in the diagnosis between left heart failure and bronchopulmonary disease. On the other hand, I do not believe that one should use the less effective diuretics such as the oral mercurials, the uracils or some of the carbonic anhydrase inhibitors which are sometimes given by physicians, because they say this patient is not very sick, let us give him a mild diuretic. I do not include the chlorothiazides in this category, since in many patients they are as effective as the mercurials. In such cases, I certainly would say that they fall in the same class of potency as the injected mercurials, and I would use them. But there are many cases in which the chlorothiazides cannot be classed with the injectable mercurial diuretics.

MARTINI: Ich habe noch eine Frage zur Wasserzufuhr. Prof. FRIEDBERG sagte ja, in seiner Jugendzeit wäre es grundsätzlich so gewesen, daß die Patienten auf verminderte Flüssigkeitszufuhr gesetzt wurden. Jetzt sei es oft umgekehrt. Er aber dringt auf die Anweisung, daß die Flüssigkeitszufuhr gleichzeitig beschränkt werden muß. Das bringt uns auf das, was Sie, Herr Prof. SCHWIEGK, vorhin sagten. Sie meinten, die Natriumzufuhr reguliere die Wasserzufuhr. Das trifft sicher für die meisten Fälle auch zu. Ich glaube aber, manche Patienten trinken auch aus Gewohnheit und nicht nur nach dem Durstempfinden. Sie sind an eine bestimmte Trinkmenge gewöhnt, und man hat oft Schwierigkeiten, diese Kranken auf einer eingeschränkten Flüssigkeitsmenge zu belassen, selbst wenn die Salzzufuhr strikt auf weniger als 1 g Kochsalz pro Tag vermindert wird. Wenn diese Kranken eine verminderte Wasserausscheidung haben und mehr trinken als sie ausscheiden, kommt es schnell zu einer Verdünnungshyponatriämie.

HUNGERLAND: Ja, und was passiert nun mit ihnen?

MARTINI: Sie verdünnen laufend ihren Elektrolytbestand. Freilich wird nicht jeder Kranke mit Cirrhose, der von vornherein weniger als 10—15 mäq pro Tag im Harn ausscheidet, das Hyponatriämiesyndrom entwickeln; aber nahezu alle, die das Syndrom entwickelten, waren unter denen, die weniger als 10—15 mäq pro Tag ausschieden. Man muß selbstverständlich unterscheiden zwischen Patienten, die vor der Krankenhausaufnahme bereits längere Zeit natriumarm ernährt waren und dadurch eine verminderte Harnausscheidung haben, und den Patienten, die bei normaler Zufuhr eine extrem verminderte Natriumausfuhr aufweisen. Hier decken sich unsere Erfahrungen genau mit denen von Herrn MULLER.

Ich habe noch eine andere Frage an Prof. FRIEDBERG: Wie entscheiden Sie, welches Diureticum Sie wann und wem geben? Ich glaube, dies ist eine wichtige praktische Frage. Ich versuche, durch die primäre Natriumbestimmung im Harn herauszufinden, wem ich ein Quecksilberdiureticum geben kann und wem nicht. Ist die primäre Natriumausscheidung stark vermindert, d. h. unter 10—15 mäq, so vermeide ich die Quecksilberverabfolgung in jedem Falle. Schon nach der ersten oder zweiten Salyrganinjektion kann man in diesen Fällen einen Anstieg des Reststickstoffes beobachten.

CH. K. FRIEDBERG: I agree with your point about the low sodium excretion when patients have not been particularly restricted in their diet. These are usually patients with a very low glomerular filtration rate, and I think they form a special category. With respect to the choice of a diuretic in a patient who has hyponatraemia, I presume that with the refractory type of patient with the dilution type of hyponatraemia, the management is difficult. I indicated that I still prefer the mercurial diuretic. Unfortunately, it is often ineffective in this type of patient, and there is little danger of getting too wonderful a result. I would be very pleased in these cases if I could give a mercurial and get the kind of response we saw on this last slide. These are the patients who are sometimes found to be inadequately restricted with respect to sodium intake, and when they are put to bed and their diet is controlled, they are not refractory at all. In most such cases, my emphasis is not on the choice of diuretic, my approach is to the whole patient. There are other reasons why these patients are refractory. A good result is obtained when these causative factors are controlled. But if no such factors can be found, then I think the most effective method has been to restrict the water intake and to give them mercurial injections following this acidotic chloride cycle. This cycle has been very helpful in my hands. I do not understand why there is such a good correlation between the chloride output in the urine and the response to the mercurial. The correlation of diuretic effectiveness is not quite so good with the level of chloride in the blood or the p_H in the blood. Nevertheless, the diuretic effectiveness appears to be related to acid secretion by the tubule cells. Whatever the explanation, empirically a high urinary chloride excretion in this regime is a good guide to effective mercurial diuresis.

SCHWIEGK: Darf ich noch einmal kurz auf die praktisch wichtige Frage der Wasserzufuhr zurückkommen? Herr FRIEDBERG hat ja geschildert, daß jahrzehntelang die gängige These war: Zur Ödemverminderung wenig Flüssigkeitszufuhr. Dabei kamen die Patienten in den Zustand der hypertonischen Dehydratation, fühlten sich sehr schlecht und hatten immer Durst. Dann sind die Versuche von SCHEMM sehr interessant gewesen. Er hat bei ödematösen Herzkranken große Flüssigkeitsmengen, bis zu 6 l pro Tag, gegeben, und man kann sagen, daß dies in den meisten Fällen zumindest nichts geschadet hat. Die meisten Patienten haben dabei eine Steigerung der Diurese bekommen, die Ödeme haben sich zurückgebildet. Allerdings sind dann auch Fälle publiziert worden, bei denen sich eine Hyponatriämie entwickelt hat. Hierbei handelt es sich fast immer um schwerst dekompensierte Herzkranke. Diese schwerst dekompensierten Herzkranken, die monatelang in unseren Kliniken liegen, stellen aber nicht das Hauptkontingent der Herzkranken dar, sondern nur etwa 1%. Bei der überwiegenden Mehrzahl der Herzkranken mit Ödemen kann man sagen, daß die ausreichende Restriktion der Natriumzufuhr genügt, um die spontane Wasserzufuhr auf das zulässige Maß einzuschränken. Dies hängt mit der Beziehung zwischen Adiuretinproduktion und Serumosmolarität zusammen, wie Herr BUCHBORN festgestellt hat. Wenn diese Patienten auf Grund ihrer Trinkgewohnheiten oder aus anderen Gründen mehr Wasser trinken, bei kochsalzarmer Ernährung natürlich, dann wird dieses Wasser, wenn auch etwas verzögert, einwandfrei ausgeschieden; verzögert deshalb, weil die getrunkene Flüssigkeit bei Vorliegen von Ödemen sich auf einen größeren extracellulären Raum verteilt und daher zu einer geringeren Senkung der Serumosmolarität und damit auch zu einem geringeren Absinken der Adiuretinproduktion führt. Das ist aber anders bei Patienten mit sehr kleinem Glomerulumfiltrat, deren Harnmengen klein sind und sich auch nicht mehr steigern lassen, insbesondere beim Vorliegen einer Schrumpfniere. Dann führt die Zufuhr von 2—3 l Wasser täglich bei einer Harnmenge von etwa 500 cm³ selbstverständlich zu einer Hyponatriämie. Wir haben in der Literatur tatsächlich eine ganze Reihe von veröffentlichten Befunden, daß den Patienten bei einer täglichen Harnmenge von 500 cm³ 3—4 l Flüssigkeit zugeführt wurden. Ob diese Flüssigkeitszufuhr wirklich dem spontanen Durstgefühl entsprach, muß ich dahingestellt sein lassen. Wir haben den Eindruck, daß dies besonders in den heißen Gegenden, und z. T. auch in Amerika, der Fall ist, wo die Patienten sehr viel schwitzen und dabei viel Wasser abgeben. Da sie viel trinken, kommen sie bei niedriger Natriumzufuhr in den Zustand der Wasserintoxikation wie die Heizer und Schiffsmaschinisten. In diesen Fällen wird von den Autoren eine Einschränkung der Flüssigkeitszufuhr auf 1,5 l pro Tag vorgeschlagen, was wir für eine normale Flüssigkeitszufuhr halten. Ich habe mich seit der Zeit, in der wir eine ausreichende Natriumrestriktion durchführen, nie gezwungen gesehen, in unserem Klima eine zusätzliche Einschränkung der Wasserzufuhr anzuordnen. Wenn wir allerdings zusätzliche Maßnahmen durchführen, die zu einer Hypovolämie und zu einem „vasculären" Durst führen, wie Ascitespunktionen, Pleurapunktionen, oder wenn infolge von Erbrechen, Durchfällen oder Glucoseinfusionen zusätzliche Natriumverluste eintreten, dann kann es zu einer Hyponatriämie kommen. Von ernsthafter Bedeutung für den Organismus sind aber doch nur sehr erhebliche Hyponatriämien.

RICHTERICH: I am sorry to say, Dr. FRIEDBERG, that our experiences with chlorothiazide and hydrochlorothiazide in the treatment of congestive heart failure are entirely different from yours. In 1958 and 1959, we have treated approximately 120 patients with chlorothiazide and about 70 patients with hydrochlorothiazide[1]. We encountered at least 20 patients who were resistant to mercurial diuretics in the absence of a hypochloraemic alkalosis and who responded to chlorothiazide or hydrochlorothiazide. The maximal response as measured by the increase in sodium excretion after these newer drugs is equal to that after 2 ml of a parenterally administered mercurial diuretic. We also differ in our conception of optimal diuretic therapy. You prefer intermittent administration of a maximally effective diuretic. We feel that the "undulations" of the patient between dehydration and an oedematous state are subjectively very uncomfortable, and we therefore prefer daily administration of very low doses of one of the newer, orally administered diuretics. We usually start off with a daily dose of 25 mg of hydrochlorothiazide. More than 80% of the patients with congestive heart failure will lose their oedema on this dose, and we very rarely had to go up to 50 mg per day. With these low doses, we have not yet observed any cases of hypopotassaemia. For experimental purposes and under balance conditions, we have also tried to omit the low sodium diet and to treat the patients exclusively by hydrochlorothiazide, beginning with 25 mg per day and adjusting the dose again to the individual needs of the patients. We were prompted to undertake this experiment for three reasons: 1. we feel that electrolyte disturbances will be rarer if the salt intake is normal, 2. the secondary hyperaldosteronism present in patients with congestive heart failure will be prevented by an adequate salt intake, 3. many patients will cheat and try to avoid a low sodium diet anyway. We were very surprised to see that the oedemas of these patients disappeared just as fast with hydrochlorothiazide alone as they did if sodium restriction was added. In these 18 patients, no electrolyte disturbances were seen, and no diuretic fastness developed up to 3 weeks. It should nevertheless be stressed that these studies were done for trial purposes and that at the present time there is no valid information available which definitely shows that salt restriction can be omitted.

SIEGENTHALER: Untersuchungen der Kaliumausscheidung bei Herzpatienten unter Chlorothiazid und Hydrochlorothiazid-Therapie zeigen nach unseren Erfahrungen unter Hydrochlorothiazid eher eine geringere Kaliurese. Während wir bei der Behandlung hämodynamischer Herzinsuffizienzen mit Chlorothiazid zweimal das Auftreten einer energetisch-dynamischen Herzinsuffizienz beobachten konnten, war dies unter Hydrochlorothiazid nie der Fall. Ein definitives Urteil über Unterschiede in der Kaliurese kann jedoch erst an einem größeren Material aufgezeigt werden.

---

[1] RICHTERICH, R.: Schweiz. med. Wschr. 88, 906 und 931 (1958); RICHTERICH, R.: Therap. Umschau 16, 12 (1959); RICHTERICH, R.: Klin. Wschr. 37, 355 (1959); RICHTERICH, R., P. SPRING u. H. THÖNEN: Schweiz. med. Wschr. 89, 353 (1959).

SCHWIEGK: Vielleicht sollte man noch das Problem der schnellen oder langsamen Entwässerung anschneiden. Die schnelle Entwässerung mit den Quecksilberdiuretica ist ja, wie man aus der Literatur weiß, belastet durch die Gefahr des Auftretens von Thromboembolien. Und manche Ärzte sind der Meinung, daß man mit einer protrahierten Entwässerung diese Gefahr vermindern kann.

CH. K. FRIEDBERG: I should like to make one point about thrombo-embolism due to mercurial diuretics which has been mentioned so many times. I do not know how many mercurial injections I have given, but it must be a huge number, and I have never had an experience with a resulting thrombo-embolism, although I am sure that the reported cases are true. I merely point out that from the statistical point of view we should not get too excited about thrombo-embolism as being a frequent occurrence after diuretic therapy with mercurials. There are probably other factors besides the diuresis which are concerned in such rare cases.

SCHWIEGK: Wenn man die Quecksilbertherapie so gestaltet, daß man keine excessiven Diuresen bekommt, ist die Gefahr der Thromboembolie nicht vorhanden. Nun zur Frage: Natriumrestriktion und Diuretica. Ist es zu empfehlen, daß man generell die Natriumrestriktion lockert, weil man z. B. mit Hydrochlorothiazid den Überschuß wieder eliminieren kann?

KRÜCK: It was our experience that the diuretic effect of chlorothiazide and hydrochlorothiazide diminishes when the sodium intake is restricted too much. The first slide shows a good diuretic response to 50 mg hydrochlorothiazide on a sodium diet of 10—20 meq per day just in the first three days. But the effect of the same dose disappears after these three days when sodium restriction is continued. Even by doubling the dose one cannot get any better effect. The next slide, on the other hand, shows a sodium diet of 50—60 meq per day with a continuous response to hydrochlorothiazide until the patient was free of oedema. Therefore I would suggest to give 50—60 meq sodium per day together with the saluretic agent.

HUNGERLAND: Wie erklären Sie, daß das Gewicht nicht zugenommen hat, als Sie 3—4 g Kochsalz gaben?

KRÜCK: Das Diureticum war in der Lage, die Kochsalzzufuhr zu kompensieren.

CH. K. FRIEDBERG: I would say in general that the fact that a patient is given 3 g of salt and continues to respond to diuretics does not mean that it was advantageous to give him salt. There is no doubt that if a patient on a low salt diet is given additional salt, he will respond with a greater diuresis. I do not think that it proves, however, that his sodium and water balance will be improved. There is no doubt in my mind that I could not allow patients a free sodium intake by giving them chlorothiazide. In experiments carried out not by me but by many of my patients, the results have been very unhappy when they depended on the chlorothiazides to permit not a free sodium diet but moderate concessions such as taking occasionally bread or some cake which was not sodium free. They soon develop distressing heart failure or they called one of my associates in the middle of the night because of nocturnal dyspnoea. These are patients who were perfectly well controlled on mercurials. However, I did not mean to imply that there is not a host of patients who can get along perfectly well on hydrochlorothiazide. Many of those that I see are more severely ill than the average, but I am sure that there are many patients who can get along on chlorothiazide just as many patients get along without any diuretics and with only a modest restriction of sodium intake.

HOLTMEIER: Man sollte zunächst klären, was wir unter einer Natrium- oder Kochsalzreduzierung verstehen. Wenn man auf 3 g NaCl reduziert, verabreicht man schon eine „kochsalzarme" Kost, d. h. Sie haben die Patienten also nicht salzreich behandelt. Wenn ich unsere Untersuchungen mit denen von Prof. SARRE vergleiche, der etwa 1000 Fälle untersuchte, denen eine salzarme Diät verordnet war, kommt man zum Ergebnis, daß nur 4% bis 5% aller ambulanten Patienten eine NaCl-Diät unter 1 g einhielten. Wir kommen auch in der Klinik, wenn wir nicht mittels berechneter Bilanzdiäten vorgehen, praktisch kaum unter 1 g NaCl/Tag. Wir müssen uns darüber im klaren sein, daß also eine Reduzierung der Kochsalzzufuhr auf 3 g bereits eine NaCl-arme Kost darstellt. Nun die Frage an Herrn RICHTERICH: Geben Sie herzkranken Patienten Vollkost oder kochsalzarme Kost?

RICHTERICH: Bei den oben erwähnten Untersuchungen verabreichten wir als „natriumarme Diät" eine Bilanzkost, bei der die tägliche Natriumausscheidung im Urin zwischen 15 und 20 mäq lag. Bei den Patienten mit „gewöhnlicher Kost" verabreichten wir dieselbe Diät, plus 6 g NaCl, das die Patienten nach Gutdünken zusetzten.

HOLTMEIER: Es ist ein Unterschied, ob ich von vornherein kein Kochsalz gebe oder ob ich den ödemkranken Körper zunächst doch mit Kochsalz belaste und erst danach NaCl durch ein Diureticum wieder herausbringe. Ist es nicht richtiger, von vornherein dem Organismus diese Belastung zu ersparen, zumal dies mittels Diät sehr einfach ist? Und nun kommt ein zweiter Punkt: Wenn ein Patient schwere Ödeme hat, und Sie legen dann noch 6 g Kochsalz täglich zu, so muß ich ja beide, nämlich die täglichen 6 g zugeführten Kochsalzes und das Ödem, das schon besteht, mit Wasser hinausbringen. Ich müßte also eine größere Diurese entwickeln. Ich glaube nach Ihren Ausführungen eigentlich mehr als zuvor, daß wir nicht auf die diätetische Einstellung verzichten dürfen.

SARRE (zu HOLTMEIER): Sie erwähnten meine Arbeit mit KAMPMANN und SCHMIDT über die „Lebensaussichten von essentiellen Hypertonikern bei jahrelang eingehaltener salzfreier Diät"[1]. 45 essentielle Hypertoniker, die bis zu 9 Jahre lang unter streng eingehaltener sog. salzfreier Diät lebten, wurden mit 45 Kontrollpatienten verglichen, die nicht salzfrei lebten, aber in bezug auf Anamnese, Blutdruck, Augenhintergrund, Komplikationen usw. genau mit der ersten Gruppe vergleichbar waren. Von 977 Hochdruckfällen verschiedener Genese wurden diese 45 essentiellen Hypertoniker ausgewählt, die nachweislich durch Kontrollen über Jahre hinweg die salzfreie Diät einhielten (Kontrollen der Harnausscheidung von 1—2 g höchstens). Die statistische Auswertung der Mortalität der salzfreien Gruppe war enttäuschend. Vom 5.—9. Jahr der Beobachtung war die Anzahl der Überlebenden in beiden Gruppen praktisch gleich. Allerdings konnte ein bis zu 3 Jahren anhaltender Erfolg der Diät bei einigen Hypertonikern festgestellt werden. Dieser Erfolg betraf besonders die schwersten Fälle mit hohen Blutdruckwerten und kardialer Insuffizienz. Bei diesen Fällen konnte die kochsalzarme Diät die Mortalität in den ersten 3 Jahren verbessern, sie wurde aber in den nächsten Jahren sozusagen wieder eingeholt. Nach dieser Untersuchung verbessert also auch die streng eingehaltene salzfreie Diät die Lebensaussichten der Hypertoniker nicht. Sie verbessert nur die Lebensaussichten der kardialen Insuffizienzen unter den Hypertonikern.

---

[1] Klin. Wschr. **34,** 509 (1956).

Holtmeier: Meine Untersuchungen betreffen Patienten mit Ödemen. Bei Hypertonikern haben wir aber bisher in der Klink ebenfalls gute Ergebnisse erzielt.

Richterich: Wir bezweifeln die Wirksamkeit der natriumarmen Diät zur Behandlung der Herzinsuffizienz nicht. Es geht uns vielmehr um die Frage, ob es bei den heute erhältlichen dauernd aktiven, oral verabreichbaren Diuretica mit geringerer Toxicität überhaupt noch notwendig ist, eine salzarme Diät zu verabreichen, oder ob nicht die Gefahr von Nebenerscheinungen (Elektrolytstörungen) bei Kombination von natriumarmer Diät plus Hydrochlorothiazid größer ist. Unsere z. Z. durchgeführten Vergleichsuntersuchungen sind klinisch-experimenteller Art, werden unter strengsten Kautelen vorgenommen und erlauben bisher keine bindenden Schlüsse. Es scheint uns jedoch wesentlich, daß die Frage der Notwendigkeit einer natriumarmen Diät von neuem diskutiert wird.

Schwiegk: Es wäre vielleicht zweckmäßig, noch einmal die Frage des Kaliums zu behandeln.

Sarre: Wir haben mit Hydrochlorothiazid auch Hypokaliämien erlebt. Ich habe natürlich keinen genauen Vergleich zwischen Chlorothiazid und Hydrochlorothiazid, aber mindestens kann man auch bei therapeutischer Gabe von Hydrochlorothiazid, vor allem bei schwer ödematösen Patienten, die eine große Diurese bekommen, ganz erhebliche Hypokaliämien erleben bis auf 10, 9, 8 mg-%.

Kleinschmidt: Ich möchte das unterstreichen. Wir haben bei 20 Patienten mit Kreislaufdekompensation, die Hydrochlorothiazid (täglich oder jeden zweiten Tag 25—37,5 mg, also $1^1/_2$ Tabletten als Maximum pro Tag) erhielten, in 4 Fällen Senkungen des Serumkaliums beobachtet, genau so wie mit Chlorothiazid, und zwar lagen unsere Werte im Bereich von 3,4 bis 3,5 mval/l. Bei einer Hypertonikerin sank innerhalb von 8 Tagen das Serumkalium sogar von 4,4 auf 2,9 mval/l. Im Gegensatz zu den bisherigen Mitteilungen fanden wir in dieser Hinsicht also keinen grundsätzlichen Unterschied zum Chlorothiazid.

Reubi: Ich möchte betonen, daß die Schweizer Autoren unter sich nicht einig sind. Genau wie Herr Kleinschmidt haben wir in Bern Hypokaliämien nach Hydrochlorothiazid beobachtet, im Gegensatz zu den Erfahrungen von Herrn Richterich.

Kühns: Bei über 60 Hypertonikern, die wir bis zu 8 Monaten mit Hydrochlorothiazid behandelt haben, wurden z. T. doch erhebliche Hypokaliämien beobachtet. Dabei zeigte sich allerdings, daß die Erniedrigung des Serum-Kaliumspiegels in keiner strengen Abhängigkeit von der Dosierung (50, 75 und 100 mg/Tag) und auch nicht von der Anwendungsdauer steht. Diese Hypokaliämien traten bei einer mittleren Tageszufuhr von 3 g Kalium auf. Der Serum-Natriumspiegel war nicht wesentlich verändert. Besonders bemerkenswert erscheinen mir zwei Todesfälle, bei denen der schon primär etwas erniedrigte Kaliumspiegel trotz laufender peroraler Kaliumzufuhr unter der Hydrochlorothiazid-Therapie weiter absank. Allerdings handelte es sich hier um schwer herzkranke Patienten: ein Fall mit Zustand nach Herzinfarkt, ein Fall mit maligner Hypertonie. Ein Zusammenhang des hierbei erfolgten Herztodes mit der sicher vorliegenden Kalium-Stoffwechselstörung ließ sich natürlich nicht sicher beweisen; dennoch glaube ich, daß besonders bei Fällen, in denen schon primär eine Kalium-Stoffwechselstörung angenommen werden kann — chronische Herzinsuffizienz, Patienten unter der Einwirkung von Corticoiden, Magen-Darm-

Komplikationen — besondere Vorsicht mit Hydrochlorothiazid und eine laufende Überwachung des Kaliumstoffwechsels erforderlich ist.

SCHWIEGK: Darf ich vielleicht zusammenfassend sagen: Wir haben neue Diuretica mit sehr wertvollen Eigenschaften, aber wir kennen ihre Gefahren noch nicht vollständig. Beim Quecksilber haben wir durch 30 Jahre hindurch alles durchexerziert, wir kennen die Gefahren, und wir sind vorsichtig geworden; und ich würde meinen, daß wir als Extrakt dieser Diskussion uns vielleicht darauf einstellen sollten, auch bei den neuen Diuretica vorsichtig zu sein, damit sie nicht zu Unrecht diskriminiert werden, denn ich möchte glauben, daß sie eine Bereicherung unseres Arzneischatzes sind.

Diuretics in liver disease

By

Sheila Sherlock

Patients with cirrhosis of the liver and ascites provide perhaps the most difficult therapeutic problem of any group with fluid retention. On an unrestricted sodium intake the daily urinary sodium excretion is frequently less than 1 meq and diuretic unresponsiveness is common. In such patients any measure which increases the urinary output must be termed a diuretic and methods other than the conventional chemical diuretics must be considered.

In 1896, Starling postulated that "At any given time, there must be a balance between the hydrostatic pressure of the blood in the capillaries and the osmotic attraction of the blood for the surrounding fluids". This hypothesis was based on the use of peritoneum as a semi-permeable membrane allowing the passage of solutes but impervious to colloids. Applying this concept to ascites, the forces keeping the fluid in the capillaries are the serum colloid osmotic pressure and the ascitic fluid pressure, and the forces tending to form ascites are the portal capillary pressure and the colloid pressure of the ascitic fluid (Fig. 1).

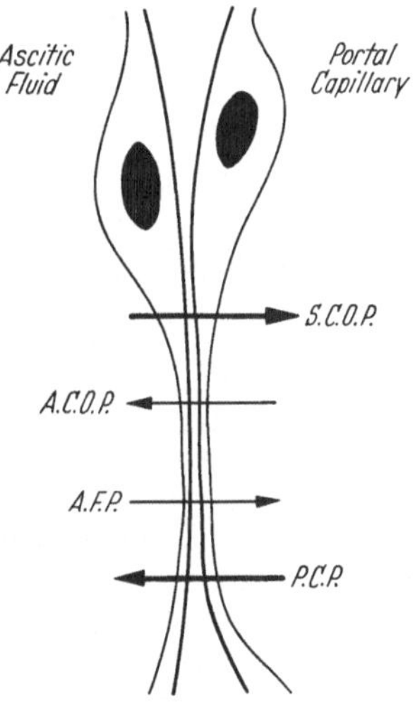

Fig. 1. The ascitic fluid is separated from the capillary lumen by the peritoneal membrane and the portal capillary wall. The forces keeping fluid in the capillaries are the colloid osmotic pressure of the serum (S.C.O.P.) and the hydrostatic pressure of the ascitic fluid (A.F.P.). The forces tending to form ascites are the portal capillary pressure (P.C.P.) and the colloid osmotic pressure of the ascites fluid (A.C.O.P.). In a steady state these forces should balance

The importance of portal hypertension is emphasized by end-to-side porta-caval anastomosis being occasionally successful in the rare cirrhotic patient with "stable" ascites and a virtually normal serum albumin (EISENMENGER and NICKEL, 1956). Such operations are usually followed by gross peripheral oedema. This is expected, for the hypoalbuminaemia persists or develops, and when portal pressure is lowered the fluid will accumulate in peripheral parts where venous pressure is high. Recently McDERMOTT (1958) has suggested the use of a double end-to-side porta-caval shunt, both ends of the portal vein being implanted separately into the inferior vena cava. Side-to-side porta-caval anastomosis would have a similar effect. This relieves portal hypertension and further effects a hepatic decompression. This operation is based on the premise that ascites can be produced by any procedure that obstructs the outflow from the liver, but not by measures designed to obstruct the portal vein. The ascites in "experimental outflow block" is believed to be due to increased transudation of hepatic lymph. Such a passage has never been proved in man, but this remains an interesting speculation. I have employed side-to-side porta-caval anastomosis in two instances for the relief of intractable ascites. On both occasions the ascites was relieved and dietary sodium intolerance was greatly improved. Both patients, however, developed chronic neuropsychiatric complications (portal systemic encephalopathy) of the type seen in patients with cirrhosis after porta-caval anastomosis (McDERMOTT and ADAMS, 1954; SUMMERSKILL et al. 1957). This change depends not only on an extensive portal collateral circulation but also on depressed hepato-cellular function. It can be expected in cirrhotic patients developing ascites in whom liver cell function must necessarily be greatly impaired.

The defective serum colloid osmotic pressure seems to provide a better index than the effective portal pressure of whether or not a given patient will show ascites. The dividing line is a serum colloid osmotic pressure of about 270 mm H_2O. The plasma albumin level largely governs the serum colloid osmotic pressure, and this falls owing to defective manufacture of albumin by the diseased liver. Elevation of the serum colloid osmotic pressure might be an effective therapeutic measure in ascites. Occasionally a most dramatic diuresis follows large doses (600—1000 g as 100 g intravenously every other day) of salt-poor human albumin. The treatment, however, is expensive and occasionally complicated by haemorrhage from oesophageal varices. In successful cases, the gradient between serum and ascites colloid osmotic pressure is increased and a diuresis of water and sodium follows. The albumin might also act by expanding the plasma volume and so diminishing the increased aldosterone production (BARTTER, 1958) with consequent loss of sodium and water in the urine. We have

17*

used such albumin infusions on 14 occasions over the last 18 months. In 9 instances there was a diuresis with clinical benefit. Five patients did not respond to this treatment. The failures could not always be related to increased permeability of the peritoneal membrane in cirrhotic patients, so that the value of albumin as an elevator of the plasma colloid osmotic pressure was lost (SCHOENBERG et al., 1952). In patients responding satisfactorily to albumin infusions not only does the ascites disperse but appetite and well-being show a striking improvement. It has even been suggested that such treatment in occasional cases might be continued indefinitely (DYKES, 1959). The patient reports every week for a further infusion of 50 g albumin, so that plasma level is continuously maintained. By such a routine the chronic invalid may be kept gainfully employed. The number of patients qualifying for this treatment will of necessity be small.

The combination of an elevated portal venous pressure and a low plasma osmotic pressure results in fluid passing into the peritoneal cavity. The contraction of the extracellular and plasma volume is a stimulus for the adrenal to secrete aldosterone and so maintain isotonicity of extracellular fluids. Increased amounts of aldosterone have been found in the urine of patients with cirrhosis forming ascites (AXELRAD et al., 1955; CHART and SHIPLEY, 1953; DUNCAN et al., 1956; LUETSCHER and JOHNSTON, 1954; WOLFF and KOCZOREK, 1955; WOLFF et al., 1958). The very low urinary sodium output with low sodium/potassium ratio is compatible with this increase. This excessive excretion may reflect over-production of aldosterone, which could be at least partly responsible for the intense sodium retention. Any measure that reduces the effects of this excess aldosterone should be helpful in controlling the fluid retention of cirrhosis.

Surgical adrenalectomy has been carried out with this rationale (MARSON, 1954; GIUSEFFI et al., 1957) and was followed by a partial remission in two patients with intractable ascites. A drug which antagonizes aldosterone would therefore be expected to have a palliative but not a curative action. So far the only available drug with this action has been amphenone, which antagonises the production of several adrenal hormones. For this reason it must be given with cortisone or its analogues, and its effects are not easily disentangled from those of the cortisone; but when the two are administered simultaneously some cirrhotics with ascites have a sodium and water diuresis (SUMMERSKILL and CRABBÉ, 1957; WOLFE et al., 1957). The toxic effects of amphenone, and its scarcity, have severely limited its use.

Recently two compounds have been synthesized which, in animal experiments, have shown anti-aldosterone activity (CELLA and KAGAWA, 1957). They are steroid-17-spirolactones, designated SC. 5233 and SC. 8109. There is substantial evidence that SC. 8109 in the rat and the dog acts as an inhibitor of aldosterone (CELLA and KAGAWA, 1957; KAGAWA et al., 1957; LIDDLE, 1957). It has no action on adrenalectomized animals without replacement therapy, but in such animals it antagonizes injected desoxycorticosterone (desoxycortone) acetate and aldosterone. Both the sodium-retaining and potassium-losing effects are inhibited.

The actions of SC. 8109 in man have been studied in patients with Addison's disease (LIDDLE, 1958). When no replacement therapy was being given, SC. 8109 had no effect on the excretion of sodium, potassium, chloride, phosphate, ammonia, or titratable acidity. When given during desoxycortone therapy, it reversed the effects of desoxycortone by increasing excretion of water, sodium, and chloride and decreasing excretion of potassium, phosphate, ammonia and titratable acid. Normal subjects on high sodium intake were unaffected by SC. 8109 and SC. 5233, but when high urinary output of aldosterone was induced by feeding them a low-sodium diet, they responded to the steroidal spirolactones in the same manner as addisonian patients receiving desoxycortone. The output of aldosterone, 17-ketosteroids, and 17-hydroxycorticosteroids was unaffected. These findings suggest that the drug acts as a peripheral inhibitor of aldosterone, and does not affect the production by the adrenals of aldosterone or other hormones.

In primary hyperaldosteronism, steroidal spirolactones cause an increase in sodium and water excretion without much change in potassium excretion (SALASSA, 1958; LUETSCHER, 1958; LUETSCHER and LIEBERMAN, 1958); there may be an increase in the urinary excretion of aldosterone. In view of this strong evidence that steroidal spirolactones act as specific aldosterone inhibitors, they have been administered to a number of patients with oedema associated with secondary hyperaldosteronism due to congestive cardiac failure and nephrosis (LIDDLE, 1958). Most of these patients responded with a sodium and water diuresis, and the unchanged or reduced excretion of potassium and the reduced excretion of ammonia and titratable acid confirmed that this was due to aldosterone inhibition.

We have treated 4 patients with cirrhosis and ascites by the intramuscular injection of a micro-crystalline preparation of SC. 8109 (KERR et al., 1958). In 3 patients a sodium diuresis was accompanied by loss of water and chloride. Potassium excretion rose slightly or remained the same (Fig. 2). At the time of maximun

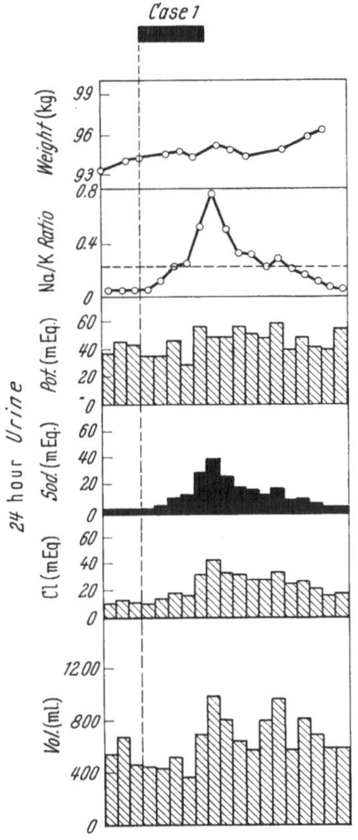

Fig. 2. A micro-crystalline preparation of SC. 8109 given intramuscularly to a patient with ascites complicating cirrhosis of the liver results in an increased urinary sodium excretion and a rise in the urinary sodium: potassium ratio. Potassium excretion is unchanged and body weight does not fall. (KERR et al., 1958)

natriuresis the urinary sodium/ potassium ratio rose to about twenty times the control level. These observations are compatible with the view that SC. 8109 acts by peripheral antagonism of aldosterone. The fourth patient failed to respond to treatment and this was not due to poor absorption of the drug. Even the 3 patients who responded to treatment failed to lose a significant amount of weight. This is not surprising, for the urinary sodium excretion did not greatly exceed the dietary intake. Further experience in 3 patients with a better absorbed preparation in sesame oil showed a greater sodium diuresis with clinical relief of oedema and ascites (Fig. 3). Unfortunately, synthesis of these compounds is tedious and costly and has not yet been undertaken on a commercial scale. Greater availability of these and similar more active preparations is eagerly awaited, not only as a therapeutic advance, but as an investigative tool in the evaluation of the place of aldosterone in the fluid retention of liver disease.

Patients with liver disease have an impaired water tolerance. Increased ADH activity, whether due to increased production or to decreased destruction by the liver, has been postulated. Certainly patients with cirrhosis, who are forming ascites, have been shown by a reliable method to have increased amounts of ADH in the jugular vein blood (LEE and BISSETT, 1958). The increases in ADH level ceased when 2 patients responded to SC. 8109, presumably by aldosterone inhibition (KERR et al., 1958). This suggests that overproduction of aldosterone and ADH may be interdependent.

Sodium is retained in the body and ascites accumulates, and in the cirrhotic patient with ascites urinary sodium is extremely low, most of the dietary intake passing into the peritoneal cavity. Sodium intake in excess of 0.75 g will result in increase of ascites, every gram retaining 200 ml fluid. If the ascites is to be reabsorbed, the daily intake of sodium must therefore be restricted to less than 0.5 g (22 meq) daily, and preferably to less than 10 meq daily. Urinary sodium can be increased by means of a mercurial diuretic. Some patients with advanced cirrhosis and ascites retained sodium so avidly that the renal tubules are apparently unresponsive to mercurial diuretics. The action of the mercurial may in some, but not in all such patients, be potentiated by the addition of ammonium chloride 1 g twice daily. This apparently has a direct action on the renal tubules, for its effect is independent of changes in the plasma acid base balance. Patients usually tolerate ammonium chloride in doses of 3 g daily, but this should be stopped at once if the patient's state suggests impending hepatic coma. If the

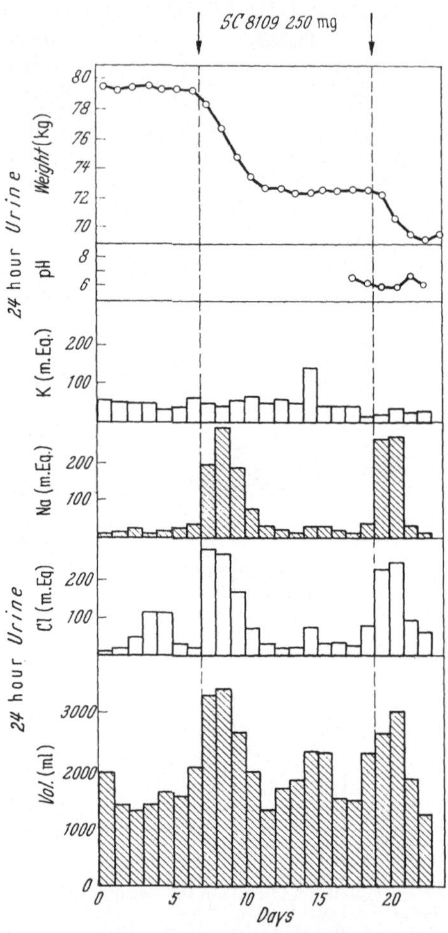

Fig. 3. A preparation of SC. 8109 in sesame oil given intramuscularly on two occasions to a patient with cirrhosis and ascites results in a diuresis with increased sodium output in the urine. Potassium excretion is unchanged. Body weight falls. (KERR et al., Lancet 2, 1084, 1958)

patient is a severe sodium retainer and yet cannot tolerate the ammonium chloride, it is unusual for the mercurial diuretic to be effective. The organic mercurials have been consistently useful, their only drawback being the necessity for parenteral administration. Toxic effects are rare. An equally powerful but orally administered diuretic with no toxic properties would be of great value.

Chlorothiazide has been successfully used in patients with chronic cardiac failure, and we have used it in 15 patients with cirrhosis of the liver and fluid retention (READ et al., 1958). On 9 occasions the diuretic response was good. These patients showed a weight loss of at least 2 kg, and the urinary sodium output increased by more than 39 meq. In the remaining 6 instances the response was poor, the weight showing no change and, with one exception, the urinary sodium output little or no increase. With one exception, refractory patients had a very low initial urinary sodium output (less than 1 meq daily). In all patients chlorothiazide resulted in a two to threefold increase in urinary potassium output, and this was associated in every case with a fall in serum potassium level if potassium supplements were not given. Potassium supplements (78—150 meq/24 hr) were given six times. On 4 occasions these proved insufficient to balance the urinary loss, and serum potassium values fell. The other 2 patients showed a poor diuretic response to the drug; urinary potassium loss was balanced by extra potassium, and hypokalaemia was not seen.

The syndrome of hepatic precoma (disorientation, flapping tremor, E.E.G. slowing and fœtor hepaticus) or coma was seen in 7 of the 13 patients treated with chlorothiazide. It was usually associated with a good or rapid diuretic response to the drug. The large number of patients developing this complication was unexpected, although single instances have been reported by RICHARDS (1957) and CASTRO (1957). The high incidence of a past history of hepatic coma in our patients (7 out of 13) was not more than is usually encountered in cirrhotic patients with ascites. Fluid retention can be regarded as a bad prognostic sign, and other signs of liver failure, such as jaundice or neuropsychiatric complications, are therefore common. Precoma of minor degree can easily be overlooked if the possibility is not considered. Abnormal electroencephalographic recordings are even more frequent. This distinction of patients with a past history of precoma was of practical importance, for no patient treated with chlorothiazide developed these complications unless there was this tendency. The drug should be given extremely cautiously if such a history is elicited or if neuropsychiatric abnormalities can be detected.

The mechanism of the hepatic coma is uncertain. The association with a good diuresis suggests that loss of fluid or some urinary constituent might be concerned. Potassium supplements are capable of producing both clinical and electroencephalographic improvement which strongly suggests that potassium loss or some factor associated with it is at least in part responsible. The production of hepatic coma by means of a low potassium diet and exchange resins in patients with cirrhosis supports this hypothesis (READ et al., 1959).

The action of chlorothiazide in precipitating neuropsychiatric deterioration could be similar to that of the carbonic anhydrase inhibitor, acetazolamide, which seems to block peripheral ammonium uptake with consequent rise in blood ammonium levels (DAWSON et al., 1957). However, this does not explain the improvement effected by potassium supplements even when chlorothiazide is continued, or the deterioration following potassium depletion by dietetic methods alone. Furthermore, chlorothiazide is a poor carbonic anhydrase inhibitor, the action being weaker than that of acetazolamide (FORD et al., 1957). Intravenous chlorothiazide can result in an elevation of the arterial ammonium level and a narrowing of the arterio-venous ammonium difference rather similar to that induced by acetazolamide, but this action cannot be divorced from the concomitant considerable urinary potassium loss and drop in serum potassium values.

Respiratory alkalosis is a common accompaniment of hepatic coma, and carbon dioxide inhalations have even been suggested in treatment (VANAMEE et al., 1956). The chlorothiazide and the potassium depletion regime may effect the neuropsychiatric changes by the extracellular alkalosis which accompanies potassium depletion.

Recently, the dihydro-derivative of chlorothiazide (Esidrex) has come on the market and gives promise of being many times more potent, weight for weight, than the parent compound. There has been some suggestion that it causes less potassium excretion than chlorothiazide (FORD, 1959; RICHTERICH, 1959; RICHTERICH et al., 1959). We have therefore carried out a small trial to compare dihydrochlorothiazide and chlorothiazide in the control of ascites in patients with liver disease. The increase in urinary volume, sodium, potassium and chloride excretion was similar after the two drugs, the small differences being non-significant (Fig. 4). The only consistent changes in serum electrolytes were a fall in serum potassium and chloride. There was a slight rise in serum bicarbonate in each case after dihydrochlorothiazide, but no consistent change after chlorothiazide. A careful watch was kept for premonitary symptoms of hepatic precoma. After both drugs, one patient, who had a previous history of several episodes of

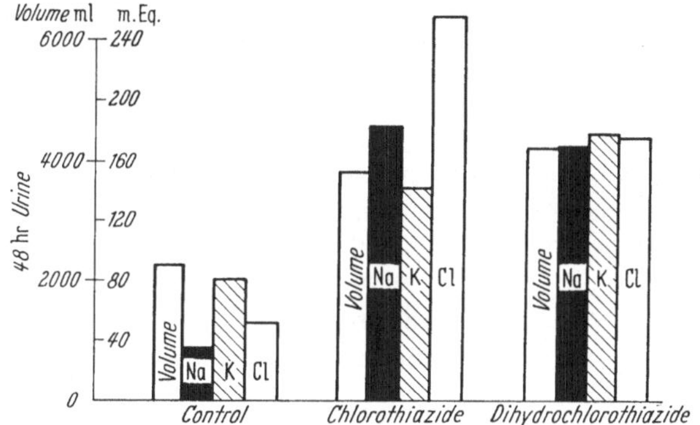

Fig. 4. Comparison of the effects of chlorothiazide and dihydrochlorothiazide in patients with hepatic cirrhosis and ascites. Total urinary volume, sodium, potassium and chloride over 48 hours during control and two treatment periods. (Volume, sodium and potassium, mean of 5 cases; chloride, mean of 3 cases). There is no significant difference in the effects of the two drugs. (KERR et al., 1959)

coma, developed clinical features of precoma with gross development of slow activity in the E.E.G. The symptoms were more marked after dihydrochlorothiazide, which was given second; this may have been due to greater potassium loss (233 meq compared with 179 in the 2-day collection periods) or to the fact that the initial serum potassium level was lower on the second occasion.

The similarity in response after the two drugs suggests that 500 mg of chlorothiazide and 50 mg of dihydrochlorothiazide are approximately equivalent doses. As the dose-response curves of these drugs are not linear it does not follow that dihydrochlorothiazide is always ten times more powerful than chlorothiazide. Other estimates are that it is twenty times as powerful on a weight for weight basis (SELE, 1958; KENNEDY and CRAWFORD, 1959; RICHTERICH, 1959). This of course is of no value to the patient, who simply swallows a slightly smaller pill. It is possible that the cost of production of smaller quantities of the newer drug will be lower than that of equivalent doses of chlorothiazide.

The finding that this new drug has no less tendency to cause potassium depletion than its predecessor is disappointing; it implies that dihydrochlorothiazide must be used with the same care as chlorothiazide in patients with liver disease, particularly those with a previous history of hepatic precoma. Potassium supplements should be given routinely and regular measurements of serum electrolytes carried out.

This predominantly kaliuretic rather than natriuretic response to both chlorothiazide and dihydrochlorothiazide can be particularly expected in patients with hepatic cirrhosis who are secreting large quantities of aldosterone. The use of an aldosterone antagonist in combination with chlorothiazide or mercurials tends to restore the pattern of response to normal. We have used the steroidal spirolactone SC. 8109 with chlorothiazide. The urinary loss of potassium with this combination is much less than with chlorothiazide alone, and the sodium loss is augmented.

Summary

The mechanism of the salt and fluid retention seen in hepatic cirrhosis and its treatment are briefly discussed and the rationale for the use of aldosterone inhibitors in such conditions is given.

Four patients with cirrhosis and ascites were given SC. 8109 (a steroid-17-spirolactone) i. m. as a micro-crystalline suspension and also in oil. In 3 cases a sodium and water diuresis without significant effect on potassium was obtained. The findings are consistent with peripheral aldosterone antagonism.

Fifteen patients with cirrhosis and fluid retention were treated with chlorothiazide, and in 9 the diuretic response was good, but 6 failed to respond. In all cases potassium loss was increased two to three times and serum levels fell. Potassium supplements were effective in preventing hypokalaemia in only 2 of 6 observations. Hepatic precoma was precipitated in 7 of 13 patients treated with chlorothiazide, especially in those with a good diuretic response and with a previous history of this complication.

In a comparative trial, dihydrochlorothiazide (Esidrex) produced a similar effect to chlorothiazide on the electrolyte pattern, there being a consistent fall in serum potassium and chloride in both cases. Hepatic precoma was precipitated in one patient by both drugs. Fifty mg hydrochlorothiazide was considered equivalent to 500 mg chlorothiazide, although this ratio may not hold under all circumstances.

A predominantly kaliuretic rather than natriuretic response to both chlorothiazide and hydrochlorothiazide can be particularly expected in patients with hepatic cirrhosis who are secreting large quantities of aldosterone.

A combination of chlorothiazide with the steroidal spirolactone SC. 8109 was therefore tried and resulted in reduced potassium loss and augmented sodium excretion as compared with chlorothiazide alone.

Zusammenfassung

Der Mechanismus der Salz- und Flüssigkeitsretention bei der Leber-cirrhose und deren Behandlung wird kurz beschrieben und der Gebrauch von Aldosteron-Antagonisten bei solchen Zuständen begründet. Vier

Patienten mit Lebercirrhose und Ascites erhielten SC 8109 i. m. als Mikro-
kristallsuspension und in öliger Lösung. In 3 Fällen trat eine Diurese und
Natriurese ohne gleichzeitigen Effekt auf die Kaliumausscheidung ein. Die
Befunde stehen in Übereinstimmung mit der Annahme eines peripheren
Aldosteron-Antagonismus.

Von 15 Patienten mit Lebercirrhose und Flüssigkeitsretention, die mit
Chlorothiazid behandelt wurden, reagierten 9 mit einer guten Diurese. In
allen Fällen nahm die Kaliumausscheidung auf das 2—3fache zu, und das
Serumkalium fiel ab. Nur in 2 von 6 Versuchen war es möglich, durch
Kaliumsubstitution eine Hypokaliämie zu verhindern. Ein hepatisches
Präkoma oder Koma trat in 7 von 13 mit Chlorothiazid behandelten Fällen
auf, wobei es sich vor allem um Patienten handelte, bei denen eine gute
diuretische Wirkung erzielt wurde und die anamnestisch bereits Hinweise
auf diese Komplikation boten.

Vergleichende Untersuchungen zeigten, daß Hydrochlorothiazid (Esidrex) einen ähnlichen Effekt auf den Elektrolythaushalt hervorruft wie
Chlorothiazid. Nach der Verabreichung beider Substanzen kommt es zu
einem Abfall des Serumkaliums und des Serumchlorids. Bei einem Patienten
verursachten beide Präparate ein Präkoma. 50 mg Hydrochlorothiazid sind
etwa 500 mg Chlorothiazid wirkungsgleich, obwohl dieses Verhältnis wahrscheinlich nicht unter allen Bedingungen zutrifft. Sowohl Chlorothiazid als
auch Hydrochlorothiazid scheinen bei denjenigen Patienten mit Lebercirrhose zu einer stärkeren Kalium- als Natriumausscheidung zu führen,
die große Mengen von Aldosteron produzieren. Die Prüfung einer Kombination von Chlorothiazid mit SC. 8109 ergab im Vergleich mit Chlorothiazid
allein einen verringerten Kaliumverlust und eine verstärkte Natriumausscheidung.

Résumé

Le mécanisme de la rétention de l'eau et du sel observé dans la cirrhose
hépatique est résumé ainsi que son traitement, et des raisons sont données
de l'emploi de certains inhibiteurs de l'aldostérone.

Quatre malades atteints de cirrhose et d'ascite, reçurent SC 8109
(α-stéroide-17-spirolactone) par voie intramusculaire sous forme de suspension microcristalline ou de solution huileuse. Dans 3 cas, une élimination
d'eau et de sodium fut obtenue sans que l'on observe en même temps un
effet significatif sur l'excrétion du potassium. Ces observations concordent
avec ce que l'on sait sur l'antagonisme périphérique exercé par l'aldostérone.

Quinze malades atteints de cirrhose et de rétention hydrique furent
traités avec du chlorothiazide; chez 9, la réponse diurétique fut bonne,
mais elle a manqué chez les 6 autres malades. Dans tous ces cas la perte de
potassium fut augmentée 2—3 fois, et le taux de potassium dans le sérum
tombé. Un complément de potassium n'a prévenu l'hypokaliémie que
dans 2 cas sur 6. Un pré-coma ou coma hépatique se manifesta dans 7 cas
sur 13 traités avec le chlorothiazide, particulièrement chez les malades qui
montraient une bonne réponse diurétique ou dont l'anamnèse indiquait
déja cette complication.

Des effets similaires avec l'hydrochlorothiazide (Esidrex) ont montré
un effet semblable à celui du chlorothiazide sur les électrolytes, avec une
diminution du taux sérique du potassium et du chlorure dans les deux cas.
Un pré-coma hépatique fut favorisé chez un malade par les deux diurétiques.
On peut considérer que 50 mg d'hydrochlorothiazide sont équivalents
à 500 mg de chlorothiazide, quoique ce rapport ne soit pas nécessairement
valable dans toutes les conditions.

On peut attendre une réponse plus marquée sur la kaliurèse que sur la natriurèse, pour le chlorothiazide comme pour l'hydrochlorothiazide, spécialement chez les malades atteints de cirrhose hépatique et qui sécrétent de grandes quantités d'aldostérone.

Pour cette raison, on a essayé une combinaison de chlorothiazide avec le stéroide spirolactonique SC 8109, et l'on a observé que l'excrétion de potassium est réduite et celle de sodium augmentée en comparaison avec le chlorothiazide seul.

References

AXELRAD, B. J., J. E. CATES, B. B. JOHNSON and J. A. LUETSCHER: Brit. Med. J. 1955 I, 196.

BARTTER, F. C.: Proc. Roy. Soc. Med. 51, 201 (1958).

CASTRO, I. M.: Discussion on chlorothiazide. Merck Sharp & Dohme Int. Division 1957, p 20. — CELLA, J. A., and C. M. KAGAWA: J. Amer. Chem Soc. 79, 4808 (1957). — CHART, J. J., and E. S. SHIPLEY: J. Clin. Invest. 32, 560 (1953). — CHERRICK, G. R., D. N. S. KERR, A. E. READ and S. SHERLOCK: In preparation (1959).

DAWSON, A. M., J. DE GROOTE, W. A. ROSENTHAL and S. SHERLOCK: Clin. Sc. 16, 418 (1957). — DUNCAN, L. E., G. W. LIDDLE and F. C. BARTTER: J. Clin. Invest. 35, 1299 (1956). — DYKES, P. M.: In preparation (1959).

EISENMENGER, W. J., and W. F. NICKEL: Amer. J. Med. 20, 879 (1956).

FORD, R. V.: South. Med. J. 52, 40 (1959). — FORD, R. V., J. H. MOYER, C. HANDLEY and C. L. SPURR: Med. Rec. Ann. 51, 376 (1957).

GIUSEFFI, J., E. E. WERK, P. U. LARSON, L. SCHIFF and D. W. ELLIOT: N. England J. Med. 257, 796 (1957).

KAGAWA, C. M., J. A. CELLA and C. G. VAN ARMAN: Science 126, 1015 (1957). — KENNEDY, G. C., and J. D. CRAWFORD: Lancet 1959 I, 866. — KERR, D. N. S., G. CHERRICK, A. E. READ and S. SHERLOCK: In preparation (1959). — KERR, D. N. S., A. E. READ, R. M. HASLEM and S. SHERLOCK: Lancet 1958 I, 1084. — KERR, D. N. S., A. E. READ and S. SHERLOCK: Lancet 1959 I, 1221. — LEE, J., and G. W. BISSETT: Proc. Roy. Soc. Med. 51, 361 (1958).

LIDDLE, G. W.: Science 126, 1016 (1957). — LIDDLE, G. W.: A. M. A. Arch. Int. Med. 102, 998 (1958). — LUETSCHER, J. A.: Ann. Int. Med. 48 1424 (1958). — LUETSCHER, J. A., and B. B. JOHNSON: J. Clin. Invest. 33, 1441 (1954). — LUETSCHER, J. A., and A. H. LIEBERMAN: A. M. A. Arch. Int. Med. 102, 314 (1958).

McDERMOTT, W. V. JR.: N. England J. Med. 259, 897 (1958). — McDERMOTT, W. V. JR., and R. D. ADAMS: J. Clin. Invest. 33, 1 (1954).

READ, A. E., R. M. HASLAM, J. LAIDLAW and S. SHERLOCK: Brit. Med. J. 1958 I, 963. — READ, A. E., J. LAIDLAW, R. M. HASLAM and S. SHERLOCK: Clin. Sc. (1959). — RICHARDS, D. W.: Discussion on chlorothiazide. Merck Sharp & Dohme Int. Division 1957, p. 19. — RICHTERICH, R.: Klin. Wschr. 37, 355 (1959). — RICHTERICH, R., P. SPRING u. H. THÖNEN: Schweiz. med. Wschr. 89, 353 (1959).

SALASSA, R. M., V. R. MATTOX, M. H. POWER: J. Clin. Endocr. 18, 787 (1958). — SCHOENBERGER, J. A., G. KROLL, A. SAKAMOTO and R. M. KARK: Gastroenterology 22, 607 (1952). — SELE, V.: Uskr. Laeger 120, 1592 (1958). — STARLING, E. H.: J. Physiol. 19, 312 (1896). — SUMMERSKILL, W. H. J., and J. CRABBÉ: Lancet 1957 II, 1091. — SUMMERSKILL, W. H. J., E. A. DAVIDSON, S. SHERLOCK and R. E. STEINER: Quart. J. Med. N. S. 25, 245 (1956).

Vanamee, P., J. W. Poppell, A. S. Glicksman, H. T. Randall and
K. E. Roberts: A. M. A. Arch. Int. Med. 97, 762 (1956).
Wolfe, S. J., B. Fast, J. M. Stormont and C. S. Davidson: N. England
J. Med. 257, 215 (1957). — Wolff, H. P., and E. Buchborn: Acta endocr.
(Kbh.) 27. 45 (1958). — Wolff, H. P., and Kh. R. Koczorek: Klin.
Wschr. 33, 1104 (1955).

Diskussion

Reubi: (to Sherlock): How much potassium did you give, and for
how many days?

Sherlock: 256 meq potassium a day. Quite an appreciable amount.
Three grams potassium-chloride a day is often quite insufficient. Supplements must be large. If you are using chlorothiazide in patients with cirrhosis, first of all, you should be very careful if they have a history of precoma or coma.

Richterich: Dr. Sherlock, I would like to ask you if you think it is
the alkalosis which precipitates the hepatic coma or the hypopotassaemia.
Can the coma be prevented by acidification alone or by correction of the
hypopotassaemia only? Does alkalosis, as might be expected, increase the
permeability of the blood-brain barrier?

Sherlock: Of course the problem there is how to acidify the patient.
The usual way is by ammonium chloride, which is impossible in most cirrhotic
patients. I recently had working with me Dr. K. Warren from Bethesda,
who has done work on the permeability of the blood-brain barrier to ammonia at different pH's. Now, he has been acidifying patients with hydro-
chloric acid intravenously. Although, when you make a patient acid, you
can make the ammonia come out of the CSF, you do not do much clinical
good.

Wewalka: We used albumin 2 or 3 years ago and were not so successful. The cost of this therapy is enormous. We now give serum preparations with reduced γ-globulin content, in doses of 250 ml. every second day,
between 10 and 30 infusions totally. Some of those cases improved in a
short time.

Sherlock: I am not sure you are justified in giving serum because of
the risk of hepatitis, and secondly, there is a very high sodium content in
serum. I agree that the expense of albumin is fabulous.

Schwiegk: Wie ist es mit der Stauungsleber der Herzkranken? Sind
vielleicht die Herzkranken, die besonders zu Kaliumverlust neigen, diejenigen, die eine ausgesprochene Stauungsleber haben?

Sherlock: Yes, but it does not matter so much. They do not suffer
terribly with their liver. We think of cardiac cirrhosis as a mild condition,
whereas the problem of Laennec's cirrhosis is quite different.

Ch. K. Friedberg: I agree in general, this is not a problem in cases of
cardiac congestion and cirrhosis of the liver, but I think it is a matter of
degree, because within the last year and a half, I have seen three instances
of coma, two in patients with very advanced hepatic cirrhosis who were on
Diuril — they also had other things given to them, but I think the essential
relationship was to Diuril — and the third was a patient in heart failure.
In this patient, there were other factors, too, but again the coma was related
to chlorothiazide therapy. The patient came to the hospital and we provided the potassium and other treatment for hepatic coma. The patient did

well, but after she went home she again received chlorothiazide for a period of months and again was admitted in coma. This was repeated three or four times. But there were two other factors: one was a rather moderately advanced obstructure emphysema which may or may not have played a rôle, and the other was a chronic nephritis with moderate azotaemia which may well have been related to her response to diuretics. But these were three instances which I think do deal with patients in heart failure and where, as far as I could tell, the best relationship was with hypopotassaemia. In two of the patients, there was also a moderate degree of hypochloraemia, and all three had a moderate alkalosis.

MARTINI: We used human albumin in the years 1949—1952, after the first experiences from the United States were reported. Some authors then described good results in patients with cirrhosis and ascites, whereas others were very much against it. It was our experience that those patients did fairly well in whom the low oncotic pressure was the main cause of ascites and oedema. One should, however, give a warning against the routine use of human albumin. The blood volume rises quickly, and there is a definite danger that patients with oesophageal varices will bleed, especially when doses like 100 g/day are given. We have seen patients bleed even after far smaller quantities, e. g. 20 g/day.

The other problem is whether one could spare albumin by combining it with diuretics. This combined treatment was successful in some of our patients who did not respond to albumin alone. In addition, one should begin with a paracentesis and then start with the albumin treatment, since, as Dr. SHERLOCK just showed, much of the albumin goes into the ascitic fluid and thus increases the oncotic pressure on this side.

Finally, I want to ask Dr. SHERLOCK whether she ever tried neomycin in patients with hypokalaemia after chlorothiazide? The reason is that we had a patient with a porto-caval shunt who developed hypokalaemia and the neuropsychiatric syndrome. We kept him on chlorothiazide and did not correct the hypokalaemia but gave him neomycin. He got better, though his potassium remained low. So I doubt whether it is all due to the alkalosis.

SHERLOCK: I quite agree with Dr. MARTINI, there is a danger of haemorrhage with albumin, and we saw two cases of varices bursting with this therapy, although the haemorrhage was slight. If you are giving albumin, it should be used in really large amounts. The good that is done with albumin is not only by the diuresis, but it also improves the appetite, the patients feel much stronger, and the muscles increase. So if you are starting on albumin, you must aim to give 800—1,000 g initially, and you probably ought to continue with 50—100 g a week afterwards.

MARTINI: Eine solche Behandlung kostet etwa 3000 Mark.

SHERLOCK: I know. Now, referring to neomycin. A patient on a potassium-depleted regime developed the usual alkalosis, the blood pH rising, serum bicarbonate rising, serum potassium falling, the electro-encephalogram showing slowing, and the arterial ammonium rising. During the last three days, neomycin was added (6 g a day), but this did not prevent the increasing deterioration. Patients can develop symptoms of potassium depletion, and precoma on chlorothiazide, even receiving neomycin at the same time. Obviously, neomycin must be helpful in controlling the bacterial factor in the intestines, but I do not think it will prevent the chlorothiazide hepatic coma.

HOLLANDER: How often does pulmonary oedema complicate the parenteral administration of fluids in cirrhosis? I ask this question because the filtration pressure in the pulmonary capillaries tends to be elevated in this condition because of reduced colloid osmotic pressure caused by complicating hypoalbumaemia. A rise in the pulmonary capillary pressure caused by a plasma infusion would further increase the filtration pressure and possibly lead to a transudation of fluid and pulmonary oedema.

SHERLOCK: We have never seen this in our 14 cases. We have seen haematemesis on two occasions, but we have not seen pulmonary oedema.

REUBI: I only wanted to say that I agree with you that moderate amounts of potassium salts do not prevent the appearance of a coma. But I was just wondering, you are giving tremendous amounts, 250 meq a day. How do you give it, and how do your patients tolerate it?

SHERLOCK: We use it in an effervescent mixture. Potassium bicarbonate and tartaric acid mixed together. It is much better tolerated than potassium chloride.

SCHWIEGK: Nach der Kurve, die Sie zeigten, haben Sie in den Fällen, wo Sie nach Chlorothiazid plus Kalium keine Hypokaliämie fanden, auch keine Diurese beobachtet. Ist das generell festzustellen?

SHERLOCK: That was just that particular patient, but usually you have diuresis.

WEWALKA: Zur Frage der Kaliumausscheidung ist zu sagen, daß wir nach täglichen Hydrochlorothiazidgaben von 150 mg in 10 Bilanzversuchen bei Lebercirrhosen nur in einzelnen Fällen eine carboanhydraseblockierende Wirkung feststellten. In den meisten Fällen kam es nicht zu einer vermehrten Kaliumausscheidung, die NH_3-Ausscheidung wurde nicht wesentlich vermindert, und auch der pH des Harns stieg kaum an. Die Patienten hatten eine natriumarme Kost mit 50 mäq Natrium erhalten. Kalium wurde weder medikamentös noch in der Diät reichlich zugesetzt. Allerdings waren nach Gaben von 300 mg täglich deutliche Veränderungen im Sinne einer Carboanhydraseblockierung nachzuweisen. Es ist daher möglich, daß die Dosis von Hydrochlorothiazid einen gewissen Einfluß auf die Kaliumausscheidung hat.

It may be that the cases you see are different. In your cases, you saw a rise, and in our cases we found only in one or two instances a slight increase of potassium excretion.

SHERLOCK: I think that the greatest potassium loss occurs in those who are "maximally aldosterone stimulated", and it may be that Dr. WEWALKA's patient had a higher initial urinary sodium output than mine.

WEWALKA: Yes, I will agree with you regarding these cases.

HOLLANDER: Are such large doses of chlorothiazide and hydrochlorothiazide necessary to get a good response?

SHERLOCK: I think it is possible to get as good results with 1 g of chlorothiazide or 100 mg of hydrochlorothiazide.

HOLLANDER: There is probably less potassium depletion.

SHERLOCK: I doubt it.

GAUNT: May I suggest at least on the basis of pharmacological work that the dose of hydrochlorothiazide and other sulfonamides may be very important as regards the amount of potassium excretion resulting from their use. In some circumstances in animals, the effects of high doses, as compared with lower ones, is to increase potassium more than sodium excretion. If that is a general phenomenon, then it would be important to keep doses at the lowest level which would give an optimal natriuretic action.

SHERLOCK: Dr. R. I. S. BAYLISS[1] and colleagues from Westminster Hospital have also compared urinary potassium loss on chlorothiazide and dihydrochlorothiazide, and they were using a much smaller dose than we were, 50 mg of hydrochlorothiazide and 1 g of chlorothiazide, but the urinary potassium loss was equivalent.

HOLLANDER: Was the frequency of hypopotassaemia on low doses the same as on high doses?

SHERLOCK: It is the same sort of order as ours using a higher dose.

KÜHNS: Ich möchte fragen, ob man als Ursache der cerebralen Schädigung, über die Frau SHERLOCK berichtete, nur die Hypokaliämie und die Alkalose diskutieren oder ob man auch einen direkten Angriffspunkt von Hydrochlorothiazid auf das Gehirn in Rechnung stellen soll. Anlaß zu dieser Frage ist die Beobachtung bei einer Patientin, die seit der Jugend keine epileptiformen Anfälle mehr hatte und die jetzt unter der Behandlung mit Hydrochlorothiazid — 3 Tage lang je 50 mg — erneut an epileptiformen Anfällen erkrankte. Bei der gewählten Dosierung und der kurzen Behandlungsdauer scheint mir die Ausbildung einer Alkalose oder einer Hypokaliämie als Ursache der Krampfsymptome nicht ausreichend. Es würde mich sehr interessieren, ob derartige Beobachtungen auch sonst gemacht worden sind.

GROSS: Es ist bekannt, daß Änderungen im Natriumgehalt des Gehirns die Elektroschockschwelle verändern. Nach Untersuchungen von WOODBURY wird durch Desoxycorticosteron die Reizschwelle erhöht, während sie durch Cortison vermindert wird. Man kann daraus folgern, daß im Tierexperiment bei Natriumverlust die Tendenz zu Elektrokonvulsionen gesteigert wird, während Natriumretention das Gegenteil bewirkt.

SCHWIEGK: Wir haben unsere Lebercirrhosen auch mit Corticoiden behandelt, also Cortison, Prednison, Prednisolon, und bei einigen Fällen eine gute Diurese gesehen, ohne daß erhebliche Störungen auftraten. Vielleicht kann uns Mrs. SHERLOCK noch etwas dazu sagen.

SHERLOCK: The group that seem to get particularly good results with prednisone in cirrhosis are French workers, especially CATTAN and his group. Now, we tried 3 patients with ascites on prednisone. We had absolutely no effect. — What was your experience?

MARTINI: The same. — But have they been on a low-sodium diet before, those patients?

SHERLOCK: Yes.

MULLER: Prednisone will work, I think, when you are in the 10 or 15 meq range. But with sodium excretions of 1 or 2 meq, prednisone rarely has any effect. On the other hand, we have seen in all these cases with a very low urinary sodium an elevated aldosterone level in the urines. The higher the aldosterone, the higher the urinary potassium loss with a diuretic.

KUSCHINSKY: Is it possible to prevent the alkalosis by potassium? Or does alkalosis persist after potassium substitution?

SHERLOCK: No, you can prevent the alkalosis by giving potassium. If you give sufficient potassium to patients on chlorothiazide, you will not get this effect.

---

[1] Lancet **1959 I**, 1218.

CH. K. FRIEDBERG: The alkalosis is secondary to potassium depletion.

SHERLOCK: That's right.

WEWALKA: Bisher behandelten wir 31 Cirrhotiker mit Hydrochlorothiazid. Davon hatten 5 vorher präkomatöse oder komatöse Zustände durchgemacht, die durch Acetazolamid, Chlorothiazid oder Fieber ausgelöst waren. Unter der Behandlung mit 150 mg Hydrochlorothiazid während jeweils 3 Tagen waren nicht die geringsten psychischen Veränderungen, "flapping tremor" oder Präkoma aufgetreten. Ein Patient bekam, als er zusätzlich Acetazolamid erhalten hatte, einen präkomatösen Zustand. Vor und nach diesem Ereignis wurde je eine dreitägige Hydrochlorothiazid-Medikation ohne Nebenerscheinungen vertragen. Einige dieser Patienten hatten täglich 3 g KCl zusätzlich erhalten.

Es besteht zwar die Gefahr, daß bei schwersten Leberkranken auch durch Hydrochlorothiazid ein präkomatöser Zustand ausgelöst wird; diese Gefahr ist aber nach unseren Erfahrungen geringer als bei Chlorothiazid.

SCHWIEGK: Können wir vielleicht noch einmal die Frage aufnehmen: Kann man diese Hypokaliämien und wie weit kann man sie durch Kaliumsubstitution vermeiden oder zum Verschwinden bringen? Das gilt auch für die Herzinsuffizienz.

SHERLOCK: Well, the patient that I have described received 256 meq potassium a day. Now, this is almost impossible for people to take routinely. About 80 meq is the usual sort of supplement. Well, 80 is not enough in many cirrhotics, because they will excrete with chlorothiazide anything up to 200 meq. Certainly, in some cases, 80 meq will be sufficient, but you cannot depend on it. If a patient with cirrhosis of the liver has a history of pre-coma and is receiving chlorothiazide, you must watch him carefully. You cannot say that 80 meq a day is going to be a safeguard, because the potassium loss can well exceed this and indeed any amount that an ordinary patient will comfortably take.

SCHWIEGK: Ich habe das deshalb nochmals angeschnitten, weil auch bei der Therapie der Herzinsuffizienz die Kaliumzufuhr eine Zeitlang eine gewisse Rolle gespielt hat und ja bei jeder schweren ödematösen Herzinsuffizienz ein Kaliummangel vorliegt, ein intracellulärer Kaliummangel. Soviel ich weiß, haben besonders in Amerika einige Kardiologen routinemäßig bei der Herzinsuffizienz Kaliumzulagen gegeben. Ich glaube, daß Herr FRIEDBERG sich gegen diese routinemäßige Zugabe von Kalium einmal gewendet und gesagt hat, es nützt nicht viel.

CH. K. FRIEDBERG: I think in general that the degree of potassium depletion in heart failure is not sufficient to produce clinical symptoms or to modify the clinical course or the responsiveness to diuretics. However, I do feel that there are cases in which potassium depletion may be important, and we very frequently give potassium supplements. I would be delighted, however, if I could get my patients to take potassium supplements as regularly and in as large quantities as they take them in London, or perhaps it is the ingenuity of their administration. This is a real problem, partly because patients resist taking it after a short time and partly because, at least with potassium chloride, many of these patients develop gastrointestinal symptoms which are themselves undesirable. But especially in patients with refractory heart failure, and it seems that they are the ones who have the greater trouble with potassium depletion, I often start with potassium by vein, which I think is at least as safe as the oral route, because the venous spasm that patients experience when you try to run in potassium too rapidly prevents you from giving too much, too fast. And of course one has to be careful in the presence of significant renal insufficiency.

SARRE: Mein Mitarbeiter D. MERTZ[1] hat vergleichende Untersuchungen angestellt über die Wirkung von Hydrochlorothiazid (100 mg) auf den Mineralhaushalt bei Normalpersonen (I), bei kardial Insuffizienten mit leichter Flüssigkeitsretention (II) oder mit hochgradiger Hydropsie (III) (je 10 Patienten). Die zusätzliche Ausscheidung von Wasser und Elektrolyten pro Tag betrug im Mittel:

	I	II	III
Harnmenge	1005,0 cm^3	662,0 cm^3	772,0 cm^3
Na	152,2 mval	130,7 mval	155,8 mval
Cl	194,2 mval	157,2 mval	187,6 mval
K	22,9 mval	23,9 mval	63,0 mval

Daraus geht also hervor, daß vor allen Dingen bei den Patienten mit starken Ödemen bei der Entwässerung relativ große Kaliummengen pro Tag ausgeschieden werden. Unter der Dauerbehandlung mit den genannten Mengen Hydrochlorothiazid trat teilweise erhebliche Hypokaliämie auf (2,5 mval/l und weniger). Dies ist insbesondere bei kochsalzarm eingestellten Patienten bei längerer Gabe von Hydrochlorothiazid zu beachten und nur durch perorale Kaliumgabe zu kompensieren.

BERNING: Man hat kürzlich versucht, die Esidrex-Tabletten gleichzeitig mit Kalium anzureichern, um auf diese Weise der Entstehung einer Hypokaliämie vorzubeugen. Nach unserer Erfahrung genügt diese Kombination zur Vermeidung von Kaliummangelzuständen nicht immer. Es dürfte in Zukunft wohl notwendig sein, zur Esidrex-Tablette gleichzeitig eine Kalium-Tablette zuzuführen. Die erforderliche Dosis an Kaliumchlorid dürfte zwischen 1—2 g/Tag liegen.

---

[1] Naunyn-Schmiedebergs Arch. exper. Path. (im Druck).

Die Anwendung von Diuretica bei Nierenkranken

Von

F. REUBI

Abgesehen vom nephrotischen Syndrom, kommen Diuretica bei Nierenkranken nicht häufig zur Anwendung. Immerhin stellt die diuretische Therapie des Nierenpatienten eine Reihe von wichtigen Problemen. Es fragt sich erstens, ob die Diuretica für die kranke Niere schädlich sind, zweitens, da sie einen renalen Angriffspunkt besitzen, ob ihre Wirksamkeit durch die bestehenden Nierenveränderungen abgeschwächt bzw. aufgehoben wird, und drittens, bei welchen Krankheitsgruppen harntreibende Mittel angezeigt sind.

Die erste Frage ist am einfachsten zu beantworten. Die meisten Diuretica sind nicht wesentlich toxischer für die kranke als für die gesunde Niere. Auf die Toxikologie der einzelnen Substanzen wollen wir nicht eingehen. Jedenfalls wissen wir, daß viele moderne Präparate, wie z. B. die Chlorothiazidgruppe, eine äußerst geringe Toxicität besitzen (*4, 27*).

Wesentlich schwieriger scheint die Antwort auf die zweite Frage zu sein. Wir werden sie in einem ersten Teil dieser Arbeit etwas ausführlicher behandeln. In einem zweiten Teil werden wir uns im weitern mit den Indikationen und der Wahl der Diuretica kurz befassen.

I. Faktoren, welche die Wirksamkeit der Diuretica bei Nierenkranken bedingen

Ödeme entstehen, wenn im Verhältnis zur Wasser- und Salzzufuhr die Ausscheidung zu gering ist. Dabei kann die Ausscheidung aus primär-renalen Gründen beeinträchtigt werden, wie z. B. bei der akuten Anurie; oder die Verminderung der renalen Wasser- und Salzausscheidung wird extrarenal bedingt, infolge von Faktoren, welche auf die Nierenfunktion einwirken, z. B. bei der kardialen Dekompensation. Bei der Entstehung von Ödemen, welche Nierenkrankheiten begleiten, wirken sowohl renale wie extrarenale Momente mit. Es scheint deshalb zweckmäßig, die Faktoren, welche die Wirksamkeit der Diuretica beeinflussen, in zwei Gruppen einzuteilen:

1. Organisch bedingte Herabsetzung der Nierenfunktionen

Maßgebend sowohl für die Entstehung der Ödeme, als auch für ihre Bekämpfung, ist das Verhalten der *Natriumausscheidung*. Die Ausscheidung des Wassers ist in großem Maße von der Natriurese abhängig. Letzterer wollen wir deshalb unsere besondere Aufmerksamkeit schenken.

Normalerweise wird das Natrium glomerulär filtriert und dann zu etwa 99% tubulär rückresorbiert. SMITH und seine Schüler (*26, 29*) haben eine „obligate", konstante Rückresorption, welche etwa 85% des filtrierten Natriums betragen soll, von einer „fakultativen", veränderlichen Rückresorption unterschieden. Nach dieser Auffassung wäre die obligate Rückresorption ein proximales Geschehen (einschließlich des dünnen Abschnitts der Henleschen Schleife), dagegen die fakultative Rückresorption eine Leistung der distalen Tubuli.

Andere Autoren (*17, 18*) haben allerdings die Konstanz der proximalen Rückresorption bestritten. Es ist auch fraglich, ob die Smithsche Lehre mit den neuen Entwicklungen der tubulären Physiologie (*3, 11, 28, 31*) in Einklang gebracht werden kann. Heute ist unser Wissen über Wesen und genaue Lokalisation der Natrium-Rückresorption immer noch im Dunkeln. Es ist bezeichnend, daß ein kompetenter Autor wie PITTS, der vor wenigen Jahren das Wesentliche der Quecksilber-Diurese in einer Blockierung der fakultativen distalen Rückresorption sah (*18*), heute die Ansicht vertritt, daß diese Stoffe am proximalen Tubulus angreifen (*17*). Es dürften u. a. die Resultate der "stop flow"-Experimente zu dieser Wandlung geführt haben (*17*). Außerdem konnte festgestellt werden, daß zwei verschiedene Diuretica, wie Chlormerodrin und Chlorothiazid, eine additive Hemmung der Natrium-Rückresorption bewirken, welche bis 40% der filtrierten Menge betragen kann (*17*). Aus dieser Beobachtung darf man wohl den Schluß ziehen, daß beide Diuretica einen verschiedenen Angriffspunkt besitzen, und daß sie die sog. „obligate" Rückresorption zum mindesten teilweise hemmen. Ungewiß ist übrigens auch die Lokalisation der rückresorptionsfördernden Wirkung des Aldosterons und der übrigen physiologischen Faktoren.

Immerhin steht fest, daß das Wesen der Diuretica-Wirkung in einer Hemmung der *tubulären* Natrium-Rückresorption besteht (nur Steroide und Albumin-Infusionen können außerdem die glomeruläre Filtration vermehren, andere, wie Diamox und Chlorothiazid, setzen sie sogar nicht selten herab). Somit scheint es auf den ersten Blick, daß *glomeruläre* Faktoren dabei keine große Rolle spielen. So einfach sind die Verhältnisse jedoch nicht. Sowohl Pitts u. Mitarb. (*18*) als auch Weston u. Mitarb. (*30*) und Schreiner (*25*) haben die Ansicht vertreten, daß *eine Verminderung der glomerulären Filtration eine Abschwächung der diuretischen Wirkung* eines Präparates bewirkt.

Dies wäre rein theoretisch denkbar, wenn z. B. ein bestimmtes Diureticum in maximaler Dosis immer einen *gleichen* Anteil der tubulären Rückresorption hemmen würde. Die Verhältnisse lassen sich anhand eines Vergleiches erörtern:

Ein normaler Mensch mit einem Glomerulusfiltrat von 125 ml/min und einem Plasma-Natrium von 140 mäq/l, scheidet z. B. 100 μäq/min Natrium aus. Da das glomerulär filtrierte Natrium bei ihm 18,5 mäq/min beträgt, findet im tubulären System eine Rückresorption von 99,46% statt. Wenn es bei diesem Individuum gelingt, mit Hilfe eines Diureticums einen erheblichen Teil, sagen wir 15%, der Rückresorption zu blockieren, so wird die totale Rückresorption nur noch 85% der filtrierten Menge betragen. Der ausgeschiedene Anteil entspricht unter diesen Umständen 15% von 18,5 mäq/min, d. h. 2775 μäq/min. Diese ungeheure Menge ist 28mal größer als das normalerweise ausgeschiedene Quantum.

Betrachten wir nun einen chronischen Nephritiker mit einem Filtrat von 12,5 ml/min. Die normale Natrium-Menge von 100 μäq/min kann er nur ausscheiden, indem er seine tubuläre Rückresorption auf 94,59% herabsetzt, weil die filtrierte Natrium-Menge nur 1,85 mäq/min beträgt. Wenn der höchste durch ein Diureticum blockierbare Anteil der Rückresorption wie beim Normalen 15% beträgt, so wird der Patient höchstens 278 μäq/min Natrium ausscheiden können, was lediglich dem 2,8fachen der Norm entspricht.

Bei Gültigkeit dieser Überlegung wäre bei einer erheblichen Reduktion des Filtrates mit einer *proportionalen* Einschränkung des diuretischen Effektes zu rechnen. Dies scheint aber nur unter besonderen Bedingungen und im akuten Experiment zuzutreffen (s. unten).

Andererseits hat man angenommen, daß eine Reduktion der glomerulären Filtration zu einer *Zunahme* der prozentualen Rückresorption führen könnte, was natürlich die Wirkung der Diuretica erheblich abschwächen würde. In der Tat haben Pitts und Duggan (*18*) beim Hund gezeigt, daß, wenn das Tier unter dem Einfluß eines Quecksilber-Diureticums steht, eine akute Drosselung der Aorta die Rückresorption von 80 auf 90% vermehrt. Diese Versuche stehen aber in einem gewissen Widerspruch zu Untersuchungen von Davidson u. Mitarb. (*9*):

Diese Autoren haben beim Hund die Blutzufuhr zur Niere *einseitig* gedrosselt. Die Tiere erhielten genügend Wasser und Natrium während des Experimentes. In einem Teil der Versuche wurde außerdem ein Diureticum gegeben. Aus den Originaldaten entnehmen wir folgende Mittelwerte:

Versuch A (op. cit. Tab. 2, S. 549). — *Ohne Diureticum.*

Inulinclearance ml/min			*Ausgeschiedenes Natrium* μäq/min		
Rechts	*Links*	*Quotient R/L*	*Rechts*	*Links*	*Quotient R/L*
35,8	35,7	1,00	131	161	0,81

Rechte Nierenarterie teilweise gedrosselt

27,1	37,5	0,72	58,3	305	0,19

Die Drosselung der rechten Nierenarterie ruft somit eine nur mäßige Verminderung der glomerulären Filtration auf dieser Seite, dagegen eine starke Herabsetzung der Natriumausscheidung hervor. Dafür nimmt die kontralaterale Natriumausscheidung zu. Dies ist ein klarer Hinweis darauf, daß *tubuläre* Faktoren dabei eine Rolle spielen. Wird aus diesen Daten (unter Annahme eines Plasma-Natriums von 140 mäq/l) der tubulär nicht resorbierte Anteil berechnet, so ergeben sich rechts und links 2,6 bzw. 3,2% vor Drosselung, und 1,5 bzw. 5,8% nach Drosselung.

Wird nun unter gleichen Versuchsbedingungen *Salyrgan* zusätzlich verabreicht, so wird das Ergebnis ein ganz anderes:

Versuch B (op. cit. Tab. 3, S. 550). — *Mit Salyrgan.*

Inulinclearance ml/min			*Ausgeschiedenes Natrium* μäq/min		
Rechts	*Links*	*Quotient R/L*	*Rechts*	*Links*	*Quotient R/L*
59,7	57,0	1,05	1208	1127	1,05

Rechte Nierenarterie teilweise gedrosselt

45,3	62,9	0,72	1007	1424	0,71

Dieser Versuch zeigt nun eindeutig, daß der tubuläre Faktor, welcher im Versuch A für die verminderte Natriumausscheidung zur Hauptsache verantwortlich war, durch das Diureticum vollständig ausgeschaltet wird. Der berechnete nicht rückresorbierte Natrium-Anteil beträgt rechts und links 14,4 bzw. 14,1% vor Drosselung, und 15,8 bzw. 16,2% nach Drosselung. Wenn die Natriumausscheidung rechts und links trotzdem verschieden ist (Quotient R/L = 0,71), so ist sie mit der glomerulären Filtration eng gekoppelt (Quotient R/L = 0,72).

Nach diesem Versuch wäre anzunehmen, daß ein gegebenes Diureticum die tubuläre Rückresorption nur bis zu einem gewissen Prozentsatz zu hemmen vermag, daß aber dieser Prozentsatz weder von der Filtrationsgröße noch von der Ausgangslage abhängig ist und somit das ausgeschiedene Natrium dem filtrierten *proportional* bleibt.

Es ist jedoch fraglich, ob Ergebnisse akuter Experimente an gesunden Tieren (mit normaler tubulärer Funktion) sich auf den nierenkranken Menschen übertragen lassen. Es schien uns deshalb angebracht, die Verhältnisse *bei Nierenpatienten* mit verschiedenen Graden von herabgesetzter Filtration zu untersuchen. Als Diureticum wurde Chlorothiazid gewählt. Unsere bisherigen Resultate lassen deutlich erkennen, daß bei solchen Patienten das Diureticum *zu einer viel stärkeren prozentualen Hemmung der tubulären Rückresorption führt als beim Gesunden*, was unter Umständen die Reduktion des filtrierten Natriums erheblich, wenn auch nicht in vollem Umfang kompensieren kann.

Es wurden nur Patienten *ohne* Ödeme untersucht, um den Einfluß tubulärer Faktoren, wie z. B. sekundärer Hyperaldosteronismus, auszuschalten. Darunter fanden sich 6 Patienten mit chronischer Pyelonephritis, 1 mit subakuter Glomerulonephritis und 1 mit essentieller Hypertonie. Jeder Patient bekam zunächst eine rasche intravenöse Infusion, bestehend aus 43 ml einer 10%igen Inulinlösung + 107 ml NaCl 0,9%; anschließend wurde eine zweite Lösung mit bestimmter Geschwindigkeit (8 ml/min/1,73m²) infundiert. Diese enthielt 6 g Inulin in 1000 ml einer 0,9%igen NaCl-Lösung[1].

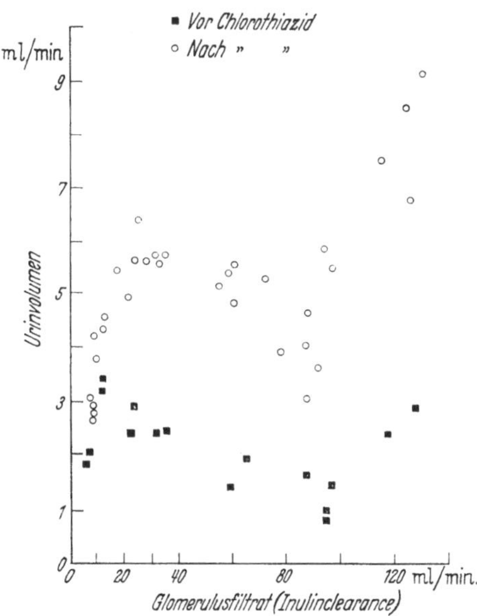

Abb. 1. Urinvolumen vor und nach 500 g Chlorothiazid i.v. bei Nierenpatienten mit verschiedener Filtrationsgröße. Deutliche Abschwächung des diuretischen Effektes erst unterhalb von 20 ml/min Filtrat, sonst keine mathematische Korrelation

Nach 2 Kontrollperioden von je 20 min wurden 500 mg Chlorothiazid pro 1,73 m² intravenös rasch injiziert. Der Effekt wurde anhand von 4 weiteren 40minutigen Perioden untersucht. Nach den üblichen Methoden wurden Inulin-, Natrium-, Kalium- und Chlorid-Clearance bestimmt.

Das Wesentliche der Resultate ist aus den Abb. 1—3 zu entnehmen.

---

[1] Der Patient erhielt somit während der ganzen Prozedur 1230 μäq/min/ 1,73 m² Natrium.

Bei diesen 8 Patienten schwankt die durchschnittliche *Inulin-Clearance* zwischen 7,4 und 123 ml/min und wird durch die Chlorothiazid-Injektion nicht signifikant beeinflußt.

Das *Urinvolumen* (Abb. 1) *vor* Chlorothiazid steht in keiner Beziehung zum Glomerulusfiltrat. *Nach* Chlorothiazid ist in jedem Fall eine Zunahme zu beobachten. Die Einzelwerte zeigen jedoch

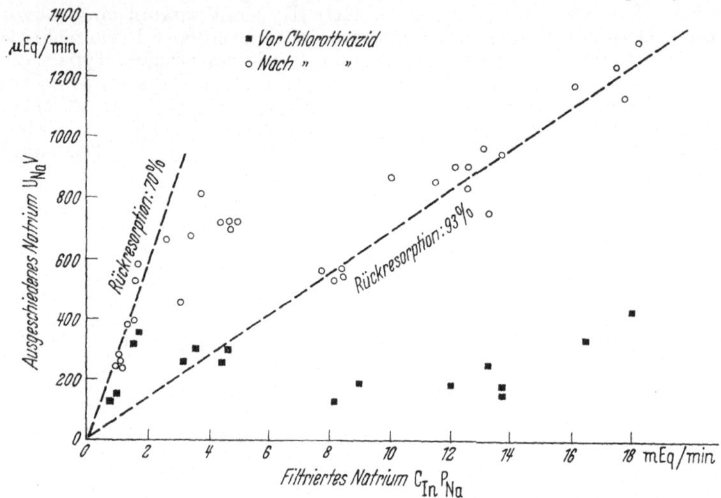

Abb. 2. Natriurese im Verhältnis zum filtrierten Natrium vor und nach Chlorothiazid. Zunächst leichte Abnahme der Natriurese im oberen Filtrationsbereich (Rückresorption um 93%), dann starke Abnahme der Rückresorption bis etwa 70% bei gleichbleibender Natriurese im mittleren Bereich. Minimale Rückresorption scheinbar bei 70% begrenzt, infolgedessen steile Abnahme der Natriurese bei sehr niedrigen Filtrationswerten

eine erhebliche Streuung, die irgendwelche mathematische Korrelation zum Filtrat maskiert und auf die Mitwirkung von filtrationsfremden Faktoren hindeutet. Man kann höchstens sagen, daß die kleinste prozentuale Zunahme auch den niedrigsten Filtratwerten entspricht.

Die *Natriumausscheidung vor* Chlorothiazid steht auch nicht in Beziehung zur Filtration (Abb. 2). *Nach* Chlorothiazid kommt es in jedem Fall zu einem Anstieg der Natriurese. Die Korrelation zum Filtrat ist aber keine einfache. Die ausgeschiedene Natriummenge nimmt zunächst mit der filtrierten Menge etwas ab. Bei einer weiteren Abnahme des Filtrates kommt es jedoch — bis die Filtrationsgröße etwa 20 ml/min beträgt — nicht mehr zu einer signifikanten Reduktion der Natriumausscheidung. Dies läßt auf eine starke Hemmung der tubulären Rückresorption schließen. Der maximale blockierbare Anteil der Natrium-Rückresorption scheint aber unter diesen Bedingungen bei 30% begrenzt zu sein, so daß eine weitere Abnahme der Filtration unterhalb 20 ml/min eine steile Abnahme der Natriurese hervorruft.

Die *Kaliumausscheidung vor* Chlorothiazid ist etwas unterschiedlich und weist auch keine Beziehung zur Filtrationsgröße

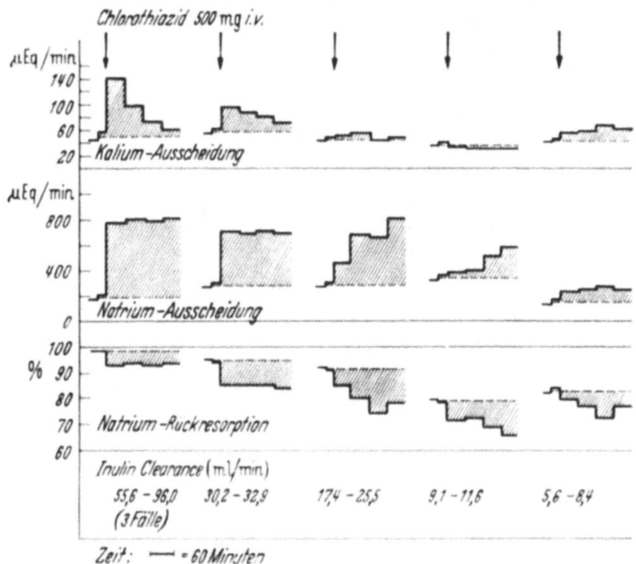

Abb. 3. Verhalten der Kalium- und Natrium-Ausscheidung, sowie der Natrium-Rückresorption vor und nach Chlorothiazid bei 7 Fällen mit verschiedener Filtrationsgröße. Rasche Abschwächung des kaliuretischen Effektes mit Abnahme der Filtration bei relativ gut erhaltener Natriurese (infolge stark verminderter Natrium-Rückresorption)

auf. *Nach* Chlorothiazid kommt es in den Fällen mit gut erhaltener Filtration zu einer starken, kurzdauernden Zunahme der Kaliurese (Abb. 3). In Fällen mit niedriger Filtration ist der kaliuretische Effekt schwach oder fehlend, und zwar schon in einem Filtrationsbereich mit noch erheblicher Natriurese.

Aus diesen Ergebnissen geht hervor, daß eine Abnahme der glomerulären Filtration *bei Nierenkranken* die Ansprechbarkeit auf Chlorothiazid relativ wenig beeinflußt, solange diese Abnahme nicht sehr ausgeprägt ist. Bei akuter Anurie, wo die Filtration sistiert und praktisch kein Primärharn zur Rückresorption gelangt (*20*), ist natürlich die Anwendung solcher Präparate sinnlos. Außerdem sprechen chronische Nierenkranke mit einer beträchtlichen Azotämie auf Diuretica nur schwach an. Wenn man aber von diesen extremen Bedingungen absieht, ist die gute Wirkung, jedenfalls des Chlorothiazids, erstaunlich. Die Diskrepanz zu den oben erwähnten Tierexperimenten steht möglicherweise mit dem Zustand der Tubuli bei Nierenkranken in Zusammenhang. Es ist anzunehmen, daß der Untergang der Glomeruli und der Tubuli annähernd parallel erfolgt. Jedenfalls werden bei chronischer Pyelonephritis, chronischer Glomerulonephritis und Nephroangiosklerose glomeruläre Filtration und PAH-Clearance mehr oder weniger proportional reduziert, auch wenn signifikante Gruppenunterschiede (glomeruläre Filtration mehr bei glomerulären, PAH-Clearance mehr bei vasculären Prozessen) sich feststellen lassen (*21*). Andererseits scheinen die erhaltenen Tubuli noch recht funktionstüchtig zu sein (*2, 19*). Es läßt sich z. B. tierexperimentell zeigen, daß bei einseitiger Schrumpfniere die tubuläre Fähigkeit zu konzentrieren und zu verdünnen intakt bleibt (*7*). Eine beträchtliche Streuung der tubulären Aktivität ist auch bei solchen Tieren nicht vorhanden (*6*). Daß beim Menschen die Schrumpfniere mit einer Hypo- bzw. Isosthenurie einhergeht, kann übrigens theoretisch auf Grund der verminderten Filtration erklärt werden (*7*). Wahrscheinlich sorgt beim Nierenkranken unter basalen Bedingungen eine kompensatorische Verminderung der tubulären Rückresorption für eine normale Natriumausscheidung.

Aber auch nach Verabreichung eines Diureticums scheint der Kompensationsmechanismus zu wirken, so daß die schon verminderte Rückresorption noch weiter herabgesetzt wird. Dieser Mechanismus bleibt z. Z. noch schwer verständlich. Es ist aber interessant, daß die relativ gut erhaltene Natriurese bei Nierenkranken teilweise auf Kosten der Kaliurese erfolgt. Das *Fehlen einer signifikanten Kaliurese nach Chlorothiazid bei Patienten mit niedriger Filtration* steht übrigens auch in einem gewissen Widerspruch zu den Tierexperimenten von DAVIDSON u. Mitarb. (*9*).

Die oben gemachten Feststellungen stehen in Einklang mit der klinischen Erfahrung, daß unter den Patienten mit nephrotischem Syndrom solche mit erniedrigter Filtration auf Steroide nicht wesentlich schlechter ansprechen als solche mit normalem Glomerulusfiltrat. Zwar kommt es vor, daß im Laufe einer ACTH-Kur herabgesetzte Clearances etwas ansteigen; dies kann zum diuretischen Effekt beitragen (*24*). Ausschlaggebend bleibt aber für die Natriurese eine Herabsetzung der tubulären Rückresorption, wie im folgenden Beispiel:

Pat. M. W. 37 jährig	Datum	Diurese ml/min	Glomerulus-filtrat ml/min	Na-Clearance ml/min	Rückresor-biertes Na (% vom filtrierten)	Nicht rück-resorbiertes Na
ACTH	19. 8.	0,35	13,6	0,069	99,5	0,5
	23. 8.	0,48	21,2	0,006	99,97	0,03
	27. 8.	0,28	19,2	0,004	99,98	0,02
	31. 8.	0,21	22,8	0,04	99,82	0,18
	2. 9.	1,73	37,0	1,34	96,3	3,6
	5. 9.	2,29	51	1,9	96,3	3,7
	11. 9.	1,60	37,5	1,0	97,3	2,7
	17. 9.	0,56	39,5	0,38	99,0	1,0

Diese Zahlen lassen erkennen, daß während das Glomerulus-filtrat progressiv eine 3—4fache Zunahme erfährt, der tubulär nicht resorbierte Natrium-Anteil ein zweiphasiges Verhalten zeigt: während der ACTH-Kur eine starke Abnahme auf $^1/_{20}$ der Kontrollwerte, nach der Kur eine gewaltige Zunahme, so daß er vorübergehend das 7fache der Kontrollwerte erreicht. In anderen Fällen bleibt die Filtration trotz Diurese unverändert (*24*).

Bis jetzt haben wir vorwiegend den Einfluß einer verminderten Filtration besprochen. Es stellt sich die Frage, ob auch eine *Schädigung der Tubuli* die Ansprechbarkeit auf Diuretica verändern kann.

Eine tubuläre Läsion ist sicher im zweiten Stadium der Schock-niere sowie bei toxischen Nephropathien vorhanden (*20, 22*). Man nimmt einerseits an, daß sie die Rückdiffusion des Glomerulusfiltra-tes ins Interstitium begünstigt. Dies ist ein rein passiver Vorgang (kol-loidosmotischer Sog der Plasma-Eiweiße bei Schädigung der tubulä-ren Barriere), welcher sich durch Diuretica nicht beeinflussen läßt. Andererseits ist im sog. polyurischen Stadium dieser Affektion die aktive Na- und Wasser-Rückresorption stark vermindert, was wiederum auf ein Versagen der tubulären Funktion hinweist. Daß die Wasser-Rückresorption bis auf 53% des Filtrates sinken kann, wie bei einem persönlich beobachteten Fall (*22*), beweist, daß auch der sog. „obligate" Anteil, welcher normalerweise 85% betragen soll (*26*), erheblich vermindert ist. Diuretica sind meines Wissens in diesem Stadium — aus naheliegenden Gründen — nie gegeben worden, es ist aber anzunehmen, daß sie wirkungslos bleiben würden.

2. Extrarenale Faktoren

Mit diesem Abschnitt rücken wir dem Kern des Problems näher, denn diese Faktoren sind, mehr als die renalen, in den meisten Fällen für die Ansprechbarkeit maßgebend. Vielfach sind es die

gleichen, welche eine Vermehrung der tubulären Rückresorption
bewirkend für die Entstehung der Ödeme verantwortlich sind.
Unter ihnen haben Corticosteroide eine große Bedeutung, speziell
das Aldosteron (*15*). Man darf allerdings die Rolle des Aldosterons
nicht überschätzen (*23*). Viele Argumente sprechen für das Zusammenspiel von mehreren Faktoren. Vielleicht sind neben anderen
Corticoiden auch Catecholamine, sowie Angiotensin und ähnliche
Stoffe daran beteiligt. Veränderungen des intrarenalen Blutdruckes
(*8*) und, zum mindesten im akuten Experiment, des Nierenvenen-
druckes (*5*), spielen auch eine Rolle. Schließlich sind Störungen
des Elektrolytgleichgewichtes ebenfalls imstande, die Ansprechbarkeit auf Diuretica zu
verändern (*1, 12, 16, 17*).
Wir können an dieser Stelle
auf Einzelheiten nicht eingehen. Es sei nur betont,
daß die Bedeutung der einzelnen Faktoren von Fall zu
Fall äußerst verschieden ist.

Jedenfalls ist die Ant-
wort auf Diuretica nicht
nur bei verschiedenen Nierenkrankheiten, sondern
auch bei verschiedenen
Patienten mit der gleichen
Nierenerkrankung und so-
gar beim gleichen Patienten
in verschiedenen Stadien
der Affektion sehr unter-
schiedlich. Diese Besonderheiten dürfen nicht außer
acht gelassen werden, wenn
einzelne Diuretica miteinander verglichen werden.
Ganz auffallend sind z. B.
die Unterschiede beim ne-
phrotischen Syndrom, wie
folgendes Beispiel zeigt:
Bei einer Patientin mit

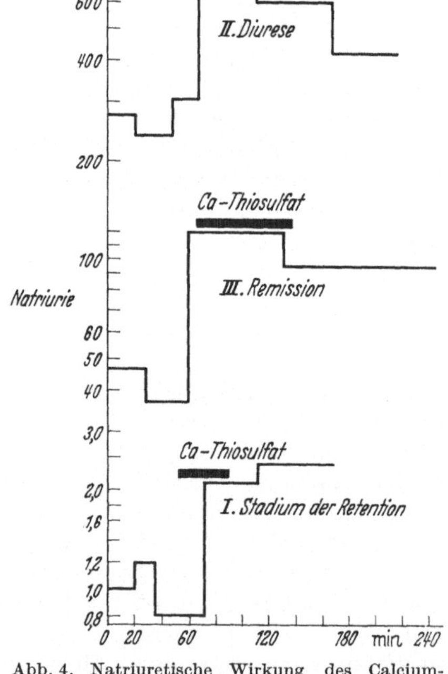

Abb. 4. Natriuretische Wirkung des Calciumthiosulfats bei einem Fall von Lipoidnephrose in
drei verschiedenen Stadien. Die Natriurese nimmt
jeweils um einen konstanten Prozentsatz zu

Lipoidnephrose haben wir vor einigen Jahren mit J. HODLER die
Ansprechbarkeit auf ein mildes Diureticum, Calciumthiosulfat,
vergleichend untersucht. Die gleiche Menge Calciumthiosulfat
(3 g) wurde zu verschiedenen Stadien der Erkrankung i.v. injiziert:

I. Auf der Höhe der Natrium- und Wasser-Retention; II. während der Diurese, welche nach einer ACTH-Kur auftrat; III. nach abgeschlossener Diurese im Stadium der Ödemfreiheit.

Die Abb. 4 läßt erkennen, daß in jedem Stadium die ausgeschiedenen Natriummengen nach Calciumthiosulfat um das 2—3fache ansteigen. In Stadium I. ist jedoch die Kontrollausscheidung so gering, daß auch nach Calciumthiosulfat die Natriurese unbedeutend bleibt. Infolgedessen tritt in diesem Stadium auch keine Wasserdiurese auf (Abb. 5). Dies im Gegensatz zu den anderen Versuchen (Stadium II. und III.), wo die Natriumausscheidung, absolut gemessen, beträchtlich ist und um ein erfreuliches Quantum zunimmt. Dies entspricht der klinischen Erfahrung, daß Patienten mit Ödemen, die die kleinsten Mengen Natrium ausscheiden, auch am schwächsten auf Diuretica ansprechen.

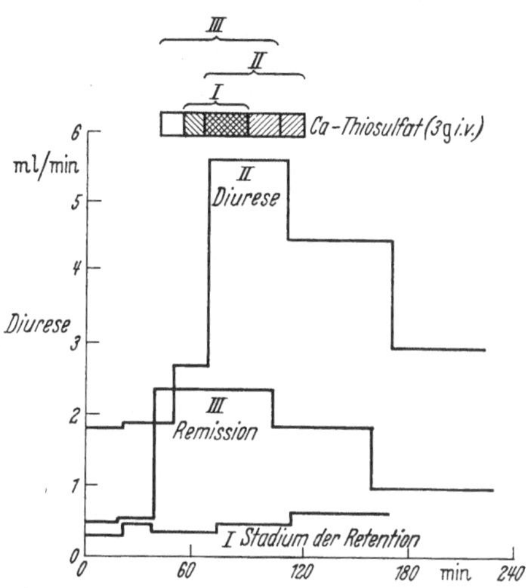

Abb. 5. Diuretische Wirkung des Calciumthiosulfats beim gleichen Fall wie auf Abb. 4. Kein Effekt im Stadium der Retention

Eine weitere Tatsache ist erwähnenswert. Bei Patienten, welche Natrium stark retinieren, kann nach Gabe eines Diureticums Kalium anstatt Natrium zur Ausscheidung gelangen. Diese Beobachtung zeigt wiederum, daß bei Anwendung eines bestimmten Diureticums das Verhältnis Natrium/Kalium im Urin sehr unterschiedlich sein kann, je nach dem Zustand des Patienten. Dies mahnt zur Vorsicht, wenn man diesbezüglich verschiedene Mittel vergleichen will.

II. Klinische Anwendung der Diuretica bei Nierenkranken

Ödeme kommen bei verschiedenen Nierenkrankheiten vor. Am häufigsten und am stärksten ausgebildet sind sie beim nephrotischen Syndrom. Aber auch die akute Nephritis, gewisse chronische Nephritiden im vorgerückten Stadium, die inadäquat behan-

delte akute Anurie, die dekompensierte Hypertonie mit Nephro-
sklerose können mit Wasser- und Salzretention einhergehen.
Diuretica sind jedoch nur bei bestimmten Gruppen indiziert:

1. Beim nephrotischen Syndrom.
2. Bei gewissen chronischen Glomerulonephritiden.
3. Bei Nephropathien mit kardialer Dekompensation.
4. Chronische Hypertonien jeder Genese können versuchsweise
   mit Diuretica der Chlorothiazidgruppe behandelt werden
   (Blutdrucksenkung).

Ziffer 3. und 4. sollen an dieser Stelle gar nicht besprochen
werden (s. Referate: FRIEDBERG, HOLLANDER und LOSSE). Die
Anwendung von Diuretica bei azotämischen chronischen Nephritiden mit Ödemen ist, sofern diese nicht kardial bedingt sind, nicht
vielversprechend. Immerhin ist in solchen Fällen ein Versuch mit
Chlorothiazid gerechtfertigt. Falls die glomeruläre Filtration noch
ausreicht, ist mit einer gewissen Diurese zu rechnen.

Mit dem *nephrotischen Syndrom* möchten wir uns etwas ausführlicher befassen.

Die Hauptrolle spielen bei der Behandlung des nephrotischen
Syndroms die *Corticosteroide* (*13, 14*). Bei günstigen Fällen können
diese Substanzen eine totale Remission herbeiführen, bei andern
Fällen ist nur eine Besserung zu registrieren. Versager sind eher
selten, kommen aber vor.

Der Wirkungsmechanismus des ACTH und der Corticosteroide
ist komplexer Natur (*24*). Erstens muß man eine spezifische
Beeinflussung der glomerulären Permeabilität für Eiweiß annehmen, so daß die Proteinurie abnimmt oder sogar verschwindet.
Zweitens ist ein Effekt auf die Bluteiweißkörper und die Fett-
fraktionen sicher vorhanden (Senkungsgeschwindigkeit und Hyper-
lipämie nehmen ab). Drittens wirken die Corticosteroide diuretisch,
meistens nach 10—14 Tagen Behandlung. Daß es sich vorwiegend
um eine Verminderung der tubulären Natriumrückresorption
handelt, haben wir schon vorher erwähnt. Wie dies zustande
kommt, ist aber noch unklar. Man kann sich vorstellen, daß nach
Absetzen einer 10 tägigen ACTH-Kur ein gewisser Hypocorticismus
zu Salz- und Wasser-Ausscheidung führt. Bei einer kontinuierlichen
Prednison-Therapie ist mit einer verminderten Bildung von
endogenen Steroiden zu rechnen. Es ist aber erstaunlich, daß nur
die Glucocorticoide diese diuretische Eigenschaft besitzen. Vielleicht besteht schon normalerweise ein Synergismus zwischen
Mineralo- und Glucocorticoiden. Nach EBERLEIN und BONGIO-
VANNI (*10*) wäre eine gewisse Hydrocortison-Konzentration im
Blut notwendig, damit das Aldosteron seine Wirkung entfalten

kann. Es wäre denkbar, daß die diuretische Wirkung von ACTH und Prednison dadurch zustande kommt, daß die Corticotherapie eine Verminderung der Hydrocortison-Bildung hervorruft, was normale oder sogar erhöhte Aldosteron-Mengen unwirksam machen würde.

In der Behandlung des nephrotischen Syndroms benutzen wir heute sowohl ACTH wie Prednison oder Triamcinolon.

Das *ACTH* hat einen großen Vorteil, nämlich die kurze Dauer der Behandlung. Die Substanz wird i.m. injiziert, 100—120 E täglich während 10—14 Tagen, dann wird die Kur akut unterbrochen. Die Diurese setzt zwischen dem 10. und dem 25. Tag ein und dauert durchschnittlich 10—14 Tage. Dabei wird relativ viel mehr Natrium als Wasser ausgeschieden. In einem eigenen Beispiel waren bei konstanter salzarmer Diät die Mengen die folgenden:

Datum	Gesamtausscheidung	
	Wasser (l)	Natrium (g)
23. 5.— 9. 6. (15 Tage)	7,65	0,3
ACTH-Kur vom 29. 5.—10. 6.		
10. 6.—25. 6. (15 Tage)	15,9	40,2

Der Effekt auf die Proteinurie kann früher, gleichzeitig oder später als die Diurese auftreten. In günstigen Fällen wird nach einer einzigen ACTH-Kur der Urin eiweißfrei, in anderen Fällen wird die Proteinurie geringer, weniger häufig wird sie gar nicht beeinflußt.

Das *Prednison* und das *Triamcinolon* haben sehr ähnliche Eigenschaften. Man kann sie bei unbehandelten Nephrotikern von vornherein anwenden, oder als Ergänzungskur nach einer ACTH-Behandlung, welche nicht zum Ziel geführt hat. In der Regel beginnen wir mit 60 mg Prednison oder 32 mg Triamcinolon täglich während 8—14 Tagen, dann werden die Dosen jede Woche progressiv reduziert. Die Behandlung muß aber wochenlang, evtl. monatelang fortgesetzt werden, bis die erwünschte Besserung oder Heilung manifest wird. Unter Umständen kann sie eine Zeitlang unterbrochen werden. Nach einigen Wochen kann man vielleicht wieder eine ACTH-Kur versuchen und 3—4 Wochen später erneut Prednison oder Triamcinolon verabreichen. Bei scheinbar refraktären Fällen haben wir gelegentlich nach 1—2 Jahren Behandlung doch noch eine vollständige Remission gesehen.

Diuretica im engeren Sinn sind indiziert:

a) als Vorbereitung zu einer ACTH-Kur, wenn die Patienten sehr stark ödematös sind;

b) als Adjuvans im Laufe einer protrahierten Prednison-Kur, wenn nach anfänglicher Diurese eine gewisse Ödembereitschaft weiter besteht;

c) bei ganz refraktären Fällen, welche durch die Cortico-Therapie nicht entwässert werden können.

Die *Kunstharze* (Carboresin, Enatrol) beeinflussen nicht die Nierenfunktion. Peroral verabreicht (30—50 g täglich) binden sie Natrium im Darm und können auf diese Art eine gewisse Entwässerung herbeiführen. Das *konzentrierte Albumin*, welches i.v. injiziert wird (25—50 g), hat oft eine gute aber nur momentane Wirkung. Leider ist es sehr teuer und wird sehr rasch im Urin wieder ausgeschieden. Es erzeugt eine kurzdauernde Erhöhung des kolloidosmotischen Druckes des Plasmas; Wasser wird aus den Geweben in das Gefäßsystem angezogen. Die resultierende Zunahme des Plasmavolumens bewirkt eine Vergrößerung der glomerulären Filtration, sowie eine Verminderung der tubulären Rückresorption. Andere klassische Diuretica, wie *Xanthin-Präparate, Harnstoff, Aminouracil-Derivate*, sind wenig wirksam. Auch *Diamox* und andere Carboanhydrasehemmer sind oft enttäuschend. *Quecksilber-Diuretica* waren bis vor kurzem unsere letzte Möglichkeit, refraktäre Ödeme zu beeinflussen, wobei die Verträglichkeit im allgemeinen eher schlecht und der Effekt relativ bescheiden war.

Es darf deshalb die Einführung des *Chlorothiazids* (*4*) und der verwandten Stoffe (Hydrochlorothiazid usw.) als ein wesentlicher Fortschritt der letzten Jahre bezeichnet werden. Diese Stoffe sind auch bei nephrotischen Ödemen sehr wirksam und ihre Verträglichkeit ist ausgezeichnet (*25, 27*). Sie bewirken eine Verminderung der tubulären Rückresorption für Natrium, Chlor und Wasser, sowie eine allerdings unerwünschte Vermehrung der Kaliumsekretion. Letztere ist zwar variabel und vom Zustand des Patienten, sowie vom Stadium der Affektion abhängig. Als Vorsichtsmaßnahme empfiehlt sich trotzdem die gleichzeitige perorale Verabreichung von KCl, 1—4 g täglich. Die optimale Dosis des Medikamentes selbst ist auch von der Intensität der initialen Natrium-Retention abhängig. Auf der Höhe der Erkrankung sind meistens Dosen von 2 g Chlorothiazid oder 100—150 mg Hydrochlorothiazid erforderlich. Bei diskreter Ödembereitschaft genügen 0,5—1 g Chlorothiazid oder 25—50 mg Hydrochlorothiazid.

Die klinische Wirkung dieser Stoffe wollen wir noch anhand von zwei Beispielen illustrieren (Abb. 6 u. 7). Im ersten Fall handelt es sich um einen 72 jährigen Mann mit mächtigen nephrotischen Ödemen. Der Patient bekommt täglich 150 mg Hydrochlorothiazid und schwemmt 10 kg Ödeme in 12 Tagen aus. Es wird erst dann mit der Cortico-Therapie begonnen. Im zweiten Fall (eine 48jährige Frau) konnte zunächst mit Prednison eine

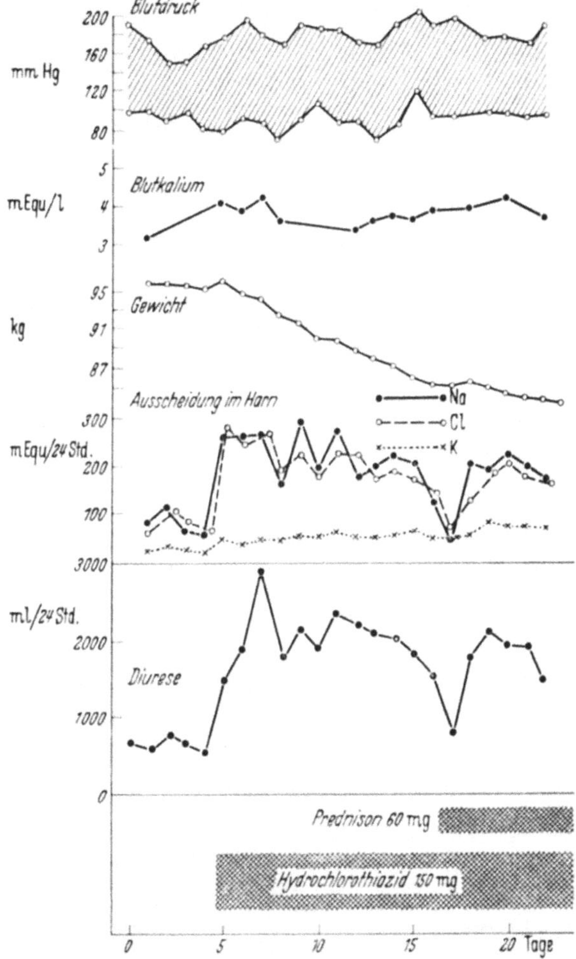

Abb. 6. Starke diuretische und saluretische Wirkung des Hydrochlorothiazids (Esidrex) in einem unbehandelten Fall von nephrotischem Syndrom

Ausschwemmung der Ödeme erzielt werden. In der Folge bestand jedoch eine starke Neigung zu Wasseransammlung, die Proteinurie war immer noch beträchtlich, so daß wir neben einer

protrahierten Cortico-Therapie Hydrochlorothiazid verabreichen
mußten. Das Präparat wurde wöchentlich 1—2 Tage gegeben.
Jedesmal erfolgte eine gute Diurese. Nach einigen Monaten konnte
schließlich die Patientin in Remission entlassen werden.

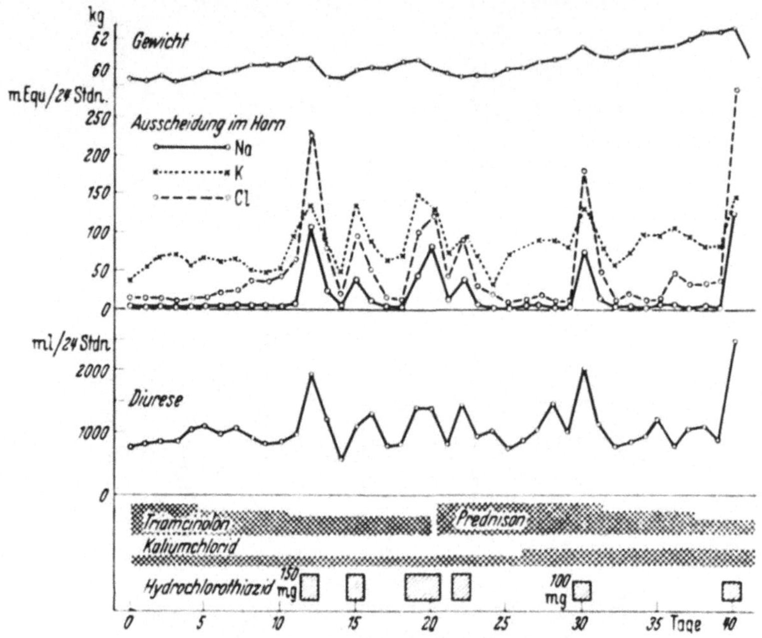

Abb. 7. Intermittierende diuretische Behandlung einer Lipoidnephrose mit Hydrochlorothiazid (Esidrex) im Laufe einer protrahierten Cortico-Therapie

Zusammenfassung

Die Ansprechbarkeit auf Diuretica ist bei Nierenkranken von verschiedenen Faktoren abhängig. Diese Faktoren lassen sich in renale und extrarenale einteilen.

Unter den renalen Faktoren spielt eine chronische Reduktion der
glomerulären Filtration bei der Chlorothiazid-Diurese keine ausschlaggebende Rolle, solange die Inulin-Clearance nicht unterhalb von 15—20 ml/
min sinkt. Sogar bei einer Filtration von 5—10 ml/min läßt sich immer
noch mit Chlorothiazid ein schwacher, aber deutlicher diuretischer Effekt
erzeugen. Unter diesen Umständen wirkt Chlorothiazid kaum noch kali-
uretisch.

Wichtiger für die Ansprechbarkeit auf Diuretica sind extrarenale
Momente, welche die tubuläre Natrium-Rückresorption erhöhen und dem
Effekt der Diuretica entgegen wirken (z. B. Aldosteron).

Die Hauptindikation der Diuretica bei Nierenkranken stellt das nephrotische Syndrom dar. ACTH, Prednison und Triamcinolon wirken nicht nur
diuretisch, sondern spezifisch auf die glomerulären Läsionen. Bei refraktären

19*

Fällen kommt die Anwendung von Diuretica im engeren Sinn in Frage.
Unter diesen ist der Chlorothiazid-Gruppe der Vorzug zu geben.

Summary

The responsiveness to diuretics of patients with renal disease depends
on several factors, renal and extrarenal.

Among renal factors, a chronic reduction of the glomerular filtration
rate does not appear to affect markedly the diuretic response to chlorothiazide, as long as the inulin clearance remains above 15—20 ml/min. Even
at filtration rates as low as 5—10 ml/min, chlorothiazide may induce a
slight but definite increase in sodium and water excretion, while the kaliuretic effect is no longer present.

More important for the responsiveness to diuretics are extrarenal factors,
like aldosterone, which may enhance the tubular reabsorption of sodium
and make diuretics less effective.

Diuretics are most useful in the treatment of the nephrotic syndrome.
ACTH, prednisone and triamcinolone act not only as diuretics but may
influence specifically the glomerular lesions. Among diuretics in the proper
sense, chlorothiazide and its derivatives are to be preferred.

Résumé

La sensibilité aux diurétiques de malades atteints d'affections rénales
dépend de divers facteurs rénaux et extra-rénaux.

Parmi les premiers, la réduction chronique de la filtration glomérulaire
n'affecte guère la réponse au chlorothiazide tant que la clearance de l'inuline ne tombe pas au-dessous de 15—20 ml/min. Même lorsque celle-ci est
de 5—10 ml/min, le chlorothiazide exerce encore régulièrement un effet
diurétique faible mais net; dans cette situation, il n'a pour ainsi dire plus
d'effet kaliurétique.

Pour la sensibilité aux diurétiques, les facteurs extrarénaux sont bien
plus importants; ils augmentent la réabsorption tubulaire du sodium et
s'opposent à l'effet des diurétiques (aldostérone par exemple).

La principale indication des diurétiques dans les affections rénales est le
syndrome néphrotique. L'ACTH, la prednisone et la triamcinolone ont un
effet non seulement diurétique, mais spécifique sur les lésions glomérulaires.
Dans les cas rebelles, il faut envisager l'emploi de diurétiques au sens propre,
parmi lesquels on donnera la préférence au groupe du chlorothiazide.

Literatur

1. Axelrod, D. R., and R. F. Pitts: J. Clin. Invest. 31, 171 (1952).
2. Baldwin, D. S., H. J. Berman, H. O. Heinemann and H. W. Smith:
J. Clin. Invest. 34, 800 (1955). — 3. Berliner, R. W., N. G. Levinsky,
D. G. Davidson and M. Eden: Amer. J. Med. 24, 730 (1958). — 4. Beyer,
K. H., J. E. Baer, H. F. Russo and A. Haimbach: Fed. Proc. 16, 282
(1957). — 5. Blake, W. D., K. Wegria, R. P. Keating et al.: Amer. J.
Physiol. 157, 1 (1949). — 6. Bricker, N. S., S. W. Kime and P. A. F.
Morrin: Fed. Proc. 18, 518 (1959). — 7. Bricker, N. S., R. R. Dewey,
H. Lubowitz et al.: J. Clin. Invest. 38, 516 (1959).
8. Cottier, P.: Helvet. med. acta (im Druck).
9. Davidson, D. G., N. G. Levinsky and R. W. Berliner: J. Clin.
Invest. 37, 548 (1958).

10. EBERLEIN, W. R., and A. M. BONGIOVANNI: J. Clin. Invest. 37, 889 (1958).

11. KRAMER, K.: Klin. Wschr. 37, 109 (1959).

12. LEVY, R. I., I. M. WEINER and G. H. MUDGE: J. Clin. Invest. 37, 1016 (1958). — 13. LUETSCHER, J. A., and Q. B. DEMING: J. Clin. Invest. 29, 1576 (1950). — 14. LUETSCHER, J. A., Q. B. DEMING and B. B. JOHNSON: J. Clin. Invest. 30, 1530 (1951). — 15. LUETSCHER, J. A., and R. H. CURTIS: Fed. Proc. 14, 746 (1955).

16. MUDGE, G. H., and B. HARDIN: J. Clin. Invest. 35, 155 (1956).

17. PITTS, R. F.: Amer. J. Med. 24, 745 (1958). — 18. PITTS, R. F., and J. J. DUGGAN: J. Clin. Invest. 29, 372 (1950). — 19. PLATT, R.: Brit. Med. J. 1952 I, 1313 and 1372.

20. REUBI, F.: Schweiz. med. Wschr. 84, 523 (1954). — 21. REUBI, F.: Vortrag am 3. int. Kongreß für klin. Biologie. Brüssel 1957. — 22. REUBI, F.: Vortrag am 3. Deutschen Elektrolyt-Symposion. Kassel 1959. — 23. REUBI, F.: Schweiz. med. Wschr. 89, 373 (1959). — 24. REUBI, F., F. WÜTHRICH, R. WITMER and P. COTTIER: J. urol. méd. 58, 740 (1952).

25. SCHREINER, G. E.: Ann. N. Y. Acad. Sc. 71, 420 (1958).

26. SMITH, H. W.: The Kidney. New York: Oxford Univ. Press 1951; Principles of renal Physiology. New York: Oxford Univ. Press 1956. — 27. Symposion über Chlorothiazid: Therap. Umschau 16, Nr. 1 (1959).

28. ÜLLRICH, K. J., F. O. DRENCKHAHN u. K. H. JARAUSCH: Pflügers Arch. Physiol. 261, 62 (1955).

29. WESSON, L. G., W. P. ANSLOW and H. W. SMITH: Bull. N. Y. Acad. Med. 24, 586 (1948). — 30. WESTON, R. E., and J. D. ESCHER: J. Clin. Invest. 27, 561 (1948). — 31. WIRZ, H.: Helvet. physiol. pharmacol. acta 14, 353 (1956).

Diskussion

KUSCHINSKY: Herr BRUNNER hat in meinem Institut bei Ratten experimentelle Nierenschädigungen erzeugt, um die Wirkung von Diuretica unter diesen Bedingungen zu prüfen[1]. Es handelt sich um folgende Nierenschädigungen: Pyelonephritis, weitgehende Nierenresektion und Niereninsuffizienz nach Röntgenbestrahlung. Als Diuretica wurden herangezogen: Acetazolamid, Chlorothiazid und die Quecksilberverbindung Chlormerodrin. Es zeigte sich, daß die diuretische Wirkung von Quecksilber entsprechend den Erfahrungen in der Klinik herabgesetzt oder ganz aufgehoben war. Bei Chlorothiazid und Acetazolamid war die diuretische Wirkung z. T. noch gut erhalten. Sie war aber bei verschiedenen Schädigungen verschieden.

KLEINSCHMIDT: Es ist ja früher von amerikanischer Seite bei der akuten Niereninsuffizienz empfohlen worden, Mannit in etwa 10%iger Lösung als osmotisches Diureticum zu geben, um in der initialen Phase die Zylinderbildung zu verhindern, weil man damals meinte, die Harnverhaltung wäre z. T. hierauf zurückzuführen. Haben Sie Erfahrung mit osmotischer Diurese bei derartigen Fällen oder überhaupt bei Nierenerkrankungen?

REUBI: Bei akuter Anurie ist ein osmotisches Diureticum wirkungslos. Bei akuter Glomerulonephritis würde ich es auch niemals geben. Es ist ja gar nicht nötig, die strenge Salzeinschränkung genügt; nach einigen Tagen kommt es zu einer spontanen Diurese. Außerdem könnte die Injektion von Mannitol bei Patienten mit Hypertonie und Herzdilatation schwere Folgen haben, wie bei Herzpatienten.

---

[1] Zschr. exper. Med. (im Druck).

HEINTZ: Prof. REUBI ist auf die veränderte Ansprechbarkeit auf ein Diureticum im Verlauf einer Nierenkrankheit eingegangen. Das ist wohl eine Frage des Aktivitäts- oder Ausheilungsstadiums. Dasselbe läßt sich feststellen bei einem anderen physiologischen Diureticum, nämlich wenn man Wasser peroral gibt. Zu dem einen Zeitpunkt scheiden die Patienten überschüssiges Wasser aus, zu einem anderen nicht. Mit der Besserung der Krankheit bessert sich auch die Wasserausscheidung nach Wasserbelastung, d. h. die Ansprechbarkeit der distalen Tubuli und der Sammelröhren auf die Osmoregulationsmechanismen bessert sich. — Eine Frage: Sie haben ein Diapositiv gezeigt über Chlorothiazid bei Niereninsuffizienz. Im allgemeinen ist es wohl nicht notwendig, bei Patienten mit Niereninsuffizienz ein Diureticum zu geben, weil die Osmodiurese, die durch das Chlorothiazid o. ä. hervorgerufen wird, an und für sich schon durch die erhöhte Ausscheidung von Harnstoff im Glomerulumfiltrat zustande kommt, wenn eine Diuresesteigerung überhaupt noch möglich ist?

REUBI: Es war ein terminaler Zustand mit Ödemen. Es waren lästige Ödeme, Ascites vor allem, und deswegen habe ich das versucht.

HEINTZ: Sie haben in einem Bild gezeigt, daß ein Anstieg des Reststickstoffs — sehr gering — auftrat. Ich wollte erwähnen, daß wir dies öfters beobachtet haben, besonders bei Patienten am Rande der Niereninsuffizienz, also z. B. bei chronischer Nephritis, bei welchen wir zur Blutdrucksenkung Chlorothiazid gaben. Auch bei malignen Sklerosen am Rande der Niereninsuffizienz haben wir das gesehen.

REUBI: Es hat für mich keine große Bedeutung, ob der Reststickstoff 100 oder 110 mg-% beträgt. Und wenn Sie Chlorothiazid weitergeben, findet in den meisten Fällen kein weiterer Anstieg statt, sondern der Reststickstoff wird sich entweder stabilisieren oder wieder sinken. Das sieht man nämlich bei Patienten mit Hypertonie, die mit solchen Mitteln behandelt werden. Für mich ist das keine Kontraindikation.

HEINTZ: Nicht ein Reststickstoffanstieg von 100 auf 110 mg-%, aber man kann doch z. B. auch einen Anstieg von 50 auf 90 mg-% beobachten.

REUBI: Das habe ich noch nie gesehen, wenn nicht andere Faktoren mitspielen.

HEINTZ: Dann noch eine Frage: Wie lange geben Sie beim nephrotischen Syndrom das Chlorothiazid? Das nephrotische Syndrom neigt bekanntlich zu Rückfällen. Wir wissen ja, daß wir auch mit ACTH, mit Prednisolon usw. unter Umständen eine Dauertherapie durchführen müssen. Wie würden Sie das mit dem Chlorothiazid handhaben?

REUBI: Ich behaupte nicht, daß man das nephrotische Syndrom mit Chlorothiazid behandeln und heilen kann. Die einzige kausale Therapie, die in Frage kommt, das ist die Corticotherapie. Aber bei Versagern können Sie eine Zeitlang versuchen, mit Chlorothiazid eine symptomatische Entwässerung zu erzeugen. Auch als Vorbereitung zur Corticotherapie oder im Laufe einer protrahierten Corticotherapie, bis der Effekt der Corticotherapie manifest wird, ist Chlorothiazid oft indiziert. An sich ist dies keine Therapie des nephrotischen Syndroms, sondern eine rein palliative Maßnahme.

SARRE: Bei manifester Niereninsuffizienz habe ich Bedenken, Hydrochlorothiazid zu geben. Nach unseren Erfahrungen sieht man dabei Reststickstoffsteigerungen und zuweilen einen paradoxen Effekt, nämlich eine Hemmung der Diurese. Mein Mitarbeiter MERTZ hat eine Verringerung von C_{PAH} und von Tm_{PAH} bei Nierenkranken feststellen können. Im allgemeinen wird man bei chronischen Nephritiden und Pyelonephritiden Hydrochlorothiazid ja auch nicht brauchen, da diese Patienten bei richtiger Therapie kaum Ödeme haben. Etwas anderes ist es natürlich beim nephrotischen Syndrom, bei dem aber Hydrochlorothiazid nur eine symptomatische Behandlung von zweifelhaftem Wert ist. Ich möchte Sie also fragen, wie Sie zur Frage der zusätzlichen Nierenschädigung bei manifester Niereninsuffizienz durch Gabe von Hydrochlorothiazid stehen. Auch wir haben wiederholt gesehen, daß beim gleichen Fall in einem Stadium ein sehr gutes Ansprechen auf Hydrochlorothiazid beobachtet werden kann, während einige Tage später, etwa nach einem interkurrenten Infekt, kein Effekt mehr sichtbar ist. Es spielen also offenbar zahlreiche Faktoren, die wir noch nicht übersehen, eine Rolle, die ein Ansprechen auf die Diuretica beeinflussen können. — Zu Herrn KUSCHINSKY: Strahlenschädigungen der Niere erzeugte an meiner Klinik Dr. MOSER am Kaninchen durch Röntgenbestrahlung. Die Dosis betrug pro Niere 3000—4500 r. Es tritt dabei eine Nierenschädigung mit ausgedehnter interstitieller Fibrose und Atrophie der Tubuli ein. Der größte Teil der Tiere stirbt im chronischen Verlauf zwischen 3 und 8 Monaten urämisch. Die Nieren und ihre Funktion zeigen dabei alle Stadien von leichtester Schädigung bis zu schwerster Insuffizienz. Man hat also ein sehr uneinheitliches Material, so daß ich nicht recht glaube, daß man mit Diurese-Versuchen an einem solchen Material Rückschlüsse auf die Reaktion eines bestimmten Schädigungstyps ziehen kann. Wie können Sie feststellen, welcher Grad von Schädigung bei den Tieren vorliegt?

KUSCHINSKY: Nach 4—6 Wochen war eine Niereninsuffizienz eingetreten. Die Schädigung war bei den Ratten ziemlich einheitlich.

SARRE: Hatten Sie Reststickstoffsteigerung?

KUSCHINSKY: Ja, die Blutharnstoffwerte waren auf das 2—3fache erhöht.

REUBI: Ich glaube nicht, daß therapeutische Dosen von Hydrochlorothiazid eine direkte Schädigung der Tubuli verursachen können. Ich glaube vielmehr, daß, wenn bei solchen Fällen der Reststickstoff ansteigt, dies entweder auf eine Blutdrucksenkung oder auf Elektrolytstörungen zurückzuführen ist.

SARRE: Bei Nephrosen, das ist doch kaum möglich?

REUBI: Wir sprechen von chronischen Nephritiden mit Reststickstoffsteigerung. Bei Nephrosen haben wir im allgemeinen keine Reststickstoffsteigerung. Wenn Sie natürlich zu viel von einem Diureticum geben, sei es Quecksilber oder Chlorothiazid, werden Sie mit der Zeit, auch beim Normalen, erhebliche Elektrolytstörungen bekommen. Unter diesen Umständen nimmt so gut wie immer die glomeruläre Filtration ab, was den Reststickstoffanstieg in den meisten Fällen erklärt.

GROSS: Ich wollte ebenfalls fragen, worauf man den erhöhten Reststickstoff zurückführen kann. Ist dafür ein ähnlicher Mechanismus verantwortlich wie für die erhöhte Harnsäurekonzentration im Blut, die Dr. LOSSE gestern erwähnt hat? Wenn dabei die Verminderung des Glomerulumfiltrates eine Rolle spielt, dann könnte man wohl einen gleichen Mechanismus annehmen.

LOSSE: Nach unseren eigenen Erfahrungen und denjenigen anderer Autoren gehen Anstieg des Reststickstoffs und Anstieg der Harnsäure im Serum nicht parallel. Der Mechanismus des Harnsäureanstiegs nach Verabreichung der Sulfonamiddiuretica ist unseres Wissens noch nicht geklärt.

Reubi: Es sind ganz andere Vorgänge, welche zur Ausscheidung von Harnstoff oder von Harnsäure in der Niere führen. Sie haben im zweiten Fall mit einer erheblichen aktiven Rückresorption zu tun, die sich durch verschiedene Pharmaka hemmen läßt, und im ersten Fall nicht. Man kann ohne weiteres verstehen, daß es nicht parallelgeht.

Ch. K. Friedberg: I should like to refer to the sharp distinction that has been made between the effect of mercurials and chlorothiazide in the nephrotic syndrome. Of course, the nephrotic syndrome is not a specific disease, and we may be dealing with different varieties of nephrosis. But I would not say that it is my experience that the mercurials never produce a good diuresis. I have often seen a good diuresis in patients with a nephrotic syndrome, so that while I do not have any substantial experience with chlorothiazide to make a comparison, I should not say that the mercurials never produce a good diuresis in nephrotic syndrome.

Reubi: I would not say that the mercurials do not produce a diuresis. I said that they can produce some diuresis, but that the tolerance to these drugs is usually poor.

Ch. K. Friedberg: My experience is that if you get a good diuresis, it generally does not harm renal function. Difficulty sometimes arises when mercurial diuretics are repeated even though there has been no satisfactory response.

Reubi: Of course, you can occasionally get a good response with mercurials, but in my experience the chlorothiazide group shows greater efficacy, and the tolerance of the patient is much better. You probably do not harm the renal function, as you say, with mercurials, but you often harm the patient. You get dizziness, you get nausea, you get diarrhoea. Of course, we had to use them in spite of these side effects before chlorothiazide was introduced. We sometimes observed a good diuretic response, and the one slide I have shown was from a nephrotic patient treated with mercurials.

Schwiegk: Ein wichtiges Ergebnis unserer Diskussion ist, daß entgegen der Meinung vieler Ärzte auch bei Nierenerkrankungen Diuretica gegeben werden können. Das gilt sowohl für die Quecksilberdiuretica als auch in noch höherem Maße für die modernen, neuen quecksilberfreien Diuretica. Selbstverständlich unter den entsprechenden Vorsichtsmaßnahmen und unter Ausschluß der Fälle von schwerer Niereninsuffizienz, insbesondere mit hochgradiger Verminderung des Glomerulumfiltrats.

The antihypertensive actions of mercurial, thiazide, and spirolactone diuretics

By

WILLIAM HOLLANDER, ARAM V. CHOBANIAN and ROBERT W. WILKINS

Introduction

A number of diuretic agents such as chlorothiazide, hydrochlorothiazide and the organic mercurials have been shown to be useful not only in congestive heart failure but also in arterial hypertension (*1—11*). The exact manner in which these agents lower blood pressure has not been clearly established. Studies in our laboratory have indicated that the antihypertensive effect of these agents is not due solely to a loss of body sodium (*4, 8, 10, 11*). The metabolic studies which support such a conclusion are reviewed in the present report. In addition the antihypertensive actions of a new group of diuretic compounds, the steroidal lactones, are described.

Procedure and results

The temporal relationship of the antihypertensive action of chlorothiazide to its effect on sodium and potassium excretion is shown in Fig. 1.

A reduction in blood pressure occurred after oral chlorothiazide during a moderately high sodium intake and was associated with a negative sodium as well as a negative potassium balance. The principal losses of body sodium occurred during the first 2 days and were greatest on the first day of chlorothiazide administration, whereas the losses of body potassium occurred gradually over a period of 5 days. During these periods the net losses of sodium and potassium were 170 meq and 136 meq, respectively.

When chlorothiazide was withdrawn and the daily intake of sodium was reduced to only 9 meq on the 12th metabolic day, the blood pressure did not rise but remained at the previous level of reduction. During this period the negative sodium balance previously caused by chlorothiazide persisted, but the cumulative negative balance of potassium disappeared.

Following the reinstitution of chlorothiazide on the 19th metabolic day, additional losses of body sodium and potassium occurred, but without further reduction in blood pressure.

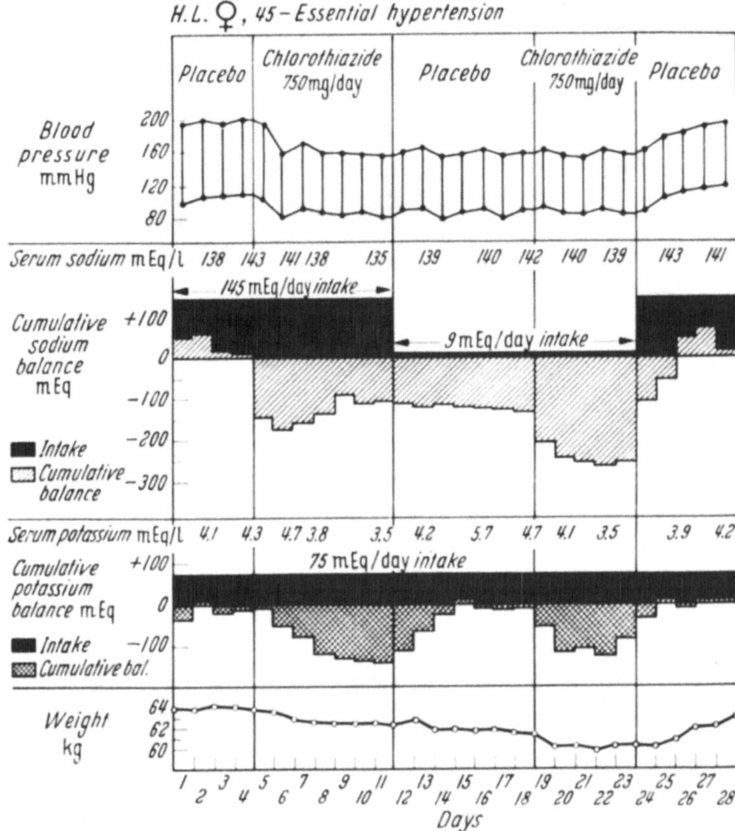

Fig. 1. Chart showing the effect of oral chlorothiazide on sodium and potassium balance in a patient with essential hypertension

After again withdrawing chlorothiazide, but at the same time increasing the daily sodium intake to 145 meq, the blood pressure increased to the pre-treatment level while the sodium and potassium balances returned to or above the control values.

These and other similar metabolic studies (8, 10, 11) indicate that the antihypertensive effect of chlorothiazide is initiated by a saliuresis and can be maintained after the withdrawal of the drug by a reduced sodium intake.

The antihypertensive action of the mercurial diuretics also appears to be quite similar to that of chlorothiazide. Thus in Fig. 2 the effects of intravenous mercaptomerin are shown on the blood pressure and sodium balance in a hypertensive subject.

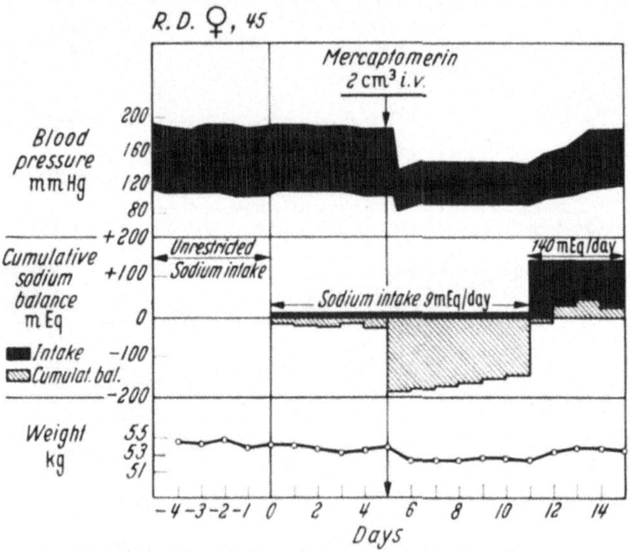

Fig. 2. Chart showing the effect of intravenous mercaptomerin on blood pressure and sodium balance in a patient with essential hypertension

During a restricted sodium intake and about 16 hrs after the administration of mercaptomerin a striking reduction in blood pressure occurred and was associated with a net sodium loss of 182 meq. The hypotensive effect of this mercurial, like that of chlorothiazide, persisted until the negative balance, which could be maintained by marked sodium restriction, reverted to and above control values following an increase of the sodium intake from 9 to 145 meq per day.

Thus a reduction in body sodium apparently is capable of maintaining the hypotensive effect of chlorothiazide or of mercurial diuretics. However, experiments such as the one shown in Fig. 3 indicate that sodium depletion may not be the sole cause of the antihypertensive action of these compounds. Fig. 3 shows that chlorothiazide continued to exert a hypotensive effect even when fluorohydrocortisone was added to the chlorothiazide on the 14th metabolic day and counteracted the natriuretic effect of the chlorothiazide with restoration of the sodium balance to and above the control values.

The slight rise in blood pressure (though not to pre-treatment values) following the addition of fluorohydrocortisone suggests that a reduction in body sodium augments as well as perpetuates

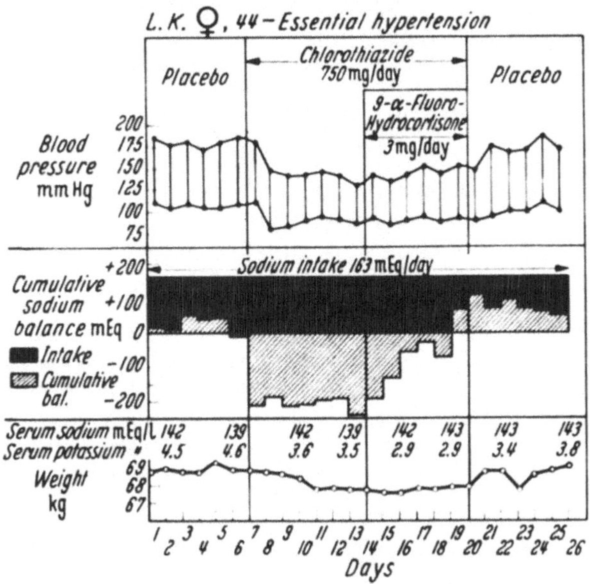

Fig. 3. Chart showing the effect of 9-α-fluorohydrocortisone on the natriuretic and hypotensive actions of chlorothiazide in a subject with essential hypertension

the hypotensive effect of chlorothiazide. Recent studies in this laboratory also show that the decrease in blood pressure caused by continued chlorothiazide therapy is not due mainly to a reduction in plasma or extracellular fluid volume (as claimed by others) since re-expansion of these fluid compartments by the infusion of plasma or saline during the administration of chlorothiazide was not followed by a rise of blood pressure to anywhere near control values. However, these observations do not exclude local tissue shifts of electrolytes or water as factors operating in the hypotensive effect of chlorothiazide.

In addition, although balance studies have shown that the early antihypertensive effect of chlorothiazide is associated with a loss of body sodium and of weight, measurements of radiosodium and radiosulfate spaces indicate that the late antihypertensive effect of chlorothiazide may occur without a significant change in body sodium or extracellular fluid volume. As shown in Table 1, chlorothiazide given continuously for 4 to 8 weeks produced a

Table 1. *The effect of continuous chlorothiazide therapy on body fluid and electrolyte composition in 12 subjects with arterial hypertension*

Procedure	Weight (kg)	Blood pressure (mm Hg)	E.C.F. (% Body Wt).	Exchangeable Na (meq/kg B. W.)	K
Control	63.6	205/122 ($\pm$19) ($\pm$11)	13.9 ($\pm$1.2)	37.8 ($\pm$4.1)	32.8 ($\pm$5.4)
Chlorothiazide (375—750 mg/day) (for 4—8 weeks)	64.4	161/93 ($\pm$11) ($\pm$7)	13.5 ($\pm$1.4)	37.4 ($\pm$4.0)	29.9 ($\pm$4.8)
"P" Value	0.3	<.01	0.2	0.6	.02

significant reduction in blood pressure but did not alter significantly total exchangeable sodium (Na^{24} space) or the extracellular fluid volume ($S^{35}O_4$ space). However, total exchangeable potassium (K^{42} space) was reduced during the therapy. These observations

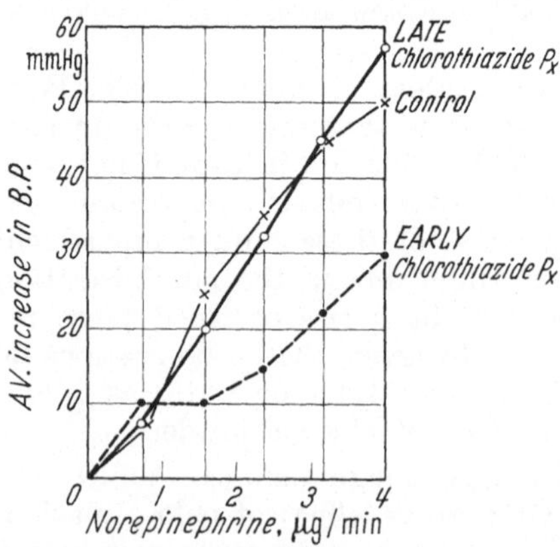

	Duration	B.P.	Wgt(kg)	BodyNa /Kg Wgt	Serum (mEq/L) K	Na	CO₂	Cl
Control	4 Wks	180/95	89.8	32.5	4.9	147	26	105
Early Rx	1 Week	145/95	88.0	30.2	3.5	147	26	105
Late Rx	8 Wks	150/90	89.3	32.7	3.6	145	28	102

Fig. 4. Chart showing the effect of chlorothiazide on the reactivity of the blood pressure to norepinephrine in a subject with essential hypertension

suggest that the initial losses of sodium caused by chlorothiazide
are slowly replaced following continued treatment with the drug.
Some of the possible mechanisms which might operate to offset
the diuretic effect of chlorothiazide include a reduction in glomerular filtration rate and an increase in aldosterone activity.

	Duration	B. P.	Wgt (kg)	Body Na / Kg Wgt	Serum (mEq/l)			
					K	Na	CO₂	Cl
Control	4 Wks	190/100	64.5	32.4	3.9	137	24	104
Rauwolfia	6 Wks	190/95	65.9	32.8	4.2	138	26	104
Chlorothiazide + Rauwolfia	8 Wks	130/80	66.2	34.3	2.8	141	28	99

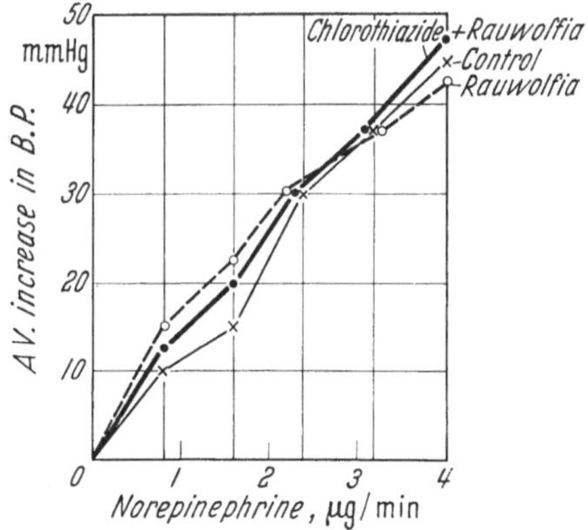

Fig. 5. Chart showing the effect of chlorothiazide on the reactivity of the blood pressure to
norepinephrine in a subject with essential hypertension

Chlorothiazide and the mercurial diuretics appear to have a
"selective" antihypertensive action in arterial hypertension in the
sense that they have no demonstrable hypotensive action in
normotensive individuals. Therefore, it has been postulated that
these compounds might lower blood pressure by interfering with
some pressor mechanism possibly located in the kidney. Although
preliminary observations suggested that chlorothiazide might
depress serum renin, subsequent studies have not substantiated
these findings. The experiments shown in Fig. 4 and 5 also indicate
that the hypotensive effect of prolonged chlorothiazide treatment
is not necessarily due to a decrease in the reactivity of the blood
pressure to norepinephrine. In these experiments chlorothiazide
given alone (Fig. 4) for 8 weeks and in combination with Rau-
wolfia (Fig. 5) for 8 weeks did not alter significantly the reactivity

of the blood pressure to increasing doses of norepinephrine in spite of the fact that it did exert a striking hypotensive effect. However, it is noteworthy in Fig. 4 that, *early* in contrast to

Table 2. *Comparative effects of chlorothiazide and hydrochlorothiazide on the blood pressure of 62 hypertensive subjects*

Drugs	No. of cases	Average B.P. reduction (mm Hg)	Range of B.P. reduction (mm Hg)	Average diuretic dosage (mg/day)	Diuretic dose range (mg/day)
Chlorothiazide alone	19	18/10	15/10—60/25	750	375—1000
Hydrochlorothiazide alone	19	24/14	20/10—70/30	75	37.5—100
Other antihypertensive drugs					
+ Chlorothiazide	43	32/18	20/10—60/25	750	250—1000
+ Hydrochlorothiazide	43	38/22	20/15—80/40	75	25.0—100

late in the course of therapy with chlorothiazide, its hypotensive effect was associated with a decrease in the blood pressure responses to norepinephrine. These early changes in vascular reactivity might well be related to a reduction in body sodium.

The mode of action of hydrochlorothiazide on the blood pressure, as indicated by clinical observations and metabolic studies, is entirely similar to that of chlorothiazide. However, mg for mg, hydrochlorothiazide appears to be about ten times more potent than chlorothiazide both as a diuretic and antihypertensive agent.

The comparative blood pressure and blood chemical

Table 3. *Comparative effects of chlorothiazide and hydrochlorothiazide on the blood chemistries of 35 hypertensive subjects*

	Control	Chloro[1]	Hydro[2]
Serum Na (meq/l)			
Average	142	141	141
Range	138—148	134—146	134—144
Serum K (meq/l)			
Average	4.2	3.7	3.7
Range	3.8—4.8	2.1—4.7	2.2—4.5
Serum CO_2 Content (Vol.-%)			
Average	28.1	30.4	30.6
Range	25—32	25—36	25—36
Serum Cl (meq/l)			
Average	103	99	99
Range	99—108	94—104	95—105
B. U. N. (mg-%)			
Average	21	24	24
Range	9—34	9—40	12—42

[1] Av. Dose: 750 mg/day (range = 250—1000 mg/day.)
[2] Av. Dose: 75 mg/day (range = 25—100 mg/day).

effects of chlorothiazide and hydrochlorothiazide given in a 10 to 1
dose relationship in hypertensive subjects are summarized in Tables 2
and 3, respectively. In 62 patients treated alternately with these
compounds the average reduction in blood pressure was slightly
but significantly greater during the hydrochlorothiazide than
during the chlorothiazide treatment. In about 1 out of 10 subjects

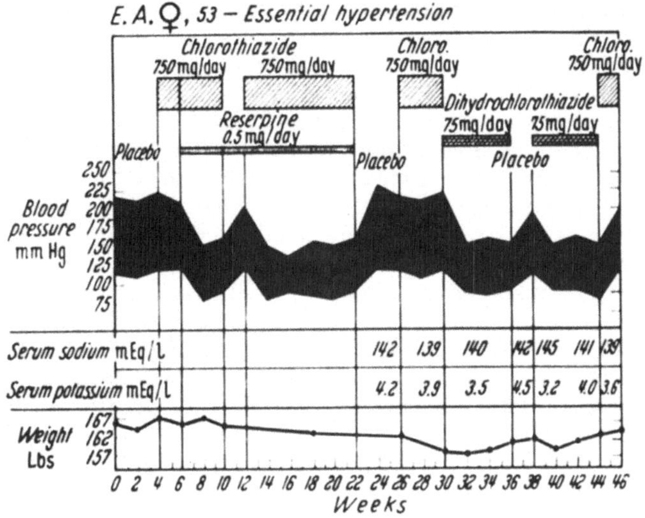

Fig. 6. Chart showing the comparative effects of chlorothiazides on the blood pressure of
a hypertensive subject

the blood pressure responses were strikingly greater to hydrochlorothiazide than to chlorothiazide. Figure 6 shows the comparative effects of the thiazides on the blood pressure in one of these
subjects. Chlorothiazide exerted a striking hypotensive effect but
only in combination with reserpine, whereas hydrochlorothiazide,
alone, produced a comparable reduction in blood pressure.

The effective hypotensive dosage of hydrochlorothiazide
averaged 75 mg per day but ranged between 25 and 150 mg per day.
It is interesting that, as the dosage of hydrochlorothiazide was
increased toward a maximal dose of 150 mg per day, its antihypertensive action also increased in 3 of 10 subjects, but that its
side effects, including depression of serum potassium and rise in
blood urea nitrogen, were likewise more frequent and more severe.

In general hydrochlorothiazide was well tolerated. Symptomatic side effects, which occurred uncommonly, were similar to
those after chlorothiazide and included weakness, epigastric

distress, constipation, paraesthesia, skin rash and digitalis toxicity. The effects of continuous hydrochlorothiazide administration on the serum electrolytes and blood urea nitrogen (in 1/10 the dosage of chlorothiazide) also were not significantly different from those of chlorothiazide (Table 3). These changes in the blood chemistry produced by chlorothiazide and hydrochlorothiazide usually were not clinically detectable but appeared to be related largely to the dosage of the drugs. They also appeared to occur more frequently and strikingly during a restricted than an unrestricted salt diet, especially in patients with pre-existing renal disease.

The most frequent change in the blood chemistry caused by chlorothiazide and hydrochlorothiazide was a reduction in the serum potassium, which decreased by more than .4 meq/l in about 40% and to below 3.5 meq/l (the lower range of normal) in about 20% of the cases. Hypochloraemic alkalosis was infrequent, occurring in about 10% of the patients. A decrease in serum sodium of greater than 8 meq/l accompanied by a reduction in serum chloride also was uncommon, being found in 8% of the cases. A rise in blood urea nitrogen by 10 to 14 mg per cent also was recorded in 8% of the subjects. These changes in urea nitrogen as well as in the serum electrolytes reverted to control values after withdrawal of the drugs. In order to prevent these complications the thiazide compounds are now being given in as reduced a dosage as possible and usually with a diet unrestricted in sodium and high in potassium.

Since the possibility was considered that the correction of the initial sodium losses during continued chlorothiazide or hydrochlorothiazide treatment might be due to an increased aldosterone excretion, an aldosterone antagonist, SC 8109, was studied during the actions of chlorothiazide or hydrochlorothiazide. Fig. 7 shows one of the first metabolic studies with the spirolactone compound, SC 8109. In this experiment, SC 8109 was administered on the 11th metabolic day when chlorothiazide was causing no further reductions in blood pressure or body sodium. SC 8109, given in combination with chlorothiazide for 4 days, then produced an additional loss of 181 meq of sodium and a further decrease in blood pressure of 35/10 mm Hg. During this period there was a slight increase in serum potassium without an appreciable change in serum sodium. After withdrawing SC 8109 in the 15th metabolic day while continuing chlorothiazide the cumulative negative sodium balance decreased while the blood pressure increased to the levels that existed before the administration of SC 8109. The results of the remaining part of the experiments with fluorohydrocortisone were similar to those already shown in Fig. 3.

These, as well as other similar metabolic studies, support the
hypothesis that the natriuretic and possibly some of the hypotensive effects of chlorothiazide and hydrochlorothiazide tend to be
counteracted by an increase in aldosterone activity. The stimulus

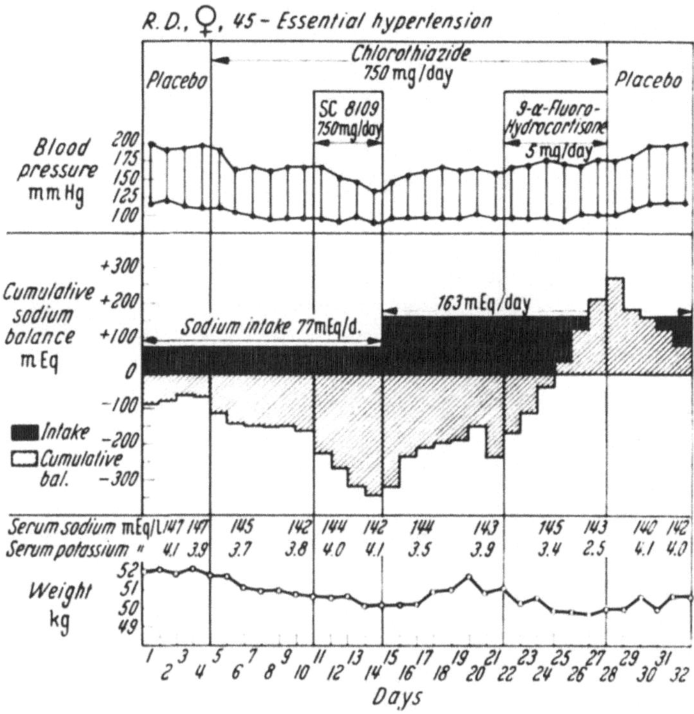

Fig. 7. Chart showing the effect of a spirolactone (SC 8109) and 9-α-fluorohydrocortisone
on the diuretic and hypotensive actions of chlorothiazide in a subject with essential hypertension

for an augmented mineralocorticoid excretion by the adrenals
might arise from a reduced body sodium or a contracted blood
volume caused initially by the thiazide compounds.

SC 8109, alone, also has been found to cause a sodium diuresis
in normal and in hypertensive subjects during a moderately high
intake of dietary sodium (11). Although these observations might
suggest a non-specific diuretic action of the drug, they are consistent
with the hypothesis that there is an antagonistic action of SC 8109
in subjects with normal as well as increased amounts of mineralocorticoids.

In the past few months, spironolactone (SC 9420), a more potent steroidal antagonist than SC 8109, has been studied in 32 hypertensive subjects during an unrestricted dietary salt

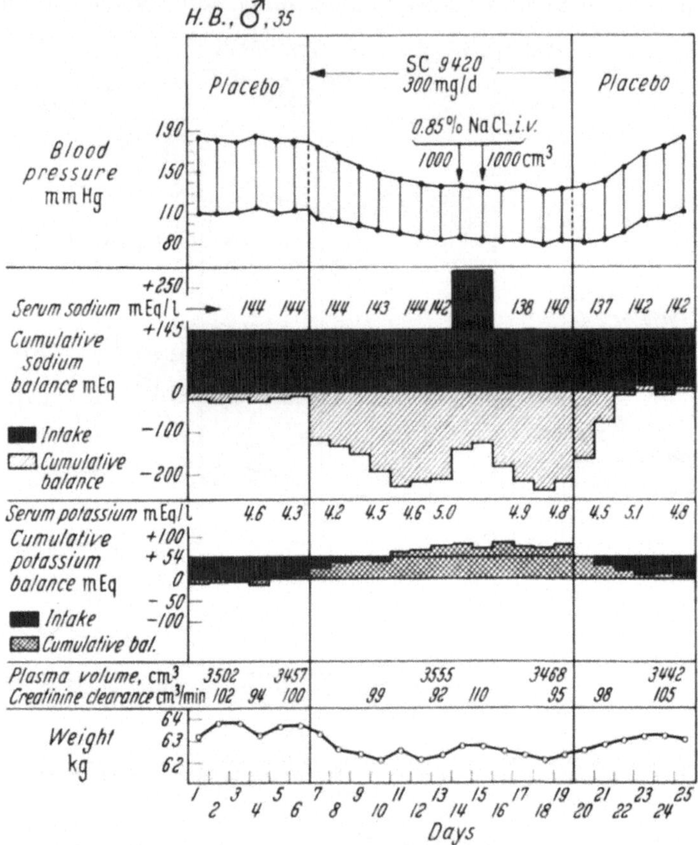

Fig. 8. Chart showing the effect of SC 9420, a steroidal lactone and antagonist, in a hypertensive subject

intake. Spironolactone, given alone in a daily oral dosage of 200 to 400 mg, reduced the blood pressure of 6 of 12 hypertensive subjects by 15/10 to 65/35 mm Hg. However, it had no hypotensive effects in 10 normotensive subjects. When added to other antihypertensive drugs in a daily oral dosage of 150 to 300 mg, spironolactone further reduced the blood pressure of 15 of 20 hypertensive subjects by 15/10 to 55/30 mm Hg. The compound was well tolerated and caused no measurable changes in the serum electrolytes or blood urea nitrogen. In addition spironolactone consistently restored serum potassium to normal in all 10 cases in which it had been reduced by chlorothiazide.

The metabolic effects of spironolactone, alone, in a hypertensive subject are shown in Fig. 8. During a moderately high sodium

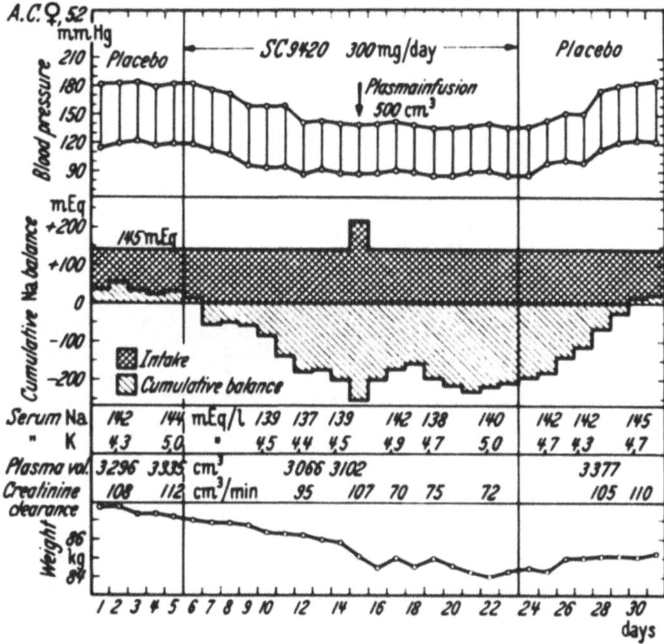

Fig. 9. Chart showing the effect of SC 9420, a steroidal lactone and antagonist, in a hypertensive subject

intake, spironolactone in a daily oral dosage of 300 mg effectively reduced the blood pressure. The fall in blood pressure was gradual and was associated with a net loss of 228 meq of sodium and a slight retention of potassium. Weight reduction also occurred during spironolactone administration, but serum sodium and potassium, plasma volume and creatinine clearance did not change. The infusion of 1000 cm³ of isotonic saline on the 14th and again on the 15th metabolic days reduced the negative sodium balance but without increasing the blood pressure. In Fig. 9 the hypotensive effect of spironolactone is shown to be associated not only with a negative sodium balance but also with a reduction in plasma

volume and creatinine clearance. It is interesting that spironolactone continued to exert an antihypertensive effect even when
the plasma volume was then re-expanded to and above the control
values by the infusion of 500 cm³ of plasma. The observations in
these two and five other similar experiments suggest that the

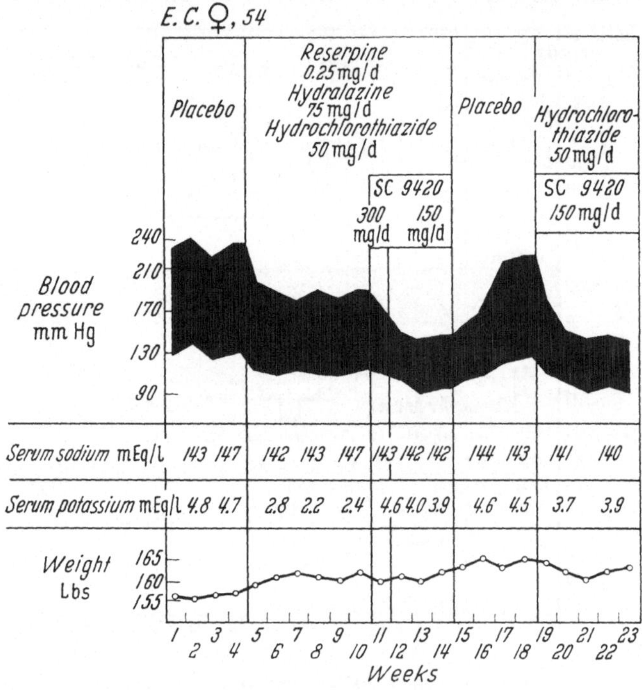

Fig. 10. Chart showing the effect of SC 9420, a steroidal lactone and antagonist, in a hypertensive subject

hypotensive action of spironolactone, like that of chlorothiazide,
may not be due solely to a reduction in body sodium or in plasma
volume.

The clinical effects of spironolactone when added to other
antihypertensive drugs are shown in Fig. 10. A combination of
reserpine, hydralazine and hydrochlorothiazide had produced a
moderate reduction in blood pressure. However, the patient
experienced extreme weakness which was associated with a marked
depression of serum potassium to 2.2 meq/l. Following the addition
of spironolactone there was a further reduction in blood pressure,

an increase in serum potassium to normal and a complete disappearance of all symptoms. In the last part of the study satisfactory control of the blood pressure and serum electrolytes was achieved with relatively small doses of hydrochlorothiazide and spironolactone. These and other similar studies indicate that spironolactone might be a useful adjunct in the management of arterial hypertension.

Summary

The early antihypertensive effect of chlorothiazide, as indicated by balance studies, is associated with a loss of body sodium and potassium and a contraction of plasma volume. However, reductions in body sodium or plasma volume do not appear to be directly responsible for the hypotensive action of chlorothiazide, since experimental correction of these fluid and electrolyte deficits is not followed by a return of the blood pressure to anywhere near control levels. Measurements of radiosodium and radiosulfate spaces before and during prolonged chlorothiazide treatment also indicate that this compound is capable of exerting a hypotensive action even when there is no accompanying reduction in body sodium or extracellular fluid volume. The possibility that chlorothiazide and mercurial diuretics may lower the blood pressure by interfering with some arterial pressor mechanism is suggested.

Hydrochlorothiazide in one-tenth the dose of chlorothiazide is slightly more effective than chlorothiazide as an antihypertensive agent. However, its effects on serum electrolytes and blood urea nitrogen are comparable to those of chlorothiazide. The mode of action of hydrochlorothiazide on the blood pressure appears to be entirely similar to that of chlorothiazide.

Steroidal antagonists such as SC 8109 and SC 9420 also possess diuretic and hypotensive actions. The initial antihypertensive effect of SC 9420 or spironolactone is associated with a loss of body sodium and a slight retention of potassium. However, the hypotension after SC 9420 does not appear to be due mainly to a depletion of body sodium or contraction of plasma volume, since experimental correction of these states does not re-establish the hypertension. Spironolactone does not depress serum potassium, but on the contrary is capable of correcting the hypokalaemia caused by the thiazide compounds. This compound may be useful in the management of arterial hypertension, especially in combination with other antihypertensive drugs.

Zusammenfassung

Wie sich aus Bilanzuntersuchungen ergibt, geht im Beginn der antihypertensive Effekt von Chlorothiazid mit einer Abnahme des Natrium- und Kaliumbestandes und einer Verminderung des Plasmavolumens einher. Jedoch scheint die Reduktion des Natriumbestandes und des Plasmavolumens nicht unmittelbar für die hypotensive Wirkung von Chlorothiazid verantwortlich zu sein, da der Ausgleich des Flüssigkeits- und Elektrolytdefizits im Experiment nicht zu einem Wiederanstieg des Blutdrucks auf die Ausgangswerte führt. Messungen des Radionatrium- und Radiosulfatraumes vor und während einer längeren Chlorothiazidbehandlung ergaben ebenfalls, daß diese Substanz einen blutdrucksenkenden Effekt ausüben kann, ohne daß gleichzeitig eine Abnahme des Gesamtnatriumbestandes oder des extracellulären Flüssigkeitsvolumens auftritt. Es wird die Möglichkeit erörtert, daß Chlorothiazid und Quecksilberdiuretica den Blutdruck durch Einwirkung auf einen arteriellen Pressormechanismus senken.

Hydrochlorothiazid ist in $^1/_{10}$ der Dosis von Chlorothiazid etwas stärker blutdrucksenkend wirksam als das letztere. Die Wirkung auf die Serumelektrolyte und den Harnstoffstickstoff im Blut sind denen des Chlorothiazid ähnlich. Der Mechanismus der blutdrucksenkenden Wirkung von Hydrochlorothiazid scheint der gleiche wie der von Chlorothiazid zu sein.

Steroidantagonisten wie SC 8109 und SC 9420 besitzen ebenfalls eine diuretische und hypotensive Wirkung. Im Beginn geht der drucksenkende Effekt von SC 9420 (Spironolacton) mit einer Abnahme des Gesamtnatriumbestandes und einer leichten Kaliumretention einher, jedoch hängt die Blutdrucksenkung nach SC 9420 anscheinend nicht in erster Linie mit einer Verringerung des Natriumbestandes oder einer Abnahme des Plasmavolumens zusammen, da der experimentelle Ausgleich dieser Veränderungen nicht zu einem Wiederanstieg des Blutdrucks führt. Spironolacton bewirkt keine Senkung des Serumkaliums, sondern ist im Gegenteil in der Lage, die durch Chlorothiazid hervorgerufene Hypokaliämie zu beseitigen. Die Substanz könnte für die Behandlung der arteriellen Hypertonie in Kombination mit anderen blutdrucksenkenden Stoffen von Bedeutung sein.

Résumé

L'effet antihypertensif précoce du chlorothiazide, tel qu'il est montré par des bilans, est associé avec une perte du sodium et du potassium de l'organisme et une diminution du volume plasmatique. Cependant, cette réduction de sodium ou cette diminution du volume plasmatique ne semble pas être directement responsable de l'action hypotensive du chlorothiazide, étant donné qu'une correction expérimentale de ces déficits du liquide et des électrolytes n'est pas suivie par un retour de la pression artérielle à des valeurs semblables à celles des contrôles. La mesure de l'espace du radiosodium et du radiosulfate, avant et pendant un traitement prolongé avec le chlorothiazide, montre aussi que ce dérivé peut exercer un effet hypotenseur, même en l'absence de réduction concomitante du sodium de l'organisme ou du volume du liquide extracellulaire. On peut donc supposer que le chlorothiazide et les diurétiques mercuriels abaissent la pression artérielle par l'intermédiaire d'un mécanisme presseur et artériel quelconque.

A des doses 10 fois moins élevées que celles du chlorothiazide, l'hydrochlorothiazide est légèrement plus actif que le premier comme antihypertenseur. Cependant, les effects de l'hydrochlorothiazide sur les électrolytes du sérum et sur l'urée sanguine sont comparables à ceux du chlorothiazide. Le mode d'action de l'hydrochlorothiazide sur la pression artérielle semble être très semblable à celui du chlorothiazide.

Des stéroides antagonistes tels que le SC 8109 et le SC 9420 possèdent aussi des effets diurétiques et hypotenseurs. L'effet anti-hypertenseur initial du SC 9420 ou du spironolactone est associé avec une déperdition de sodium et une légère rétention de potassium. Cependant, l'hypotension après SC 9420 ne semble pas être due principalement à une déplétion de sodium ou à une diminution du volume plasmatique, étant donné qu'une correction expérimentale de ces deux facteurs n'entraîne pas une réapparition de l'hypertension. Le spironolactone ne diminue pas le potassium sérique mais peut au contraire corriger l'hypokaliémie causée par les dérivés du thiazide. Cette substance peut donc être utile dans le traitement de l'hypertension artérielle, spécialement combinée avec d'autres antihypertenseurs.

References

1. FORD, R. V., J. H. MOYER, C. HANDLEY and C. L. SPURR: Med. Rec.
   Ann. **51**, 376 (1957).
2. LARAGH, J. H., H. O. HEINEMANN and F. E. DEMARTINI: J. Amer. Med.
   Ass. **166**, 145 (1958).
3. BAYLISS, R. J. S., D. MARRACK, J. PIRKIS, J. R. REES and J. F. ZILVA:
   Ann. N. Y. Acad. Sc. **7**, 442 (1958).
4. HOLLANDER, W., and R. W. WILKINS: Boston Med. Quart. **8**, 69 (1957).
5. FREIS, E. D., and J. M. WILSON: Med. Ann. District of Columbia **26**,
   468 (1957).
6. TAPID, F. A., H. P. DUSTAN, R. A. SCHNECKLOTH, A. C. CORCORAN and
   I. H. PAGE: Lancet **1957 II**, 1831.
7. FREIS, E. D., A. WANKO, J. M. WILSON and A. E. PARRISH: J. Amer.
   Med. Ass. **166**, 137 (1958).
8. WILKINS, R. W., W. HOLLANDER and A. V. CHOBANIAN: Ann. N. Y.
   Acad. Sc. **71**, 465 (1958).
9. HEIDER, C., E. DENNIS and J. H. MOYER: Ann. N. Y. Acad. Sc. **71**,
   456 (1958).
10. HOLLANDER, W., A. V. CHOBANIAN and R. W. WILKINS: Circulation
    19, 827 (1959).
11. HOLLANDER, W., A. V. CHOBANIAN and R. W. WILKINS: In: The
    First Hahnemann Symposium on Hypertensive Disease. Ed.: J. H.
    MOYER. Philadelphia/London: Saunders 1959, p. 570.

Antihypertensive Wirkung der Diuretica

Von

H. Losse und H. Wehmeyer

Die Behandlung der arteriellen Hypertonie durch strengen Kochsalzentzug erweist sich zwar als äußerst wirkungsvoll, jedoch ist diese Maßnahme auf die Dauer erfahrungsgemäß nur schwer durchzuführen. Es lag daher nahe, durch Anwendung von Diuretica, bei denen es sich definitionsgemäß (Pitts) um Substanzen handelt, die primär zu einer vermehrten Ausscheidung von Natrium und Chlorid bzw. Bicarbonat mit dem Urin führen (erst sekundär kommt es zu einer gesteigerten Wasserausscheidung), über rein diätetische Maßnahmen hinaus die Kochsalzausscheidung zu fördern. Die bisherigen Erfahrungen bei der Behandlung der Hypertonie mit diuretisch wirkenden Substanzen sollen im folgenden kurz zusammenfassend dargestellt werden.

Die Quecksilberdiuretica

Schon bald nach der Einführung dieser Substanzen in die Ödemtherapie wurde der Versuch unternommen, ihre saluretische Wirkung zur schnelleren „Entsalzung" von Hypertonikern auszunutzen. Volhard (*72*) berichtete bereits 1931 über gute Erfahrungen bei der Anwendung von Salyrgan in der Therapie der essentiellen Hypertonie. 1938 berichtete Martini über günstige Wirkungen von entwässernden Maßnahmen, insbesondere Quecksilberdiureticis, auf den erhöhten Blutdruck. In jüngster Zeit wurden diese Angaben von zahlreichen Autoren bestätigt (*33, 52, 75, 76*).

Abb. 1 zeigt an einem Einzelbeispiel, daß nach peroraler Gabe von Salyrgan ein prompter Abfall des stark erhöhten Blutdrucks erfolgt. Die Kochsalzausscheidung im Urin steigt dabei an.

Bei dekompensierten Hypertonikern, deren Blutdruck erfahrungsgemäß oft schwer zu beeinflussen ist, kann die Empfindlichkeit gegenüber blutdrucksenkenden Pharmaka durch Vorbehandlung mit einem Diureticum der Quecksilberreihe erheblich gesteigert werden (*75*). Eine entscheidende Bedeutung haben die Quecksilberdiuretica für die Hochdrucktherapie nicht erlangt, da bei Dauerbehandlung ihre Wirksamkeit relativ rasch nachläßt und oft erhebliche Nebenwirkungen auftreten.

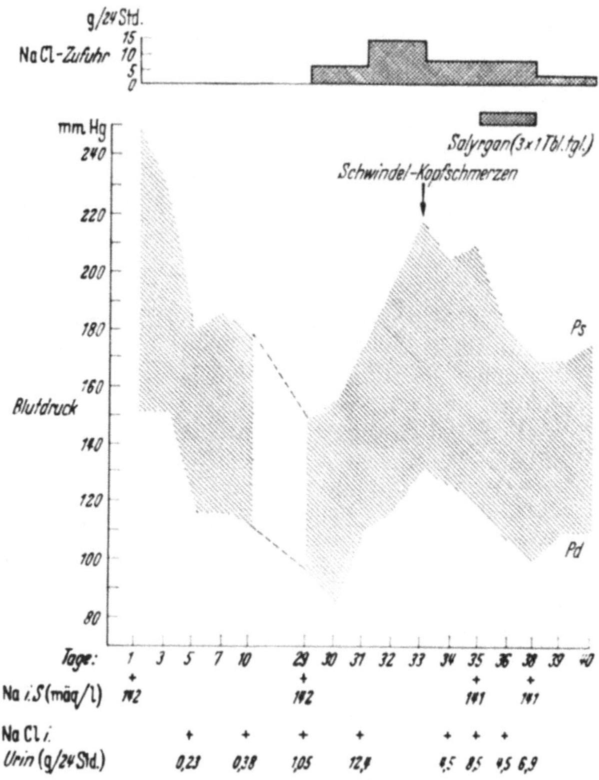

Abb. 1. Verhalten des Ruhe-Blutdrucks in Abhängigkeit von der NaCl-Zufuhr sowie nach peroraler Salyrgan-Gabe. (W. E., ♀, 62 Jahre, essentielle Hypertonie)

Kationenaustauscher

Mit der Einführung der Kationenaustauscher schienen sich zunächst neue Möglichkeiten für eine relativ gefahrlose Dauertherapie des Hochdrucks durch Natriumentzug zu eröffnen (*15*). In der Literatur finden sich zahlreiche Berichte über günstige Wirkungen der Kationenaustauscher bei der Hypertonie (*5, 12, 16, 17, 26, 27, 29, 34, 35, 40, 42, 48, 57, 64, 73*). Bei gleichzeitiger Anwendung von Kationenaustauschern und spezifischen blutdrucksenkenden Medikamenten können letztere oft erheblich reduziert werden (*26, 27, 29*).

Leider haben die Kationenaustauscher die in sie gesetzten Erwartungen nicht erfüllt. Sie haben sich weder in der Ödem- noch in der Hochdrucktherapie durchsetzen können. Dafür sind in

erster Linie die oft erheblichen Nebenwirkungen (Elektrolytstörungen) sowie der Widerwillen der Patienten gegen die großen
Mengen (40—50 g pro Tag) dieser Substanzen verantwortlich zu
machen. Darüber hinaus boten sie insbesondere bei der Hochdruck-
behandlung keinen entscheidenden Vorteil gegenüber dem rein
diätetischen Kochsalzentzug, da zur Erzielung eines optimalen
Effektes der Kationenaustauscher auch das Nahrungskochsalz
stark eingeschränkt werden muß.

Sulfonamiddiuretica

Mit dem Karboanhydrasehemmer Acetazolamid (Diamox)
wurde das erste praktisch bedeutsame Sulfonamiddiureticum in
die Ödemtherapie eingeführt. Da es bei längerer Verabreichung
von Acetazolamid bald zu einer hypokaliämischen, hyperchlor-
ämischen Acidose und damit zu einem Nachlassen seiner diuretischen Wirksamkeit kommt, eignet es sich nur für eine intermittierende Behandlung und hat für die Hochdrucktherapie
keinen praktischen Wert. Lediglich bei der Behandlung von
Schwangerschaftstoxikosen hat sich Diamox gelegentlich auch als
blutdrucksenkend erwiesen (*19*).

Einen großen Fortschritt auf dem Gebiet der Diuretica bedeu-
tete die Entdeckung des Chlorothiazids. Diese Verbindung, ein
Benzothiadiazindioxyd, wurde erstmals von NOVELLO und
SPRAGUE dargestellt und von BEYER in ihrer pharmakologischen
Wirkung beschrieben. Chlorothiazid (Chl.) fördert die Natrium-
und Chloridausscheidung, in geringem Maße auch diejenige von
Kalium und Bicarbonat. Es ist wenig toxisch und zeigt auch nach
längerer Verabreichung keinen Wirkungsverlust.

Die blutdrucksenkende Wirkung von Chl. wurde zuerst von
HOLLANDER und WILKINS erkannt. Die bisher bei der Hochdrucktherapie gewonnenen Erfahrungen lassen sich kurz wie folgt
zusammenfassen:

1. Der normale Blutdruck wird weder im Tierversuch (*51*) noch
beim Menschen (*1, 2, 3, 19, 22—25, 45, 63, 74—76*) beeinflußt.

2. Bei Hypertonikern, insbesondere solchen mit essentieller,
labiler Hypertonie wird in etwa 30% der Fälle (*63*) der erhöhte
Blutdruck durch Chl. allein günstig beeinflußt (*2, 3, 11, 19, 22—25,
44, 45, 59, 63, 74—76*). Bei fixierten, malignen Hypertonien ist
im allgemeinen keine eindeutige Wirkung bei alleiniger Chl.-Gabe
zu beobachten.

3. Als besonders wirksam erweist sich Chl. in Kombination
mit anderen Medikamenten, insbesondere Ganglienblockern,
Rauwolfia-Alkaloiden, Hydralazinen und Veratrum-Alkaloiden

(*3, 9, 11, 32, 33, 36, 39, 43, 57, 62, 63, 65, 66, 67, 75, 76*). Auch sympathektomierte Patienten sprechen häufig erstaunlich gut auf Chl. an (*22—25, 75, 76*). Die spezifischen drucksenkenden Substanzen können häufig um 50% reduziert oder völlig weggelassen werden (*9, 22—25, 52, 65*). Die orthostatische Reaktion nach Ganglienblockern wird durch Chl. erheblich verstärkt (*11, 20, 22—25, 52, 65*). Chl. allein verursacht jedoch keine orthostatische Blutdruckreaktion (*3, 24*).

4. Chl. ist bei guter Verträglichkeit über Monate unvermindert wirksam. Der blutdrucksenkende Effekt tritt im allgemeinen 6—70 Std. nach peroraler Applikation ein. Manchmal können jedoch 14 Tage bis zu einer erkennbaren Wirkung vergehen. 1—14 Tage nach Absetzen des Präparates wird ein Wiederanstieg des Blutdrucks beobachtet (*3, 22—25*).

5. Die diätetischen Kochsalzbeschränkungen können bei Chl.-Medikation wesentlich erleichtert (*3, 63*) oder aufgehoben werden (*63, 75, 76*).

6. Unter Chl. sind die sonst bei Hypertonikern häufig zu beobachtenden Blutdruckschwankungen wesentlich geringer ausgeprägt (*22—25*).

Im Verlaufe weiterer Prüfungen diuretisch wirksamer Sulfonamide wurde von de Stevens u. Mitarb. das Hydrochlorothiazid (Hy.) synthetisiert. Es unterscheidet sich chemisch vom Chl. durch die Hydrogenierung des heterocyclischen Ringes. Erste klinische Prüfungen ergaben, daß dieses Präparat bei grundsätzlich gleichem Wirkungsmechanismus einige qualitative und quantitative Unterschiede gegenüber dem Chl. aufweist (*46, 60, 61*): Die zur Erzielung der gewünschten Wirkung erforderliche Hy.-Dosis beträgt $^1/_{20}$ derjenigen von Chl. Die Kaliumausscheidung im Urin ist vergleichsweise geringer, die Chloridausscheidung ist höher als nach Chl. Die Wirkung von Hy. setzt etwas später ein, hält dafür jedoch länger an (*8, 53, 60, 61*).

Bezüglich des blutdrucksenkenden Effektes verhält sich Hy. nach den bisherigen Berichten ebenso wie Chl. (*10, 21, 31, 37, 46, 50, 61*).

In Abb. 2 ist das Verhalten der Urinelektrolyte und der Urinmenge vor und nach Verabreichung von 50 mg Hy. bei gesunden, ödemfreien Individuen dargestellt. Es geht daraus hervor, daß neben der Wasserausscheidung vor allen Dingen die Natrium- und Chloriddiurese gefördert wird. Diese Elektrolyte werden in annähernd äquimolarem Verhältnis ausgeschieden.

In Abb. 3a ist das Verhalten des Blutdrucks von essentiellen Hypertonikern nach kochsalzarmer Diät und Verabreichung von

Chl. bzw. Hy. graphisch dargestellt. Es zeigt sich, daß beide
Substanzen gleich wirksam sind. Aus Abb. 3b geht hervor, daß es

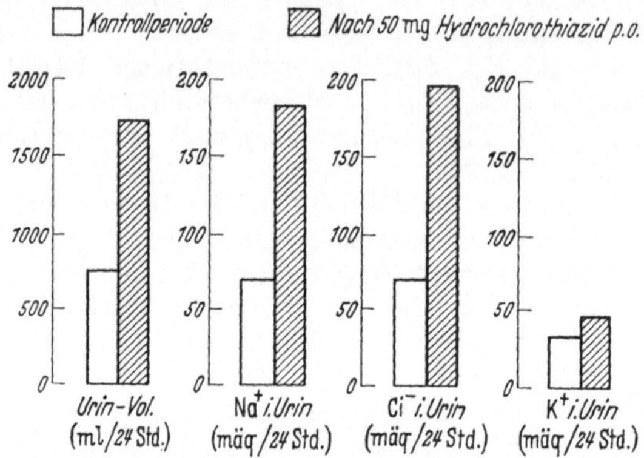

Abb. 2. Verhalten der Urinelektrolyte und des Urinvolumens vor und nach Verabreichung
von 50 mg Hydrochlorothiazid. (Mittelwerte von 8 ödemfreien Individuen.) Nach LOSSE
u. Mitarb. (46)

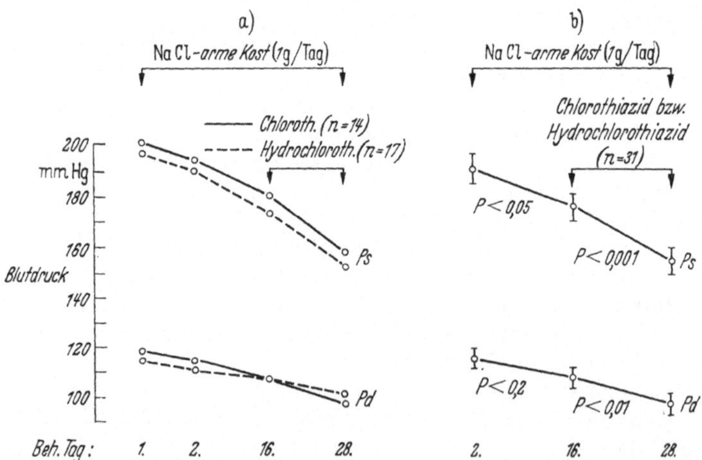

Abb. 3 a u. b. Graphische Darstellung der durchschnittlichen Blutdruckwerte von 31 essent.
Hypertonikern bei Behandlung mit NaCl-armer Kost (NaCl im Urin am 16. Tag 1,1 g) und
Saluretica. *a* getrennte Darstellung der Chlorothiazid- bzw. Hydrochlorothiazid-Gruppe;
b Zusammenfassung beider Gruppen mit Berechnung der Signifikanz (P < 0,05 = signifikant)

nach alleiniger Verabreichung von Sulfonamiddiuretica zu einem
statistisch signifikanten Blutdruckabfall kommt. Wir konnten bei
13 von insgesamt 31 essentiellen Hypertonikern eine Normalisierung und bei weiteren 10 Patienten eine deutliche Senkung des

Blutdrucks von teilweise mehr als 25/15 mm Hg erzielen. Lediglich bei 8 Patienten war keine sichere Wirkung zu erkennen. In Abb. 4 ist das Verhalten des Blutdrucks unter Hy. bei einer Patientin mit renaler Hypertonie dargestellt.

Eine Beeinflussung des normalen Blutdrucks durch Hy. konnten wir nicht beobachten. Auch sahen wir weder nach Chl.

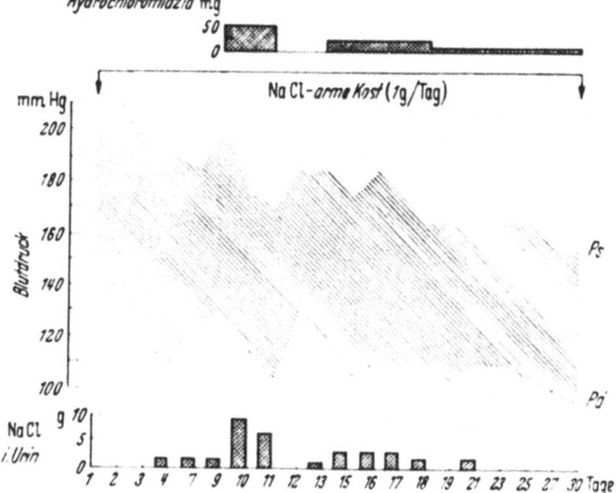

Abb. 4. Verhalten des Blutdrucks unter Hydrochlorothiazid-Behandlung.(B. M., ♀ 32 Jahre, Pyelonephritis)

noch nach Hy. allein eine orthostatische Reaktion, d. h. eine Verstärkung der blutdrucksenkenden Wirkung im Sitzen oder Stehen. In Kombination mit Ganglienblockern kann es jedoch zu einer erheblichen Blutdrucksenkung mit Kollapserscheinungen kommen.

Nebenerscheinungen der Sulfonamiddiuretica

Nach länger dauernder Verabreichung von Chl. bzw. Hy., insbesondere wenn die Dosis für ersteres 500 mg und für letzteres 25 mg überschreitet, werden neben allergischen Phänomenen (41) und einem Anstieg des Harnsäurespiegels im Blut (45, 46, 55) nicht selten Störungen des Wasser- und Elektrolythaushaltes beobachtet. Und zwar kommt es vor allen Dingen zu einem Absinken des Kalium- und Chloridspiegels im Serum. Als Folge der Hypokaliämie können allgemeine Schwäche, Paraesthesien und Herzrhythmusstörungen auftreten. Bei kontinuierlicher Verabreichung dieser Substanzen empfiehlt sich daher eine Kaliumsubstitution mit Obstsäften oder Kaliumchlorid. Insbesondere bei Patienten mit Morbus Cushing, die a priori eine höhere Kaliumausscheidung haben, treten häufig schwer zu beeinflussende Hypokaliämien auf.

Sonstige Nebenwirkungen konnten wir an einem Beobachtungsgut von annähernd 200 Patienten, die Chl. bzw. Hy. in niedriger Dosierung über Wochen und Monate erhielten, nicht beobachten. Bei Verabreichung von nicht mehr als 20 mg Hy. pro Tag lassen sich Nebenwirkungen weitgehend vermeiden. Es empfiehlt sich daher, diese Dosierung bei ambulanter Dauertherapie nicht zu überschreiten.

Von großer praktischer Bedeutung ist die Frage, ob, wie einige Autoren meinen, bei kontinuierlicher Anwendung der Sulfonamiddiuretica die diätetischen Kochsalzeinschränkungen gemildert oder aufgehoben werden können. Wir sind der Ansicht, daß diese Frage nicht generell entschieden, sondern nur individuell beurteilt werden kann. Selbstverständlich sollten die Diuretica grundsätzlich nur dann dauernd gegeben werden, wenn eine diätetische Kochsalzbeschränkung nicht möglich ist. Da ihr blutdrucksenkender Effekt durch Kochsalzentzug gesteigert (75) und durch Kochsalzzulage abgeschwächt werden kann (23), sind bei uneingeschränkter Kochsalzzufuhr größere Dosen dieser Medikamente erforderlich. Da wir für die Dauertherapie eine obere Grenze von 20 mg Hy. nicht überschreiten wollen, ermitteln wir für jeden einzelnen Patienten die für diese Dosis noch tragbare tägliche Kochsalzzufuhr. Sie beträgt etwa 3—5 g NaCl pro Tag. Diese erleichterte Kochsalzbeschränkung läßt sich nach unserer Erfahrung im allgemeinen auch ohne Schwierigkeiten durchführen.

Wenn die alleinige Hy.-Medikation nicht zu dem gewünschten Effekt führt, kombinieren wir je nach Bedarf mit einem Medikament aus der Gruppe der Rauwolfia-Alkaloide, der Hydrazinophthalazine oder der Ganglienblocker. Hierbei muß besonders darauf geachtet werden, daß für diese Medikamente häufig nur erheblich geringere Dosen als bei alleiniger Anwendung benötigt werden. Vom Hy. geben wir anfänglich 25—50 mg und nach Rückgang der Kochsalzausscheidung im Urin 10 bis höchstens 20 mg pro Tag.

Zusammenfassend kann gesagt werden, daß die Einführung der Sulfonamiddiuretica einen Fortschritt in der Behandlung der Hypertonie bedeutet. Mit diesen Substanzen gelingt es, bei nur geringer diätetischer Kochsalzbeschränkung eine gleichmäßige Kochsalzdiurese zu erzeugen und einen erheblichen Prozentsatz der Hypertoniker günstig zu beeinflussen. Bei guter Verträglichkeit und geringen Nebenwirkungen gestatten diese Substanzen eine Dauertherapie, die bisher nicht möglich war.

Sonstige Diuretica

Die Purinkörper, neben den Digitalisglykosiden die ältesten Diuretica, haben für die Hochdrucktherapie keine Bedeutung erlangt. Neue Wege beginnen sich dagegen mit der Entwicklung von Aldosteronantagonisten abzuzeichnen. Diese Stoffe, von denen die Spirolaktone bereits mit Erfolg bei der Hypertonie verwendet wurden, hemmen den natriumretinierenden Effekt von Aldosteron und DOCA. Bisher liegen jedoch noch nicht genügend Erfahrungen vor, die ein abschließendes Urteil gestatten.

Wirkungsmechanismus der blutdrucksenkenden Diuretica

In Analogie zu der blutdrucksenkenden Wirkung der diätetischen Kochsalzbeschränkung liegt es nahe, den hypotensiven Effekt der Diuretica ihrer natriuretischen Wirkung zuzuschreiben. Für die Quecksilberdiuretica, deren ausschließlich renaler Angriffspunkt gesichert erscheint (Pitts) und die Kationenaustauscher, die nicht resorbiert werden und daher keine Allgemeinwirkungen entfalten können, wird dieser Wirkungsmechanismus auch allgemein angenommen. Bezüglich der Sulfonamiddiuretica ist die Diskussion darüber noch im Gange, ob ihnen über den Natriumentzug hinaus eine spezifisch drucksenkende Wirkung zukommt.

Gegen eine direkte Gefäßwirksamkeit im Sinne der typischen blutdrucksenkenden Pharmaka spricht zunächst die Tatsache, daß bei Normotonikern nach Verabreichung dieser Substanzen kein Blutdruckabfall erfolgt, während dies nach Gabe anderer hypotensiver Medikamente im allgemeinen der Fall ist. Auch ihre Unwirksamkeit bei den relativ kochsalzunempfindlichen fixierten Hypertonien spricht gegen eine solche direkte Gefäßwirkung. Darüber hinaus läßt sich die Wirkung der Saluretica unserer Ansicht nach aus folgenden Gründen allein mit einer Beeinflussung des Natriumstoffwechsels erklären:

Bei der menschlichen essentiellen Hypertonie finden sich, ebenso wie bei der experimentellen Hypertonie, erhebliche Störungen im Kochsalz- und Wasserhaushalt (7, *13*, *14*, *49*). Dabei deutet die Tatsache, daß der Kochsalzspiegel im Serum gewöhnlich normal ist und auch normal bleibt, selbst wenn unter dem Einfluß von Diuretica oft mehr als 30 g NaCl in kurzer Zeit ausgeschieden werden, darauf hin, daß eine sog. Historetention von NaCl vorliegt. Eine wichtige Stütze für diese Annahme bilden die Befunde von Tobian u. Mitarb., sowie anderen Autoren (*30, 38, 69—71*), die bei menschlichen Hypertonikern bzw. hypertonen Tieren einen erhöhten Wasser- und Natriumgehalt in bestimmten Gefäßgebieten und im Skeletmuskel fanden. Falls diese Veränderungen auch in den Arteriolen vorliegen, ließe sich der erhöhte Blutdruck, zumindest im Beginn der Erkrankung, wenn noch keine sekundären Gefäßveränderungen eingetreten sind, als Folge des durch die ödematöse Wandverdickung der Arteriolen bedingten erhöhten peripheren Widerstandes deuten (TOBIAN). Wenn diese Vorstellungen richtig sind, kann der blutdrucksenkende Effekt aller Maßnahmen, die zu einer Verminderung des Kochsalzbestandes des Organismus führen, auf einen Nenner gebracht werden: Durch Austritt von Natrium und Wasser aus den Arteriolenwänden werden die Gefäßlumina weiter und der periphere Widerstand sinkt ab. Von EURMAN u. Mitarb. konnte eine solche Weiterstellung der Arteriolen im Bereich der Finger bei streng kochsalzfrei ernährten Hypertonikern auch nachgewiesen werden. In diesem Zusammenhang erscheinen uns eigene Befunde bei Untersuchungen mit dem Cold-Pressor-Test von Bedeutung, aus denen hervorgeht, daß nach längerer Verabreichung von kochsalzarmer Kost sowie nach Gabe von Chl. eine wesentlich stärkere pressorische Reaktion vorhanden ist als vor der Behandlung. Dies ließe sich im Sinne von TOBIAN so deuten, daß die Gefäßperipherie durch Kochsalzentzug weiter geworden und damit die Kontraktions- und Reaktionsfähigkeit des Gefäßsystems auf pressorische Reize größer geworden ist. Im Gegensatz dazu wird die pressorische Reaktion z. B. durch Ganglienblocker aufgehoben (28, 58, 77). Isolierte Gefäßmuskelstreifen reagieren in kochsalzarmer Flüssigkeit auf Epinephrin mit einer verstärkten Kontraktion (BOHR). Aus tierexperimentellen Untersuchungen ergeben sich gewisse Hinweise dafür, daß die Sulfonamiddiuretica den Hochdruck über den Natriumhaushalt beeinflussen. Und zwar scheint ein partieller Antagonismus zu den salzretinierenden Nebennierenrindensteroiden vorzuliegen. So konnte von BEYER nachgewiesen werden, daß bei gleichzeitiger Gabe von Chl. und Aldosteron eine Natriumretention unterbleibt. GROSS u. Mitarb. zeigten, daß der Cortexon-Kochsalzhochdruck bei der Ratte durch Hy. verhindert werden kann. Der Hydrocortisonhochdruck dagegen, der zu seiner Entstehung kein Kochsalz benötigt, bleibt unbeeinflußt (10).

Somit wäre die Wirkung von Chl. bzw. Hy. eine zweifache. Einmal wird der Mechanismus, der zur Natriumretention führt, unterbrochen, wobei wahrscheinlich gleichzeitig Natrium aus dem Gewebe mobilisiert wird, und zum anderen wird durch Blockierung des Rückresorptionsmechanismus in den Nieren die Natriumausscheidung gefördert. Mit einer Mobilisierung von retiniertem Natrium und Wasser, d. h. einer Verschiebung zwischen den einzelnen Flüssigkeitsräumen des Organismus, läßt sich auch die

Beobachtung (*75, 76*) erklären, daß der Blutdruck nach Verabreichung von Chl. bereits absinken kann, bevor eine deutliche Natriurese einsetzt. Auch der gegenüber anderen natriumentziehenden Maßnahmen wesentlich raschere Wirkungseintritt der Sulfonamiddiuretica dürfte auf ihre aktive Gewebswirkung zurückzuführen sein.

Eine solche Betrachtungsweise der Sulfonamiddiuretica erleichtert nicht nur das Verständnis aller bisher beobachteten Wirkungen dieser Stoffe auf den Blutdruck, sondern sie führt auch zu der Schlußfolgerung, daß ein für die Pathogenese der essentiellen Hypertonie bedeutsamer Mechanismus, d. h. die Kochsalzretention, durch sie kausal beeinflußt werden kann.

Zusammenfassung

Nach einer kurzen Literaturübersicht wird über eigene Erfahrungen mit den neuen Sulfonamiddiuretica (Chlorothiazid und Hydrochlorothiazid) bei der Behandlung der arteriellen Hypertonie berichtet. Es konnte nachgewiesen werden, daß diese Stoffe allein und in Kombination mit den üblichen drucksenkenden Medikamenten den erhöhten Blutdruck insbesondere bei essentiellen Hypertonikern günstig zu beeinflussen vermögen. Nebenwirkungen, Dosierung und der vermutliche Wirkungsmechanismus werden besprochen.

Summary

Following a short review of the relevant literature, a report is given of personal experiences with the new sulphonamide derivatives chlorothiazide and hydrochlorothiazide in the treatment of arterial hypertension. It was found that these substances, either alone or in combination with other anti-hypertensive agents, exert a beneficial effect on elevated blood pressure, especially in patients with essential hypertension. Side effects, dosage, and the probable mechanism of action of these drugs are discussed.

Résumé

Après une brève revue de la bibliographie, l'auteur relate ses propres expériences avec les nouveaux diurétiques sulfamidés (chlorothiazide et hydro-chlorothiazide) dans le traitement de l'hypertension artérielle. On a montré que ces substances, seules ou associées aux antihypertenseurs habituels, peuvent exercer une influence favorable sur une tension trop élevée, notamment lors d'hypertension essentielle. L'auteur discute aussi les effets secondaires, la posologie et le mode d'action probable de ces substances.

Literatur

1. Barfield, W. E., E. C. Jungck and R. B. Greenblatt: J. Med. Ass. Georgia **47**, 604 (1958). — 2. Becker, M. C., F. Simon and A. Bernstein: J. Newark Beth Israel Hosp. **9**, 58 (1958). — 3. Beem, J. R., and J. H. Moyer: Geriatrics **13**, 378 (1958). — 4. Beyer, K. H.: Ann. N. Y. Acad. Sc. **71**, 363 (1958). — 5. Böhm, P., A. Füngers u. K. Kaiser: Ärztl. Wschr. **10**, 289 (1955). — 6. Bohr, D. F., D. C. Brodie and D. H. Cheu:

Circulation 17, 746 (1958). — 7. BRAUN-MENENDEZ, E.: Water and electrolytes in experimental hypertension. In: Ciba Foundation Symposium on Hypertension. Humoral and Neurogenic Factors. Hg.: G. E. W. WOLSTENHOLME and M. P. CAMERON. London: Churchill 1954, p. 238. — 8. BREST, A. N., and W. LIKOFF: Amer. J. Cardiol. 3, 144 (1959).

9. CALDWELL, J. R., and R. J. KARJALA: Henry Ford Hosp. Med. Bull. 6, 38 (1958). — 10. CHART, J. J., A. A. RENZI, W. BARRETT and H. SHEPPARD: Schweiz. med. Wschr. 89, 325 (1959). — 11. COTTIER, P.: Therap. Umschau 16, 30 (1959). — 12. CRAIG, P. E.: Med. Times 80, 92 (1952).

13. DAHL, L. K., and R. A. LOVE: J. Amer. Med. Ass. 164, 397 (1957). — 14. DAHL, L. K., and L. REILLY: Proc. Soc. Exper. Biol. Med. 94, 23 (1957). — 15. DOCK, W.: Transactions Ass. Amer. Physicians 59, 282 (1946).

16. EBERHARDT, H.: Ärztl. Wschr. 9, 491 (1954). — 17. EMERSON, K., JR., S. S. KAHN, J. W. VESTER and K. D. NELSON: A. M. A. Arch. Int. Med. 88, 605 (1951). — 18. EURMAN, G. H., and M. MENDLOWITZ: Circulation 9, 586 (1954).

19. FINNERTY, F. A., J. H. BUCHHOLZ and J. TUCKMAN: J. Amer. Med. Ass. 166, 141 (1958). — 20. FORD, R. V., J. H. MOYER and C. L. SPURR: A. M. A. Arch. Int. Med. 100, 582 (1957). — 21. FORD, R. V.: South. Med. J. 52, 40 (1959). — 22. FREIS, E. D., and I. M. WILSON: Med. Ann. District of Columbia 26, 468 (1957). — 23. FREIS, E. D., A. WANKO, I. M. WILSON and A. E. PARRISH: Ann. N. Y. Acad. Sc. 71, 450 (1958). — 24. FREIS, E. D., A. WANKO, I. M. WILSON and A. E. PARRISH: J. Amer. Med. Ass. 166, 137 (1958). — 25. FREIS, E. D.: J. Amer. Med. Ass. 169, 105 (1959).

26. GILL, R. J., and G. G. DUNCAN: N. England J. Med. 247, 271 (1952). — 27. GILL, R. J., G. G. DUNCAN and D. J. REINHARDT: Amer. J. med. Sc. 226, 249 (1953). — 28. GRIMSON, K. S.: Transactions Third Conference Josiah Macy Found. 1949, p. 251. — 29. GROFF, D. N.: N. Y. State J. Med. 51, 758 (1951). — 30. GROSS, F., u. H. SCHMIDT: Naunyn-Schmiedebergs Arch. exper. Path. 233, 311 (1958). — 31. GROSS, F., A. PLUMMER u. H. ZEUGIN: Bull. Schweiz. Akad. med. Wiss. 15, 346 (1959).

32. HARINGTON, M., and P. KINCAID-SMITH: Lancet 1958 I, 403. — 33. HEIDER, C., E. DENNIS and J. H MOYER: Ann. N. Y. Acad. Sc. 71, 456 (1958). — 34. HEINEN, W., H. LOOSEN u. A. SIEBOLDS: Medizinische 1954, 689. — 35. HERKEN, H., u. M. WOLF: Klin. Wschr. 30, 529 (1952). — 36. HERRMANN, G. R., M. R. HEJTMANCIK, R. N. GRAHAM and R. C. MARBURGER: Texas J. Med. 54, 639 (1958). — 37. HERRMANN, G. R., M. R. HEJTMANCIK and W. F. KROETZ: Texas J. Med. 54, 854 (1958). — 38. HÖCHT, H., u. E. H. ROMBERG: Zschr. klin. Med. 150, 94 (1952). — 39. HOLLANDER, W., and R. W. WILKINS: Boston Med. Quart. 8, 69 (1957). — 40. HOLTMEIER, H. J.: Dtsch. med. Wschr. 83, 1317 (1958).

41. JAFFE, M. O., and R. R. KIERLAND: J. Amer. Med. Ass. 168, 2264 (1958).

42. KOHLSTAEDT, K. G., B. L. MARTZ, R. S. GRIFFITH and O. M. HELMER: Ann. N. Y. Acad. Sc. 57, 260 (1953).

43. LEE, R. E., A. W. SELIGMANN, M. A. CLARK, N. O. BORHANI, J. T. QUEENAN and M. E. O'BRIEN: Ann. Int. Med. 49, 1129 (1958). — 44. LOSSE, H.: Verh. Dtsch. Ges. inn. Med. 64, 423 (1958). — 45. LOSSE, H., F. HINSEN u. I. v. FINCKENSTEIN: Medizinische 1958, 796. — 46. LOSSE, H., H. WEHMEYER, W. STROBEL u. G. WESSELKOCK: Münch. med. Wschr. 101, 677 (1959).

47. MARTINI, P.: Dtsch. Arch. klin. Med. 183, 109 (1938/39). — 48. MARTINI, P.: Münch. med. Wschr. 95, 33 (1953). — 49. MENEELY, G. R.,

R. G. Tucker, W. J. Darby and St. H. Auerbach: Amer. J. Physiol. **171**, 750 (1952). — 50. Mertz, D. P., u. G. Schettler: Med. Klin. **54**, 782 (1959). — 51. Moyer, J. H., R. V. Ford and C. L. Spurr: Proc. Soc. Exper. Biol. Med. **95**, 529 (1957). — 52. Moyer, J. H., T. Bodi, M. Fuchs and C. A. Handley: Maryland Med. J. **7**, 574 (1958). — 53. Moyer, J. H., M. Fuchs, S. Irie and T. Bodi: Amer. J. Cardiol. **3**, 113 (1959).

54. Novello, F. C., and J. M. Sprague: J. Amer. Chem. Soc. **79**, 2028 (1957); zit. nach Freis et al.: J. Amer. Med. Ass. **166**, 137 (1958).

55. Oren, B. G., M. Rich and M. S. Belle: J. Amer. Med. Ass. **168**, 2128 (1958).

56. Pitts, R. F.: Amer. J. Med. **24**, 745 (1958). — 57. Reinhardt, D. J.: Delaware Med. J. **30**, 1 (1958). — 58. Reiser, M. F., and E. B. Ferris, jr.: J. Clin. Invest. **27**, 156 (1948). — 59. Richterich, R.: Schweiz. med. Wschr. **88**, 906 u. 931 (1958). — 60. Richterich, R.: Klin. Wschr. **37**, 355 (1959). — 61. Richterich, R., P. Spring u. H. Thönen: Schweiz. med. Wschr. **89**, 353 (1959). — 62. Rochelle, J. B., A. C. Bullock and R. V. Ford: J. Amer. Med. Ass. **168**, 410 (1958).

63. Spühler, O., u. R. Pupato: Schweiz. med. Wschr. **88**, 1209 (1959). — 64. Schipke, K. H., u. H. Schlag: Ärztl. Wschr. **9**, 224 (1954). — 65. Schmid, A., H. R. Gertsch u. P. Cottier: Therap. Umschau **16**, 26 (1959). — 66. Schreiner, G. E., and H. A. Bloomer: N. England J. Med. **257**, 1016 (1957). — 67. Schreiner, G. E.: Ann. N. Y. Acad. Sc. **71**, 420 (1958). — 68. Stevens, G. de, L. H. Werner, A. Halamandaris and S. Ricca, jr., Experientia (Basel) **14**, 463 (1958).

69. Tobian, L., and J. T. Binion: Circulation **5**, 754 (1952). — 70. Tobian, L., jr., and J. Binion: Amer. J. Physiol. **178**, 233 (1954). — 71. Tobian, L., jr., and J. Binion: J. Clin. Invest. **33**, 1407 (1954).

72. Volhard, F.: Nieren und ableitende Harnwege. In: Bergmann u. Staehelins Handbuch der Inneren Medizin. 2. Aufl. Bd. VI. Berlin: Springer 1931. — 73. Voyles, C., jr., and E. S. Orgain: N. England J. Med. **245**, 808 (1951); zit. nach Herken u. Wolf.

74. Weller, J. M., E. W. Reynolds, jr. and R. D. Judge: Univ. Michigan Med. Bull. **24**, 44 (1958). — 75. Wilkins, R. W.: N. England J. Med. **257**, 1026 (1957). — 76. Wilkins, R. W., W. Hollander and A. V. Chobanian: Ann. N. Y. Acad. Sc. **71**, 465 (1958). — 77. Windesheim, J. H., G. M. Roth and E. A. Hines, jr.: Circulation **11**, 878 (1955).

Diskussion

Sarre: Wie ist die Wirkung bei fixierten Hypertonien, die auf die üblichen Mittel, wie salzfreie Diät und Rauwolfia-Präparate, nicht ansprechen, und wie ist die Wirkung insbesondere bei den malignen Hypertonien? Die nicht fixierte essentielle Hypertonie spricht, das wissen wir ja, auf viele Maßnahmen, oft schon auf Ruhe und Psychotherapie, gut an. Ein großer Fortschritt wäre jedoch die Einwirkung auf die fixierten malignen Hypertonien, die oft gegen jede Therapie refraktär sind.

Losse: Bei den fixierten malignen Hypertonien zeigt die alleinige Anwendung von Chlorothiazid bzw. Hydrochlorothiazid im allgemeinen keine eindeutige Wirkung auf den Blutdruck. Dagegen wird der blutdrucksenkende Effekt der üblichen antihypertensiven Stoffe, insbesondere der Rauwolfia-Alkaloide und der Ganglienblocker, durch die Sulfonamiddiuretica oft ganz erheblich verstärkt, so daß die Dosis der ersteren manchmal um 50% und mehr reduziert werden kann. Auf diese Weise lassen sich auch die Nebenwirkungen reduzieren.

SHERLOCK: This is outside my field, but I work in Prof. McMICHAEL's department which is particularly interested in hypertension. Maybe our hypertension is different in London, but we do not get such impressive drops in blood pressure with chlorothiazide alone as we have seen to-day. Some of the blood pressures quoted looked to me low. Diastolic pressures of 100 or so are hardly hypertension at all. I would like to ask Dr. HOLLANDER how severe are his hypertensives? Does he have any reason why Prof. McMICHAEL does not seem to get the same results?

HOLLANDER: Are you sure that even at the present he is not getting the same results? I think a number of other workers including Drs. FREIS and PAGE have confirmed our initial observations that chlorothiazide, alone, is capable of reducing the blood pressure. Dr. LOSSE who has just presented his experience at this symposium with the thiazide compounds has also found these agents to be hypotensive. Now, what you really want to know is how often does a reduction in blood pressure occur when chlorothiazide or hydrochlorothiazide is used alone. It has been my own experience that about 40% of hypertensive patients receiving these agents will have a reduction in blood pressure of at least 15/10 mm Hg. Some of the patients included in the studies have had control blood pressures of about 250/130 mm Hg and following the introduction of chlorothiazides have had reductions in blood pressure to a level as low as 140/90 mm Hg. The same observations have been made in repeated studies. However, there is no question that chlorothiazide or hydrochlorothiazide is much more effective in combination with other drugs. We agree that in combination with a ganglionic blocker these agents will reduce the blood pressure of almost all hypertensive patients. However, we likewise believe that this combination of drugs is difficult to use and is not be recommended for the ordinary case with hypertension.

SHERLOCK: I have got here a paper that has just been published by DOLLERY[1] and co-workers from the Postgraduate School in London on the sensitivity of blood pressure to chlorothiazide combined with pentolinium. Chlorothiazide seems to potentiate the action of mecamylamine, and Malcolm MILNE showed that this might be related to alkalosis and the fact that mecamylamine was not so well excreted in alkaline urine. Now, this is an experiment with pentolinium which is not affected by the p_H in the urine in its excretion. In hypertensive subjects it was shown that there was no effect of the blood pressure to intravenous chlorothiazide, neither was the sensitivity to pentolinium increased over a 6 hr. period. But it was noticed that the sensitivity to pentolinium was increased when chlorothiazide was given for 2 or 3 days. The cases could be divided into three groups: a group in which there was an unchanged response to pentolinium, a second group who showed increased sensitivity to pentolinium after some days on chlorothiazide, and a third group that showed not only an increased sensitivity but the development of postural hypotension. Response was compared with the plasma volume changes. Now the unchanged response group had virtually no change, the increased sensitivity had a drop, and the particularly sensitive group showed a greater drop in plasma volume. This led the authors, DOLLERY and co-workers, to consider that the increased sensitivity to pentolinium produced by chlorothiazide was mainly a matter of plasma volume change. After the chlorothiazide, the plasma volume often dropped really much more than Dr. HOLLANDER gave us the impression, sometimes as much as 890 ml.

---

[1] Lancet **1959 I**, 1215.

Hollander: At what dose of chlorothiazide ?

Sherlock: 2 g a day.

Hollander: A huge dose.

Sherlock: Now, where a dextran infusion is given, bringing back the plasma volume to what it was beforehand, the increased sensitivity is lost. I think it is an interesting observation.

Hollander: I think that the experiments reviewed by Dr. Sherlock are extremely interesting. Dr. Merrill, performing similar experiments, has reported the same results. We also are in complete agreement that changes in plasma volume and body sodium are capable of altering the reactivity of the blood pressure. Actually our early interest in diuretics in arterial hypertension was stimulated by this type of observation. In regard to the blood pressure effects of diuretics, it is generally agreed that chlorothiazide and hydrochlorothiazide, alone, exert a hypotensive action in 20—40% of hypertensive subjects. However, these agents are considerably more effective when used in combination with other drugs.

Reubi: Es hat mich etwas erstaunt zu hören, daß Patienten mit Nierenkrankheiten überhaupt einen fixierten Blutdruck haben sollten, und daß sie weder auf Hospitalisation noch auf Kochsalzentzug reagieren würden. Das kann ich nicht bestätigen. Ich könnte Herrn Losse zahlreiche Beobachtungen von Patienten mit chronischer Glomerulonephritis zeigen, bei denen die Hospitalisation allein den Blutdruck erheblich zu senken vermag. Was Kochsalzentzug anbelangt, sind speziell die Pyelonephritiden sehr empfindlich. Schwere Pyelonephritiden, welche zu wenig Kochsalz bekommen, reagieren häufig mit Rest-N-Steigerung und Blutdrucksenkung, evtl. bis zum Kollaps.

Losse: Bei einer größeren Gruppe von malignen, insbesondere primär renalen Hypertonien konnten wir weder durch Kochsalzentzug allein noch durch Sulfonamiddiuretica allein einen signifikanten Blutdruckabfall erreichen.

Sarre: Ich glaube, die Differenz zwischen Herrn Reubi und Herrn Losse ist nur ein Mißverständnis auf Grund verschiedener Nomenklatur. Man spricht oft von „renalem Hochdruck", wenn man eigentlich „malignen Hochdruck" meint. Ich glaube, daß Herr Losse maligne Hypertonie meinte und nicht renale Hypertonie. Ich stimme mit Herrn Reubi überein, daß renale Hypertonien, z. B. bei chronischer Nephritis, gar nicht so sehr fixiert sind und sich oft recht gut beeinflussen lassen. Anders ist es dagegen mit den malignen Hypertonien.

Diuretica in der Geburtshilfe

Von

V. Friedberg

Während der normalen Schwangerschaft besteht bekanntlich eine deutliche Ödemneigung, die etwa bei 5% aller Schwangeren zu einem ausgeprägten Hydrops führen kann. Diese Ödeme sind neben der Hypertonie und der Albuminurie eines der wesentlichsten und auffälligsten Symptome bei den sog. Schwangerschaftstoxikosen. Die Abb. 1 gibt einen Überblick über die Flüssigkeitsverteilung in den einzelnen Gewebsräumen des mütterlichen Organismus während der normalen und der pathologischen Schwangerschaft. Dabei wurde die intracelluläre Flüssigkeit mit Hilfe des Antipyrins und die extracelluläre Flüssigkeit mittels des Rhodanids und des Evans Blue bestimmt.

Das intracelluläre Flüssigkeitsvolumen bleibt im Verlauf der normalen Gravidität und auch trotz der starken Wasserretention bei den Gestosen weit-

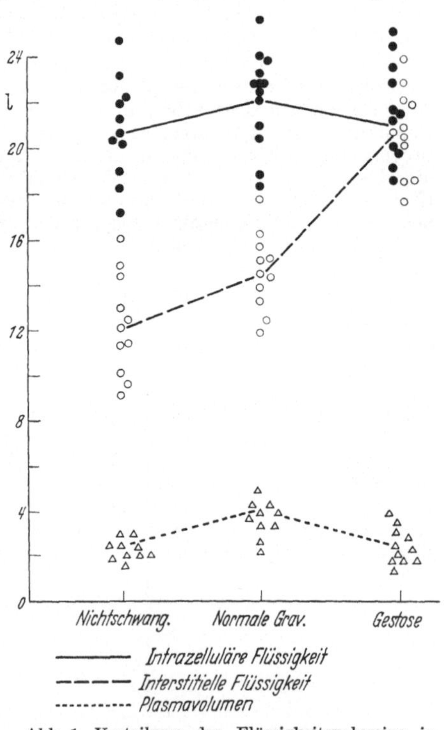

Abb. 1. Verteilung der Flüssigkeitsvolumina in der normalen Gravidität und bei Gestosen

gehend unverändert. Diese Konstanz der intracellulären Flüssigkeit, die den Hinweis erlaubt, daß der Wasser- und Elektrolyt-Stoffwechsel in der Zelle unverändert abläuft, konnten wir jetzt auch durch direkte Gewebsmessungen an der Rectusmuskulatur während der Schwangerschaft bestätigen.

Die extracelluläre Flüssigkeit nimmt dagegen schon im Verlauf der normalen Gravidität um etwa 2—4 l zu. Davon entfallen 800—1500 cm³ auf eine Volumenzunahme der intravasalen Flüssigkeit, vor allem auf den Plasmaanteil des Blutes, während der übrige Anteil der extracellulären Flüssigkeit, also etwa 1—3 l Wasser, im interstitiellen Gewebsraum retiniert werden. Die Zunahme der intravasalen Flüssigkeit um 20—35% ist wahrscheinlich die Folge einer Anpassung des Blutvolumens an die Vergrößerung der Gefäßgebiete in der Schwangerschaft, da z. B. allein die Uterusdurchblutung von etwa 30—40 cm³/min auf 450—700 cm³/min im Verlauf der Gravidität ansteigt. Hinzu kommt aber noch die Vergrößerung der Blutstrombahn durch die Venengeflechte der übrigen Genitalorgane, der Mammae und durch die Varicen der unteren Extremitäten. Die Volumenvermehrung im intravasalen Raum stellt also eine physiologische Notwendigkeit dar.

Das interstitielle Flüssigkeitsvolumen verändert sich im Verlauf der normalen Gravidität nur wenig (etwa +10%), dagegen vergrößert sich dieser Flüssigkeitsraum bei den Gestosen beträchtlich (Abb. 1), da man, abhängig von dem Grad der Ödemausprägung, eine Flüssigkeitsvermehrung bis zu 20 l nachweisen konnte.

Der Unterschied der Wasserretention zwischen den Normalschwangeren und den Gestosekranken ist aber nicht nur durch das graduelle Ausmaß der Ödeme gekennzeichnet, sondern auch durch das charakteristische Verhalten der intravasalen Flüssigkeit. Während der normalen Gravidität besteht die oben erwähnte Vermehrung des Plasmavolumens im Sinne einer Hydrämie, während für die Gestosen die „Hypovolämie", das verminderte intravasale Volumen mit einer gleichzeitigen Hämokonzentration, charakteristisch ist. Man könnte sich denken, daß diese Hypovolämie eine Rolle spielt bei der gesteigerten Wasser- und Natriumretention der Gestosen.

Gegenüber diesen recht eindeutigen Befunden über das Ausmaß und die Lokalisation der Wasserretention ist die Größe der Natriumretention schwieriger zu beurteilen. Die verschiedenen, teilweise sehr exakt ausgeführten Bilanzuntersuchungen ergaben bei den einzelnen Autoren sehr unterschiedliche Retentionsgrößen, da in den einzelnen Arbeiten eine wöchentliche Natriumsspeicherung zwischen 1,6 g und 8,1 g Na angegeben wurde. Ein nicht exakt anzugebender Teil dieses retinierten Natriums wird aber von der wachsenden Frucht benötigt.

Die bisher vorliegenden Befunde in der Literatur und unsere eigenen Ergebnisse über das Verhalten der Elektrolyte im Gewebe sind noch nicht ausreichend, um etwas Sicheres aussagen zu können. Stärkere Elektrolytabweichungen z. B. im Sinne einer cellulären Transmineralisation scheinen aber zu fehlen, so daß es sich bei den Gestosen wahrscheinlich um eine isoosmotische Flüssigkeitsretention handelt.

Schon seit vielen Jahren versuchte man durch geeignete therapeutische Maßnahmen diese gesteigerte Wasser- und Natriumretention bei den Gestosen medikamentös zu beeinflussen, doch war entweder die diuretische Wirkung der damals zur Verfügung stehenden Medikamente nicht ausreichend oder aber man befürchtete bei längerer Anwendung von stärker wirksamen Präparaten Nierenschäden. So war z. B. der diuretische Wert der Purin-Abkömmlinge in der Schwangerschaft immer umstritten und auch die Anwendung des Ammoniumchlorids hat sich zumindest in Deutschland nicht durchsetzen können, da sich durch die rasche Änderung des Säure-Basengleichgewichtes nur eine kurzfristige Natriurese gezeigt hatte und bei fortgesetzten Gaben von Ammoniumchlorid keine vermehrte Diurese mehr feststellbar war. Es wurde aber auch die Behandlung der Schwangerschaftsödeme mit den Quecksilber-Diuretica bis vor einigen Jahren abgelehnt, da man früher als Ursache der Gestosesymptome organische Nierenläsionen vermutete. Erst durch neuere sehr gewissenhaft ausgeführte Untersuchungen der Nierenfunktion mittels der Clearance-Methode und durch bioptische Nierenuntersuchungen konnte gezeigt werden, daß bei den reinen Gestosen zumindest primär keine organischen Schäden an den Nieren nachweisbar sind. Erst im Verlauf der Eklampsie treten durch den zunehmenden glomerulären Spasmus hypoxämische Schäden an den Tubuli auf, die zu einer Oligurie oder Anurie führen können. Auf Grund dieser neuen Befunde ist es heute durchaus vertretbar, im Frühstadium der Präeklampsie bei resistenten Gestoseödemen in vorsichtiger Dosierung die Quecksilber-Diuretica anzuwenden.

Abhängig von der Stärke der Gestoseödeme tritt nach der Injektion eines Quecksilber-Diureticums eine starke Diurese auf, die in den folgenden 48 Std. meist schon zu einem Gewichtsverlust von mehreren Kilogramm Körpergewicht führt. Besonders auffallend ist die starke Natriurese und Chlorurese, während der Kaliumverlust dagegen gering ist (Abb. 6). Meist folgt dieser profusen Ausschwemmung wieder eine Retentionsphase, so daß sich häufig nach 4—6 Tagen, also innerhalb des Zeitraumes, den man bis zur nächsten Anwendung eines Hg-Diureticums abwarten sollte, die Ödeme wieder gebildet haben.

Durch die oral wirksamen Quecksilber-Diuretica können diese abrupten Verschiebungen des Wasser- und Elektrolytgleichgewichtes zwar gemildert werden, aber offenbar ist — wie Assali zeigen konnte — bei den Schwangerschaftsödemen nur die Injektionsbehandlung wirksam. Die oralen Präparate wirken bei den Gestosen nur in höherer Dosierung diuretisch, und zwar in einer Dosis, bei der auch bei einem Teil der Patienten gastrointestinale Nebenwirkungen auftreten.

A. Carboanhydrase-Hemmer

Da die Anwendungsmöglichkeiten der Hg-Diuretica bei den Gestosen sehr eng begrenzt sind, bedeutete die Einführung des Sulfanilamids als Diureticum sicher einen großen Fortschritt. Der bekannteste dieser sog. Carboanhydrase-Hemmer ist das Acetazolamid (Diamox), das seit etwa 6 Jahren zur Therapie der Schwangerschaftsödeme angewandt wird. Man hatte zuerst etwas überschwenglich über ausgezeichnete Erfolge berichtet, während man heute ihrer Wirksamkeit bei den Gestoseödemen doch etwas kritischer gegenübersteht.

Zur Demonstration der Wirkung des Acetazolamids haben wir unsere bisherigen Erfahrungen in der nebenstehenden Abb. 2 zusammengestellt.

Um die vorhandenen Schwankungen in der Elektrolytausscheidung bei den Einzelfällen auszugleichen, wurden die Mittelwerte der untersuchten Gruppen errechnet und miteinander verglichen. Es wurde 8 Normalschwangeren, 8 leichten-mittelschweren Gestosen und 6 schweren Gestosen über 2 Tage jeweils 250 mg Acetazolamid täglich gegeben. Die Flüssigkeitszufuhr betrug bei kochsalzarmer Diät (4—6 g Kochsalz) 1200 cm³ pro Tag.

Bei den Normalschwangeren kann man unter der Behandlung mit Acetazolamid eine deutliche Diurese und Gewichtsabnahme sowie eine vermehrte Natriumausscheidung feststellen. Nach Absetzen des Medikamentes kommt es aber zu einer sofortigen Wiederauffüllung der Wasser- und Natriumdepots im Gewebe, so daß man nur von einem vorübergehenden therapeutischen Effekt sprechen kann.

Bei den leichten und mittelschweren Gestosen ist die Wirkung auf die Wasser- und Natriumdiurese wesentlich stärker und in der Erholungsphase tritt keine vollständige Retention der ausgeschiedenen Wasser- und Natriummengen ein, so daß man in diesen Fällen einen günstigen therapeutischen Effekt erkennen kann. Im

Durchschnitt kam es in dieser Gruppe durch die zweitägige Behandlung mit Acetazolamid zu einem Gewichtsverlust von 1—3 kg. Bei Wiederholung der Medikation nach 4—6 Tagen ist aber nach unseren Erfahrungen eine volle Wirksamkeit des Acetazolamids nicht mehr nachweisbar. Trotzdem gelingt es bei

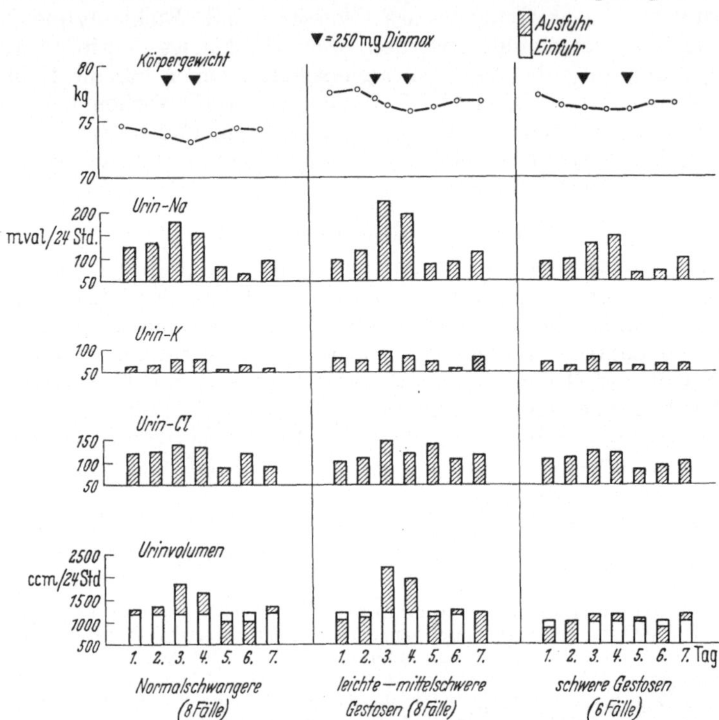

Abb. 2. Die Wirkung von 2 mal 250 mg Diamox auf die Natrium-, Kalium- und Chlorausscheidung bei 8 Normalschwangeren, 8 leichten und 6 schweren Gestosen (Durchschnittswerte)

den mittelschweren Fällen, zusammen mit einer kochsalzarmen Diät und Bettruhe, selbst stärkere Ödeme zur Ausschwemmung zu bringen. Es soll aber nicht übersehen werden, daß bei den leichten und mittelschweren Gestose-Fällen schon allein die Bettruhe und die kochsalzarme Diät zu ähnlichen Gewichtsabnahmen der ödematösen Patienten führen (Abb. 6), so daß in diesen Fällen durch die Carboanhydrase-Hemmer nur eine schnellere Ausschwemmung erzielt wird.

Bei den schweren Gestosen und Eklampsien fällt aber auf, daß meist nur eine leichte Natriurese einsetzt, dagegen ist die

Wasserdiurese und damit die Gewichtsabnahme gering. Die Ursache dieser verschieden starken Diuresewirksamkeit nach Acetazolamid, die auch bei anderen Ödemkrankheiten bekannt ist, kann dahingehend erklärt werden, daß entweder bei den schweren Gestosen eine metabolische Acidose besteht, die durch den Mangel an Bicarbonat die Wirkung des Acetazolamids aufhebt, oder der Aldosteron- und Adiuretin-Mechanismus wird durch das verminderte Plasmavolumen bei den schweren Gestosen weiter stimuliert, so daß die Diamox-Wirkung beeinträchtigt wird (Abb. 5).

Aus diesen Befunden wird die Grenze einer therapeutischen Anwendung der Carboanhydrase-Hemmer bei den Gestoseödemen sichtbar. Die rasche Wirkungsabschwächung des Präparates macht sich ungünstig bemerkbar, da eine fortlaufende Behandlung hierdurch unmöglich wird, so daß in den notwendigen Therapiepausen immer wieder eine Wasserretention eintreten kann. Es findet also eine Pendelbewegung zwischen Dehydrierung und Ödemkrankheit statt (RICHTERICH). Eine ambulante Behandlung mit diesen Präparaten ist ebenfalls kaum möglich, da durch den relativ starken Kaliumverlust eine Kalium-Verarmung eintreten kann. Man muß daher heute feststellen, daß die Therapie mit Carboanhydrase-Hemmern zumindest bei den Gestoseödemen die anfangs gehegten Erwartungen nicht erfüllt hat. Jedoch leistet diese Therapie zur Unterstützung anderer diuretischer Maßnahmen sicher Ausgezeichnetes, so daß man das Acetazolamid z. B. zusätzlich zu den noch zu besprechenden Chlorothiaziden verordnen kann.

B. Hydrochlorothiazid

In den letzten Jahren wurde nun eine weitere Gruppe von diuretisch wirksamen Substanzen in die Behandlung der Gestoseödeme eingeführt, nämlich das Chlorothiazid und Hydrochlorothiazid.

Die Anwendung dieser Präparate erscheint bei den Gestosen besonders günstig, da sie auch bei längerer Anwendung kaum eine Wirkungsabschwächung erfahren und dazu ihre antihypertone Wirkung sich ebenfalls günstig auf den Gestosehochdruck auswirken muß. Über eine Behandlung der Schwangerschaftsödeme mit Chlorothiazid sind kürzlich die ersten Arbeiten von ALVAREZ, ASSALI, CHESLEY und von uns veröffentlicht worden, dagegen sind noch keine Erfahrungen mit dem wesentlich stärker wirksamen Hydrochlorothiazid bekannt. Auf die Wirkungsunterschiede zwischen diesen beiden Chlorothiazidabkömmlingen brauche

ich hier nicht näher einzugehen. Für die Gestose mag der
besondere Vorteil des Hydrochlorothiazids darin zu sehen sein,
daß seine hemmende Wirkung auf die Carboanhydrase geringer

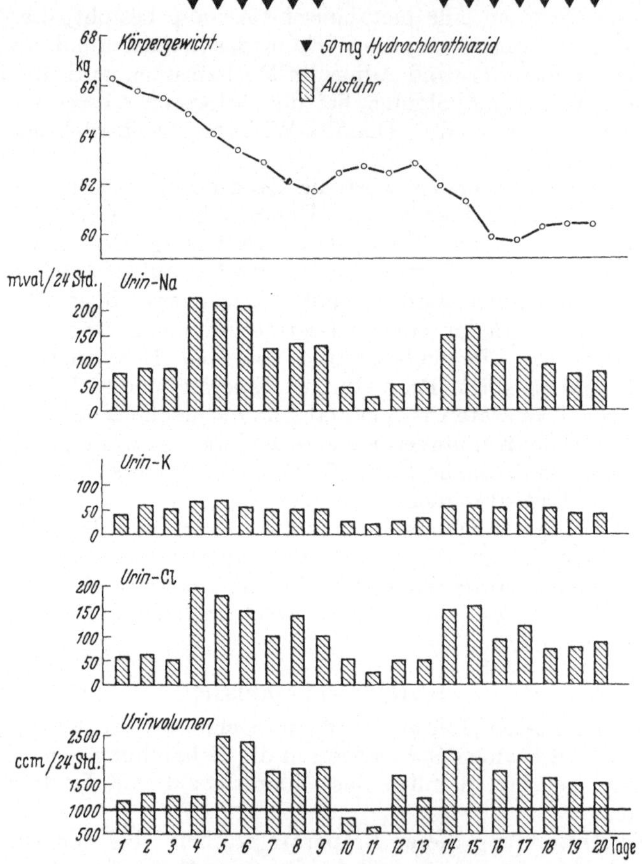

Abb. 3. Die Wirkung von Hydrochlorothiazid bei 14 Gestosen mit mittelschweren bis
schweren Ödemen (Durchschnittswerte)

ist als die des Chlorothiazids, was vor allem bei der acidotischen
Stoffwechsellage der eklamptischen Schwangeren von Bedeutung
sein kann.

Die Abb. 3 zeigt die durchschnittlichen Ausscheidungswerte
von Natrium, Kalium und Chlor von insgesamt 14 Gestosefällen
mit mittelschweren bis schweren Ödemen, denen in zwei Perioden

jeweils über 6—7 Tage verteilt Hydrochlorothiazid (Esidrix) gegeben wurde. Die Tagesdosis in der ersten Behandlungsphase schwankte zwischen 50—75 mg Esidrix, in der zweiten Phase betrug sie immer 50 mg.

Die vorliegenden Kurven zeigen die günstige diuretische und saluretische Wirkung des Hydrochlorothiazids, so daß unter der sechstägigen Behandlungsphase bei den untersuchten 14 Fällen ein Gewichtsverlust von durchschnittlich 3,8 kg eingetreten ist. Die Diurese nimmt verständlicherweise mit dem Rückgang der starken Ödeme ab, und nach Absetzen des Medikamentes tritt in einer kurzen Phase eine verstärkte Wasser- und Natriumretention ein. Dabei wird aber innerhalb der viertägigen Pause in keinem Fall das Ausgangsgewicht wieder erreicht. Ebenso war der Natriumverlust beträchtlich, da während der Behandlungszeit im Durchschnitt über 600 mäq Natrium ausgeschieden wurden, wobei der Basisverlust von durchschnittlich etwa 500 mäq Natrium nicht mitberechnet wurde, der durch die Nahrungsaufnahme gegeben

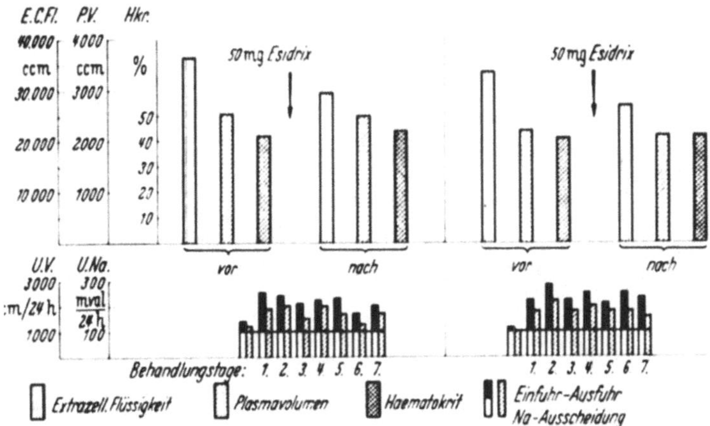

Abb. 4. Extracelluläre Flüssigkeit, Plasmavolumen und Hämatokrit vor und nach Behandlung mit täglich 50 mg Esidrix über eine Woche

war. Die Serumwerte waren mit Ausnahme eines Falles im Bereich der Norm, so daß selbst bei dieser länger dauernden Medikation von Hydrochlorothiazid keine Gefahr einer Acidose oder einer Hypokaliämie bestand. Trotz dieser recht günstigen therapeutischen Wirksamkeit des Hydrochlorothiazids bei den Gestosen gegenüber anderen Diuretica fällt doch auf, daß der Wirkungseffekt dieses Präparates bei anderen Ödemerkrankungen wie z. B. den kardialen Ödemen oder bei den Nephrosen wesentlich stärker ist. Wir möchten annehmen, daß bei den schweren Gestosen die bestehende Hypovolämie mit der gleichzeitigen Hämokonzentration die diuretische Wirkung des Hydrochlorothiazids beeinträchtigt. Diese Annahme wird bestätigt durch Befunde, die in Abb. 4 wiedergegeben werden.

Wir haben in der letzten Zeit begonnen, vor und während der Behandlung mit Diuretica das interstitielle und intravasale Flüssigkeitsvolumen zu messen. Wie zu erwarten, tritt unter der Therapie eine starke Abnahme der interstitiellen Flüssigkeit ein, während dagegen das verminderte intravasale Flüssigkeitsvolumen und die relativ hohen Hämatokritwerte konstant bleiben. Besonders bei den schweren Gestosen ist diese Hämokonzentration sehr ausgeprägt und spielt daher sicher für die Wirksamkeit von Diuretica eine Rolle. Hierfür sprechen auch die Untersuchungsbefunde bei zwei Diamox-resistenten Gestosefällen, die unter der Therapie mit Carboanhydrase-Hemmern kaum vermehrt ausgeschieden hatten (Abb. 5). Durch die gleichzeitige Gabe von

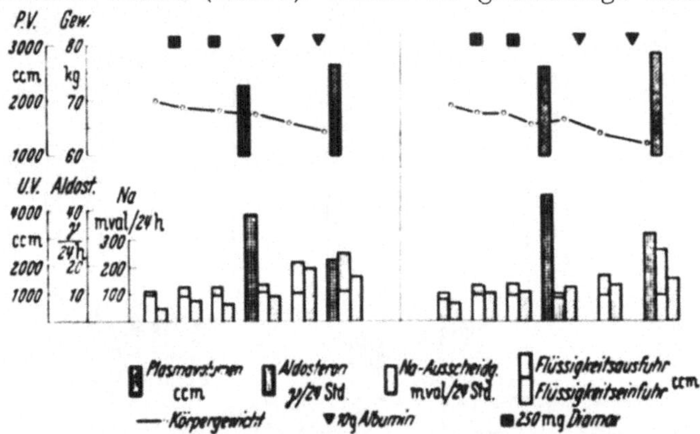

Abb. 5. Das Verhalten von Plasmavolumen, Aldosteronausscheidung und Diurese nach Diamox und Albumininfusion bei 2 schweren Gestosen

2 mal 10 g Humanalbumin, das durch seine starke onkotische Wirkung relativ viel Flüssigkeit im intravasalen Raum zu binden vermag (1 g Albumin bindet 17,5 g Wasser), tritt nicht nur eine sehr günstige Natriurese und Diurese auf, sondern vor allem auch eine Vergrößerung des intravasalen Volumens bei gleichzeitiger Abnahme der Hämokonzentration.

Eine intravasale Volumenvermehrung kann somit die Wirkung diuretischer Substanzen bei den behandlungsresistenten Gestoseödemen erheblich verbessern. Eine breitere Anwendung der

Albuminlösungen bei therapieresistenten Ödemen ist jedoch kaum möglich, da diese Lösungen ziemlich teuer sind und auch wegen der oft gleichzeitig bestehenden Proteinurien mehrfache Albumininfusionen notwendig sind.

In der Abb. 6 haben wir die Wirkung der von uns angewandten Diuretica auf die Wasser- und Elektrolytausscheidung nochmals zusammengestellt. Dabei wurden immer die Ausscheidungswerte von zwei Tagesperioden zusammengefaßt, da das Salyrgan und das Diamox aus den oben erwähnten Gründen immer nur zwei

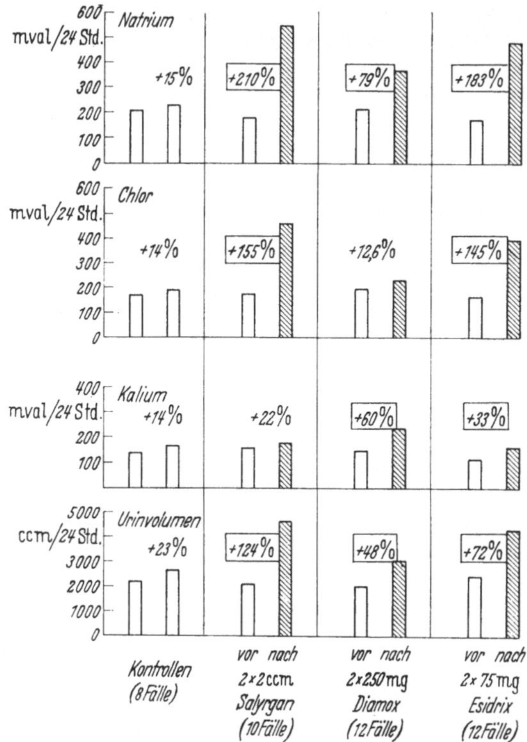

Abb. 6. Die Wirkung von Salyrgan, Diamox und Esidrix bei Gestosen. Durchschnittswerte von jeweils zwei Tagesperioden vor und während der Behandlung. Die Zahlen geben die durchschnittliche Zunahme der Ausscheidung in Prozenten wieder. Die umrandeten Zahlen sind die statistisch gesicherten Werte gegenüber der Vorperiode

Tage lang angewandt werden konnte. Da es sich in den einzelnen Gruppen um verschiedene Gestosefälle handelt, bestehen ungleiche Ausgangsbedingungen. Wir hoffen aber diesen Fehler durch die größere Zahl der untersuchten Fälle ausgleichen zu können.

Aus dieser Zusammenstellung ist der Wirkungsunterschied der einzelnen Diuretica bei den Gestoseödemen gut erkennbar. Die Quecksilberpräparate verursachen die nachhaltigste Diurese und besitzen auch den stärksten natriuretischen und chloruretischen Effekt, während sie die Kaliumausscheidung nicht beeinflussen. Bei den Carboanhydrase-Hemmern ist dagegen die Diurese und Natriurese wesentlich schwächer, aber die Kaliurese ist nicht unerheblich. Zwischen der Wirksamkeit dieser beiden Präparate steht das Hydrochlorothiazid

Bei aller Genugtuung über die sehr günstige entwässernde Wirkung der genannten Diuretica in der Geburtshilfe muß aber immer wieder hervorgehoben werden, daß bei den leichten und mittelschweren Ödemen durch die einfache Bettruhe und die entsprechende Diät eine zwar nicht so rasche aber doch annähernd ähnliche Wirkung erreicht wird (Kontrollwerte in Abb. 6). Die entscheidenden Vorteile der Hydrochlorothiazid-Anwendung während der Schwangerschaft gegenüber den anderen Diuretica sehe ich aber vor allem darin, daß es 1. hierdurch möglich ist, auch nach Ausschwemmung der Ödeme durch weitere prophylaktische Gaben dieses Präparates bis zum Ende der Gravidität eine neuerliche pathologische Wasser- und Natriumretention zu verhindern und 2., daß bei den leichteren Gestosefällen unter zeitlich abgestimmten Kontrolluntersuchungen eine ambulante Therapie durchführbar ist. Letzteres ist deshalb besonders hervorzuheben, da viele Schwangere mit leichten Ödemen kaum zu bewegen sind, in die Klinik zu gehen oder bis zum Ende der Gravidität eine konsequente Bettruhe einzuhalten, da sie sich völlig gesund fühlen.

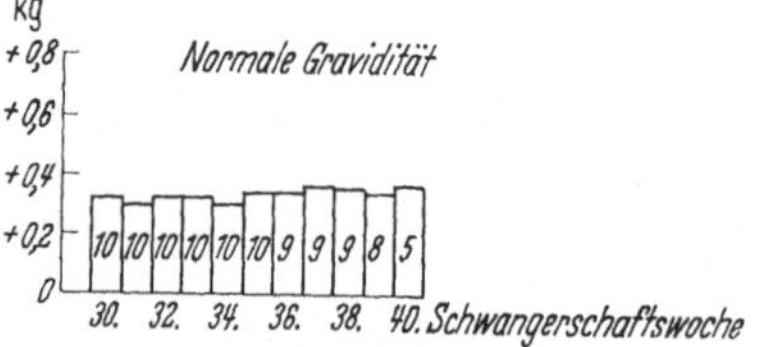

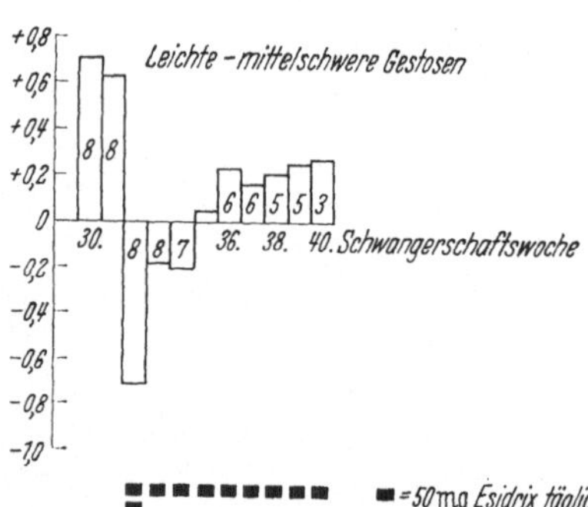

Abb. 7. Wöchentliche Gewichtszunahme während der normalen Schwangerschaft und bei Gestosen unter Esidrix-Behandlung bis zur Entbindung. Die Zahlen in den Säulen geben die Anzahl der Fälle wieder. Der errechnete Geburtstermin ist nicht immer erreicht worden

Der Erfolg einer ambulanten Hydrochlorothiazid-Behandlung bei mittelschweren Gestoseödemen geht sehr eindrucksvoll aus den Gewichtskurven dieser Patienten hervor, die wir bis zur Geburt fortlaufend kontrolliert haben (Abb. 7).

Man weiß durch zahlreiche Untersuchungen, daß eine Schwangere im Verlauf der Gravidität zwischen 9 und 12 kg an Gewicht zunimmt, wobei etwa 6 kg auf das Gewicht des Feten, des Fruchtwassers und die Gewichtszunahme des Uterus und der Mammae entfallen, und der Restanteil von etwa 3 kg der Menge der retinierten physiologischen Flüssigkeit entspricht. Man rechnet dabei in den letzten 3 Schwangerschaftsmonaten mit einem wöchentlichen Gewichtsanstieg unter 0,5 kg. Bei Überschreiten dieses Grenzwertes muß der Verdacht einer pathologischen Wasser- und Natriumretention erhoben werden. In der Abb. 7 haben wir die durchschnittliche wöchentliche Gewichtszunahme von 10 Normalschwangeren dargestellt, die innerhalb unserer Klinik wohnten und die fortlaufend von uns kontrolliert wurden.

Die Einzelwerte schwankten dabei zwischen 0,1 und 0,5 kg pro Woche, sie blieben aber im Durchschnitt unter 0,4 kg. Aus den in den Säulen angegebenen Zahlen geht hervor, daß nicht alle Schwangere den errechneten Geburtstermin erreicht haben. Die zweite Kurve gibt die wöchentliche Gewichtszunahme von 8 Schwangeren wieder, bei denen während der Kontrolluntersuchungen vor der Behandlung eine wöchentliche Zunahme über 0,6 kg festgestellt worden war, wobei wir davon ausgingen, daß ein solcher übermäßiger Gewichtsanstieg mindestens über 2 Wochenperioden nachweisbar sein müßte. Alle Schwangeren befanden sich in den letzten 3 Schwangerschaftsmonaten, und es wurde in keinem Fall eine zusätzliche Diät oder eine strenge Bettruhe verordnet.

Man sieht aus der zweiten Kurve, daß der übermäßige Gewichtsanstieg vor Anwendung des Hydrochlorothiazids während und nach der Behandlung in eine stärkere Gewichtsabnahme überging, und unter der fortlaufenden Behandlung mit täglich 50 mg Hydrochlorothiazid entsprach der weitere Gewichtsanstieg der normalen wöchentlichen Zunahme bei den Kontrollfällen, obwohl keine zusätzlichen therapeutischen Maßnahmen ausgeführt wurden.

Mit Hilfe dieses neuen Diureticums ist es demnach möglich, auch eine ambulante Behandlung ohne einschneidende diätetische Maßnahmen bis zum Ende der Gravidität durchzuführen, um dadurch neuerliche Ödembildungen zu verhindern. Nach einer Behandlungsserie von 6—7 Tagen wird von uns immer eine Pause von 3—4 Tagen zum Ausgleich der Elektrolytverhältnisse eingeschaltet. Bei einer solchen, sich über einen längeren Zeitraum erstreckenden Therapie ist es aber doch unerläßlich, den auch beim Hydrochlorothiazid nicht zu vernachlässigenden Kaliumverlust durch eine kaliumreiche Kost auszugleichen. Bekanntlich wird auch durch exakte Kontrollen des Serumkaliumwertes nicht immer ein larvierter Kaliummangel nachweisbar, da erst bei stärkeren Kaliumverlusten der entsprechende Serumwert absinkt. Wir verordnen bei den ambulant behandelten und beobachteten Fällen neben einer kaliumreichen Kost mit viel Obst daher täglich 3—4 g Kalium in Form des Präparates Diukal (IFAH-Hamburg).

Die vorliegenden Befunde zeigen, daß wir heute zur Behandlung der Schwangerschaftshydropsie eine Reihe von stark wirksamen Diuretica besitzen. Bei genauer Kenntnis ihrer Wirksamkeit ist ihre Anwendung in jedem Stadium der Schwangerschaft möglich, wobei man aber die jeweilige Dosis und die Dauer der Medikation von dem Grad der Wasserretention und der einsetzenden Diurese abhängig machen muß. Der sehr große Vorteil der neueren Präparate, besonders vom Hydrochlorothiazid, ist aber darin zu sehen, daß auch nach Ausschwemmung der Ödeme durch eine prophylaktische Anwendung dieser Präparate bis zum Schwangerschaftsende ein neuerliches Ödemrezidiv vermieden wird und vor allem auch für die sehr große Zahl der leichteren Fälle eine ambulante Behandlung möglich ist.

Zusammenfassung

Nach einem Überblick über die Ursachen der Wasserretention in der normalen Gravidität und bei den sog. Schwangerschaftstoxikosen wird die Therapie der Schwangerschaftsödeme mit Quecksilber-Diuretica (Salyrgan), Carboanhydrase-Hemmern (Diamox) und Hydrochlorothiazid (Esidrix) besprochen. Bei einem Vergleich der Wirkung dieser verschiedenen Diuretica zeigt es sich, daß Salyrgan den stärksten diuretischen und natriuretischen Effekt besitzt und die Kaliumausscheidung kaum beeinflußt. Die diuretische und natriuretische Wirkung des Diamox ist am schwächsten, die Kaliurese ist jedoch nicht unerheblich. Zwischen diesen Diuretica steht in seiner Wirkung das Hydrochlorothiazid. Die unzureichende Wirkung der Diuretica bei einzelnen schweren Gestosen wird durch die intravasale Hypovolämie und Hämokonzentration erklärt.

Die entscheidenden Vorteile der Hydrochlorothiazid-Anwendung in der Gravidität sind darin zu sehen, daß auch nach Ausschwemmung der Ödeme durch weitere prophylaktische Gaben ein Ödemrezidiv bis zum Ende der Schwangerschaft vermieden werden kann und daß bei leichten Gestosen auch eine ambulante Behandlung durchführbar ist.

Summary

Following a review of the causes of water retention in normal pregnancy and in so-called toxaemia of pregnancy, the treatment of oedema of pregnancy with mercurial diuretics (Salyrgan), carbonic anhydrase inhibitors (Diamox), and hydrochlorothiazide (Esidrex) is discussed. A comparison of the activity of these various diuretics showed that Salyrgan displays the strongest diuretic and natriuretic effect and that it has hardly any influence on potassium excretion. Diamox has the weakest diuretic and natriuretic effect, although its potassium excreting action is by no means negligible. Hydrochlorothiazide occupies an intermediate position between these two diuretic agents as regards its effect. The inadequate effect of diuretics in certain cases of severe toxaemia of pregnancy is ascribed to intravascular hypovolaemia and haemoconcentration.

The decisive advantages offered by hydrochlorothiazide in the treatment of pregnant patients consist in the fact that, once the oedema has been resolved, a recurrence of oedema can be prevented throughout the remainder of pregnancy by administering further prophylactic doses, and that in cases of mild toxaemia treatment may also be given on an ambulant basis.

Résumé

Après un résumé de l'étiologie de la rétention hydrique dans la grossesse normale et dans les toxicoses gravidiques, l'auteur discute le traitement des oedèmes gravidiques avec des diurétiques mercuriels (Salyrgan), des inhibiteurs de la carboanhydrase (Diamox) et l'hydrochlorothiazide (Esidrex). Une comparaison de l'activité de ces différents diurétiques montre que le Salyrgan possède les effets diurétiques et natriurétiques les plus prononcés et que la rétention de K^+ est à peine influenceé. Les propriétés diurétiques et natriurétiques du Diamox sont les plus faibles, et la kaliurèse n'est pas négligeable. L'action de l'hydrochlorothiazide se trouve entre celles de ces diurétiques. L'effet insuffisant des diurétiques dans certaines toxicoses graves peut être expliqué par l'hypovolémie intravasculaire et par l'hémoconcentration.

Les avantages décisifs de l'hydrochlorothiazide dans la grossesse sont dus à ce qu'après la disparition de l'oedème, on peut en éviter une récidive jusqu'à la fin de la grossesse en administrant des doses prophylactiques, et à ce qu'un traitement ambulatoire peut être institué pour les toxicoses légères.

Diskussion

Koczorek: Wir haben die Aldosteronausscheidung bei normalen Graviden und bei Patientinnen mit einer Spätgestose ante und post partum untersucht und gefunden, daß die Aldosteronausscheidung im Urin bei normalen Schwangerschaften mit der Anzahl der Schwangerschaftsmonate bis zur Entbindung stark zunimmt. Wir beobachteten dabei Werte bis zu 108 γ/24 Std. Post partum sanken diese Werte innerhalb von 5 Tagen wieder auf die Kontrollwerte normaler, nicht gravider Frauen ab.

Bei Spätgestosen war die Aldosteronausscheidung im letzten Schwangerschaftsmonat im Mittel um etwa 30%, verglichen mit dem mittleren Wert der Aldosteronausscheidung der normalen Graviden im gleichen Monat, vermindert. Auch hier kehrten, wie bei der normalen Schwangerschaft, die gegenüber den Nichtgraviden stark erhöhten Werte post partum zur Norm zurück. Gleichzeitig ist auffällig, daß bei der Spätgestose die Progesteronproduktion, gemessen an der Pregnandiolausscheidung, gegenüber der normalen Schwangerschaft vermindert ist. Und von Progesteron weiß man heute, daß es natriuretisch wirksam sein kann. Auch Cortison und Cortisol können unter bestimmten Bedingungen die Natriurese fördernd beeinflussen. Bei der normalen Schwangerschaft sind nun auch die 17-Hydroxysteroide erheblich vermehrt. Über ihre Verminderung bei Gestosen wird ebenfalls berichtet. Das Verhalten der natriuretisch wirksamen Faktoren und das parallele Verhalten des Aldosterons bei der Gravidität und der Gestose lassen bei diesen Zuständen an einen Antagonismus zwischen natriumretinierenden und natriuretischen Hormonen denken. Der Hyperaldosteronismus bei der Schwangerschaft wäre also als Gegenregulation auf erhöhte natriuretische Faktoren, wie Progesteron, zu deuten. Die gesteigerte Produktion des Progesterons selbst erklärt sich aus den Bedingungen der

Gravidität. Dementsprechend fanden wir bei der normalen Gravidität auch normale Natriumausscheidungen. Bei der Gestose kommt es zu einer Entgleisung des antagonistischen Gleichgewichts. Eine der Folgen ist die bekannte Natriumretention der Gestosen.

GROSS: Bei der normalen Schwangerschaft findet sich eine gesteigerte Aldosteronausscheidung, und bei den Gestosen ist sie nicht höher als in der normalen Schwangerschaft, teilweise sogar vermindert. Auf der anderen Seite ist, wie wir gerade gesehen haben, das Plasmavolumen, das für die Regulation der Aldosteronproduktion verantwortlich ist, bei der normalen Schwangerschaft über die Norm erhöht. Es müßte demnach die Aldosteronproduktion eigentlich vermindert sein, während bei der Gestose, die mit Hämokonzentration einhergeht, eine vermehrte Aldosteronproduktion zu erwarten wäre. Tatsächlich ist aber die Aldosteronausscheidung eher vermindert. Andererseits hat uns Herr FRIEDBERG gerade gezeigt, daß bei der Gestose immerhin die Regulation noch insoweit erhalten ist, daß bei Infusion von Albumin und dadurch vergrößertem Plasmavolumen die Aldosteronausscheidung abnimmt. Diese Befunde sind also schwer miteinander in Einklang zu bringen. Daß die vermehrte Aldosteronausscheidung in der Schwangerschaft ein kompensatorischer Mechanismus gegenüber dem in hohen Dosen natriuretisch wirkenden Progesteron ist, ist zwar behauptet, aber noch nicht bewiesen worden.

MULLER: Im Hinblick auf die Arbeit von TAIT u. Mitarb. müssen die vermehrten Aldosteronwerte in der Schwangerschaft mit Vorsicht verwertet werden, denn sie sind in keiner Weise der Ausdruck einer erhöhten Sekretion. Hingegen scheint die p_H 6-Fraktion (freies Aldosteron) eher der Sekretion zu entsprechen. Nach TAIT besteht ebenfalls eine Korrelation zwischen der Aldosteronproduktion und der Pregnandiolausscheidung. Letzteres ist ein Metabolit des Progesteron. Im Hinblick auf die natriuretische Wirkung des Progesteron kann man sich fragen, ob nicht der sekundäre Hyperaldosteronismus der Schwangerschaft als eine Gegenregulation auf einen natriuretischen Zustand anzusehen ist.

KOCZOREK: Mit der gleichen Vorsicht müßten dann aber auch die Aldosteronausscheidungen bei allen anderen Hyperaldosteronismen betrachtet werden. Es müßte dann für alle Fälle von Hyperaldosteronismus gelten, was Sie, Herr MULLER, für die Schwangerschaften geltend machten, nämlich daß die Urinaldosteronwerte nicht Ausdruck einer erhöhten Sekretion sind, solange man nicht die Sekretionsgröße kennt. Nun sagten Sie mir, daß man bei Lebercirrhosen die Sekretionsgröße neuerdings mit etwa 1200 γ/Tag bestimmt habe, ist das richtig?

MULLER: Nein, etwas mehr (2000 γ/24 Std.).

KOCZOREK: Und Sie selbst fanden bei Herzinsuffizienzen eine Sekretionsgröße von 1100 γ/24 Std. Wenn auch unter starkem Salzentzug bei Normalen etwa 800 γ Aldosteron pro 24 Std. sezerniert werden, so würde das für die beiden erwähnten Gruppen doch als gesteigerte Sekretion gelten, und die zugehörigen Urinaldosteronwerte müssen zum mindesten z. T. auch auf die erhöhte Sekretion zurückgeführt werden.

MULLER: Der Meinung bin ich auch. Hingegen muß man aber sagen, daß in bezug auf die metabolischen Veränderungen die Schwangerschaft eine Ausnahme darstellt. Bei der Lebercirrhose liegen bisher nur wenige Versuche vor. Es hat sich deutlich gezeigt, daß eine Verschiebung besteht zwischen der Glucuronid-Fraktion und dem sog. 3-Oxo-Konjugat des Aldosteron. Die Wichtigkeit dieser Befunde und deren Ausmaß kann momentan noch nicht erfaßt werden. In der Herzinsuffizienz hat sich gezeigt, daß bisher noch niemals sehr hohe Sekretionswerte gefunden werden konnten. Laragh hat bei schwer ödematösen Patienten einmal eine Produktion von 300 und ein andermal von etwa 600 γ pro Tag gefunden. Normalerweise produzieren wir 200 γ und unter schwerem Salzentzug etwa 1000 γ. Wir haben die Sekretion viermal bestimmt. Der höchste Wert war 1160 γ pro Tag. Das ganze Problem ist daher sicher noch ungelöst, aber ich glaube doch, daß beim Herzpatienten und bei der Lebercirrhose die Fehler, die wir machen können, relativ kleiner sind als bei der Schwangerschaft.

Koczorek: Vielleicht darf ich in diesem Zusammenhang Untersuchungen erwähnen, die wir in letzter Zeit gemeinsam mit Wolff durchgeführt haben. Wir bestimmten bei Lebercirrhosen und bei Hepatitiden das Verhältnis der Ausscheidung des freien Aldosterons zur Ausscheidung des 3-oxo-konjugierten Aldosterons. Dabei fanden wir, daß schwere Lebercirrhosen im Mittel mehr freies Aldosteron ausschieden als Normalpersonen. Es fand also eine Verschiebung von der Fraktion des 3-Oxo-Konjugats, möglicherweise auch von der Fraktion des Tetrahydro-Metaboliten des Aldosterons zur Fraktion des freien Aldosterons statt. Es ist durchaus denkbar, daß bei Lebercirrhosen mehr freies plus 3-oxo-konjugiertes Aldosteron auf Kosten der Fraktion des Tetrahydro-Metaboliten (= durch β-Glucuronidase freizusetzen!) und anderer Metaboliten ausgeschieden wird. Dies würde den Befunden von Jones aus der Taitschen Arbeitsgruppe über die Verschiebung zwischen der Glucuronidfraktion und dem 3-Oxo-Konjugat des Aldosterons bei Schwangerschaften entsprechen. Das Ausmaß der metabolischen Verschiebungen mag bei den verschiedenen Aldosteronismen verschieden sein.

Muller: Bei der Nephrose haben wir auch Verschiebungen zwischen dem freien und dem Oxo-Konjugat gesehen; das zeigt nur, wie vorsichtig wir in unseren Schlüssen sein müssen.

Koczorek: Sicherlich müssen alle diese Fragen im Zusammenhang mit Untersuchungen des Serumspiegels von Aldosteron geklärt werden.

Buchborn: Die Vermutung von Herrn Muller, wonach besonders bei der Gravidität und bei der Hepatitis die metabolischen Verhältnisse anders liegen und eher Fehlermöglichkeiten entstehen, die sich auf die Höhe der Aldosteronausscheidung auswirken können, wird dadurch bestätigt, daß wir gemeinsam mit Wolff und Koczorek bei diesen beiden Krankheitsgruppen keinerlei Korrelation zwischen Natriumausscheidung und Aldosteronausscheidung gefunden haben. Dagegen ist in einem größeren Kollektiv von Herzpatienten und Lebercirrhosen eine gute Korrelation zwischen Natrium- und Aldosteronausscheidung nachweisbar, zwar nicht für jeden Einzelfall, aber im Kollektiv doch ganz evident und statistisch hoch signifikant.

V. Friedberg: Ich darf zunächst bestätigen, daß auf Grund unserer eigenen Untersuchungen in der Schwangerschaft keine Beziehung zwischen der Aldosteron- und der Natriumausscheidung nachweisbar ist.

Zur Frage, ob das Progesteron während der Gravidität durch seine natriuretische Wirkung die erhöhte Aldosteronproduktion auslöst, ist zu sagen, daß neuere Untersuchungen gezeigt haben, daß während der Schwangerschaft täglich 200—300 mg Progesteron gebildet werden. Es ist daher möglich, daß die erhöhte Produktion von Aldosteron durch diese große Menge eines natriuretischen Hormons verursacht wird. Vor allem ist es dann auch verständlich, daß bei den Schwangerschaftstoxikosen die Aldosteronausscheidung abnimmt, da in diesen Fällen die Progesteronbildung erheblich herabgesetzt ist.

KOCZOREK: Auf die Möglichkeit eines Antagonismus zwischen Progesteron und Aldosteron bei der Gestose und der Gravidität haben wir bereits hingewiesen[1]. Hinsichtlich der während der Schwangerschaft gebildeten Mengen von Progesteron ist zu bemerken, daß es gerade Mengen dieser Größenordnung sind, mit denen man bei Normalpersonen eine Natriurese hervorrufen kann. LANDAU u. Mitarb. berichteten, daß sie mit Progesteron in Dosen um 150 mg/Tag eine deutliche Natriurese hervorrufen konnten. Wir haben diese Angaben in eigenen bisher unveröffentlichten Untersuchungen bestätigen können.

MULLER: Besteht ein Unterschied in der Progesteronproduktion zwischen den Gestosen und der normalen Schwangerschaft?

V. FRIEDBERG: Eine exakte Übereinstimmung zwischen dem Abfall der Aldosteron- und der Pregnandiol-Ausscheidung besteht anscheinend bei den Gestosen nicht. Jedoch hat bisher noch kein Untersucher beide Hormone bei denselben Gestose-Fällen bestimmt.

HUNGERLAND: Sie haben bestätigt, daß, wie im Verlaufe unserer Diskussion ja schon mehrfach zum Ausdruck kam, bei bestehenden Ödemen sehr wohl eine Hypovolämie bestehen kann. Es würde mich außerordentlich interessieren, wie groß die Verminderung des Blutvolumens ist. Weiter scheint mir aber auch wichtig, daß Sie auf die Wirkungsbedingungen der Diuretica aufmerksam gemacht haben. Wahrscheinlich ist eine Voraussetzung für die Wirksamkeit eines Diureticums ein ausreichendes Blutvolumen, und wenn nach Verabfolgung eines Diureticums keine Diurese zu sehen ist, so kann das dadurch bedingt sein, daß das Blutvolumen, wie wir das auch vom nephrotischen Syndrom her kennen, außerordentlich stark vermindert ist. Wenn wir andererseits das Blutvolumen durch Injektion irgendwelcher Flüssigkeit vermehren, wie das gestern auch Frau SHERLOCK schön gezeigt hat, dann setzt eine Diurese ein. Ist das Blutvolumen nicht groß genug, so wird das beste Diureticum keine Diurese erzeugen, und auch die Diskrepanz zwischen der Aldosteronausscheidung und der Natriumausscheidung scheint mir zu einem großen Teil dadurch erklärt.

Ich kann hier nicht zur Frage der Produktion und der Ausscheidung des Aldosteron Stellung nehmen, aber wir beobachten beispielsweise bei Hypersalämien im Verlaufe von Exsiccosen mit vermindertem Blutvolumen, wie in der geringen Harnmenge praktisch überhaupt kein Natrium ausgeschieden wird, obwohl im Blut ein Natriumwert von 160—165 mäq/l gefunden wird. ELKINTON hat dieses Phänomen als "dehydration reaction" beschrieben. Sie ist die Folge der Hypovolämie. Wenn das Blutvolumen nicht ausreicht, so wird auch kein oder nur sehr wenig Natrium ausgeschieden.

CH. K. FRIEDBERG: To this discussion of the use of diuretics in pregnancy I would like to point out that in the States, we very rarely see toxaemia of pregnancy any more in patients who come with any regularity to a prenatal clinic. All pregnant patients are kept on a very low sodium intake, and this has practically abolished the toxaemia of pregnancy. This general problem of using diuretics is purely theoretical, and by the simple means of a reduction of dietary intake of sodium, the diseases become virtually non-existent. This problem is not the same as dietary restriction in heart failure or cirrhosis, because pregnancy is of limited duration.

---

[1] Klin. Wschr. **35**, 497 (1957).

Schwiegk: Die Diskussion über die Ausscheidung von Aldosteron und von Aldosteronmetaboliten hat Gelegenheit gegeben, zwei wichtige Fragen anzuschneiden. Alle Untersucher waren sich ja von Anfang an darüber klar, daß die Aldosteronausscheidung im Harn nicht unmittelbar der Aldosteronproduktion gleichzusetzen ist. Es ist hier so gegangen wie mit der Bestimmung anderer Hormone, die man zuerst im Urin nachweisen konnte. Wir dürfen aber doch wohl annehmen, daß die Schlußfolgerungen aus der Aldosteronausscheidung auf die Aldosteronproduktion im großen ganzen richtig gewesen sind, und daß die überwiegende Mehrzahl der aus der Hormonausscheidung gezogenen Schlüsse zutreffen wird.

Das zweite wichtige Ergebnis ist, daß man zumindest in der Schwangerschaft annehmen muß, daß Aldosteron mit anderen natriuretisch wirkenden Steroiden in Konkurrenz tritt. Es ist noch völlig offen, ob natriuretische Hormone nicht auch bei anderen physiologischen und pathologischen Situationen eine Rolle spielen.

Schließlich ist von Herrn Gross und auch von Herrn Hungerland wieder die Frage des Blutvolumens in Beziehung zur Aldosteronproduktion und zur Wirkung der Diuretica angeschnitten worden. Ich bin beim Durchdenken dieser ganzen Fragen immer mehr zur Überzeugung gekommen, daß man sie dynamisch und nicht statisch betrachten muß. Es kommt nicht so sehr darauf an, ob ein Mensch eine in Beziehung zu Normalwerten größere oder kleinere Blutmenge hat, sondern es ist entscheidend für die Volumenregulation, ob diese Blutmenge in bestimmten Situationen akut vergrößert oder verkleinert wird. Wenn der Herzkranke steht und arbeitet, dann geht in den unteren Extremitäten infolge der abnormen Venendrucksteigerung Flüssigkeit aus dem Kreislauf in das Interstitium verloren, es kommt zu einer Aldosteronmehrproduktion und Natriumretention, die zum Ersatz dieser aus dem Kreislauf verlorengegangenen Flüssigkeitsmenge führt. Sonst müßte ja ein Herzkranker, der am Tage 3—4 l Ödemflüssigkeit bilden kann, in die Situation eines akuten Kreislaufkollapses kommen, wenn nicht die Möglichkeit bestünde, durch Natrium-Wasser-Retention das verlorengegangene Blutvolumen wieder zu ersetzen. Ähnlich ist die Situation beim nephrotischen Ödem, wobei infolge des niedrigen kolloidosmotischen Druckes des Serums im Stehen und bei Arbeit Flüssigkeit aus der Blutbahn vermehrt in die Gewebe übertritt. Werden die Ödeme stationär, bzw. bilden sie sich zurück, z. B. im Liegen, so sinkt sowohl beim Herzkranken als auch beim nephrotischen Syndrom die Aldosteronausscheidung wieder ab. Es ist dies eine Übersteigerung der Volumenregulation des Gesunden, der nach 3—6 Std. passiven Stehens 700—1000 cm³ Blutflüssigkeit in den interstitiellen Raum der unteren Extremitäten aus der Blutbahn verlieren kann. Beim Herzkranken und beim nephrotischen Syndrom ist diese verlorengehende Flüssigkeitsmenge viel größer, die Verkleinerung der Blutmenge unter diesen Bedingungen erheblicher, daher steigt die Aldosteronproduktion stärker an. Wird dem Herzkranken unter diesen Bedingungen nun mehr Kochsalz zugeführt, als er im Urin ausscheiden kann, so wandert das Kochsalz mit dem durch Trinken zugeführten Wasser wieder in den interstiellen Raum, wenigstens solange er steht und arbeitet. Daher ist das Ausmaß der Ödembildung von der Kochsalzzufuhr abhängig. Bei Kranken mit akut verkleinerter Blutmenge, besonders im Kollaps, sind wegen der Verkleinerung des Glomerulumfiltrats und der verstärkten Natriumrückresorption Diuretica weniger wirksam.

Koczorek: Darf ich noch etwas zur Aldosteronausscheidung sagen? Nach den heutigen Kenntnissen erscheint Aldosteron im Urin einmal als freies Aldosteron und als sein sog. 3-Oxo-Konjugat, das nach Säurehydrolyse ebenfalls freies, in seinem Molekül unverändertes Aldosteron liefert. Zum anderen Teil erscheint Aldosteron als 11-Dehydroaldosteron und als Tetrahydro-„aldosteron". Der Rest wird in Form z. Z. unbekannter Metaboliten ausgeschieden. Wenn man nun bedenkt, daß der Tetrahydrometabolit des Aldosterons beim Gesunden wahrscheinlich in einer Menge von etwa 25 γ/24 Std. zu erwarten ist, also mehr als doppelt soviel, wie bisher die erfaßbaren Aldosteronfraktionen lieferten, wäre es erstrebenswert, neben dem freien und dem 3-oxo-konjugierten Aldosteron noch diesen seinen Tetrahydro-Metaboliten zu bestimmen. Man könnte dann die hier besprochenen Verschiebungen im Stoffwechsel des Aldosteron besser erkennen.

MULLER: Es gibt meines Wissens kein Tetrahydro-Aldosteron; die Aldehydgruppe wird zur Alkoholgruppe reduziert.

KOCZOREK: Man sollte darum den bisher verschiedenenorts als Tetrahydro-Aldosteron beschriebenen Metaboliten einfach als Tetrahydro-Metaboliten bezeichnen. Genau genommen handelt es sich dabei um das von ULICK und LIEBERMANN 1957 beschriebene Tetra-hydro-11-oxo-18-carbinol.

MULLER: Ja, der Name Aldosteron weist hin auf die Aldehydgruppe; letztere besteht aber nicht mehr.

BUCHBORN: Ich habe noch eine Frage zur Pathophysiologie: Herr FRIEDBERG zeigte, daß in der normalen Schwangerschaft das intra- und extracelluläre Wasser immer im gleichen Ausmaß zunimmt. In der Toxikose erfolgt dagegen dann, wenn die Ödeme entstehen, eine ausschließliche Zunahme der interstitiellen Flüssigkeit, während die intracelluläre wieder zur Norm abfällt. Das ist ja, vom nephrotischen Syndrom abgesehen, eigentlich ganz außergewöhnlich bei einem hydropischen Zustand, daß es eine ausschließliche Vermehrung der interstitiellen Flüssigkeit bei gleichzeitiger Abnahme der intracellulären Flüssigkeit geben soll. Wie erklärt man sich dies, obwohl keine schwerwiegende Hypo- und Dysprotein-ämie besteht?

SARRE: Man kann nicht sagen, daß bei der Schwangerschaftstoxikose die Niere nicht oder nur sekundär beteiligt wäre. In manchen Fällen steht sie im Zentrum des klinischen Geschehens. Wir haben in Freiburg einige Fälle von Schwangerschaftseklampsie mit Anurie mit der künstlichen Niere behandeln müssen. Die Prognose ist bei diesen Fällen sonst sehr schlecht. Aber mit Hilfe der extrakorporalen Dialyse gelang es doch, einen Teil durchzubringen. Die Nadelbiopsie der Niere ergab in diesen Fällen schwere Veränderungen der Glomerula mit starker Schwellung der Basalmembran, die Glomerula sehen dabei ähnlich aus wie die Glomerula beim Lupus erythematodes (sog. wire-loop, Drahtschlingen-Glomerula). In einem Fall ergab die erneute Nierenpunktion nach 3 Monaten vollständiges Verschwinden der Glomerulumveränderungen.

SCHWIEGK: Ich darf als Ergebnis dieser Diskussion feststellen, daß Herr CH. K. FRIEDBERG meint, wenn man die Schwangeren wirklich kochsalzarm ernährt, gibt es keine Toxikosen; wenn aber Ödeme und Toxikosen während der Schwangerschaft auftreten und die Anwendung von Diuretica notwendig wird, ist Esidrex besonders geeignet.

HEINTZ: Wie wirkt Esidrex bei Schwangerschaftsnephropathie mit Hypertonie auf den Blutdruck?

V. FRIEDBERG: Darüber kann ich keine exakten Angaben machen, und ich möchte auch bezweifeln, ob man eine blutdrucksenkende Wirkung der

Diuretica beim Gestosehochdruck sicher feststellen kann. Der Schwangerschaftshochdruck ist in den meisten Fällen so labil, daß schon unter einer konsequenten Bettruhe sehr häufig der Blutdruck absinkt oder sich sogar normalisiert. Die Wirkung von blutdrucksenkenden Medikamenten ist daher bei den Gestosen immer schwer zu beurteilen. Nur beim Hochdruck im eklamptischen Stadium, bei dem eine rasche Blutdrucksenkung notwendig wird, kann man die günstige Wirkung von Ganglienblockern oder von Nepresol gut verfolgen. Ich möchte daher nicht glauben, daß bei den Eklampsien die nur langsam einsetzende blutdrucksenkende Wirkung der Diuretica zu beurteilen ist.

SCHWIEGK: Dann wäre noch meine letzte Frage: Mutter und Kind geht es gut nach der Behandlung mit Hydrochlorothiazid?

V. FRIEDBERG: Es liegen noch nicht genügend Befunde vor, um über die Wirkung des Hydrochlorothiazid auf das Kind etwas aussagen zu können, jedoch ist die Literatur über die Chlorothiazidanwendung während der Schwangerschaft schon so zahlreich, daß nachteilige Wirkungen auf das Kind sicher beschrieben worden wären.

SCHWIEGK: Warum geben Sie eigentlich nur 1000 cm³ Flüssigkeit? Wir sind ja der Auffassung, die Wasserzufuhr dem Durstgefühl zu überlassen, weil die Natriumretention das entscheidende ist. Würden nicht vielleicht die Hypovolämie und die Hämokonzentration abnehmen, wenn Sie den Frauen etwas mehr Flüssigkeit geben würden?

V. FRIEDBERG: Die konstante Flüssigkeitszufuhr von 1000 cm³ wurde deshalb bei allen Fällen exakt eingehalten, um für die vergleichenden Untersuchungen möglichst ähnliche Ausgangsbedingungen zu erhalten. Sonst ist es bei uns an der Klinik üblich, die Flüssigkeitszufuhr von den Ausscheidungsverhältnissen unter Anrechnung der Perspiratio insensibilis abhängig zu machen.

HEINTZ: Dieselben Plasmavolumenverhältnisse wie bei Graviditätstoxikose mit Ödem treffen wir beim nephrotischen Syndrom an, wo eine Hypovolämie besteht besonders im Stadium der Ödemgenese. Wenn man diesen Leuten aber noch zu trinken gibt, dann wird meistens die Hypovolämie nicht vermindert, die Diurese setzt nicht ein, sondern die Ödeme nehmen zu.

SCHWIEGK: Ja, aber die Voraussetzung ist natürlich, daß sie kochsalzarm ernährt werden, sonst retinieren sie selbstverständlich das Wasser.

Ist etwas Besonderes zur Anwendung der Diuretica in der Kinderheilkunde zu sagen?

HUNGERLAND: Ich darf mich ganz kurz fassen: In der Pädiatrie ist die Anwendung der Diuretica beschränkt, weil wir die schweren Herzinsuffizienzen, die mit starken Ödemen einhergehen, nur sehr selten beobachten, und beim nephrotischen Syndrom ist die Cortisonbehandlung bisher recht wirksam gewesen. Ich bin aber nicht sicher, ob die Anwendung eines Diureticums beim nephrotischen Syndrom unbedingt richtig ist, weil beim nephrotischen Syndrom sicher eine allgemeine Erkrankung des Gewebes und nicht eine Erkrankung der Niere allein vorliegt.

Kochsalzentzug bei Ödemkrankheiten

Von

H. J. HOLTMEIER

Bis zur Jahrhundertwende sprach man nur von einer *„Koch-salz-"* und *Wasserretention*. Um 1902 lenkten WIDAL, LEMIERRE, WEILL, BLUM, STRAUSS u. a., das Interesse auf die Chloridretention, welche sie als den primär wichtigsten Faktor für die „Kochsalz-" und Wasserretention ansahen. PFEIFFER, v. WYSS u. a. leiteten um 1912 die bis in unsere Zeit geltende Theorie ein, daß nicht Chlorid, sondern Natrium eine geradezu „hydrophile" Rolle zukäme. Durch spätere Untersuchungen von Austausch- und Resorptionsvor-gängen in den Glomeruli bzw. Tubuli der Niere, von Regulations-mechanismen der Nebennierenrinden- und Hypophysenhormone, die Einführung der Flammenphotometrie usw. gewann vor allem in den letzten 15 Jahren die Rolle des Natrium derart an Bedeu-tung, daß die Vorstellung einer *„Natrium- und Wasserretention"* heute geradezu zum Dogma dieser modernen Forschung geworden ist. Dies hat häufig nicht nur zur weitgehenden Unterbewertung von Chlorid geführt, sondern auch viele Autoren veranlaßt, keinerlei Chloridbestimmungen mehr vorzunehmen und jede Natrium-retention, wo sie auch untersucht wird, einer Wasserretention oder -bewegung gleichzusetzen.

Wenn ich erneut neben Natrium auch die Bedeutung von Chlorid untersuche, bitte ich mir nicht zu unterstellen, deshalb Chlorid gegenüber Natrium eine dominierende Rolle zuzuschreiben oder Natrium als quantitativ und qualitativ wichtigstes Kation seine führende Rolle beim Retentionsvorgang absprechen zu wollen. Eine extracelluläre signifikante Natriumretention und -anreicherung führt stets zu einer Volumenzunahme, also Wasser-retention, aber auch zur Vermehrung von Anionen, an deren Spitze immer die Chloride stehen. Aber die Ödemansammlung ist nicht Folge einer „Natrium- und Wasserretention", sondern die einer „Kochsalz- und Wasserretention", denn der überwiegende Anteil aller Anionen und Kationen besteht im Ödem stets ($p = < 0{,}01$) aus Natrium und Chlorid gemeinsam. Wir befinden uns heute in der

Gefahr, wie die Pariser Schule unter Lemierre um die Jahrhundertwende nur Chlorid bewertete, über die wichtigen Befunde beim Studium des Natriumstoffwechsels die Rolle von Chlorid zu unterschätzen. Wir vergessen, daß der osmotische Druck stets nur durch die Summe der gemeinschaftlichen Wirkung von Kation und Anionen dargestellt wird. Ein Beispiel bilden die Untersuchungen mit Quecksilberdiuretica, Hydrochlorothiazid und Chlorothiazid, die einen wesentlichen Teil dieses Symposiums einnahmen. Hg-Diuretica wurden um die dreißiger Jahre in die klinische Therapie mit großem Erfolg eingeführt. Fast alle Autoren sprachen von einer dominierenden Chloridausscheidung, die neben einer hohen Natriumausscheidung bestand und bezeichneten diese Medikamente als Saliuretica. In den letzten Jahren prüften die meisten Autoren jedoch nur noch Natrium. Die Prospekte vieler Firmen glichen sich der Situation an und verkauften die gleichen Präparate jetzt als ,,Natriuretica''. Eine ähnliche Situation besteht z. Z. in der Literatur von Hydrochlorothiazid, welches ebenfalls eine deutliche Mehrausscheidung von Chlorid zeigt, aber als ,,Natriureticum'' bezeichnet wird (Abb. 3).

Die Rolle des Chlorids in der kochsalzarmen Kost

Die Erfolge der ,,kochsalzarmen'' Diät wurden in den letzten Jahren in erster Linie auf die Wirkung einer ,,natriumarmen Kost'' zurückgeführt, obwohl sie im Gegenteil in Deutschland in den vergangenen 30 Jahren vorwiegend durch eine ,,streng chloridarme'' Diät erreicht wurden. Dies erklärt sich durch den Gebrauch von Kochsalztabellen, welche nur nach Chlorid errechnet waren. Die chemische Analyse der Lebensmittel ergibt nicht das Vorliegen von NaCl sondern einen unterschiedlichen Gehalt an Natrium und Chlorid, sei es, daß der Natrium- oder Chloridanteil überwiegt.[1] Es ist nicht richtig, daß in der kochsalzarmen Diät benutzte ,,Kochsalztabellen'' aus Unkenntnis über den differenten Gehalt der Nahrungsmittel an Na^+ und Cl^- entstanden, etwa weil noch keine Flammenphotometer bzw. Einzelanalysen existierten. In den bekannten Nahrungsmitteltabellen von Schall, McCance und Widdowson usw. stehen neben den ,,Kochsalzwerten'' Einzelanalysen für Na^+ und Cl^-. Spätere flammenphotometrische Kontrollen der alten NaO_2-Bestimmungen haben nur eine größere Genauigkeit, aber keine prinzipiellen Änderungen ergeben. Eine hohe Natriumbelastung erfolgte durch den Gebrauch von ,,kochsalzarmen'' Lebensmitteln der Industrie, wie ,,salzlose'' Fleisch-

---

[1] Therapiewoche 8, 336 (1958).

Wurstwaren, Konserven aller Art, Brote, Würz- und Kochsalzersatzmittel, Mineralwässer usw., welche (in Deutschland) bis
in unsere Zeit vorwiegend chloridarm hergestellt wurden[1]. Sie
enthalten fast alle zusätzlich Konservierungs- und Geschmacks-
korrigentien, die hoch Na^+-haltig sind. Weite Verbreitung fand
z. B. bei uns „Titro-Salz spezial" (Nordmarkwerke), welches kaum
Chlorid aufwies. Jedoch enthalten 5 g dieses Kochsalzersatzmittels
= 61 mäq Na^+ und reines Kochsalz = 85 mäq Na^+. Die Gesamt-
tageszufuhr an Natrium, bei „streng Na^+-armer" Kost soll
aber 17 mäq Na^+ nicht überschreiten. Dieses Salz wurde mit
Erfolg therapeutisch verabreicht, solange Cl^- in der Diät streng
gedrosselt blieb (chloridarme Diät!).

Wir unterscheiden zwischen

1. *kochsalzarmer*

2. *natriumarmer*   Kost

3. *chloridarmer*

und ihre strengen Kostformen. Ich werde nachfolgend erläutern,
warum der *natriumarmen Kost* der Vorzug gebührt, die chloridarme
Kost aber nur speziellen Indikationen zur Verfügung stehen soll.

Analysen von Beinödemen bei Herzinsuffizienz und Nephrosen,
aus dem Ascites von Lebercirrhosen und Pleuraergüssen usw. von
etwa 50 Patienten, zeigten vorwiegend die Anwesenheit von
Natrium und Chlorid im ähnlichen Verhältnis wie in der extracellulären Flüssigkeit. Es wurden durchschnittlich im Ödem-
punktat etwa 142,1 mäq/l Na^+ und etwa 116,1 mäq/l Cl^- festgestellt und in der gleichzeitigen Serumbestimmung zum Vergleich
140,1 mäq/l Na^+ und etwa 114,0 mäq/l Cl^-.

Diese Werte können bei bestimmten Erkrankungen in gewissem
Ausmaß schwanken. Jedoch können keine wesentlichen Abweichungen von der Elektrolytkonzentration im Blutserum als extracellulärer Flüssigkeit auftreten. Der Na/Cl-Quotient beträgt nach
diesen Befunden im Ödem ~ 1,3. Ausgenommen sind seltenere Fälle
unter außergewöhnlichen pathophysiologischen Bedingungen, so
daß Schwankungen des Na/Cl-Quotienten zwischen 1,1—1,4
bestehen können.

Es lassen sich zwei Aussagen über das Wesen der Ödemflüssigkeit machen ($p = < 0,01$)[2]:

1. *Natrium* und *Chlorid* sind gemeinsam Hauptbestandteile
des Ödems. Ihr Konzentrationsverhältnis ist der extracellulären
Flüssigkeit ähnlich.

---

[1] Siehe „*Kochsalzarme Kost*". Stuttgart: G. Thieme 1959.
[2] Siehe H. J. HOLTMEIER u. P. MARTINI: Dtsch. med. Wschr. **84**, 1208
(1959).

2. Der *Natriumanteil überwiegt* den von Chlorid. Der Quotient Na/Cl beträgt in Abhängigkeit vom Krankheitsbild im Mittel um 1,3.

Diätetischer Kochsalzentzug aus dem Ödem

Der differente Gehalt des Ödems an Na^+ und Cl^- ist für die Wirkung der kochsalzarmen Kost aus folgenden Gründen wichtig. Eine „streng kochsalzarme" Kost soll unter 1 g Kochsalz täglich, das sind 17,11 mäq Natrium und Chlorid, liegen. Nehmen wir zur einfacheren Berechnung an, daß eine Kost mit 14 mäq Natrium und Chlorid für die Ödembildung vollständig verwandt wird, kann bestenfalls alles angebotene Natrium zurückgehalten werden, aber nicht alles Chlorid, da im Ödem Natrium stets Chlorid überwiegt (Na/Cl = $\sim$ 1,4). Es müssen 4 mäq Chlorid im Urin wieder ausgeschieden werden (Abb. 1 a). Es könnten also bei einer bestimmten Drosselung der Natriumzufuhr Chloride beliebig zugeführt werden,

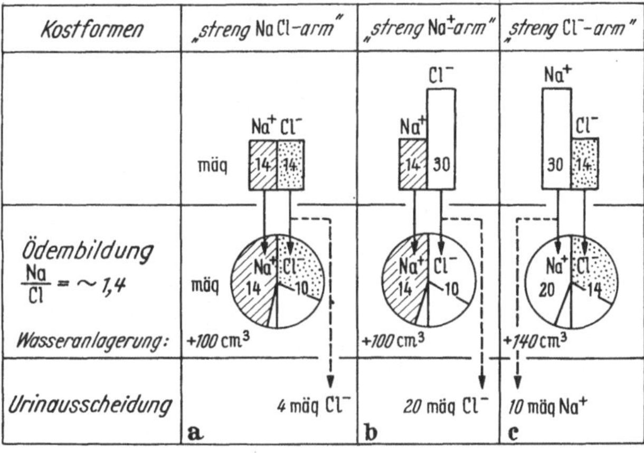

Abb. 1. Die Wirkung der „streng kochsalzarmen", „streng natriumarmen" und „streng chloridarmen" Kost auf die Ödembildung und Elektrolytausscheidung im Harn. Die Zufuhr von 14 mäq Natrium bei „streng natriumarmer" Kost ermöglicht die Anlagerung von 100cm³ Wasser, dagegen die Zufuhr von 14 mäq Chlorid („streng chloridarme" Kost) von 140 cm³ Wasser. Die „streng chloridarme" Kost ist somit wesentlich geringer wirksam als eine natriumarme Kost. Abbildung nach H. J. Holtmeier u. P. Martini: Dtsch. med. Wschr. 84, 1208 (1959)

ohne mehr Wasser im Ödem zu binden. Abb. 1b zeigt bei einem Angebot von 14 mäq Natrium aber 30 mäq Chlorid, daß wiederum alles Natrium retiniert, aber 20 mäq Chloride im Urin ausgeschieden werden. Durch eine Drosselung der Natriumzufuhr wird im gewissen Sinne auch zugleich die Chloridzufuhr gedrosselt. Diese theoretischen Überlegungen lassen sich mittels Bilanzuntersuchungen bei experimenteller Ödembildung an Gesunden (unter DOCA) bestätigen. Trotz äquivalentem Angebot (Abb. 2) an Natrium und Chlorid in der Nahrung wird mehr Natrium als Chlorid retiniert und entsprechend vermehrt Chlorid im Urin ausgeschieden (Na/Cl-Quotient = 0,7, „Retentionsquotient").

Völlig anders verhält sich die Verabreichung einer „streng chloridarmen" Kost von 14 mäq. Wenn alles Chlorid vollständig für die Ödembildung verwandt wird, muß vielmehr Na^+ (etwa 19,6 mäq) retiniert werden, um das übliche Verhältnis von Natrium zu Chlorid im Ödem aufrechtzuerhalten. Leider wird hierdurch auch entsprechend mehr Wasser retiniert (etwa 140 cm³).

Eine „streng natriumarme" Kost (von 14 mäq) läßt also eine Wasserretention von etwa 100 cm³ zu, aber eine „streng chlorid-arme" (von 14 mäq) eine Wasserretention von 140 cm³.

Nimmt man einen Na/Cl-Quotienten von 1,4 wie in Abb. 1 bei Ödembildung an, ist die *„chloridarme Kost"* in bezug auf die Vorbeugung einer Wasserretention etwa 40% geringer wirksam. Da aber die tatsächlichen Ödempunktate an 50 Patienten (s. S. 349) nur einen Na/Cl-Quotienten von etwa 1,3 ergaben, ergibt sich eine nur um *etwa 30% verringerte Wirksamkeit*.

Die Rolle von Chlorid bei Ödembildung oder -Ausschwemmung

a) Kochsalzbelastung am Gesunden

Bei konstanter NaCl-Zufuhr unter Bilanzbedingungen und einer Belastung von 13 g NaCl/Tag scheidet der Gesunde Na^+ zu Cl^- im Urin in einem Konzentrationsverhältnis um 1,0 aus (Abb. 2). Nach einer Vorperiode von 6 Tagen wurden etwa 1398 mäq Na^+ und 1382 mäq Cl^- eliminiert.

Pathophysiologische Zustände würden verständlicherweise ein signifikantes Verhalten der Urinausscheidung und Konzentration sofort verändern, ebenso wie gewisse Schwankungen in der Elektrolytausscheidung bereits am Gesunden möglich sind, so daß nicht immer das hier aufgezeigte Verhalten so klassisch nachweis-bar ist.

b) Die Ausscheidung des Ödemkranken

Der differente Gehalt an Na^+ und Cl^- im Ödem ist bei der Diurese gleichfalls wichtig. Zeitlich müssen die Ausscheidungs-vorgänge von Natrium und Chlorid jedoch nicht übereinstimmen. In der Regel folgt Chlorid dem Natrium früher oder später nach und verhält sich im Gegensatz zu Na^+ passiver. Da im Ödem Na^+ gegenüber Cl^- vermehrt vorhanden ist, tritt bei Ödemausscheidung eine vermehrte Urin-Ausscheidung von Natrium und ein Na^+/Cl^--Quotient in Richtung 1,4 auf. Bei Ausschwemmung z. B. eines Ascites von 10 l Volumen müssen grob berechnet etwa 140 mäq Na^+ und 100 mäq Cl^- ($Na/Cl = 1,4$) ausgeschieden werden. Da physiologische Tagesschwankungen in der Elektrolytausscheidung

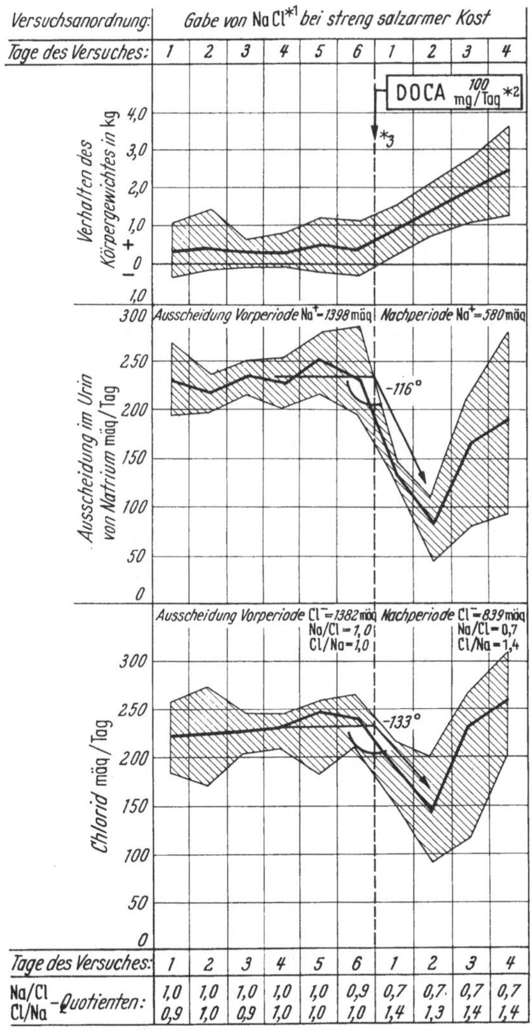

Abb. 2. Verhalten des Körpergewichtes und der Ausscheidung von Natrium und Chlorid im Urin, vor und unter „Kochsalzretention" durch Mineralocorticoidwirkung. Berechnung von Mittelwerten und Streubereichen von 8 Patienten. Deutlicher Anstieg des Körpergewichtes infolge Wasserretention unter Desoxycorticosteronacetat. Abfall der Natrium- und Chlorid-Ausscheidung im Urin als Zeichen der „Kochsalzretention" unter Desoxycorticosteronacetat im Organismus etwa im Verhältnis $Na/Cl = 0,7$ („Retentionsquotient"). In der Vorperiode Ausscheidung von Natrium und Chlorid im Verhältnis $Na/Cl = 1,0$ („Normalquotient") als Zeichen einer normalen Ausscheidung. Der Abfall der Winkelgrade zeigt, daß Natrium im Urin geringer als Chlorid ausgeschieden wird, da im Ödem mehr Natrium im Verhältnis etwa $Na/Cl = 1,3$ gespeichert wird. Gabe von Kochsalz täglich 13 g in Tabletten. Desoxycorticosteronacetat in öliger Lösung 100 mg/täglich i.m. Das Körpergewicht (am Morgen gemessen) steht sinngemäß über den Angaben der Urinausscheidung des vergangenen Tages. Anstieg (+) oder Abfall (—) vom Ausgangsgewicht sind in kg angegeben. Abbildung aus HOLTMEIER u. MARTINI: Dtsch. med. Wschr. 84, 1208 (1959).

berücksichtigt werden müssen, ist die Berechnung über eine gewisse Zeit erforderlich.

Theoretisch lassen sich folgende Ausscheidungsquotienten im Urin (unter Bilanzbedingungen) erwarten:

1. Na/Cl = um 1,0 (= „Normalquotient") des Gesunden.

2. Na/Cl = über 1,0 in Richtung 1,4 (= „Eliminationsquotient") bei Ödemausscheidung.

3. Na/Cl = unter 1,0 in Richtung 0,7 und tiefer („Retentionsquotient") bei Ödembildung.

c) Die Retention von Na^+ und Cl^- und H_2O

Aus dem differenten Gehalt des Ödems an Na^+ und Cl^- läßt sich auch bei Ödemansammlung im Urin eine dem Konzentrationsverhältnis entsprechende Elektrolytausscheidung nachweisen. Diese Elektrolytverschiebungen sind natürlich deutlicher unter experimentellen Bedingungen. Bei Neuansammlung extracellulärer Flüssigkeit wird der Na/Cl-Quotient unter 1,0 in Richtung 0,7 und tiefer sinken (= „Retentionsquotient"). Die Senkung unter 0,7 steht bei Ödemneubildung in Abhängigkeit von der variierenden Zufuhr angebotenen Natriums und Chlorids und dem Ausmaß der Ödembildung, so daß bei schwerer Ödembildung Werte bis Na/Cl = 0,1 beobachtet werden können.

Das unterschiedliche Verhalten der Na^+- und Cl^--Ausscheidung bei Anwendung von Diuretica am Gesunden und am Kranken

Ödeme können nur an Personen untersucht werden, die welche haben. Nach eingreifenden Veränderungen am gesunden Organismus ist dieser im Gegensatz zum Kranken bestrebt, so rasch wie möglich sein altes Ionenmilieu wiederherzustellen, da ihm kein „freies" Ödem zur Ausschwemmung zur Verfügung steht. Untersuchungen von Diuretica am Gesunden vermitteln aber wertvolle Aufschlüsse über den möglichen Angriffspunkt. Als Beispiel mag das Verhalten Gesunder unter Carboanhydrasehemmung dienen. Nach anfänglich hoher Natrium-, Kalium- und Bicarbonatdiurese besteht ein eindeutiger Gewichts- und Wasserverlust, aber *keine Chloridausscheidung*. Sie ist also unabhängig von Acetazolamid. Durch kompensatorische Natriumretention in der Nachperiode (Gegenregulation des Gesunden) kommt es rasch wieder zum Ausgleich. Am Ende der Nachperiode sind trotz zwischenzeitlich erzwungener Diurese gleich viel Natrium wie Chlorid ausgeschieden (Na/Cl = 1,0 „Normalquotient"). Aus diesen Befunden resultiert, daß die Angriffspunkte vor allem Bicarbonat und als Kation

Natrium und Kalium, *nicht* aber *Chlorid* betreffen. Anders verhält sich die Situation aber bei Ödemkranken. Sie scheiden nicht nur Natrium, sondern auch Chlorid aus, da in der Ödemflüssigkeit beide Ionen den Hauptanteil ausmachen. Es verschiebt sich zeitlich die Chlorid-Ausscheidung evtl. in die Nachperiode, da infolge des primären Angriffspunktes der Carboanhydrasehemmung zunächst die Natriumdiurese mittels Bicarbonatverlust eingeleitet wird. Theoretisch muß Chlorid schon deswegen ausgeschieden werden, da es in größeren Mengen nach der Ausschwemmung von Na^+ und Wasser nicht allein im Körper gespeichert werden kann. Beim Ödemkranken fehlt in der Nachperiode auch die Rückretention von Natrium, da keine Tendenz zum Ausgleich unphysiologischer Wasser- und Mineralverluste wie beim Gesunden vorhanden ist.

Ein ähnliches unterschiedliches Verhalten zeigen auch die Saliuretica. Jedoch besteht unter diesen Präparaten eine andere Elektrolytausscheidung als unter Acetazolamid, da der Angriffspunkt andere tubuläre Funktionen betrifft. Von Anfang an dominiert unter Hydrochlorothiazid beim Gesunden die Chloridausscheidung ($p = < 0,01$). Es fragt sich, in welcher Weise sich diese primäre Veränderung erklären läßt. Da unter den Kationen vorwiegend Natrium als begleitendes Ion zur Verfügung steht, beobachteten wir eine hohe Natrium- und geringe Kaliumelimination. Die Bezeichnung Saliuretica täuscht über die Tatsache hinweg, daß die Chloridausscheidung gegenüber der Natriumausscheidung dominiert. Es erscheint widersinnig, diese Präparate unter Umständen sogar als Natriuretica zu bezeichnen. Bei Bilanzuntersuchungen an 20 Patienten, welche nur noch eine mäßige Ödemausscheidung, bezogen auf den Körpergewichtsverlust von insgesamt 2,5 kg in 3 Tagen unter der täglichen Gabe von 150 mg Hydrochlorothiazid zeigten, und an Gesunden ist mit Signifikanz ($p = < 0,01$) ein deutliches Überwiegen der Chloriddiurese gegenüber der Natriumausscheidung nachzuweisen (Na/Cl-Quotient $= 0,6$). Vergleicht man unsere Ergebnisse mit denen von Barrett und Mitarb.[1], die gesunde Hunde unter Hydrochlorothiazid untersuchten, zeigt sich (unabhängig von der Höhe der Dosierung) auch dort stets ein Überwiegen der Chloridausscheidung im Vergleich zur Natriumelimination (Abb. 3). Für Natrium wird bei ansteigender Chloridausscheidung unter höherer Dosierung vermehrt Kalium eliminiert. Daß diese Relationen sich nicht ändern, kann

---

[1] Berechnungen auf Grund von Versuchen von W. E. Barrett, R. A. Rutledge, H. Sheppard u. A. J. Plummer (im Druck), sowie persönlicher Mitteilung aus den Wissenschaftlichen Laboratorien der CIBA Pharmaceutical Products Inc., Summit, N. J., USA.

am Verhalten der Quotienten von Na^+/Cl^- gezeigt werden, welche konstant um etwa 0,84 unabhängig von der Dosierung bleiben. Gleichfalls ändert sich nicht die Quotientenlinie für $Na^+ + K^+/Cl^-$. Dies zeigt, daß im Tierversuch und bei Gesunden der Kaliumverlust weniger in direkter Abhängigkeit vom Präparat sondern

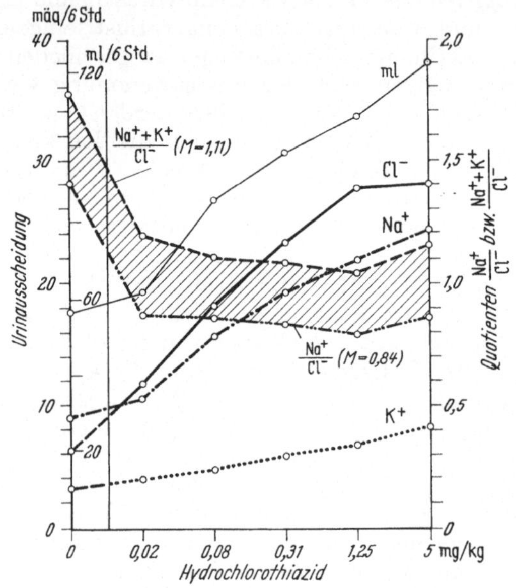

Abb. 3. Verhalten der Elektrolytausscheidung von Natrium, Chlorid und Kalium bei gesunden Hunden (5 Gruppen zu 7 Tieren) unter verschieden hohen Dosen Hydrochlorothiazid. Der Verlauf der Quotienten Na+/Cl⁻ und Na⁺ + K+/Cl⁻ zeigt, daß trotz zunehmender Ausscheidung, unabhängig von der Dosis, stets eine konstante Relation unter den Elektrolyten bestehen bleibt. [Berechnungen nach den Tierversuchen von W. E. BARRETT u. Mitarb. (im Druck), sowie persönliche Mitteilung aus den Forschungslaboratorien der CIBA Pharmaceutical Products Inc., Summit, N. J., USA). Abbildung nach H. J. HOLTMEIER u. P. MARTINI: Dtsch. med. Wschr. 84, 1208 (1959)

mehr von der Höhe der gleichzeitigen Chloridausscheidung und dem Ödemzustand zu stehen scheint. Beim Ödemkranken entfällt nach unseren Befunden diese scheinbare Abhängigkeit der Kaliumausscheidung von der Chloridausscheidung (wie beim Gesunden) weitgehend, da für das Anion Chlorid genügend gespeichertes Natrium (anstelle von Kalium) zur Verfügung steht. Das Variieren der Natrium- und Kaliumausscheidung unter diesen verschiedenen Gesichtspunkten spricht für einen vorwiegenden Angriffspunkt von Hydrochlorothiazid am Chlorid. Die dominierende Chloridausscheidung muß zur Überlegung anregen, ob ein primärer Angriffspunkt an der Rückresorption von Natrium noch möglich

23*

ist, da für eine bestimmte Menge ausgeschiedenen Natriums höchstensfalls gleichviel Chlorid verlorengehen kann, aber nicht mehr Cl^-. Läge der Angriffspunkt am Natrium, würde entsprechend dem physiologischen Konzentrationsverhältnis (mehr Na^+ als Cl^- extracellulär) und als Folge des primären Angriffs auf Na^+ eher eine erhöhte Natriumelimination zu erwarten sein. Eine direkte Beeinflussung von Kalium ist nach den obigen Befunden nicht mehr anzunehmen. Eine wirksame Carboanhydrasehemmung würde nur vermehrt Bicarbonat (nicht aber Cl^- beim Gesunden) ausscheiden. Möglicherweise wird unter dem Diureticum nicht die Rückresorption gehemmt, sondern die vorher erfolgende Ausscheidung vor allem von Cl^- verstärkt, so daß ein wirksamer Rückresorptionsmechanismus entfällt. Diese wichtigen Befunde lassen sich nur durch weitere kritische Untersuchungen klären, nicht aber durch die einseitige Erklärung, alle „Diuretica seien eben Natriuretica" und eine Diskussion sei unnötig.

Auch unter Hydrochlorothiazid bestehen zwar andere, aber doch ähnliche Variationsmöglichkeiten wie unter Acetazolamid, die wiederum von der Größe des Ödemverlustes abhängen. Der Na^+/Cl-Quotient im Urin liegt im Tierexperiment an gesunden Hunden um 0,84 (Abb. 3) und bei Patienten mit geringer Ödembereitschaft um 0,6. Bei Patienten mit deutlicherer Ödemausschwemmung von durchschnittlich etwa —3,4 kg in 3 Tagen werden Natrium und Chlorid in etwa äquimolaren Mengen ausgeschieden ($Na^+/Cl^- = 1,0$). Bei Patienten mit massiver Ausschwemmung von etwa 10—15 kg usw. in 4 Tagen überwiegt die Natriumausscheidung im Urin die von Chlorid deutlich, da im Ödem stets mehr Natrium als Chlorid vorhanden ist. Der „Eliminationsquotient" beträgt um 1,3. Je größer die Ödemausschwemmung, desto deutlicher kommt das Verhältnis Na^+/Cl^- in der ausgeschiedenen Ödemflüssigkeit zum Vorschein und desto unempfindlicher ist es gegen anderweitige Stoffwechseleinflüsse und Austauschmechanismen, die in diesen Größenordnungen keinen signifikanten Einfluß mehr ausüben können.

Zusammenfassend bedeutet dies für die Beurteilung von Diuretica und das Verhalten von Na^+ und Cl^-:

1. Bei Anwendung eines Diureticums am Gesunden oder Ödemkranken lassen sich Unterschiede im Verhalten des Elektrolyt- und Wasserhaushaltes nachweisen.

2. Der Gesunde besitzt kein ausschwemmbares Ödem und reagiert auf eine Störung des normalen Ionenmilieus mit kompensatorischen Elektrolytbewegungen, die beim Ödemkranken unnötig bzw. unmöglich sind.

3. Die Anwendung von Diuretica an Gesunden ist jedoch zur Beurteilung der Wirkung und des Angriffspunktes des Medikamentes unerläßlich. Der Vergleich zwischen Gesunden und Kranken ist wichtig, da jede wirksame Ödemausschwemmung zwangsläufig mit einer vermehrten Natriumausscheidung einhergehen muß und dadurch eine Differenzierung verschiedener Wirkungen unmöglich wird.

Da aus redaktionellen Gründen der Umfang, insbesondere in bezug auf die Wiedergabe von Abbildungen und Tabellen, eingeschränkt bleiben mußte, verweise ich auf weitere Untersuchungsergebnisse in der Arbeit: HOLTMEIER, H. J., u. P. MARTINI: Dtsch. med. Wschr. 84, 1208 (1959).

Zusammenfassung

Die durch eigene Untersuchungen über den Elektrolytgehalt der Ödemflüssigkeit bei Kranken bestätigte Tatsache, daß das Verhältnis Na^+/Cl^- im Ödem durchschnittlich 1,3 beträgt, und allgemeine Überlegungen führen zum Schluß, daß prinzipiell die Möglichkeit gegeben sein muß, eine Flüssigkeitsretention sowohl durch Na-arme als auch durch Cl-arme Kost zu verhindern; die letztere ist in dieser Beziehung allerdings etwa 30% weniger wirksam. Der Quotient Na/Cl im Harn beträgt bei Gesunden nach Kochsalzbelastung etwa 1,0; er ist bei Patienten in der Phase der Ödemausschwemmung größer als 1 (entsprechend dem Quotienten in der Ödemflüssigkeit), in der Phase der Flüssigkeitsretention kleiner als 1 (infolge der relativ stärkeren Na^+-Retention). Diese Verhältnisse müssen auch bei der Beurteilung der Wirkung von Diuretica an Gesunden und Kranken berücksichtigt werden. Carboanhydrasehemmer bewirken vorwiegend eine vermehrte Ausscheidung von Na, K und Bicarbonat; eine Zunahme der Cl-Ausscheidung ist nur bei Anwesenheit von Ödemen zu beobachten. Bei der durch Hydrochlorothiazid ausgelösten Diurese dominiert die Cl-Ausscheidung, während die Na- und in begrenztem Umfang auch die K-Ausscheidung sekundär folgen. Die Bedeutung dieser Befunde wird diskutiert.

Summary

Studies carried out by the author on the electrolyte content of the oedema fluid in patients have confirmed the fact that the Na^+/Cl^- quotient in oedema averages 1.3; this, together with certain general considerations, suggests that it should in principle be possible to prevent fluid retention not only by means of a low-sodium diet but also by imposing a low-chloride diet; for this purpose, however, the latter is approx. 30% less effective. In healthy subjects, the urinary Na/Cl quotient following a sodium-chloride load is approx 1.0; in patients during the phase in which oedema is in process of resolution, the quotient is higher than 1 (corresponding to the quotient for the oedema fluid), whereas during the phase of fluid retention it is lower than 1 (owing to the relatively pronounced Na^+ retention). This should also be borne in mind when evaluating the activity of diuretic agents in healthy and diseased subjects. The chief effect of carbonic anhydrase inhibitors is to increase the excretion of Na, K, and bicarbonate; a rise in Cl excretion is only observed in the presence of oedema. The predominant feature of the diuresis provoked by hydrochlorothiazide is the Cl excretion, which is followed secondarily by excretion of Na and, to a limited extent, by that of K as well. The significance of these findings is discussed.

Résumé

Les recherches de l'auteur sur la teneur en électrolytes du liquide d'oedème chez certains malades ont confirmé le fait que le rapport Na/Cl est en moyenne 1.3 dans l'oedème, et des réflexions générales tendent à la conclusion qu'il existe en principe la possibilité d'empêcher une rétention de liquide par une diète pauvre en Na^+ autant qu'en Cl^-. Cette dernière est cependant environ 30% moins efficace sur la rétention liquidienne. Le rapport Na/Cl dans l'urine est environ de 1,0 chez des individus normaux après surcharge en NaCl. Chez les malades qui se trouvent dans la phase d'élimination de l'oedème, il est plus grand que 1.0 et correspond ainsi aux rapports Na/Cl dans le liquide d'oedème. Chez ceux qui se trouvent dans la phase de rétention liquidienne, il est plus petit que 1.0 à cause de la rétention de Na^+ relativement plus forte. Ces phénomènes doivent être aussi pris en considération dans l'évaluation de l'activité des diurétiques chez des individus normaux et chez des malades. Les inhibiteurs de la carboanhydrase entraînent surtout une élimination augmentée de Na^+, K^+ et de bicarbonate. Une augmentation de l'élimination de Cl^- domine dans la diurèse provoquée par l'hydrochlorothiazide, tandis que l'élimination de Na^+, et dans une mesure plus limitée celle de K^+, sont secondaires . L'importance de ces observations est discutée.

Diskussion

Kuschinsky: Ich möchte fragen, ob wirklich diese feste Relation zwischen Natrium und Chlorid in der Ödemflüssigkeit da sein muß. Könnte man nicht auch durch Verminderung der Chloridzufuhr die Ödemflüssigkeit chloridärmer machen ?

Holtmeier: Würden Sie die gleiche Frage erwähnen, wenn sie anstelle der Ödemflüssigkeit das Blutserum beträfe? Dieses ist nämlich ebenfalls als extracelluläre Flüssigkeit den nachfolgenden Bedingungen unterworfen. Es gibt keine wesentlichen Veränderungen von Na^+ und Cl^- im Ödem, die nicht im anderen Bereich auch stattfinden. Es gibt seit langem für den Chloridgehalt des Serums gesicherte Angaben, welche Streubereiche, also Schwankungen, auch unter bestimmten pathophysiologischen (Alkalosen, Acidosen) oder physiologischen Bedingungen angeben. Aus diesem Grunde habe ich zwei Diapositive mit Streuwerten unter (auch extremen) Bedingungen gezeigt, aus denen (in Übereinstimmung mit der Literatur) hervorgeht, daß:

1. Natrium und Chlorid stets gemeinsam den Hauptanteil der extracellulären Flüssigkeit, also auch des Ödems, ausmachen und

2. Natrium stets Chlorid überwiegt.

Dabei ist die letztere Relation, die sich durch den Quotienten Na/Cl ausdrücken läßt, in einem bestimmten Bereich ebenfalls als gesichert anzusehen. Im normalen Serum beträgt nach Peters der Mittelwert[1] für Na^+ 138 mäq ($\pm$3,4) und für Cl^- 102,2 mäq ($\pm$2,2). Alle Befunde bestätigen das signifikante Überwiegen von Natrium. Unter pathologischen Bedingungen sind Ausweitungen der genannten Bereiche in „pathologische Bereiche" zu verzeichnen, die aber ebenfalls ihre Grenzen haben. Nach unseren Berechnungen lag der Na/Cl-Quotient zwischen 1,1 und 1,4 und im Mittel um 1,3. Im übrigen bedeutet eine Erniedrigung des Chloridspiegels für meine Deutung in bezug auf die Wirkung der NaCl-armen Diät nur einen Vorteil.

---

[1] s. Geigy: Wissenschaftliche Tabellen. Basel 1955, S. 283.

Man könnte das Gegenteil nur dadurch nachweisen, daß im Ödem mehr Chlorid als Natrium aufträte.

KUSCHINSKY: Haben Sie schon einmal versucht, durch eine Verminderung der Chloridzufuhr diese Relation Natrium/Chlorid in der Ödemflüssigkeit zu ändern?

HOLTMEIER: Unter streng chloridarmer Kost haben wir keine Veränderung in der Ödemflüssigkeit in dem Sinn gesehen, daß sie chloridfrei oder -arm würde, was undenkbar wäre. Aber wir sahen, daß sich unter Drosselung von Cl^- das Ödem ausschwemmen ließ, genauso wie sich dies mit einer natriumarmen Kost machen läßt. — Ich habe erwähnt, daß unter Hydrochlorothiazid mehr Chlorid als Natrium ausgeschieden wird. Ich bitte, mir nicht zu unterstellen, daß wir erneut Chlorid gegenüber Natrium eine dominierende Rolle zuschreiben wollen. Ich selber habe in allen Publikationen[1] auf das Abhängigkeitsverhältnis des Cl^- vom Natrium und seinen sekundären, fast passiven Charakter hingewiesen. Aber Sie werden mir gestatten, es doch gelegentlich noch zu untersuchen und zu überlegen, welche Bedeutung ihm zukommen kann. Heute ist ein Symposium zu Ende gegangen, welches sich weitgehend mit neuen Diuretica wie Hydrochlorothiazid beschäftigte, welches eine deutliche Mehrausscheidung von Chlorid gegenüber Natrium aufweist, ohne daß eine Diskussion über diesen wichtigen Gesichtspunkt erfolgte, weil nur über Natrium gesprochen wurde.

KUSCHINSKY: Ich möchte noch einmal ganz genau fragen: Kann man durch einen alleinigen Entzug von Chlorid aus der Kost eine Ödemausschwemmung bekommen?

HOLTMEIER: Ja, ich habe in meinem Vortrag ausgeführt, daß grundsätzlich sowohl der separate Na^+- als auch Cl^--Entzug zum Erfolg führt, aber die chloridarme Kost etwa 30% weniger wirksam in bezug auf die Wasserbindung als die natriumarme ist und deswegen diese zu bevorzugen ist. Wir haben herzkranke Patienten unter Bilanzbedingungen streng chloridarm ernährt, bei freier Natriumzufuhr, und gute Erfolge gesehen. Sie haben als Kochsalzersatzmittel „Titro-Salz spezial" (Nordmarkwerke) genommen, welches fast genausoviel Na^+ enthält wie reines Kochsalz, aber praktisch kein Cl^-. Es ist erwiesen, daß die Einschränkung der „NaCl"-Zufuhr unter 1 g, bzw. häufig sogar unter 0,5 g NaCl/Tag bei einer großen Zahl von Erkrankungen (essentieller Hypertonie, schwerer Herzinsuffizienz) unerläßlich ist. Um dies zu erreichen, reicht es bekanntlich nicht aus, lediglich auf die Verwendung von Kochsalz beim Kochen zu verzichten und die Zufuhr aller Speisen uneingeschränkt zu gestatten. Ohne weitere Beschränkung würde die „Salzzufuhr" noch zwischen 4—5 g täglich, bei freier Auswahl der Speisen, liegen und dann allerdings, grob berechnet, sowohl in bezug auf Chlorid als auch auf Natrium reduziert sein. Die kochsalzarme Kost wurde bisher nach „Kochsalztabellen" berechnet. Da alle „Kochsalztabellen" aber nach Chlorid errechnet waren, wurden die Na^+-haltigen Lebensmittel erlaubt und die Cl^--reichen verboten. Wir haben also eine „chloridarme" Kost durchgeführt. Nun ist es nicht so, daß diejenigen Lebensmittel, welche wenig Cl^- haben, auch wenig Na^+ aufweisen. Der Gehalt der Nahrungsmittel an Na^+ und Cl^- ist so different, daß der Gehalt eines Ions das Vielfache des anderen ausmachen kann. Die nach Cl^- errechneten Kochsalztabellen wurden auch zur Berechnung einer Na^+-armen (!) Kost benutzt. Ich meine, daß man es als erwiesen ansehen kann, daß über

---

[1] s. Dtsch. Arch. klin. Med. **204 II**, 198 (1957).

Jahrzehnte eine „chloridarme" Kost mit therapeutischem Erfolg verabreicht wurde, insbesondere bei den strengen Kostformen und 1 g NaCl/Tag.[1]

Kuschinsky: Ja, das wäre ja eine ganz entscheidende Sache. Das würde doch heißen, daß man einem Ödemkranken entweder das Natrium entziehen oder das Chlorid entziehen muß, das käme auf dasselbe heraus.

Holtmeier: Ja, das glaube ich auch.

Kuschinsky: Das wäre eine wichtige neue Erkenntnis.

Schwiegk: Darf ich vielleicht sagen, warum ich dieses Thema in das Symposium aufgenommen habe. Durch Jahrzehnte hindurch wurde immer nur vom Kochsalzgehalt der biologischen Flüssigkeiten, des Urins, der Nahrungsmittel gesprochen, wobei man aus methodischen Gründen nur das Chlorid bestimmte und daraus den Natrium- bzw. Kochsalzgehalt errechnete unter der Annahme, daß in den biologischen Flüssigkeiten, in den Lebensmitteln usw. Natrium und Chlorid in derselben Relation vorhanden sind wie im Kochsalz. Das hat sich als ein grundlegender Irrtum erwiesen. Deshalb stimmen die Natriumangaben in den älteren Lebensmitteltabellen nicht. Erst nachdem die flammenphotometrische Bestimmung des Natriums eingeführt wurde, konnten wir über den Natriumstoffwechsel im Organismus und über den Natriumgehalt der Lebensmittel etwas Exaktes aussagen. Dann wurde besonders durch die Untersuchungen von Futcher und Schroeder und Schroeder (1942) klargestellt, daß bei den Ödemkrankheiten die Natriumretention das Entscheidende ist, was übrigens gut beobachtende Ärzte schon Jahrzehnte vorher festgestellt hatten. Schroeder hat dann in einer späteren Arbeit gezeigt, daß natürlich bei der Ödembildung auch eine Chloridretention eintritt, da ja Chlorid aus Gründen der Erhaltung der Wasserstoffionenkonzentration im Organismus mitretiniert werden muß, aber es gibt offenbar eine sehr viel strengere Regulation des Natriumbestandes als des Bestandes der Anionen. Die Anionen sind sehr viel weitgehender gegeneinander austauschbar; so ist es z. B. möglich, im Tierexperiment Chlorid gegen Nitrat weitgehend auszutauschen. Für den Austausch von Chlorid und Bicarbonat sind natürlich Grenzen gesetzt, da hierdurch die Wasserstoffionenkonzentration stark beeinflußt wird. In den letzten Jahren war unser ganzes Denken darauf eingestellt, daß Ödembildung identisch ist mit primärer Natriumretention. Herr Holtmeier hatte nun Versuche veröffentlicht, daß bei Ersatz des Natriumchlorids durch Natriumbicarbonat unter Desoxycorticosteronwirkung kein Anstieg des Körpergewichts eintritt, also keine Wasserretention erfolgt und hat daraus geschlossen, daß das Chlorid für die Ödembildung notwendig ist. Wenn man sich die Kurven von Herrn Holtmeier allerdings genauer ansieht, dann stellt man fest, daß zwar das Gewicht nicht ansteigt, obwohl Natrium retiniert wird, woraus man schließen kann, daß Wasser nicht retiniert worden ist. Dafür wird aber Kalium ausgeschieden. Es bleibt hierfür nur eine Erklärung: daß nämlich Natrium in den intracellulären Raum unter Abgabe von Kalium einwandert, was noch durch die Feststellung bestätigt wird, daß sich die Natrium- und Kaliumkonzentrationen der extracellulären Flüssigkeit nicht ändern. Da also das Natrium in die Zellen geht und nicht im extracellulären Raum bleibt, erfolgt auch keine Wasserretention und kein Anstieg des Körpergewichts. Er hat daraus geschlossen, daß Chlorid retiniert werden muß, wenn sich Ödeme bilden sollen. Zweifellos muß bei der Ödembildung auch Chlorid in der entsprechenden Menge retiniert

---

[1] s. „*Kochsalzarme Kost*". Stuttgart: G. Thieme 1959, und Therap. woche 8, 336 (1958).

werden, wenn sich nicht eine Alkalose entwickeln soll. Wenn ich auch in der Bewertung seiner Befunde anderer Meinung bin als Herr HOLTMEIER, so ist es vielleicht doch zweckmäßig, wenn wir hier einmal über die Bedeutung des Chlorids bei der Ödembildung und -ausschwemmung diskutieren.

CH. K. FRIEDBERG: It was not an uncommon experience to see patients, particularly before we had a non-absorbable antacid, who used sodium bicarbonate because they had an ulcer and who also had heart failure. And it was very common to see them accumulate oedema. It became necessary to be certain that they realised that it was not just ordinary salt, but the sodium ion which was important. In other words, patients with peptic ulcer and heart failure got into trouble with the reformation of oedema if they consumed sodium bicarbonate. On the other hand, we all have the common experience of putting patients with heart failure on ammonium chloride, which is a method of administering the chloride ion. And while it may not have a strong diuretic effect, it certainly has no water retaining effect. It seems to me that this whole problem of whether or not the chloride ion is of importance in oedema formation is fairly reasonably settled, and it does not have any importance.

HOLTMEIER: Aber diese Patienten wurden ja nicht zugleich mit einer streng chloridarmen Kost behandelt, sondern erhielten ausreichend Chlorid zur Retention.

HEINTZ: Wir haben untersucht, wie eigentlich die diuretische Wirkung der kochsalzfreien Kost bzw. eines kochsalzfreien Reistages oder eines Obstsafttages, also im kurzfristigen Versuch, zu erklären ist. Wir sind dabei ausgegangen vom Wasserversuch des Menschen, wobei es zu einer akuten Blutverdünnung kommt. Wir finden dabei einen Abfall der Serumosmolalität, einen Abfall des Chlorids und einen Abfall des Natriums und eine Wasserdiurese, d. h. einen gegenüber dem Plasma hypotonen Harn.

Wenn wir denselben Versuch prolongieren bei einem normalen, gesunden Menschen und ihm über 12 Std. 1600 cm³ Obst oder Obstsaft ohne andere Nahrung geben, also eine sehr natriumarme Kost, dann finden wir unter günstigen Versuchsbedingungen auch eine Wasserdiurese. Der Harn in diesen 12 Std. wird hypoton gegenüber dem Plasma, sobald — wahrscheinlich vorausgehend — die Serumosmolalität, das Chlorid und das Natrium abgesunken sind. Wenn wir nun einen schwerkranken, ödematösen Herzpatienten oder einen Nephrosepatienten oder einen Ascitespatienten mit Lebercirrhose in 24 Std. mit Wasser belasten, indem wir ihm 1500 oder 2000 cm³ geben, dann zeigt sich ebenfalls ein Abfall der Serumosmolalität, des Serumnatriums und -chlorids; es kommt aber nicht zur Wasserdiurese, vielleicht kommt es zur relativen Verringerung von $T^c{}_{H_2O}$ oder sehr selten zu einem Auftreten von osmotisch freiem Wasser. Bei schwerkranken Ödempatienten kann also unter einer Wasserbelastung (innerhalb von 12 Std.) die bei gesunden Personen auftretende Wasserdiurese ausbleiben, obwohl auch bei Ödematösen der adäquate Reiz zur Wasserdiurese — die Verminderung der Plasmaosmolalität — auftritt. Wir möchten annehmen, daß bei diesen Ödemkranken die Osmoregulation am letzten Glied der Reaktionskette — den Nieren — erheblich gestört sein kann und darauf auch das Ausbleiben der diuretischen Wirkung einer salzfreien Kost zurückzuführen ist.

SCHWIEGK: Ödemkranke retinieren auch freies Wasser, was man ihnen gibt, und zwar ist ein wesentlicher Grund hierfür, daß die Verdünnung statt mit 12 l interstitieller Flüssigkeit mit etwa 30 l interstitieller Flüssigkeit erfolgt, der Abfall der Osmolarität also geringer sein muß. Infolgedessen gibt es eine verzögerte Ausscheidung des reinen Wassers bei Ödemkranken. Aber das ist ja die Erfahrung der letzten 10 oder 15 Jahre, daß bei ausreichend natriumarmer Kost, also wenn nicht gleichzeitig Natrium retiniert werden kann, das Wasser vollständig, allerdings verzögert, ausgeschieden wird. Voraussetzung hierfür ist, daß die zugeführte Natriummenge nicht größer ist als der Ausscheidungsfähigkeit der Niere für Natrium entspricht.

HEINTZ: Ganz richtig für die meisten Fälle mit Ödem, aber es bleibt eine positive Wasserbilanz bei einer kleinen Zahl von Ödempatienten. Wenn Sie täglich 2 l geben, dann wird die Wasserbilanz bei diesen Patienten positiv. Es kommt zur Verdünnungs-Hyponatriämie bzw. zur sog. Wasserintoxikation.

SCHWIEGK: Es würde ja allen Erfahrungen der neuen Zeit widersprechen, wenn bei einer ausreichend kochsalzarmen Ernährung, wo also keine Retentionsmöglichkeit für Natrium besteht, Wasser nicht frei ausgeschieden würde. Herr SCHEMM hat dies ja in sehr extremer Weise gezeigt.

HEINTZ: Es gibt vielleicht graduelle Unterschiede. Es sind die Extremfälle, die ich meine. Bei einem schweren kardialen Ödem kann nicht immer unbegrenzt freies Wasser gegeben werden, weil auch die Wasserausscheidungsfähigkeit gelitten hat.

SCHWIEGK: Doch, die ist schon da, vorausgesetzt daß Sie natriumfrei ernähren. Wenn Sie aber 3 g Natrium pro Tag zusätzlich geben, dann hat der Herzkranke ja ohne weiteres die Möglichkeit, Wasser plus Natrium zu retinieren.

HEINTZ: Ob sich in den letzten 2—3 Jahren diese Auffassung nicht etwas geändert hat? BERLINER z. B. weist ausdrücklich darauf hin, daß man bei Ödemkrankheiten nicht nur das Natrium einzuschränken hat, sondern auch die Wasserzufuhr.

SCHWIEGK: Dies gilt z. B. für die ganz schweren Fälle, die infolge einer Niereninsuffizienz und eines hochgradig herabgesetzten Glomerulumfiltrates gar nicht mehr die Möglichkeit haben, ihre Wasserausscheidung zu vermehren. Auf die terminalen Fälle, auf die Herr JAHRMÄRKER eingegangen ist, mit Verdünnungshyponatriämie, wovon 50% in kurzer Zeit ad exitum kommen, trifft dies ebenfalls zu. Aber der Herzkranke kann ja im allgemeinen größere Mengen Wasser ausscheiden, wie die Anwendung der Diuretica zeigt. In diesen extremen und terminalen Fällen, die Herr JAHRMÄRKER geschildert hat, kann man überhaupt kaum noch etwas erreichen.

HEINTZ: Diuretica führen zu einer osmotischen Diurese. Die Wasserdiurese wird doch wahrscheinlich durch einen anderen Mechanismus bewirkt.

HUNGERLAND: Ich möchte bei dieser Gelegenheit in Erinnerung bringen, daß die Pädiater früher das nephrotische Ödem mit Natriumbicarbonat behandelt haben. Aber natürlich ist diese Therapie wieder verschwunden, weil sie keinen Erfolg gebracht hat. Man erklärte, daß man mit der Natriumbicarbonatzufuhr eine bestehende Acidose behandeln wolle. Bei der Frage der Wasserzufuhr muß daran erinnert werden, daß wir damit rechnen müssen, daß eine sog. trockene Natrium- bzw. Chlorretention besteht (BLUM: «rétention chlorée sèche»). In welcher Form diese Retention statt hat, kann nicht gesagt werden, wahrscheinlich findet sich ein großer Teil im Knochen, aber alle Bilanzen zeigen immer wieder, daß eine solche Retention bestehen muß. Wenn wir Patienten, bei denen gegebenenfalls eine erhebliche Menge Natrium und Chlor trocken retiniert ist, reichlich Wasser geben, so kann es vorkommen, daß das trocken retinierte Natrium und Chlor sozusagen in Lösung geht und dieses Wasser als Ödem retiniert wird, ohne daß wir Natrium und Chlor in entsprechender Weise mit der Nahrung zugeführt hätten.

Zu den Mineralbilanzen ist noch zu sagen, daß es fast hoffnungslos ist, die Zufuhr auf Grund von Tabellen zu errechnen. Will man genaue Bilanzen machen, so bleibt nichts anderes übrig, als einen aliquoten Teil der Nahrung genau zu analysieren.

RICHTERICH: Ich möchte die Beweisführungen von Dr. HOLTMEIER anzweifeln. Zunächst im Zusammenhang mit der Bedeutung des Quotienten Na/Cl sowohl in bezug auf die Ödemflüssigkeit, wie auch besonders in bezug auf den Urin. Es ist seit langem bekannt, daß, mit Ausnahme der durch das Donnan-Gleichgewicht verursachten Verschiebungen, die Zusammensetzung der Ödemflüssigkeit derjenigen des Plasmas entspricht. Dies wird besonders deutlich, wenn Extremfälle (metabolische Acidose und respiratorische Alkalose) analysiert werden. Eine Reduktion der dabei erhobenen Differenzen auf einen Na/Cl-Quotienten wird dabei unverständlich. Dasselbe gilt für den Quotienten im Urin. Es bestehen z. Z. keine Anhaltspunkte dafür, daß zwei separate Transportmechanismen für die Rückresorption des Natrium und des Chlorids existieren, vielmehr müssen wir annehmen, daß entweder das Natrium oder das Chlorid rückresorbiert wird und das andere Ion sekundär folgt. Daß auch bei der Annahme einer primären Natrium-Rückresorption das Chlorid quantitativ das Natrium übertreffen kann, hat BERLINER kürzlich in den Ann. N. Y. Acad. Sc. auseinandergesetzt. Die Berechnung eines Na/Cl-Quotienten ist daher beim heutigen Stand der Nierenphysiologie nicht mehr zu rechtfertigen; auch scheint mir unwahrscheinlich, daß dieser Quotient irgend etwas mit der Ödemkrankheit zu tun hat.

NIETH: Ich frage, ob es irgendwelche Anhaltspunkte gibt, daß das Chloridion primär in der Zelle aktiv transportiert wird; meines Wissens bisher nicht. Es schien doch bisher immer so zu sein, daß Natrium primär in die Zellen und in den Tubulus hinein- oder herausgeht.

RIECKER: An der Magenschleimhaut wird Chlor aktiv transportiert, an den meisten anderen Körperzellen nicht (HOGBEN 1951; REHM und DENNIS 1957).

HOLTMEIER (zu RICHTERICH): Es bedarf keiner Willkür festzustellen, daß schließlich ein Ödem im Urin nicht wesentlich anders ankommen kann, als es drinnen vorhanden war. Haben wir einen Ascites von 10 l mit etwa 1400 mäq Na^+, aber nur 1000 mäq Cl^- (Na/Cl = 1,4), welcher vollständig und rasch im Urin ausgeschieden wird, kann dort doch keine wesentlich andere Elektrolytkonzentration vorherrschen. Auf die häufigen Abweichungen infolge Na^+-Retention bei Aldosteronausschüttung, oder wenn die Untersuchungen nicht bilanzmäßig vorgenommen werden, die zeitlich differenten Ionenausscheidungen von Na^+ und Cl^- (Cl^- meist später usw.), Beeinflussungen durch Alkalosen und Acidosen, bin ich ja eingehend im Vortrag eingegangen und habe betont, daß diese Veränderungen eben nur gut beim experimentellen DOCA-Ödem oder dann nachzuweisen sind, wenn besonders große Ödemmengen eliminiert werden. Denn je größer die Menge ist, die rasch herauskommt, desto deutlicher sind die Veränderungen des Quotienten sichtbar und andere Einflüsse ohne Wirkung. Trotzdem ändert dies nichts an der grundsätzlich wichtigen Relation von Na/Cl, die man z. B. auch bei der Diskussion um tubuläre Ausscheidungs- und Resorptionsvorgänge mehr beachten sollte. Wenn man bedenkt, wie stark Na^+ dort Cl^-

überwiegt, wird erst deutlich, was es bedeutet, wenn unter Hydrochlorothiazid mehr Cl^- als Na^+ ausgeschieden wird. Man sagte mir vorhin, eigentlich würde nicht so viel mehr Cl^- als Na^+ eliminiert. Wenn man dieses Problem physiologisch sieht — ich finde nämlich, daß man sehr unphysiologisch arbeitet, wenn man diese Relation zwischen Na^+ und Cl^- nicht sieht —, dann erkennt man, daß die Mehrausscheidung von Chlorid für den menschlichen Organismus *in Anbetracht des wesentlich geringeren Anteils im Ödem ein außerordentlich wichtiges Phänomen darstellt.* Beim Cor pulmonale erwähnen Sie einen stark veränderten Na/Cl-Quotienten. Ich selbst habe im Diapositiv gezeigt, welche Abweichungen bei diesen Fällen gemessen werden können. Für die Deutung der Wirkung der chloridarmen Kost würde dies ganz meiner Erwartung entsprechen, daß diese in bezug auf die Wasserbindung um so geringer wirksam wird, je stärker der Chloridspiegel erniedrigt wird. Aber auch diesen Veränderungen beim Cor pulmonale sind Grenzen gesetzt, denn vergessen wir nicht, daß Ödem und Blutserum als extracelluläre Flüssigkeit keine allzu großen Abweichungen untereinander zeigen können.

Herrn NIETH möchte ich bestätigen, daß wir in bezug auf den dominierenden Retentionsmechanismus von Natrium der gleichen Meinung sind. Auf Grund der jetzigen Befunde sehen wir keinen Anhalt, Chlorid eine dominierende Bedeutung zuzugestehen. Aber dies schließt ja nicht aus, daß man es untersucht. Natrium und Chlorid bilden schließlich beide gemeinsam den Hauptbestandteil der extracellulären Flüssigkeit, also auch des Ödems. Wir müssen uns fragen, was für eine Rolle Chlorid in diesem Geschehen spielt. Man kann doch nicht hingehen und nur noch „von Wasser und von Natrium" reden, obwohl jeder weiß, daß der osmotische Druck stets die Summe der Wirkung von Kat- und Anionen darstellt.

CH. K. FRIEDBERG: I just wanted to say that I thought you should start a society for prevention of cruelty to chloride ions.

HOLTMEIER: Ich hoffe, Sie als erstes Mitglied begrüßen zu dürfen!

KUSCHINSKY: Ich möchte noch einmal fragen, ob bei einer chloridfreien Kost die Zusammensetzung der Ödemflüssigkeit verändert ist.

HOLTMEIER: Ein chloridarmes Ödem ist nicht durch eine Diät zu erzeugen.

HUNGERLAND (zu KUSCHINSKY): Die Ödemflüssigkeit ist ein Teil der extracellulären Flüssigkeit, und ein Teil der extracellulären Flüssigkeit ist das Blut. Beides bildet eine Einheit. Wir können deshalb keine Konzentration in der Ödemflüssigkeit herbeiführen, die sich wesentlich von den Elektrolytkonzentrationen des Blutes unterscheidet, und darin liegt die Erklärung dessen, was Herr HOLTMEIER gesagt hat. Es besteht ein ununterbrochener Ausgleich zwischen Blut und extravasaler Flüssigkeit, und wir können im Blut die Anionen nicht beliebig variieren, wie gesagt wurde. Wir können z. B. nicht ein Ionogramm des Blutes haben, in dem die Chloridkonzentration nur 10 mäq/l beträgt und die Cl-Ionen durch Bicarbonat-Ionen und Phosphat-Ionen ersetzt werden. Ehe solche Konzentrationen erreicht würden, wäre der Patient längst gestorben. Wir können deshalb durch diätetische Maßnahmen die Zusammensetzung der Ödemflüssigkeit nur insoweit ändern, als wir die Zusammensetzung der Blutflüssigkeit durch diätetische Maßnahmen ändern können, und bekanntlich ist diese Möglichkeit außerordentlich beschränkt. Ich darf nur daran erinnern, daß bei sehr starkem Chlorverlust oder bei einer Einschränkung der Chlorzufuhr die

Ausscheidung des Cl durch die Niere sofort sehr gering wird oder gar verschwindet.

WIRZ: Es ist schon so, daß das Natrium das wichtige ist, und daß das Chlor und das Bicarbonat sich in gewissen Grenzen gegenseitig vertreten können. Dann sprechen wir eben von metabolischer Alkalose bzw. Acidose, die ihre Grenzen hat und wo die Niere auf dem Wege der Wasserstoffionenausscheidung wieder eine Regulation herbeiführt.

Auf der anderen Seite ist die ganze Entwicklung sicher auch methodisch bedingt. Bis vor 15 Jahren hatten wir anständige Cl-Bestimmungsmethoden, da bestimmte man das Chlor. Seit wir das Flammenphotometer besitzen, ist das Chlor beschwerlicher geworden, und nun spielen die Kationen die große Rolle.

SCHWIEGK: Darf ich vielleicht etwas Verbindliches und Versöhnliches dazu sagen. Ich glaube wir sind uns alle einig, daß, falls keine Acidose und keine Alkalose entstehen soll, eine Ödembildung nur unter Retention von Natrium plus Chlorid möglich ist. Es muß also auch Chlorid vorhanden sein, wenn sich unter dem Einfluß der Natriumretention Ödeme bilden. Nun ist es aber praktisch so, daß ein wirklicher Retentionsmechanismus im Organismus unter den Bedingungen der Ödembildung praktisch nur für das Natrium besteht, und daß das Chlorid der Natriumretention folgt. Deshalb ist es praktisch so, daß die Ödembildung und die Ödemausschwemmung der Natriumretention und Natriumausscheidung folgen. Die Chloridionen sind in unserer gewöhnlichen Ernährung immer ausreichend vorhanden, so daß auch genügend Chlorid zur Verfügung steht, wenn wir Natrium in anderer Form als Kochsalz zuführen. Sollte das einmal nicht der Fall sein — Sie regten einen solchen Versuch an —, dann tritt das ein, was Herr WIRZ gesagt hat, dann gibt es eine Natriumretention mit Anstieg des Bicarbonats im Serum, und wir würden eine Alkalose bekommen. Dann ändert sich also auch der intracelluläre p_H, die Nierenfunktion; das wäre ein Experiment. Im praktischen Leben ist es aber so, daß immer genug Chlorid in der Nahrung vorhanden ist, um eine Natrium- plus Chloridretention im Serum zu bekommen.

Diskussionsthema: Optimale Kombinations- und Dauertherapie

KLEINSCHMIDT: Ich möchte kurz etwas Grundsätzliches zur Kombination von Diuretica sagen. Man kann z. B. die Diamox-Wirkung verstärken, wenn man Calcium in relativ kleinen Mengen gibt. Die diuretische Wirkung von Calcium ist potentiell und hängt vom bereits bestehenden Harnfluß ab. Bei oligurischen Patienten tritt aber fast regelmäßig eine deutliche Steigerung der Wasser- und NaCl-Ausscheidung um etwa 50% in der ersten Stunde ein, die dann in der Folgezeit allmählich abklingt. Mein Mitarbeiter S. HÄNZE hat diese diuretische Wirkung des Calcium näher analysiert[1]. Es ergibt sich, daß die Na-Rückresorption deutlich abnimmt, wobei besonders der tubuläre Na/K-Austausch zurückgeht, dafür aber vermehrt H-Ionen ins Tubuluslumen abgeben werden (Anstieg der titrierbaren Harnacidität) und auch die Ammoniak-Ausscheidung zunimmt. Offenbar handelt es sich um eine selektive Membranwirkung, die die K-Sekretion bzw. den Na/K-Austausch stärker beeinträchtigt als die H-Ionen-Abgabe. Es resultiert demnach ein umgekehrtes Bild, ein Pendant zur Wirkung von Acetazolamid. Wenn man 3 Std. nach einer Diamox-Gabe 10—20 cm³ einer 10%igen Lösung von Calciumgluconat injiziert, dann wird die bereits in Gang befindliche Diurese erheblich verstärkt, und zwar wird jetzt der Harn sauer, und die Kaliumausscheidung, die ja durch Diamox beträchtlich gefördert war, geht zurück. Also, es ist ein grundsätzlich verschiedener Wirkungsmechanismus, und ich glaube, daß man auch andere Diuretica mit unterschiedlichem Angriffspunkt klinisch in entsprechender Form zur Anwendung und zur Kombination bringen kann.

WEWALKA: Wir versuchten, die Schwierigkeiten bei der Therapie von Leberkranken mit Diuretica durch Kombination von Hydrochlorothiazid mit anderen Präparaten zu beheben. Bei Fällen, die auf eine Hydrochlorothiaziddosis von 150 mg keine Wirkung zeigten, trat auf 300 mg pro die nur eine unwesentliche Verbesserung des Effektes ein. Dagegen konnten wir in 18 Versuchen bei Fällen, die mit 150 mg Hydrochlorothiazid allein nicht reagiert hatten, mit zusätzlicher Gabe von Acetazolamid eine durchschnittliche Gewichtsabnahme von 1 kg erzielen. Nur in einem Fall hatten wir einen Versager. Durch die stark vermehrte Kaliumausscheidung stieg die Gefahr des Koma beträchtlich.

SCHWIEGK: Darf man die Kochsalzrestriktion lockern, wenn man dafür eine Dauertherapie mit Diuretica durchführt? Es gibt ja Patienten, die die Kochsalzrestriktion nicht durchführen können, die auf Reisen sind, die auf Gaststättenessen angewiesen sind. Kann man da die unvermeidbar zu große Kochsalzzufuhr durch eine Dauertherapie mit Diuretica korrigieren, oder liegen darin grundsätzliche Gefahren? Es wäre vielleicht doch wichtig, darüber ein Wort zu sagen.

SIEGENTHALER: Im Hinblick auf die einfache und wirksame Anwendung der neuen Diuretica wurde die Frage aufgeworfen, ob die Natrium-Restriktion bei hydropischen Krankheiten aufrechtzuhalten oder einer unbegrenzten Natriumzufuhr der Vorzug zu geben sei. Da die neuen Diuretica den Vorteil

---

[1] Klin. Wschr. **37**, 31 (1959).

einer Dauertherapie in sich schließen, ist bei vollständigem Natriumentzug mit der Zeit eine Natriumverarmung des Organismus zu befürchten. Eigene Untersuchungen bei Herzpatienten, die völlig salzfrei gehalten wurden, haben gezeigt, daß während der Phase der Ödemausscheidung die Aldosteronwerte niedrig sind, während sie in der anschließenden Phase des "steady state" bei Weitergabe der Diuretica ansteigen, was wohl als Gegenregulationsmechanismus gegen den Natriumverlust gedeutet werden muß. Bei dauernder Zufuhr von 6 g Kochsalz pro Tag konnte dieser Gegenregulationsmechanismus nicht beobachtet werden. Die im allgemeinen empfohlene salz*arme*, nicht aber salzfreie Kost dürfte bei langfristiger Anwendung der Diuretica den heutigen Kenntnissen wohl am besten entsprechen.

CH. K. FRIEDBERG: Prof. SCHWIEGK raises a very practical question. In general, I find that it is not safe to allow patients a free salt intake and to try to adjust to that salt intake by permitting them freedom of action with respect to diuretics. Perhaps if one could carefully titrate a patient's tolerance to salt, i. e. a patient with heart failure, and if we could determine that on a diet of 3 g of sodium chloride daily he could do well if he also took 50 mg of hydrochlorothiazide daily, such freedom might be permissible. The decision as to sodium intake would depend on whether the patient prefers an extra allowance of salt or whether he prefers not to have to take some particular medication. We would also have to know whether we can justify the possible risks of unobserved patients who are on a drug such as hydrochlorothiazide. This is really tied up with the whole question of the relative merits of mercurial versus hydrochlorothiazide diuretics. It is much easier to say to him: "Well, you come in once a week or once in two weeks for a mercurial injection, and I will allow you this additional sodium intake" than to allow such freedom on chlorothiazide without medical observation. The practical problem comes up partly, as Prof. SCHWIEGK indicated, when such patients go on a trip, but also in his daily routine at home. A patient can adhere to his diet carefully at breakfast and at the evening meal, but he has to take lunch in a restaurant where it is sometimes difficult to adhere to a low sodium diet. In such cases, I suppose it is practical to tell the patient: "you can take a hydrochlorothiazide tablet to cover the indiscretion". But for the most part, it is not difficult to get patients to adhere to a low sodium diet if they understand what a low sodium diet is and what foods contribute to the permitted sodium intake. I would say in conclusion that I would prefer, so long as it is practical, to have the patient control his heart failure first by restricting salt rather than to depend primarily on diuretics, because in general, if he can control his heart failure by restricting salt, he is less dependent on the physician. In other words, it is better to do without medication if it is merely a matter of diet. To the extent that he cannot control his heart failure by diet alone or to the extent that he is a patient who is not co-operative or whose circumstances are not favourable to co-operation, then I add diuretics, and whenever he breaks the diet, I certainly try to compensate by more frequent diuretic therapy, but I always regard that as a concession to the ideal and not something to be desired.

LOSSE: Zur Frage, ob bei der Hypertoniebehandlung die Kochsalzbeschränkungen zugunsten einer Dauertherapie mit Diuretica aufgehoben werden können, ist unsere Ansicht wie folgt:

Wenn es gelingt, den Patienten von der Notwendigkeit einer streng kochsalzarmen Diät zu überzeugen und er diese auch für die Dauer einhält, erübrigt sich natürlich eine medikamentöse Therapie zur Kochsalzausschwemmung. Bei der Mehrzahl der Fälle läßt sich jedoch erfahrungsgemäß eine streng NaCl-arme Diät auf die Dauer nicht durchführen. Hier erscheint die Förderung der Kochsalzdiurese durch regelmäßige Verabreichung eines Diureticums sinnvoll. Auch unter diesen Umständen befürworten wir jedoch keineswegs eine uneingeschränkte Kochsalzzufuhr, sondern ermitteln für jeden Patienten die bei gleichzeitiger Verabreichung von höchstens 10 bis 20 mg Hydrochlorothiazid noch tragbare NaCl-Menge. Diese beträgt im Durchschnitt 3—5 g NaCl pro Tag. Diese „erleichterte Kochsalzbeschränkung" läßt sich nach unseren Erfahrungen im allgemeinen ohne Schwierigkeiten durchführen.

HOLLANDER: I might say a few words about the diuretic action of chlorothiazide relative to salt intake. In the experiences that we have had with hypertensive individuals with and without congestive heart failure, we have no convincing evidence that a moderate intake of sodium blocks the diuretic effect of chlorothiazide or hydrochlorothiazide. As I tried to show yesterday, if you start a patient off on a 1 g salt intake and give chlorothiazide, you will get a negative sodium balance of about 200 meq of sodium. If you then increase the sodium intake to 10 g per day while chlorothiazide is still being given, you do not get sodium retention, for the sodium balance remains negative at about the same level.

CH. K. FRIEDBERG: In heart failure ?

HOLLANDER: No, we have not done these experiments in heart failure, but I suspect that the same results would be obtained in the cardiac patient who has been restored to a dry weight with the thiazide compounds.

I would like to make an additional comment on dietary salt intake and diuretics in heart failure. If a patient with congestive heart failure is brought to a dry weight with diuretics and then placed on a markedly restricted salt intake of 200 mg sodium per day, he should maintain his dry weight without further diuretic treatments, since an adequate salt intake is necessary for an excessive formation of extracellular fluid and oedema. However, it is conceivable that he could retain water without sodium, but under these conditions, he would develop a chronic dilution hyponatraemia, a rare complication of heart failure. Since there are very few patients who will adhere to a 200 mg sodium intake, oral diuretics are not only given therapeutically but also prophylactically to *prevent* the retention of fluid. In my way of thinking, the major contribution of oral chlorothiazide and hydrochlorothiazide is in the prophylactic treatment of heart failure. Another important contribution of these potent oral diuretics is that they permit a more liberal intake of dietary salt in the cardiac patient and hence make life more enjoyable for him. They also allow the hypertensive patient without heart failure to lead a normal life, for, as I pointed out earlier, these drugs effectively lower blood pressure on a 200 meq sodium intake as well as a 9 meq sodium intake. However, in an occasional case refractory to chlorothiazide or hydrochlorothiazide, restriction of dietary sodium may lead to a satisfactory reduction in blood pressure with these compounds.

CH. K. FRIEDBERG: There is no doubt that if you increase the sodium intake in a patient, and I am confining this discussion entirely to patients with heart failure, e. g. if you give patients with heart failure more salt than 200 mg, the diuretic effect is not lost. On the contrary, such an increase in sodium intake has been utilised as a method of increasing the diuretic effect in patients who are refractory. But I think we ought to be clear as to our objective. When we discuss patients with oedema, we are concerned not so much with salt intake as such or the diuretic effect as such, but with the sodium and water balance. The difficulty with this increased allowance of sodium is not that the diuretic will not function effectively. The question is whether the diuretic will function in such a manner as to make the output of sodium equal to, or in excess of, the intake.

Obviously, and this is the second point which should be clear, one cannot generalise about patients with heart failure. There are patients who can handle 10 g of salt daily, and we can say they are in heart failure only under certain periods of stress. And there are some who can handle 5 g daily, and there are some who can handle 2 g, and there are some that cannot handle any more than $^1/_2$ g of sodium chloride a day. In any discussion of this sort, we must distinguish these patients. I think there was implied in Dr. HOLLANDER's discussion the impression that every patient with heart failure that I see is put on a 200 mg diet. That is not the case. It is certainly true that if a patient with moderate heart failure, who can well handle 3 g sodium chloride a day, is placed on a 200 mg sodium diet, you do not have to give him any diuretics. It would be foolish to give him diuretics. But it is also foolish to put him on a 200 mg sodium diet, if he can handle 3 g a day. The therapy depends in great measure on the patient. I certainly concur with Dr. HOLLANDER that it is desirable to make peoples' lives pleasant, and I do not go around giving people 200 mg of sodium a day who can take more.

As a matter of fact, there is an unusual premise in Dr. HOLLANDER's discussion of the patient who is on a 200 mg sodium diet and is well controlled and does not form oedema. The usual patient that we put on a 200 mg sodium diet is one who really cannot be completely free of oedema. Now there are some patients who are so strict, because they know they have heart failure, that you cannot get them to take more than the 200 mg of sodium daily. If that controls them, there is no need for diuretics. If they are unhappy and they want more salt, we may give them more and use diuretics. For example, we have many patients who have had a mitral commissurotomy regarding whom the question arises: How strict must they be with respect to sodium intake? We progressively increase their allowance of sodium. And somewhere along the line, we find that they are unable to take more than 5 g or 3 g of sodium chloride, in which case there is no problem. But sometimes, they can only take 1 g daily. Now it is true that these people are performing this experiment all the time. We tell them that if they follow their diet, they do not need any diuretic. If, however, they cannot do so, they need diuretics. If we find that it is easier to handle the patient by allowing him a little more salt than he can handle, then we must cover it with a diuretic. Whether this diuretic is hydrochlorothiazide or a mercurial, becomes a practical question. There is an assumption here that all you have to do to make these patients' lives pleasant is to say: "Eat what you desire and then take a pill." The fact is that wherever this has been practised, patients have repeatedly come in with uncontrolled heart failure or have called us during the night because of pulmonary oedema. It is not that simple. It is easier in practice to try to make the patient adhere to the diet. Perhaps there is not so much of a difference of opinion as a misunderstanding. In conclusion, the diuretic response does not necessarily diminish if salt intake is increased, but one must be careful whether, in giving more salt, the increased diuresis keeps pace with the increased salt intake. Secondly, patients are not restricted to a lesser intake of sodium than is necessary for that patient's degree of heart failure. Thirdly, where that degree of restriction becomes either intolerable or impractical, the salt allowance is liberalized as a concession to this impracticality or this impalatability by covering the difference in his tolerance for salt and intake by a corresponding use of diuretics.

HOLLANDER: It would be difficult, at least in our clinic, to manage patients in the way that you have described, especially since an individual's tolerance of salt may vary with a number of uncontrollable conditions such as the stage of heart failure, the time of day, the weather, exercise, and stress.

CH. K. FRIEDBERG: It does not vary that much.

HOLLANDER: However, we agree that it does vary, and for that reason we also are in favour of giving an oral diuretic to those patients who have an impaired sodium excretion.

CH. K. FRIEDBERG: The fact is that it does not vary enough so that I have any serious problem with patients with heart failure.

HOLLANDER: This is the last question. If an ideal oral diuretic was available which was effective and had no side effects, would you not add it to the treatment for added protection against fluid retention?

CH. K. FRIEDBERG: No, I do not believe, as a general principle, in adding a drug if it is not necessary. I use it only when the patient demonstrates to me that he needs it. I do not believe in this idea.

SHERLOCK: I think I would like to back up Dr. FRIEDBERG in what he said, but I think we are probably talking at cross-purposes in that Dr. HOLLANDER is referring to effects in normal poeple and in mild hypertensives.

CH. K. FRIEDBERG: But he made a point specifically for heart failure.

SHERLOCK: If I might just relate the question to cirrhotics. You can predict the weight increase of a patient with cirrhosis of the liver and ascites from the amount of sodium he is taking in the diet. As the sodium chloride intake is increased from 1 g a day up to 10 g a day, so the weight will go up in a predictable way. And it will go up — until they literally burst, i. e. until you have to tap the abdomen, no equilibrium will be produced. In such patients, you will not achieve control by continuing diuretics without sodium restriction, and one must emphasise the need of a very rigid low sodium diet. Now this is an entirely different group from the one that Dr. HOLLANDER is describing, because this group of cirrhotics with ascites are all severe, and there is no very great gradation from the mild to the fatal. But I think this idea of giving diuretics and letting patients do what they like as regards diet is really quite ridiculous.

RICHTERICH: I think that the opinion of Dr. SHERLOCK is too extreme. There seems to be little doubt that at least 50% of the cirrhotics with ascites we see in a general hospital respond quite well to chlorothiazide or hydrochlorothiazide. Among 10 patients treated with chlorothiazide we encountered hypopotassaemia of a mild degree only twice, and then only if we did not give any potassium supplements. Since we have been giving potassium chloride (3 g/day), no further cases have occurred[1]. We are still waiting for the first case of coma. With hydrochlorothiazide, our experiences are more difficult to interpret, since we now give potassium chloride routinely to all cirrhotics and furthermore try to use much lower doses than you

---

[1] RICHTERICH, R.: Therap. Umschau **16**, 12 (1959).

do (starting with 50 mg per day). So far, no hypopotassaemia or coma has been observed in 8 patients.

HOLLANDER: There is another aspect to this problem which should be discussed, and that is the possible relationship of serum electrolyte disturbances caused by the diuretics to dietary salt intake. Perhaps you have some information regarding this matter, Dr. SHERLOCK. I can speak mainly from observations in hypertensive individuals. It would appear that as you restrict salt intake in these individuals receiving thiazides, the alterations in serum electrolytes, especially the depression in serum potassium, become more frequent and severe. We therefore usually place our patients on a moderate sodium but high potassium diet to prevent these complications. I do not know whether similar observations have been made in cardiac and cirrhotic patients. Dr. RICHTERICH has told us that he has not been impressed with the frequency of hypopotassaemia in cardiac patients treated with thiazide compounds during a moderate salt intake of about 6 g per day. However, the absence of hypopotassaemia in his cases might have been due to the small dosage of hydrochlorothiazide, which averaged about 50 mg per day.

SHERLOCK: It depends entirely on the type of patients you are dealing with, and the cirrhotic with ascites excretes a particularly high amount of potassium in the urine, and this is probably increased by sodium restriction. It is in such patients that a diuretic is liable to result in potassium excretion instead of sodium. This will happen whatever the sodium intake. Your cases are probably milder, and this does not arise. This is a particular group of severe cirrhotics that I am mentioning.

24*

Schlußwort

SCHWIEGK: Wir haben nun in den vergangenen 4 Tagen die
Probleme eingehend diskutiert, die sich auf Grund der neuesten
Untersuchungen im Zusammenhang mit Problemen der Diurese
und der Anwendung der Diuretica ergeben haben. Ich darf wohl
sagen, daß wir in einer lebendigen, freien und objektiven Diskussion
alles Für und Wider erörtert haben, was sich aus dem gegenwärtigen
Stande unseres Wissens und unserer Erfahrung ergeben hat. Wir
konnten bei einer Reihe von Fragen eine Übereinstimmung der
Ansichten erzielen, bei anderen hat sich gezeigt, daß wir noch weitere experimentelle und klinische Untersuchungen anstellen müssen,
um zu allgemein verbindlichen Aussagen zu kommen. Ich darf zum
Schluß allen Teilnehmern dieses Symposions für ihre Mitarbeit
danken, insbesondere auch der CIBA, die es ermöglicht hat, daß
wir Wissenschaftler aus aller Welt zu dieser Diskussion versammeln
konnten.

Autorenverzeichnis

Sachverzeichnis

SONDERDRUCK AUS

DIURESE UND DIURETICA

EIN INTERNATIONALES SYMPOSION

LEITUNG

H. SCHWIEGK · MÜNCHEN

HERAUSGEGEBEN VON

E. BUCHBORN · MÜNCHEN — K.D.BOCK · BASEL

SPRINGER-VERLAG / BERLIN · GÖTTINGEN · HEIDELBERG / 1959
(PRINTED IN GERMANY)
NICHT IM HANDEL

NIERENDURCHBLUTUNG UND DIURESE

VON

BRUNO OCHWADT

MIT 6 ABBILDUNGEN

SONDERDRUCK AUS

DIURESE UND DIURETICA

EIN INTERNATIONALES SYMPOSION

LEITUNG

H. SCHWIEGK · MÜNCHEN

HERAUSGEGEBEN VON

E. BUCHBORN · MÜNCHEN — K. D. BOCK · BASEL

SPRINGER-VERLAG / BERLIN · GÖTTINGEN · HEIDELBERG / 1959
(PRINTED IN GERMANY)
NICHT IM HANDEL

PHYSIOLOGIE DER HARNKONZENTRIERUNG UND -VERDÜNNUNG

VON

KARL J. ULLRICH

MIT 2 ABBILDUNGEN

SONDERDRUCK AUS

DIURESE UND DIURETICA

EIN INTERNATIONALES SYMPOSION

LEITUNG

H. SCHWIEGK · MÜNCHEN

HERAUSGEGEBEN VON

E. BUCHBORN · MÜNCHEN — K. D. BOCK · BASEL

SPRINGER-VERLAG / BERLIN · GÖTTINGEN · HEIDELBERG / 1959
(PRINTED IN GERMANY)
NICHT IM HANDEL

KLINIK DER HARNKONZENTRIERUNG UND -VERDÜNNUNG

VON

E. BUCHBORN

MIT 4 ABBILDUNGEN

SONDERDRUCK AUS

DIURESE UND DIURETICA

EIN INTERNATIONALES SYMPOSION

LEITUNG

H. SCHWIEGK · MÜNCHEN

HERAUSGEGEBEN VON

E. BUCHBORN · MÜNCHEN — K. D. BOCK · BASEL

SPRINGER-VERLAG / BERLIN · GÖTTINGEN · HEIDELBERG / 1959
(PRINTED IN GERMANY)
NICHT IM HANDEL

IONENVERTEILUNG UND ZELLWASSERGEHALT
EXPERIMENTELLE UND KLINISCHE UNTERSUCHUNGEN AN ERYTHROCYTEN

VON

G. RIECKER UND M. v. BUBNOFF

MIT 5 ABBILDUNGEN

SONDERDRUCK AUS

DIURESE UND DIURETICA

EIN INTERNATIONALES SYMPOSION

LEITUNG

H. SCHWIEGK · MÜNCHEN

HERAUSGEGEBEN VON

E. BUCHBORN · MÜNCHEN — K.D. BOCK · BASEL

SPRINGER-VERLAG / BERLIN · GÖTTINGEN · HEIDELBERG / 1959
(PRINTED IN GERMANY)
NICHT IM HANDEL

ENZYMATISCHE VORGÄNGE BEI DER HARNBEREITUNG: BIOCHEMIE

VON

R. RICHTERICH

MIT 8 ABBILDUNGEN

SONDERDRUCK AUS

DIURESE UND DIURETICA

EIN INTERNATIONALES SYMPOSION

LEITUNG

H. SCHWIEGK · MÜNCHEN

HERAUSGEGEBEN VON

E. BUCHBORN · MÜNCHEN — K. D. BOCK · BASEL

SPRINGER-VERLAG / BERLIN · GÖTTINGEN · HEIDELBERG / 1959
(PRINTED IN GERMANY)
NICHT IM HANDEL

DIE HISTOCHEMISCHE ANALYSE ENZYMATISCHER VORGÄNGE IM NIERENTUBULUS

VON

ROBERT HESS

MIT 5 ABBILDUNGEN

SONDERDRUCK AUS

DIURESE UND DIURETICA

EIN INTERNATIONALES SYMPOSION

LEITUNG

H. SCHWIEGK · MÜNCHEN

HERAUSGEGEBEN VON

E. BUCHBORN · MÜNCHEN — K. D. BOCK · BASEL

SPRINGER-VERLAG / BERLIN · GÖTTINGEN · HEIDELBERG / 1959
(PRINTED IN GERMANY)
NICHT IM HANDEL

PHYSIOLOGIE UND PHARMAKOLOGIE DES IONENAUSTAUSCHES IN DER NIERE

VON

ROBERT F. PITTS

MIT 5 ABBILDUNGEN

REPRINT FROM

DIURESIS AND DIURETICS

AN INTERNATIONAL SYMPOSIUM

CHAIRMAN
H. SCHWIEGK · MUNICH
EDITED BY
E. BUCHBORN · MUNICH — K. D. BOCK · BASLE

SPRINGER-VERLAG / BERLIN · GÖTTINGEN · HEIDELBERG / 1959
(PRINTED IN GERMANY)
NOT IN CIRCULATION

COMPARATIVE STUDIES ON THE PHARMACOLOGICAL EFFECTS OF NEW DIURETICS

BY

ROBERT GAUNT

WITH 9 FIGURES

SONDERDRUCK AUS

DIURESE UND DIURETICA

EIN INTERNATIONALES SYMPOSION

LEITUNG

H. SCHWIEGK · MÜNCHEN

HERAUSGEGEBEN VON

E. BUCHBORN · MÜNCHEN — K.D. BOCK · BASEL

SPRINGER-VERLAG / BERLIN · GÖTTINGEN · HEIDELBERG / 1959
(PRINTED IN GERMANY)
NICHT IM HANDEL

ALLGEMEINE NEBENWIRKUNGEN DER DIURETISCHEN THERAPIE

VON

HANS JAHRMÄRKER

MIT 4 ABBILDUNGEN

REPRINT FROM

DIURESIS AND DIURETICS

AN INTERNATIONAL SYMPOSIUM

CHAIRMAN

H. SCHWIEGK · MUNICH

EDITED BY

E. BUCHBORN · MUNICH — K. D. BOCK · BASLE

SPRINGER-VERLAG / BERLIN · GÖTTINGEN · HEIDELBERG / 1959
(PRINTED IN GERMANY)
NOT IN CIRCULATION

THE USE OF DIURETICS IN HEART DISEASE

BY

CHARLES K. FRIEDBERG

WITH 4 FIGURES

REPRINT FROM
DIURESIS AND DIURETICS
AN INTERNATIONAL SYMPOSIUM
CHAIRMAN
H. SCHWIEGK · MUNICH
EDITED BY
E. BUCHBORN · MUNICH — K. D. BOCK · BASLE

SPRINGER-VERLAG / BERLIN · GÖTTINGEN · HEIDELBERG / 1959
(PRINTED IN GERMANY)
NOT IN CIRCULATION

DIURETICS IN LIVER DISEASE

BY
SHEILA SHERLOCK

WITH 4 FIGURES

SONDERDRUCK AUS

DIURESE UND DIURETICA

EIN INTERNATIONALES SYMPOSION

LEITUNG

H. SCHWIEGK · MÜNCHEN

HERAUSGEGEBEN VON

E. BUCHBORN · MÜNCHEN — K. D. BOCK · BASEL

SPRINGER-VERLAG / BERLIN · GÖTTINGEN · HEIDELBERG / 1959
(PRINTED IN GERMANY)
NICHT IM HANDEL

DIE ANWENDUNG VON DIURETICA BEI NIERENKRANKEN

VON

F. REUBI

MIT 7 ABBILDUNGEN

REPRINT FROM

DIURESIS AND DIURETICS

AN INTERNATIONAL SYMPOSIUM

CHAIRMAN

H. SCHWIEGK · MUNICH

EDITED BY

E. BUCHBORN · MUNICH — K. D. BOCK · BASLE

SPRINGER-VERLAG / BERLIN · GÖTTINGEN · HEIDELBERG / 1959
(PRINTED IN GERMANY)
NOT IN CIRCULATION

THE ANTIHYPERTENSIVE ACTIONS OF MERCURIAL, THIAZIDE, AND SPIROLACTONE DIURETICS

BY

WILLIAM HOLLANDER, ARAM V. CHOBANIAN
AND ROBERT WILKINS

WITH 10 FIGURES

SONDERDRUCK AUS

DIURESE UND DIURETICA

EIN INTERNATIONALES SYMPOSION

LEITUNG

H. SCHWIEGK · MÜNCHEN

HERAUSGEGEBEN VON

E. BUCHBORN · MÜNCHEN — K. D. BOCK · BASEL

SPRINGER-VERLAG / BERLIN · GÖTTINGEN · HEIDELBERG / 1959
(PRINTED IN GERMANY)
NICHT IM HANDEL

ANTIHYPERTENSIVE WIRKUNG DER DIURETICA

VON

H. LOSSE UND H. WEHMEYER

MIT 4 ABBILDUNGEN

SONDERDRUCK AUS

DIURESE UND DIURETICA

EIN INTERNATIONALES SYMPOSION

LEITUNG

H. SCHWIEGK · MÜNCHEN

HERAUSGEGEBEN VON

E. BUCHBORN · MÜNCHEN — K. D. BOCK · BASEL

SPRINGER-VERLAG / BERLIN · GÖTTINGEN · HEIDELBERG / 1959
(PRINTED IN GERMANY)
NICHT IM HANDEL

DIURETICA IN DER GEBURTSHILFE

VON

V. FRIEDBERG

MIT 7 ABBILDUNGEN

SONDERDRUCK AUS

DIURESE UND DIURETICA

EIN INTERNATIONALES SYMPOSION

LEITUNG

H. SCHWIEGK · MÜNCHEN

HERAUSGEGEBEN VON

E. BUCHBORN · MÜNCHEN — K.D.BOCK · BASEL

SPRINGER-VERLAG / BERLIN · GÖTTINGEN · HEIDELBERG / 1959
(PRINTED IN GERMANY)
NICHT IM HANDEL

KOCHSALZENTZUG BEI ÖDEMKRANKHEITEN

VON

H. J. HOLTMEIER

MIT 3 ABBILDUNGEN